D&T InforMed Pediatria

2ª EDIÇÃO

D&T InforMed Pediatria

DIAGNÓSTICO E TRATAMENTO EM MINUTOS

COORDENADORAS
Filumena Maria da Silva Gomes
Maria Helena Valente

InforMed
manole editora
2ª EDIÇÃO

Editora: Anna Yue
Produção editorial: Soares Gestão Editorial
Projeto gráfico: Departamento de Arte da Editora Manole
Editoração eletrônica: Formato Editoração
Ilustrações: Formato Editoração e Luargraf Serviços Gráficos
Capa: Ricardo Yoshiaki Nitta Rodrigues
Imagem de capa: istockphoto

CIP-BRASIL. CATALOGAÇÃO NA PUBLICAÇÃO
SINDICATO NACIONAL DOS EDITORES DE LIVROS, RJ

D1
2. ed.
D&T informed pediatria : diagnóstico e tratamento em minutos / coordenação Filumena Maria da Silva Gomes, Maria Helena Valente. - 2. ed. - Barueri [SP] : Manole, 2023.
608 p. ; 23 cm.

Inclui bibliografia e índice
ISBN 9788520465783

1. Pediatria. 2. Protocolos médicos. I. Gomes, Filumena Maria da Silva. II. Valente, Maria Helena.

23-85173 CDD: 618.92
CDU: 616-053.2

Meri Gleice Rodrigues de Souza - Bibliotecária - CRB-7/6439

1ª edição – 2022
2ª edição – 2023

Direitos adquiridos pela:
Editora Manole Ltda.
Alameda América, 876 – Tamboré
Santana do Parnaíba
06543-315 – SP – Brasil
Tel.: (11) 4196-6000
www.manole.com.br | https://atendimento.manole.com.br

Impresso no Brasil | *Printed in Brazil*

Coordenadoras

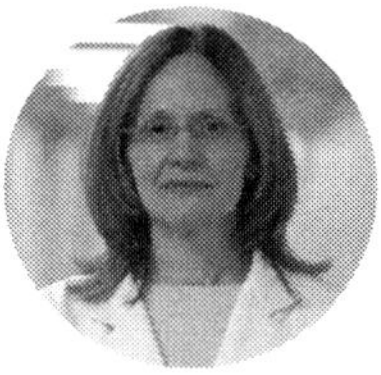

Filumena Maria da Silva Gomes

Doutora em Ciências pelo Departamento de Pediatria da Faculdade de Medicina da Universidade de São Paulo (FMUSP). Especialista em Pediatria pela Sociedade Brasileira de Pediatria (SBP). Médica Assistente em Pediatria do Departamento de Pediatria da FMUSP. Membro da Comissão de Graduação do Departamento de Pediatria da FMUSP.

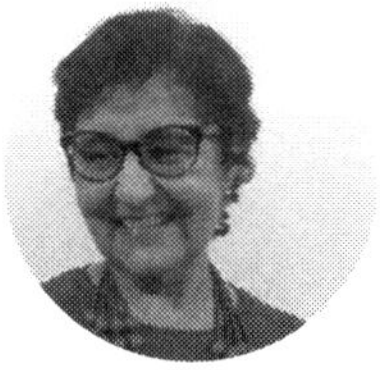

Maria Helena Valente

Mestre e Doutora em Ciências pelo Departamento de Pediatria da Faculdade de Medicina da Universidade de São Paulo (FMUSP). Especialista em Pediatria pela Sociedade Brasileira de Pediatria (SBP). Médica Assistente em Pediatria do Departamento de Pediatria da FMUSP.

Autores

Ana Beatrice Bonganha Zanon

Médica pela Faculdade de Medicina da Universidade de São Paulo (FMUSP). Residência em Ginecologia e Obstetrícia no Hospital das Clínicas da FMUSP (HCFMUSP). Pós-graduação em Ginecologia Oncológica e Cirurgia Minimamente Invasiva pelo Hospital Sírio-Libanês. Especialização em Reprodução Humana pelo HCFMUSP.

Filumena Maria da Silva Gomes

Doutora em Ciências pelo Departamento de Pediatria da Faculdade de Medicina da Universidade de São Paulo (FMUSP). Especialista em Pediatria pela Sociedade Brasileira de Pediatria (SBP). Médica Assistente em Pediatria do Departamento de Pediatria da FMUSP. Membro da Comissão de Graduação do Departamento de Pediatria da FMUSP.

Gabriela de Toledo Passos Candelaria

Graduação em Medicina pela Universidade Estadual de Campinas (UNICAMP). Residência em Pediatria e em Hematologia e Hemoterapia Pediátrica pelo Instituto da Criança e do Adolescente do Hospital das Clínicas da Faculdade de Medicina da Universidade de São Paulo (ICr-HCFMUSP). Especialização em Hemoterapia e Terapia Celular pelo Hospital Israelita Albert Einstein. *Research Fellow* pelo Lindsley F. Kimball Research Institute (New York Blood Center).

Gustavo Faria de Matos

Médico pela Universidade de Uberaba (UNIUBE). Residência em Pediatria pelo Instituto da Criança e do Adolescente do Hospital das Clínicas da Faculdade de Medicina da Universidade de São Paulo (ICr-HCFMUSP). Especialista em Emergências Pediátricas pela Sociedade Brasileira de Pediatria (SBP). Médico Assistente do Pronto-socorro Infantil do Hospital Universitário da Universidade de São Paulo (HU-USP). Médico plantonista do Pronto-atendimento Infantil do Hospital Israelita Albert Einstein.

José Roberto Mendes Pegler

Graduação pela Faculdade de Medicina da Universidade de São Paulo (FMUSP), com estágio de um ano na Harvard School of Public Health. Residência em Pediatria pelo Instituto da Criança e do Adolescente do Hospital das Clínicas da Faculdade de Medicina da Universidade de São Paulo (ICr-HCFMUSP), com titulação pela Sociedade Brasileira de Pediatria (SBP). Residência em Alergia e Imunologia Pediátrica no ICr-HCFMUSP, com estágio no Johns Hopkins All Children's Hospital. Título de especialista em Alergia e Imunologia pela Associação Brasileira de Alergia e Imunologia (ASBAI). Médico da unidade de Alergia e Imunologia Pediátrica do ICr-HCFMUSP.

Larissa Kallas Curiati

Médica pela Faculdade de Ciências Médicas da Santa Casa de São Paulo. Pediatra e Endocrinologista Pediátrica pelo Instituto da Criança e do Adolescente do Hospital das Clínicas da Faculdade de Medicina da Universidade de São Paulo (ICr-HCFMUSP). Títulos de Especialista pela Sociedade Brasileira de Pediatria (SBP) e Sociedade Brasileira de Endocrinologia e Metabologia (SBEM).

Maria Helena Valente

Mestre e Doutora em Ciências pelo Departamento de Pediatria da Faculdade de Medicina da Universidade de São Paulo (FMUSP). Especialista em Pediatria pela Sociedade Brasileira de Pediatria (SBP). Médica Assistente em Pediatria do Departamento de Pediatria da FMUSP.

Rafael da Silva Giannasi Severini

Médico pela Faculdade de Medicina da Universidade de São Paulo (FMUSP). Residência em Pediatria pelo Instituto da Criança e do Adolescente do Hospital das Clínicas da Faculdade de Medicina da Universidade de São Paulo (ICr-HCFMUSP). Médico Assistente do Pronto-socorro do ICr-HCFMUSP. Médico do Pronto-socorro Infantil do Hospital Israelita Albert Einstein.

Rayra Maia Alvarez

Pediatra pelo Hospital Israelita Albert Einstein. Pós-graduação em Urgências e Emergências Pediátricas pelo Hospital Israelita Albert Einstein. Preceptora da Graduação da Faculdade de Medicina da Universidade de São Paulo (FMUSP) em 2020. Certificação pela American Heart Association em Suporte Avançado de Vida em Pediatria (PALS).

Ricardo Luiz Soares Costa

Pediatra pela Faculdade de Medicina da Universidade de São Paulo (FMUSP). Preceptor e Assistente dos residentes de Pediatria em Enfermaria do Instituto da Criança e do Adolescente do Hospital das Clínicas da FMUSP (ICr-HCFMUSP). Pediatra do pronto atendimento do Hospital Israelita Albert Einstein. Especialização em Ensino Digital em Saúde pelo Hospital Israelita Albert Einstein.

Sumário

Apresentação XIII
Prefácio XIV
InforMed XV
Curadores do InforMed XVII

SEÇÃO I – ALERGIA E IMUNOLOGIA

1. Alergia alimentar em Pediatria: diagnóstico e tratamento 2
   José Roberto Mendes Pegler, Filumena Maria da Silva Gomes, Maria Helena Valente
2. Anafilaxia em crianças e adolescentes: diagnóstico e tratamento. 12
   Filumena Maria da Silva Gomes, Maria Helena Valente
3. Asma em Pediatria: diagnóstico e tratamento 22
   Maria Helena Valente, Filumena Maria da Silva Gomes
4. Imunodeficiências primárias (erros inatos da imunidade) em Pediatria: diagnóstico e tratamento 52
   José Roberto Mendes Pegler, Filumena Maria da Silva Gomes, Maria Helena Valente
5. Imunodeficiências primárias (erros inatos da imunidade) em Pediatria: sinais de alerta e tratamento 71
   José Roberto Mendes Pegler, Filumena Maria da Silva Gomes, Maria Helena Valente
6. Reações alérgicas a venenos de insetos em Pediatria: diagnóstico e tratamento 83
   José Roberto Mendes Pegler, Filumena Maria da Silva Gomes, Maria Helena Valente
7. Urticária e angioedema em Pediatria: diagnóstico e tratamento. 92
   José Roberto Mendes Pegler, Filumena Maria da Silva Gomes, Maria Helena Valente

SEÇÃO II – CARDIOLOGIA

8. Miocardite aguda em Pediatria: diagnóstico e tratamento 108
Maria Helena Valente, Filumena Maria da Silva Gomes

SEÇÃO III – ENDOCRINOLOGIA

9. Baixa estatura na criança: diagnóstico e tratamento 122
Larissa Kallas Curiati, Filumena Maria da Silva Gomes, Maria Helena Valente

10. Diabete melito tipo I em Pediatria: diagnóstico e tratamento 133
Larissa Kallas Curiati, Filumena Maria da Silva Gomes, Maria Helena Valente

11. Dislipidemias em Pediatria: diagnóstico e tratamento 147
Larissa Kallas Curiati, Filumena Maria da Silva Gomes, Maria Helena Valente

12. Hipotireoidismo adquirido em crianças e adolescentes: diagnóstico e tratamento 159
Larissa Kallas Curiati, Filumena Maria da Silva Gomes, Maria Helena Valente

13. Obesidade em crianças e adolescentes: diagnóstico e tratamento 169
Larissa Kallas Curiati, Filumena Maria da Silva Gomes, Maria Helena Valente

14. Puberdade precoce central e puberdade precoce periférica: diagnóstico e tratamento 180
Larissa Kallas Curiati, Filumena Maria da Silva Gomes, Maria Helena Valente

SEÇÃO IV – GINECOLOGIA

15. Anticoncepção na adolescência: quando iniciar e métodos 194
Ana Beatrice Bonganha Zanon, Filumena Maria da Silva Gomes, Maria Helena Valente

16. Vulvovaginites na infância: diagnóstico e tratamento 211
Ana Beatrice Bonganha Zanon, Filumena Maria da Silva Gomes, Maria Helena Valente

SEÇÃO V – HEMATOLOGIA

17. Câncer em Hematologia Pediátrica: sinais de alarme, diagnóstico e tratamento 220
Gabriela de Toledo Passos Candelaria, Filumena Maria da Silva Gomes, Maria Helena Valente

18. Deficiência de ferro e as implicações na saúde da criança e adolescente: diagnóstico e tratamento 228
Maria Helena Valente, Filumena Maria da Silva Gomes

19. Hepatoesplenomegalias na criança e no adolescente: diagnóstico e tratamento.......... 244
Rayra Maia Alvarez, Filumena Maria da Silva Gomes, Maria Helena Valente

SEÇÃO VI – INFECTOLOGIA

20. Covid-19 em crianças e adolescentes: diagnóstico e tratamento 258
Maria Helena Valente, Filumena Maria da Silva Gomes

21. Dengue na criança e no adolescente: diagnóstico e tratamento........ 281
Maria Helena Valente, Filumena Maria da Silva Gomes

22. Infecções de pele em Pediatria – impetigo, ectima, celulite e erisipela: diagnóstico e tratamento.......... 297
Rayra Maia Alvarez, Filumena Maria da Silva Gomes, Maria Helena Valente

23. *Monkeypox* (Mpox): diagnóstico e tratamento.......... 311
Filumena Maria da Silva Gomes, Maria Helena Valente

24. Sarampo em Pediatria: diagnóstico e tratamento 330
Filumena Maria da Silva Gomes, Maria Helena Valente

25. Sífilis congênita precoce e tardia: diagnóstico e tratamento 341
Filumena Maria da Silva Gomes, Maria Helena Valente

26. Síndrome inflamatória multissistêmica em crianças (SIM-C) associada à Covid-19: diagnóstico e tratamento.......... 357
Maria Helena Valente, Filumena Maria da Silva Gomes

SEÇÃO VII – NEFROLOGIA

27. Infecção urinária em Pediatria: diagnóstico e tratamento 372
Rayra Maia Alvarez, Filumena Maria da Silva Gomes, Maria Helena Valente

SEÇÃO VIII – PNEUMOLOGIA

28. Bronquiolite em Pediatria: diagnóstico e tratamento 386
Rayra Maia Alvarez, Filumena Maria da Silva Gomes, Maria Helena Valente

29. Pneumonias bacterianas comunitárias em Pediatria: diagnóstico e tratamento.......... 396
Filumena Maria da Silva Gomes, Maria Helena Valente

30. Síndrome gripal no Pronto-socorro Pediátrico: diagnóstico e tratamento.......... 405
Rayra Maia Alvarez, Filumena Maria da Silva Gomes, Maria Helena Valente

SEÇÃO IX – PRONTO-SOCORRO

31. Cetoacidose diabética em crianças e adolescentes: diagnóstico e tratamento. 420
Filumena Maria da Silva Gomes, Maria Helena Valente

32. Crise de asma ou sibilância em Pediatria: diagnóstico e tratamento 433
Maria Helena Valente, Filumena Maria da Silva Gomes

33. Crise hipertensiva na criança e adolescente: diagnóstico e tratamento. . 455
Ricardo Luiz Soares Costa, Filumena Maria da Silva Gomes, Maria Helena Valente

34. Crises convulsivas no recém-nascido: diagnóstico e tratamento. 481
Gustavo Faria de Matos, Filumena Maria da Silva Gomes, Maria Helena Valente

35. Desidratação aguda por diarreia aguda na criança e adolescente: diagnóstico e tratamento 493
Gustavo Faria de Matos, Filumena Maria da Silva Gomes, Maria Helena Valente

36. Distúrbios hidroeletrolíticos em Pediatria – sódio e potássio: diagnóstico e tratamento 504
Gustavo Faria de Matos, Filumena Maria da Silva Gomes, Maria Helena Valente

37. Fluidoterapia de manutenção em Pediatria: indicações e conduta clínica 525
Rafael da Silva Giannasi Severini, Filumena Maria da Silva Gomes, Maria Helena Valente

38. Parada cardiorrespiratória em Pediatria: diagnóstico e tratamento. 532
Gustavo Faria de Matos, Filumena Maria da Silva Gomes, Maria Helena Valente

39. Atendimento inicial da criança e do adolescente vítimas de politraumatismos: avaliação e conduta 550
Maria Helena Valente, Filumena Maria da Silva Gomes

SEÇÃO X – REUMATOLOGIA

40. Vasculite por imunoglobulina A (IgAV) ou púrpura de Henoch-Schönlein na criança: diagnóstico e tratamento. 564
Rayra Maia Alvarez, Filumena Maria da Silva Gomes, Maria Helena Valente

41. Trombocitopenia imune primária em Pediatria: diagnóstico e tratamento. 574
Gabriela de Toledo Passos Candelaria, Filumena Maria da Silva Gomes, Maria Helena Valente

Índice remissivo. 585

Apresentação

A plataforma InforMed, ferramenta digital de conteúdo médico, auxilia a tomada de decisões na prática clínica diária com informações sucintas e de excelente qualidade técnica.

A curadoria do conteúdo em Pediatria é realizada pelas médicas Filumena Maria da Silva Gomes e Maria Helena Valente, com a colaboração de uma equipe composta por muitos outros médicos especialistas.

É um grande desafio produzir conteúdos técnicos atuais, revisados constantemente, e que, ainda, são associados a acessos a capítulos dos livros da editora Manole, além de muitas aulas, artigos e *podcasts*.

Os médicos, pediatras e de outras especialidades, estudantes e profissionais da área da saúde, necessitam do conteúdo de diagnóstico e tratamento em uma plataforma de fácil acesso, para consulta durante o atendimento clínico e para atualização de conhecimentos.

D&T InforMed Pediatria: diagnóstico e tratamento em minutos traz o resumo dessas atividades nos seus excelentes capítulos, em um recorte da plataforma InforMed em Pediatria.

Apresenta textos com orientações para a prática clínica baseada em evidências de forma direta e objetiva para todo o corpo clínico.

Prefácio

No vasto universo da medicina, poucos campos demandam uma atenção tão delicada, um conhecimento tão amplo e uma dedicação tão profunda quanto o cuidado pediátrico. Cada criança é um mundo de singularidade, um universo em desenvolvimento que requer orientação cuidadosa e estratégias personalizadas para garantir sua saúde, bem-estar e crescimento pleno. É nesse cenário complexo e inspirador que emerge a importância de um livro dedicado ao diagnóstico e às condutas pediátricas.

Este livro não é apenas um manual de referência para pediatras, mas um instrumento confiável para todos os profissionais de saúde que têm a responsabilidade e o privilégio de cuidar das crianças. Ao trazer informações baseadas em evidências, experiências clínicas e sensibilidade empática, visa ajudar a tomada de decisões que permeiam a trajetória da saúde infantil. Desde os primeiros momentos de vida até os anos formativos da adolescência, este livro oferece orientações claras e abrangentes sobre uma miríade de tópicos relevantes e pertinentes às especialidades e urgências pediátricas.

Importante ressaltar que este livro não se limita a fornecer respostas práticas. Ele também reconhece a importância do cuidado centrado na criança e na família, promovendo uma abordagem holística que inclui a comunicação eficaz com os pais e a importância de uma parceria colaborativa entre profissionais de saúde e famílias.

O compromisso com a precisão das evidências científicas e a atualização constante sempre foram características das coordenadoras que, com a organização deste livro, dão mais um passo para que profissionais sintam-se mais aptos a cuidar da saúde infantil. É uma ferramenta que reconhece que ao entender e cuidar das crianças, estamos moldando o futuro.

Profa. Dra. Ana Maria de Ulhôa Escobar

Professora Associada do Departamento de Pediatria da Faculdade de Medicina da Universidade de São Paulo (FMUSP)

Acesso de forma rápida e objetiva

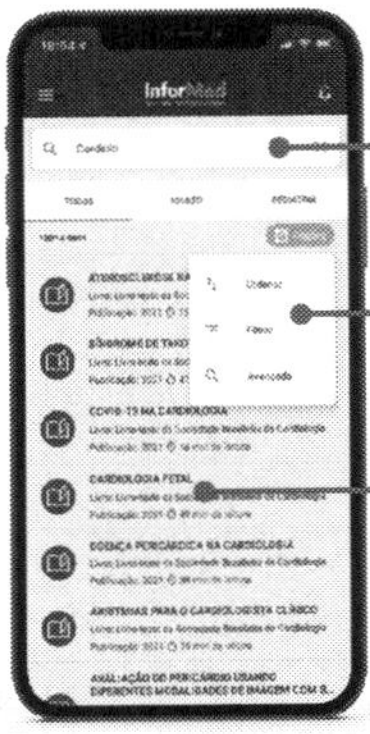

Digite o termo no campo de busca

Ordene e filtre os resultados

Clique no conteúdo que deseja acessar

Dentro do conteúdo, faça anotações, aumente ou diminua a fonte e favorite

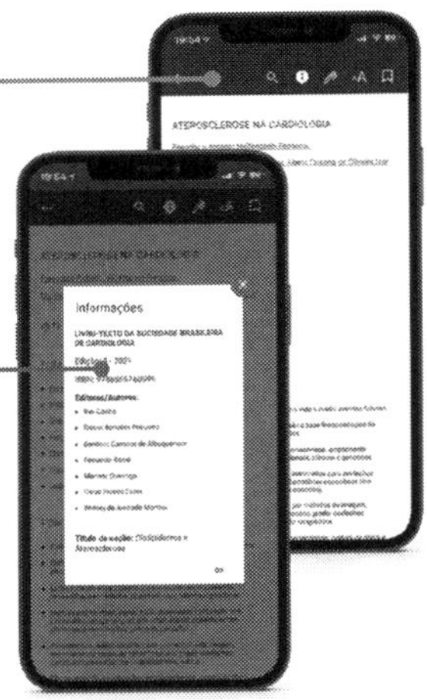

Veja as informações do conteúdo, como data da publicação, autores e editores

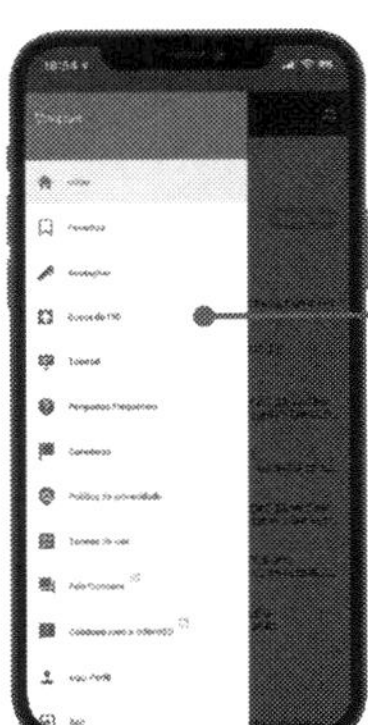

Acesse tudo pelo menu lateral: suas anotações, seus favoritos, CID, nossa lista de curadores e seu perfil

Curadores do InforMed

Filumena Maria da Silva Gomes

Doutora em Ciências pelo Departamento de Pediatria da Faculdade de Medicina da Universidade de São Paulo (FMUSP). Médica Assistente em Pediatria do Departamento de Pediatria da FMUSP. Membro da Comissão de Graduação do Departamento de Pediatria da FMUSP.

Maria do Patrocínio Tenorio Nunes

Livre-Docente em Medicina pela Faculdade de Medicina da Universidade de São Paulo (FMUSP). Professora Associada do Departamento de Clínica Ginecológica da FMUSP.

Maria Helena Valente

Mestre e Doutora em Ciências pelo Departamento de Pediatria da Faculdade de Medicina da Universidade de São Paulo (FMUSP). Médica Assistente em Pediatria do Departamento de Pediatria da FMUSP.

Michelle Silva Nunes

Graduada em Farmácia pela Universidade Federal Rio Grande do Norte, com Residência Multiprofissional Integrada em Terapia Intensiva do Adulto. Farmacêutica da Empresa Brasileira de Serviços Hospitalares na Unidade de Terapia Intensiva materna da Maternidade Escola Januário Cicco. Presidente da Comissão de Farmácia Clínica do CRF/RN (2018-2019). Presidente do departamento de Farmácia da AMIB (2020-2021). Diretora executiva da Sbrafh (2016-2017). Membro-fundadora da regional Sbrafh do Rio Grande do Norte (2014-2015).

Mílton de Arruda Martins

Professor Titular de Clínica Médica da Faculdade de Medicina da Universidade de São Paulo (FMUSP). Diretor do Serviço de Clínica Geral do Hospital das Clínicas da FMUSP.

Rodrigo Antonio Brandão Neto

Médico Supervisor do Pronto-socorro do Hospital das Clínicas da Faculdade de Medicina da Universidade de São Paulo (HCFMUSP) e do Programa de Residência de Medicina de Emergência do HCFMUSP. Doutorado em Ciências Médicas pelo HCFMUSP.

D&T InforMed Pediatria

SEÇÃO I

ALERGIA E IMUNOLOGIA

1

Alergia alimentar em Pediatria: diagnóstico e tratamento

José Roberto Mendes Pegler

Filumena Maria da Silva Gomes

Maria Helena Valente

INTRODUÇÃO

- Existem diversos tipos de reações a alimentos, que podem ser classificadas como imunológicas ou imunomediadas (alergias) e não imunológicas (decorrentes de toxinas, propriedades farmacológicas, intolerâncias etc.).
- As alergias alimentares (AA) podem ser divididas ainda em reações IgE-mediadas (de início precoce até poucas horas após a ingestão, com sintomas específicos como urticária e angioedema, sintomas gastrointestinais, respiratórios ou cardiovasculares) ou não IgE-mediadas (mais tardias, frequentemente com sintomas gastrointestinais isolados).
- As doenças do subtipo "misto" (p. ex., dermatite atópica, esofagite eosinofílica) apresentam manifestações clínicas que podem piorar após a ingestão de determinados alimentos, mas geralmente permanecem sintomáticas mesmo com a eliminação dos alimentos suspeitos da dieta, e não serão abordadas neste texto.
- A introdução de amendoim e outros alimentos alergênicos na dieta no momento da introdução da alimentação complementar, após os 6 meses de idade, continuando com o aleitamento materno complementado, parece ser uma forma eficaz de prevenir o desenvolvimento de alergia alimentar.

DIAGNÓSTICO

História clínica

- Alergias IgE-mediadas:
  - Ocorrem de minutos a poucas horas após a ingestão do alimento.
  - Dependem de uma exposição prévia ao alérgeno, porém podem ocorrer intraútero, via amamentação ou por via cutânea, não sendo um bom parâmetro para o diagnóstico.
  - Sintomas mais prevalentes:
    - Cutâneos:
      - » Urticária.
      - » Angioedema.
      - » Prurido.
    - Respiratórios:
      - » Tosse.
      - » Coriza/espirros.
      - » Dispneia.
    - Gastrointestinais:
      - » Vômitos.
      - » Diarreia.
      - » Dor abdominal.
    - Cardiovasculares:
      - » Lipotimia.
      - » Síncope.
- Alergias não IgE-mediadas:
  - Ocorrem de horas ou poucos dias após a ingestão do alimento, às vezes dificultando o diagnóstico preciso do quadro e do alimento associado.
  - A manifestação mais frequente é a proctite/colite, vista em lactentes jovens, relacionada ao leite, com sintomas de cólica, distensão abdominal e fezes com laivos de sangue, como a proctocolite alérgica induzida por proteína alimentar (FPIAP). É induzida pela inflamação localizada do cólon distal, causando hematoquezia em lactentes de boa aparência.
  - Podem ocorrer quadros mais graves, como a síndrome da enterocolite induzida por proteína alimentar (FPIES), com vômitos intensos levando à desidratação e queda do estado geral, que pode afetar todo o trato gastrointestinal; ou a enteropatia induzida por proteína alimentar

(FPE), afeta predominantemente o intestino delgado, resultando em manifestações digestivas baixas, como sintomas de má absorção, potencialmente acompanhados por falha de crescimento.

Alimentos mais frequentemente associados à alergia alimentar

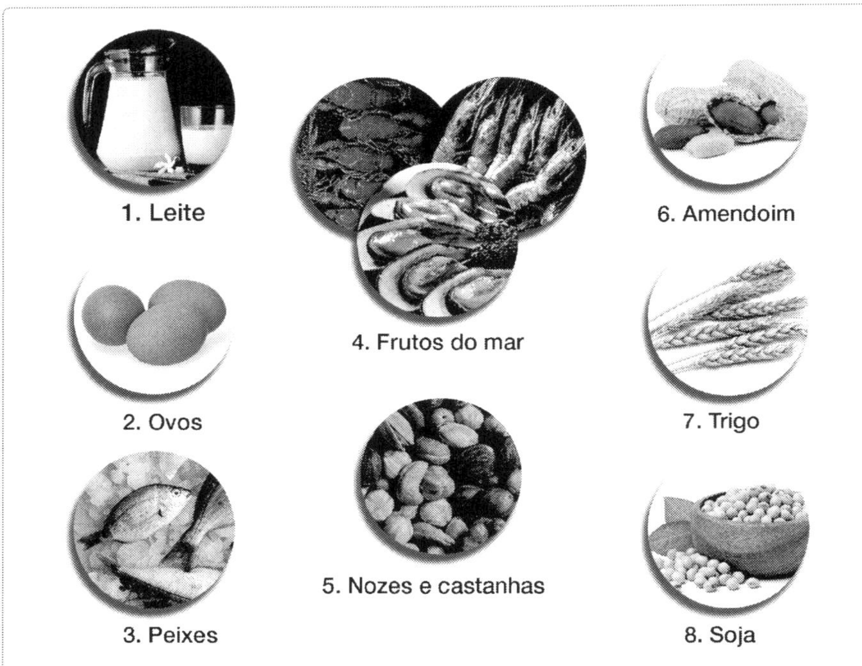
1. Leite
2. Ovos
3. Peixes
4. Frutos do mar
5. Nozes e castanhas
6. Amendoim
7. Trigo
8. Soja

FIGURA 1
Os oito alimentos mais frequentes na alergia alimentar.

Exame físico

- Fora das crises alérgicas, geralmente os pacientes se apresentam sem qualquer alteração ao exame físico.
- Em reações agudas IgE-mediadas, a depender da gravidade, podem ser encontrados: urticária localizada ou difusa, angioedema (extremidades, cavidade oral, genital), estridor laríngeo, sibilos, hipoxemia, taquicardia, hipotensão, rebaixamento do nível de consciência, choque.

- Quadros leves a moderados de alergia não IgE-mediada geralmente não se apresentam com alterações ao exame físico, porém a FPIES pode levar rapidamente à desidratação e até mimetizar quadros sépticos.

Exames complementares

- A absoluta maioria dos exames complementares existentes é direcionada a alergias IgE-mediadas, e não tem indicação na confirmação de suspeitas de alergias não IgE-mediadas.
- Exames de alergia alimentar IgE-mediada positivos indicam apenas sensibilização e não indicam um diagnóstico fechado de alergia alimentar em pacientes sem suspeita clínica (tendo pouquíssima utilidade neste cenário).
- Exames in vitro na alergia IgE-mediada:
  - IgEs específicas séricas:
    - Podem ser utilizadas na confirmação de um caso clínico suspeito ou no acompanhamento de pacientes com alergia confirmada.
    - Podem ser direcionadas aos alimentos (p. ex., leite) ou a seus componentes (p. ex., caseína).
    - A pesquisa de IgE a grupos de alimentos não é adequada.
- Exames *in vivo* na alergia IgE-mediada:
  - Teste de puntura ("*prick test*"):
    - Paciente não pode estar em uso de anti-histamínicos na última semana ou ter tido reação grave nas últimas 4 semanas.
    - Pode ser realizado usando extratos padronizados ou com a técnica de "*prick-to-prick*" com o próprio alimento.
- Ambos os exames apresentam valores preditivos positivos moderados e valores preditivos negativos altos.

Teste de provocação oral

- Padrão de referência para diagnóstico da alergia alimentar e avaliação de aquisição de tolerância.
- Na alergia IgE-mediada e quadros graves de alergia não IgE-mediada, deve ser realizado exclusivamente por especialistas em centros preparados, como o ambiente hospitalar, para o manejo imediato das complicações, que podem ser graves.

- O paciente deve permanecer em observação no mínimo por 2 horas após a realização do teste e deve ser reavaliado após alguns dias para a verificação de sintomas tardios.

Diagnóstico final

- Alergia IgE-mediada:
  - História clínica típica + exames positivos OU teste de provocação oral positivo.
- Alergia não IgE-mediada:
  - História sugestiva, com melhora dos sintomas após a exclusão do alimento e TPO positivo confirmatório após 2 a 4 semanas. O diagnóstico é feito clinicamente e se baseia na melhora com a remoção do alimento culpado.
- O diagnóstico de alergia alimentar é baseado na história clínica e na evidência de IgE específica para alérgenos, sendo o teste de provocação oral o padrão-ouro.

Diagnósticos diferenciais

Doenças gastrointestinais	Contaminantes e aditivos	Reações farmacológicas	Fatores psicológicos
Anomalias estruturais	Reação a sulfitos	Cafeína	Relacionados aos pais
DRGE/hérnia de hiato	Toxinas bacterianas	Tiramina	Relacionados às crianças
Estenose de piloro/ Hirschsprung	Gastroenterites infecciosas	Álcool	
Intolerâncias/deficiências enzimáticas	Intoxicações acidentais	Reação à histamina de peixes	
Doença celíaca/doença inflamatória intestinal			

DRGE: doença do refluxo gastroesofágico.

TRATAMENTO

Alergia IgE-mediada

- Reação aguda:
  - Reações leves e isoladas podem ser manejadas apenas com sintomáticos como anti-histamínicos ou antieméticos, a depender dos sintomas.
  - Anafilaxia:
    - É imperativa a administração de adrenalina via intramuscular o mais breve possível. A dose pode ser repetida após 5 a 15 minutos se não houver melhora.
    - As demais medicações citadas a seguir são apenas adjuvantes e podem ser administradas após o uso da adrenalina, caso necessário.

Medicação	Dose/via
Adrenalina	0,01 mg/kg/dose (máximo de 0,3 mg em crianças e 0,5 mg em adolescentes) IM na face lateral da coxa Diluição habitual (1:1000)
Loratadina (anti-histamínico de 2ª geração)	Crianças > 2 anos e < 30 kg: 5 mg > 12 anos ou > 30 kg: 10 mg ▪ 1 x/dia ▪ VO
Difenidramina (anti-histamínico de 1ª geração)	1 mg/kg/dose (máximo 50 mg) ▪ No máximo a cada 6 horas ▪ EV
Ondansetrona (antiemético)	0,15 mg/kg/dose (até 4-8 mg) ▪ No máximo a cada 8 horas ▪ VO/IM/EV
Metilprednisolona (glicocorticosteroide)	1-2 mg/kg/dia ▪ No máximo a cada 12 horas
Salbutamol (beta 2-agonista)	2-10 jatos/dose ▪ Até 3x em 1 hora e posteriormente, se necessário ▪ Inalatório

EV: endovenoso; IM: intramuscular; VO: via oral.

   - O paciente deve permanecer em observação hospitalar idealmente de 6 a 8 horas após a reação, com esse período se estendendo por até 24 horas em casos de colapso circulatório, em virtude da possibilidade de recorrência tardia.
- Acompanhamento ambulatorial:
  - Todo paciente com suspeita de alergia alimentar deve ser encaminhado para o alergista/imunologista para investigação e confirmação, e para avaliação da possibilidade de tratamentos específicos, como dessensibilização.
  - A exclusão alimentar segue sendo o tratamento mais indicado, com necessidade da leitura de rótulos dos alimentos. Reposições nutricionais devem ser realizadas conforme o alimento excluído (p. ex., reposição de cálcio em exclusão de leite).
  - Pacientes em risco de reação grave devem sempre portar adrenalina autoinjetável e todos devem possuir um "plano de ação" por escrito.

Alergia não IgE-mediada

- Após a confirmação de diagnóstico com o teste de provocação oral, o paciente deve permanecer em exclusão alimentar do alérgeno envolvido, conforme já descrito. Na alergia não IgE-mediada, mesmo traços do alimento ingerido pela mãe podem ser passados via amamentação; portanto, se for o caso, a exclusão estrita do alimento também deve ocorrer na dieta materna.
- Não há tratamento curativo para alergia alimentar, e evitar o alimento alergênico é a principal medida de tratamento.

ALGORITMO DE ALERGIA À PROTEÍNA DO LEITE DE VACA

- A alergia à proteína do leite de vaca (APLV) é a alergia alimentar mais frequente no Brasil, e pode consistir nos dois quadros diferentes abordados anteriormente neste tópico. As fórmulas infantis (extensamente hidrolisadas, de aminoácidos ou de soja) são opções para a substituição do leite de vaca nestes pacientes.
- O algoritmo a seguir representa as opções de tratamento/substituição em cada caso.

- Em pacientes com quadros graves, pode-se iniciar o tratamento diretamente com fórmula de aminoácidos.

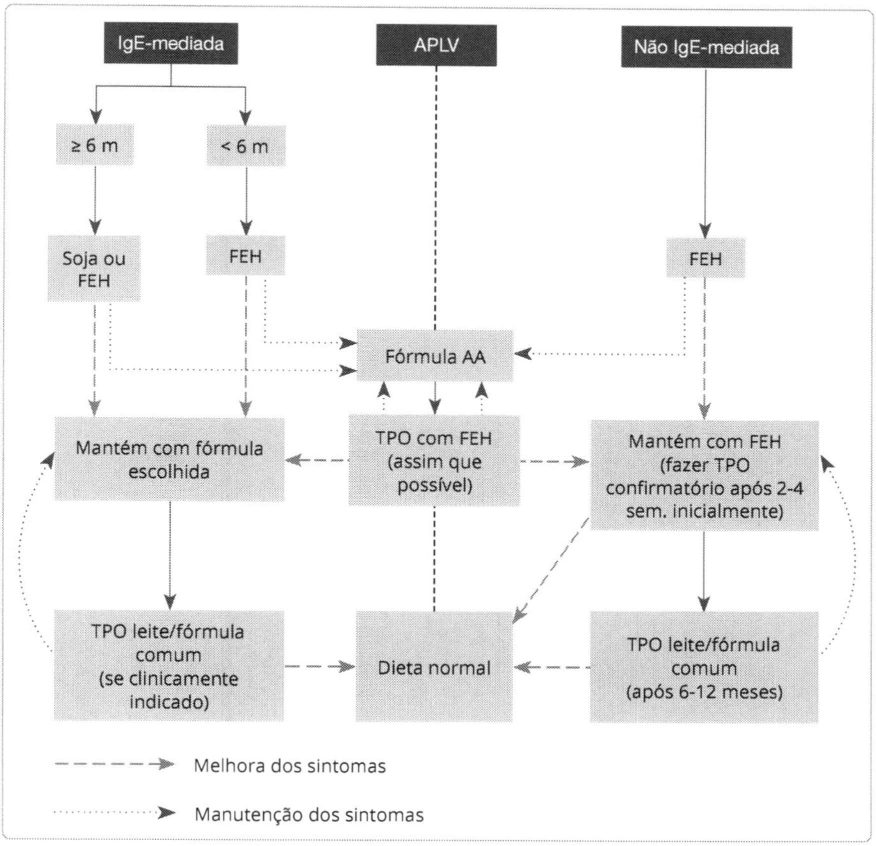

AA: aminoácidos; APLV: alergia à proteína do leite de vaca; FEH: fórmula extensamente hidrolisada; TPO: teste de provocação oral.

PROGNÓSTICO

- Alergias IgE-mediadas:
  - Com o aumento da prevalência das doenças alérgicas, também se viu um aumento da idade de aquisição de tolerância clínica na alergia alimentar, mas a maior parte das alergias alimentares infantis ainda é transitória. São fatores de risco para maior persistência: reações graves, de-

sencadeadas por mínimas quantidades, outras comorbidades alérgicas e altos níveis de IgE específica para o alimento envolvido.
  - Alergias ao leite, ovo, soja e trigo apresentam maiores taxas de remissão, enquanto amendoim, castanhas, peixes e frutos do mar são consideradas mais persistentes.
- Alergias não IgE-mediadas:
  - Costumam se resolver espontaneamente até os 2-3 anos de idade, sendo indicados habitualmente novos testes de provocação em 6 a 12 meses para avaliar a aquisição de tolerância.

PRESCRIÇÃO NA PRÁTICA

Exemplo de prescrição (cada caso deve ser avaliado individualmente e a decisão deve ser tomada pelo médico responsável pelo caso).

- Paciente de 10 anos e 30 kg, alérgico a amendoim, comparece ao pronto-socorro em anafilaxia franca (urticária, sibilos, vômitos e hipotensão) uma hora após consumo de um doce na festa da escola:
  - Jejum.
  - Adrenalina 0,3 mg IM em região lateral da coxa agora e a critério médico.
  - Soro fisiológico (NaCl 0,9%) 600 mL EV em 20 minutos a critério médico.
  - Difenidramina 30 mg EV após realização de adrenalina e a cada 6 horas se necessário.
  - Ondansetrona 4 mg EV após realização de adrenalina e a cada 8 horas se necessário.
  - Salbutamol (*spray* 100 mcg) 4 *puffs* com espaçador após administração da adrenalina e a critério médico.
  - Metilprednisolona 30 mg EV após realização de adrenalina e a critério médico.
  - Manter em decúbito dorsal horizontal com membros inferiores elevados.
  - Monitoração de saturação de oxigênio, frequência cardíaca e pressão arterial.

REFERÊNCIAS

1. Castro APBM, Brandão AC. Tratamento da alergia alimentar e uso de fórmulas especiais. In: Pastorino AC, Castro APBM, Carneiro-Sampaio M. Alergia e imunologia para o pediatra. 3rd ed. Barueri: Manole; 2018.
2. Castro APBM, Brandão AC, Gushken AKF, Beck AML. Alergia alimentar. In: Pastorino AC, Castro APBM, Carneiro-Sampaio M. Alergia e imunologia para o pediatra. 3rd ed. Barueri: Manole; 2018.
3. Labrosse R, Graham F, Caubet JC. Non-IgE-Mediated Gastrointestinal Food Allergies in Children: An Update. Nutrients. 2020;12(7):2086.
4. Patel BY, Volcheck GW. Food Allergy: Common Causes, Diagnosis, and Treatment. Mayo Clin Proc. 2015;90(10):1411-9.
5. Peters RL, Krawiec M, Koplin JJ, Santos AF. Update on food allergy. Pediatr Allergy Immunol. 2021;32(4):647-57.
6. Solé D, Silva LR, Cocco RR, Ferreira CT, Sarni RO, Oliveira LC, et al. Consenso Brasileiro sobre Alergia Alimentar: 2018 – Parte 1 – Etiopatogenia, clínica e diagnóstico. Documento conjunto elaborado pela Sociedade Brasileira de Pediatria e Associação Brasileira de Alergia e Imunologia. Arq Asma Alerg Imunol. 2018;2(1):7-38.
7. Solé D, Silva LR, Cocco RR, Ferreira CT, Sarni RO, Oliveira LC, et al. Consenso Brasileiro sobre Alergia Alimentar: 2018 – Parte 2 – Diagnóstico, tratamento e prevenção. Documento conjunto elaborado pela Sociedade Brasileira de Pediatria e Associação Brasileira de Alergia e Imunologia. Arq Asma Alerg Imunol. 2018;2(1):39-82.

2

Anafilaxia em crianças e adolescentes: diagnóstico e tratamento

Filumena Maria da Silva Gomes

Maria Helena Valente

INTRODUÇÃO

- A anafilaxia é uma reação alérgica grave, de estabelecimento rápido e que pode causar a morte. Seus sintomas são altamente variáveis, podendo atingir vários sistemas e órgãos, e necessita de ações imediatas.
- A anafilaxia grave e/ou com necessidade de doses repetidas de epinefrina são fatores de risco para a anafilaxia bifásica.
- A epinefrina ou adrenalina é o tratamento de primeira linha para a anafilaxia unifásica ou bifásica.
- Após o tratamento de urgência inicial, os pacientes devem ficar em observação até que os sintomas desapareçam completamente.
- A anafilaxia bifásica é a anafilaxia recorrente após melhora completa, que ocorre de 1 a 72 horas após a resolução de um episódio inicial de anafilaxia, e, muitas vezes, está associada à apresentação inicial mais grave da anafilaxia, ou que requer mais de uma dose de epinefrina.
- A alergia alimentar é responsável por mais da metade dos casos de anafilaxia em crianças e adolescentes e geralmente é induzida por amendoim, avelã, leite e ovo.
- A anafilaxia induzida por veneno geralmente é causada por veneno de vespa e abelha.
- A anafilaxia induzida por medicamentos é causada por antibióticos e anti-inflamatórios não esteroides, sendo os antibióticos betalactâmicos os principais desencadeantes. As drogas são responsáveis pela maioria dos casos

de anafilaxia fatal, sendo que as mortes são mais comuns em adolescentes, o que tem sido atribuído a um aumento de comportamentos de risco nessa idade.

- Os pacientes com história de alergia alimentar ou asma ou doença respiratória/cardíaca apresentam maior risco de desenvolver anafilaxia.
- Os fatores que podem agravar a anafilaxia são exercícios físicos, estresse, infecção, anti-inflamatórios não esteroides e álcool. Alguns indivíduos toleram determinados alimentos, mas, ao se submeterem à atividade física, desenvolvem anafilaxia.
- A incidência de anafilaxia é três vezes maior nos pacientes de 0 a 4 ano do que em qualquer outra idade, e a maioria dos episódios ocorre nos primeiros dois anos de vida.

DIAGNÓSTICO

- Os sintomas aparecem em 5 a 10 minutos após a exposição ao desencadeante, mas também podem demorar horas para se manifestar.
- Os sintomas de pele e mucosas são mais frequentes (> 90% dos casos), seguidos por sintomas dos sistemas respiratório e cardiovascular (> 50%).
- Alimentos, medicamentos e venenos de Hymenoptera (abelhas, marimbondos, mamangavas, vespas, formigas etc.) são os desencadeadores mais comuns de reações anafiláticas, sendo que a prevalência das várias causas depende da idade do paciente e da região geográfica.

Diagnóstico clínico

- O diagnóstico clínico está apresentado nos Quadros 1 e 2. Importante lembrar que os critérios clínicos de diagnóstico não devem substituir a avaliação clínica do médico.

Diagnóstico etiológico

- O Quadro 3 apresenta o diagnóstico etiológico de anafilaxia.

QUADRO 1 Critérios clínicos para o diagnóstico de anafilaxia.

A anafilaxia é altamente provável quando existe uma reação sistêmica grave na presença de pelo menos um dos três critérios clínicos a seguir:		
Doença de início agudo (minutos a horas) com envolvimento da pele e/ou mucosas (urticária, eritema generalizado ou prurido ou rubor, inchaço dos lábios-língua-úvula e pelo menos um dos seguintes itens)	Ocorrência de dois ou mais dos eventos a seguir, que ocorrem rapidamente após a exposição a um provável alérgeno para aquele paciente (minutos a várias horas)	Queda da pressão arterial após exposição a um alérgeno conhecido para aquele paciente (minutos a várias horas)
▪ Comprometimento respiratório (por exemplo, dispneia, sibilância, chiado-broncoespasmo, estridor, PFE reduzido e hipoxemia) ou ▪ Pressão arterial reduzida e/ou sintomas associados de disfunção de órgãos-alvo (por exemplo, hipotonia [colapso], síncope, incontinência esfincteriana)	▪ Envolvimento do tecido cutâneo-mucoso (por exemplo, urticária generalizada, coceira, rubor, inchaço dos lábios-língua-úvula) ▪ Comprometimento respiratório (por exemplo, dispneia, sibilância, chiado-broncoespasmo, estridor, PFE reduzido, hipoxemia) ▪ Pressão arterial reduzida ou sintomas associados (por exemplo, hipotonia [colapso], síncope, incontinência esfincteriana) ou ▪ Sintomas gastrointestinais persistentes (por exemplo, dor abdominal em cólica, vômitos)	▪ Lactentes e crianças: Pressão arterial sistólica baixa (idade específica) ou > 30% de redução na pressão arterial sistólica* ▪ Adultos: pressão arterial sistólica de < 90 mmHg ou > 30% de queda em relação à linha de base dessa pessoa

* Baixa pressão arterial sistólica para crianças é definida como:
- < 70 mmHg de 1 mês a 1 ano de idade;
- < (70 mmHg + [2 x idade]) de 1 a 10 anos; e
- < 90 mmHg de 11 a 17 anos.

PFE: pico de fluxo expiratório.
Fonte: adaptado de Sampson HA et al., 2006.

QUADRO 2 Apresentação clínica da anafilaxia.

Sistema alterado	Sinais e sintomas
Aparelho respiratório	Congestão nasal e rinorreia, tosse, rouquidão, dificuldade de deglutição, broncoespasmo e edema de laringe
Sistema cardiovascular	Hipotensão, taquicardia, arritmias, isquemia miocárdica e colapso
Pele e mucosas	Urticária, prurido, angioedema, rubor, cianose e congestão conjuntival e nasal
Sistema digestório	Náusea, vômito, cólica abdominal e diarreia

QUADRO 3 Causas da anafilaxia.

Alimentos	Amendoim, nozes, amêndoa, caju, avelã, pistache, outras castanhas, leite de vaca e cabra, ovos, frutos do mar (mariscos, camarão, ostra, caranguejo, vieiras), soja, trigo, peixes, aditivos alimentares (especiarias, corantes e gomas vegetais), frutas (banana, kiwi), outros cereais (cevada, aveia), vegetais, leguminosas (soja, ervilha, feijão, feijão-verde), sementes (algodão, girassol, gergelim), carne e gelatina
Medicamentos	Antibióticos (penicilinas, cefalosporinas), sulfas, outros antimicrobianos, contrastes radiográficos, bloqueadores neuromusculares, quimioterapia, anti-inflamatórios não esteroides e ácido acetilsalicílico
Insetos	Picadas de vespas, abelhas, formigas (sendo que a maioria das reações ao veneno de insetos é local e transitória)
Imunoterapia em alergia	Subcutânea, sublingual ou oral (podem apresentar risco potencial de reação sistêmica)
Materiais biológicos	Vacinas, hormônios e hemoderivados
Látex	
Induzida por exercício, frio, calor e raios solares e, ainda: exercício dependente de alimentos	No exercício dependente de alimentos, os sintomas ocorrem quando há ingestão do alimento causador de minutos a várias horas antes do exercício
Idiopática	Alérgenos não identificados

Diagnóstico diferencial

- Pele ou mucosa:
  - Urticária crônica remitente ou física e angioedema.
  - Síndrome de alergia alimentar ao pólen (apenas sintomas orais).
- Doenças respiratórias:
  - Laringotraqueíte aguda.
  - Obstrução laríngea, traqueal ou brônquica (por exemplo, substâncias estranhas, obstrução laríngea intermitente ou disfunção das cordas vocais).
  - Estado asmático (sem envolvimento de outros órgãos).
- Doenças cardiovasculares:
  - Síncope vasovagal.
  - Embolia pulmonar.
  - Infarto do miocárdio.
  - Arritmia cardíaca.
  - Choque cardiogênico.
- Reações farmacológicas ou tóxicas:
  - Etanol.
  - Histamina, por exemplo, intoxicação por peixe escombroide.
  - Opiáceos.
- Doenças neuropsiquiátricas:
  - Síndrome de hiperventilação.
  - Ansiedade e transtorno do pânico.
  - Transtorno somatoforme (por exemplo, dispneia psicogênica).
  - Transtorno dissociativo e conversão.
  - Epilepsia.
  - Evento cerebrovascular.
  - Psicoses.
  - Transtorno factício.
- Doenças endocrinológicas:
  - Hipoglicemia.
  - Crise tireotóxica.
  - Síndrome carcinoide.
  - Tumores vasointestinais polipeptídicos.
  - Feocromocitoma.

TRATAMENTO

- A medida inicial é sempre o uso imediato da epinefrina/adrenalina intramuscular no meio da coxa (região anterolateral) como tratamento de primeira linha da anafilaxia, na dose de 0,01 mg/kg da solução 1:1.000 (1 mg/mL) até o máximo de 0,3 mg em crianças.
- Os objetivos do tratamento são diminuir os riscos de mortalidade (Tabela 1) e os casos resistentes ao tratamento devem ser encaminhados para a unidade de terapia intensiva (UTI) (Tabela 2 e Quadro 4).
- O uso tardio da epinefrina na anafilaxia tem sido associado a aumento de risco de fatalidade.
- Em reações graves, que envolve o sistema cardiovascular, fluidos intravenosos também devem ser administrados precocemente com a primeira dose de adrenalina intramuscular.
- O suporte precoce de fluidos intravenosos com a primeira dose de adrenalina deve ser feito em pacientes com envolvimento cardiovascular, pois a adrenalina pode não ser eficaz sem restaurar o volume circulatório. Os cristaloides devem ser dados em *bolus* de 10 mL/kg (máximo de 500 mL por *bolus*) para crianças e 500 mL em adultos, repetidos se necessário. O suporte de fluidos também pode ser necessário em anafilaxia grave com apresentação respiratória, no caso de uma segunda dose de adrenalina intramuscular ser necessária.
- Os anti-histamínicos e glicocorticoides são utilizados com terapia adjuvante para sinais e sintomas cutâneos associados à anafilaxia, mas não devem ser utilizados antes da epinefrina ou no seu lugar.
- A observação/internação hospitalar dos quadros de anafilaxia deverá ocorrer até a remissão completa dos sintomas. Pacientes com risco aumentado para anafilaxia bifásica ou com fatores de risco de gravidade devem permanecer em observação por 6 horas ou mais.
- Na alta hospitalar, o paciente deverá procurar especialista em imunoalergia para diagnóstico e tratamento e, ainda, ser orientado quanto ao local e tratamento de nova emergência. Além disso, se possível, portar dispositivos de autoaplicação de epinefrina (adrenalina) (Tabela 3).

TABELA 1 Tratamento da anafilaxia.

Intervenção	Tratamento	Comentários
Primeira linha	**Epinefrina** 1:1.000 (0,01 mg/kg, máx. 0,5 mg), via intramuscular	O tratamento principal da anafilaxia aguda é a administração de epinefrina 1:1.000 (0,01 mg/kg, máx. 0,5 mg), via intramuscular, na face anterolateral da coxa, e pode ser repetido a cada 5 a 15 minutos, conforme necessidade
Segunda linha	1. **Medidas gerais de suporte**: ▪ Permeabilizar vias aéreas ▪ Garantir respiração e circulação efetivas ▪ Observar condições neurológicas e aspecto da pele ▪ Estimar o peso corpóreo	▪ As medidas gerais de suporte devem ocorrer imediatamente após a epinefrina, ou simultaneamente ▪ Controlar e monitorar sinais vitais
	2. **Oxigênio**	Oxigênio deve ser ofertado de acordo com a necessidade
	3. **Salbutamol** [aerossol 100 a 200 mcg (1 a 2 jatos) a cada 5 minutos, máximo de 10 jatos] ou **Fenoterol** [0,25 mg (1 gota)/3 kg; máximo de 10 gotas, em 3 a 5 mL de soro fisiológico]	Usar broncodilatadores na vigência de broncoespasmo
	4. **Posição supina**: membros inferiores elevados	A hidratação endovenosa deve ser realizada com solução NaCl 0,9%
Terceira linha	1. **Difenidramina** (dose de ataque 1 a 2 mg/kg, máx. 50 mg), via intravenosa, lentamente; manutenção de 5 mg/kg/dia, a cada 6 horas (máx. 300 mg/dia)	Os anti-histamínicos podem ser usados para controlar os sintomas de urticária e prurido que podem acompanhar a anafilaxia, mas não devem ser usados como terapia de primeira linha
	2. **Metilprednisolona** 1 a 4 mg/kg/dia, a cada 6 horas, por 4 dias. Aplicar somente após a epinefrina (adrenalina) e o suporte avançado cardiorrespiratório	Há evidências limitadas do uso de corticosteroides na anafilaxia, para diminuir o risco de reações bifásicas, isto é, a recorrência dos sintomas sem ser exposto ao antígeno desencadeador, que ocorre tipicamente 8 a 10 horas após a reação inicial

TABELA 2 Tratamento da anafilaxia refratária em unidade de terapia intensiva.

Medicação	Dose	Comentários
Epinefrina 1:10.000	0,01 mg/kg (0,1 mL/kg de 1:10.000), via intravenosa, (máx. 0,5 mg) a cada 20 minutos	Nos casos de anafilaxia refratária ao tratamento da Tabela 1, encaminhar o paciente para a unidade de terapia intensiva
Vasopressores: norepinefrina e vasopressina	Norepinefrina 0,05 a 2 mcg/kg/min; 10 a 40 UI/dose em bolo	Usados no caso de resposta insuficiente ao uso de epinefrina e fluidos, se mantida a hipotensão
Glucagon	20 a 30 mcg/kg, via intravenosa, em 5 minutos (máx. 1 mg/dose), seguida de infusão de 5 a 15 mcg/min, de acordo com a resposta clínica	Usado na hipotensão persistente, em pacientes betabloqueados. Causa vômito, proteger a via aérea

QUADRO 4 Lista de verificação para o tratamento de uma reação alérgica aguda.

1. Fique ao lado do paciente até a chegada de auxílio
2. Remova o gatilho presente (por exemplo, comida, droga e veneno)
3. Verifique os sinais de anafilaxia
4. Administre epinefrina/adrenalina quando houver sinais de anafilaxia (por exemplo, problemas respiratórios ou circulatórios)
5. Acione o auxílio de serviço de urgência
6. Deite o paciente com as pernas levantadas, a menos que esteja com dificuldade respiratória, quando o paciente pode preferir sentar-se com as pernas elevadas
7. Repetir a epinefrina/adrenalina se não houver melhora ou piora dos sintomas em 5 a 10 minutos após a primeira administração
8. Não se esquecer de oxigênio, beta-2 agonista ou fluidos intravenosos conforme a indicação médica

TABELA 3 Dispositivos de autoaplicação de epinefrina.

Idade	Dose
Lactentes	0,15 mg: Epipen Jr®, 0,15mg/0,3 mL
Crianças de 15 a 30 kg	0,15 mg: Epipen Jr®, 0,15mg/0,3 mL
Crianças com mais de 30 kg	0,3 mg: Epipen®, 0,3mg/0,3 mL
Adolescentes	0,3 mg: Epipen®, 0,3mg/0,3 mL

PRESCRIÇÃO NA PRÁTICA

Exemplo de prescrição (cada caso deve ser avaliado individualmente e a decisão deve ser tomada pelo médico responsável pelo caso).

- Pré-escolar, de 3 anos e 7 meses de idade, com antecedente de alergia à proteína do leite de vaca desde os 6 meses de idade (em uso de dieta de exclusão), deu entrada no pronto-socorro com história de vômitos, prostração e hipotensão. Foi referida a ingestão de achocolatado com leite há cerca de 2 horas e, após, evoluiu com quadros de vômitos e mal-estar.
- Realizada a hipótese inicial de anafilaxia a leite de vaca, foi administrada epinefrina/adrenalina IM na região lateral da coxa, e foi realizada fluidoterapia endovenosa devido a hipotensão. A seguir, foram realizados corticoterapia e anti-histamínico endovenosos. Foi encaminhado à UTI devido à necessidade de monitoração cardiorrespiratória. Recebeu alta hospitalar em 48 horas com anti-histamínico e corticoide orais, e foi reencaminhado ao imunologista para seguimento ambulatorial.

REFERÊNCIAS

1. Bernd LAG, Solé D, Pastorino AC, Prado EA, Castro FFM, Rizzo MCV, et al. Anafilaxia: guia prático para o manejo. Rev Bras Alerg Imunopatol. 2006;29(6):283-91.
2. Eisencraft AP, Sá FVM. Emergências alérgicas: Anafilaxia. In: Schvartsman C, Reis AG, Farhat SCL, coordenadores. Pronto-Socorro. 3rd ed. Barueri: Manole; 2018.
3. Eisencraft AP, Sá FVM. Emergências alérgicas: anafilaxia. In: Silva CA, Gomes FM, Sampaio MC, editors. Schvartsman C, Farhat SC, Reis AG, Couto TB, coordinators. Pronto-socorro. 4rd ed. Santana do Parnaíba, SP; Manole, 2023. p 74-92.

4. Muraro A, Worm M, Alviani C, Cardona V, DunnGalvin A, Garvey LH, et al; European Academy of Allergy and Clinical Immunology, Food Allergy, Anaphylaxis Guidelines Group. EAACI guidelines: Anaphylaxis (2021 update). Allergy. 2022;77(2):357-77.
5. Pier J, Bingemann TA. Urticaria, angioedema, and anaphylaxis. Pediatr Rev. 2020;41(6):283-92.
6. Reber LL, Hernandez JD, Galli SJ. The pathophysiology of anaphylaxis. J Allergy Clin Immunol. 2017;140(2):335-48.
7. Rosário Filho NA, Chong Neto HJ. Anafilaxia. In: Pastorino AC, Castro APBM, Carneiro--Sampaio M, coordenadores. Alergia e imunologia para o pediatra. 3rd ed. Barueri: Manole; 2018.
8. Sampson HA, Muñoz-Furlong A, Campbell RL, Adkinson NF Jr, Bock SA, Branum A, et al. Second symposium on the definition and management of anaphylaxis: summary report--Second National Institute of Allergy and Infectious Disease/Food Allergy and Anaphylaxis Network symposium. J Allergy Clin Immunol. 2006;117(2):391-7.
9. Shaker MS, Wallace DV, Golden DBK, Oppenheimer J, Bernstein JA, Campbell RL, et al. Anaphylaxis-a 2020 practice parameter update, systematic review, and Grading of Recommendations, Assessment, Development and Evaluation (GRADE) analysis. J Allergy Clin Immunol. 2020;145(4):1082-123.

3

Asma em Pediatria: diagnóstico e tratamento

Maria Helena Valente

Filumena Maria da Silva Gomes

INTRODUÇÃO

- A asma afeta mais de um quarto de bilhão de pessoas em todo o mundo, sendo a condição crônica mais comum na infância, responsável por mais de 1.000 mortes por dia, das quais a maioria é evitável.
- A asma também é a doença crônica mais comum da infância, considerada problema de saúde pública.
- A prevalência da asma em diferentes países varia de 1% a 18%, com a incidência e prevalência aumentando em todo o mundo (Global Initiative for Asthma – GINA 2022).
- Estima-se que 20% da população escolar nas regiões urbanas no Brasil apresentem sintomas de asma.
- É possível ter um bom controle da asma com melhora significativa sobre a morbidade e a mortalidade.
- No entanto, o subtratamento ainda é comum, e a necessidade de melhorar a compreensão do paciente e do profissional de saúde sobre o ajuste do diagnóstico e tratamento e a disponibilidade de medicamentos são cruciais.
- Apesar das inúmeras diretrizes para o manejo da asma pediátrica, permanecem polêmicas relacionadas com o tratamento no ambiente de atenção primária, prevenção das exacerbações, visitas ao pronto-socorro, hospitalizações e mortes.
- Estabelecer o diagnóstico de asma envolve um processo cuidadoso de anamnese, exame físico e estudos diagnósticos. O diagnóstico diferencial

de sibilância deve ser cuidadosamente considerado, particularmente em lactentes e crianças muito pequenas, para os quais o teste para avaliar a obstrução brônquica reversível do fluxo aéreo não é feito rotineiramente.

DEFINIÇÃO

- A asma é uma doença inflamatória crônica complexa, heterogênea das vias aéreas inferiores, que resulta da interação genético-ambiental, que se caracteriza, clinicamente, por aumento pela hiper-responsividade dessas vias a diferentes estímulos, com consequente obstrução ao fluxo aéreo, de forma recorrente e, tipicamente, reversível.
- É definida pela história de sintomas respiratórios como sibilância, "chiado", "falta de ar", dificuldade respiratória, opressão torácica e tosse que variam no tempo e na intensidade, decorrente da limitação variável ao fluxo de ar pulmonar.
- Tanto os sintomas respiratórios como a limitação ao fluxo de ar são geralmente desencadeados por fatores como exercício, exposição aos alérgenos ou irritantes, mudanças climáticas ou infecções virais.
- Os sintomas e a limitação ao fluxo de ar podem se resolver espontaneamente ou em resposta à medicação, podendo ficar ausentes semanas ou meses. Alguns pacientes podem sofrer exacerbações episódicas, inclusive com risco de vida, e custos para si e para a comunidade.
- A asma geralmente é associada à hiper-responsividade das vias aéreas aos estímulos diretos ou indiretos e à inflamação crônica das vias aéreas. Esses fatores comumente persistem, mesmo quando os sintomas estão ausentes ou a função pulmonar está normal, mas podem normalizar com o tratamento.
- O controle adequado da asma tem, como objetivo:
  - Evitar sintomas desagradáveis durante o dia e à noite.
  - Necessidade de pouca ou nenhuma medicação relevante.
  - Vida produtiva, fisicamente ativa.
  - Função pulmonar normal ou próximo do normal.
  - Evitar exacerbações ou crises.

FENÓTIPOS DA ASMA

- A asma é uma doença heterogênea, com diferentes processos subjacentes. Agrupamentos reconhecidos de fatores ambientais, clínicos e/ou fisiopatológicos, polimorfismos genéticos, fatores epigenéticos e responsividade aos esteroides são denominados de fenótipos da asma.
- Fenótipos inflamatórios mais frequentemente utilizados incluem asma eosinofílica ou não eosinofílica e asma alérgica ou não alérgica.
- Entre os endótipos, podemos observar inflamação tipo Th2 (T helper 2) alta e baixa. Asmáticos com inflamação Th2 elevada geralmente apresentam quadros de asma de início mais precoce, mais grave, associado à atopia/IgE e à eosinofilia nas vias aéreas e sistêmica. Além disso, asmáticos com inflamação Th2 alta costumam responder aos glicocorticoides e às drogas que bloqueiam a inflamação Th2.
- Asma com inflamação Th2 baixa em geral tem quadros de início tardio, com ausência de eosinofilia nas vias aéreas e sistêmica e resposta diminuída aos glicocorticoides, além de não responder às drogas que inibem a inflamação Th2.
- A maioria dos asmáticos é de portadores de doença do tipo concordante, ou seja, à medida que aumenta a inflamação das vias aéreas, aumentam os sintomas, e à medida que diminui a inflamação das vias aéreas, diminuem os sintomas.
- Para a maioria dos asmáticos, o tratamento pode ser direcionado pelos sintomas, aumentando ou reduzindo a dose de medicação anti-inflamatória para obter e manter o controle da doença.
- Muitos fenótipos clínicos de asma têm sido identificados, sendo os mais comuns:
  - Asma alérgica: é o fenótipo mais facilmente reconhecido. Inicia-se na infância, sendo associado a história pregressa ou familiar de doença alérgica como eczema, rinite alérgica ou alergia alimentar ou à droga. Exame do escarro revela inflamação eosinofílica das vias aéreas. Geralmente responde bem aos corticoides inalatórios (CI).
  - Outros fenótipos são asma de início tardio, asma com limitação do fluxo aéreo persistente e asma da obesidade.

DIAGNÓSTICO

Clínico

- Fazendo diagnóstico de asma, ver Figura 1.
- A asma é uma doença com muitas variações (fenótipos), geralmente caracterizada pela inflamação crônica das vias aéreas.
- A asma tem dois componentes-chave na definição:
  - História de sintomas respiratórios como sibilância, falta de ar, aperto no peito e tosse, que varia no tempo e na intensidade, E
  - Limitação ao fluxo de ar expiratório variável, embora a limitação ao fluxo de ar possa se tornar persistente (não mais variável) na asma de longa data.
- Em adultos, adolescentes e crianças ≥ 6 anos, confirmar o diagnóstico de asma antes de iniciar o tratamento de controle, sempre que possível, pois muitas vezes é mais difícil depois.
- Baseado na presença de sintomas respiratórios, com quadros recorrentes ou persistentes de tosse, dispneia, sibilância, "falta de ar", "chiado no peito", sensação de opressão torácica, cansaço fácil com a confirmação da limitação variável do fluxo aéreo expiratório.

Critérios para fazer diagnóstico

- Ver Quadro 1.

Diagnóstico de asma em crianças ≤ 5 anos

- A sibilância recorrente ocorre em muitas crianças de 5 anos ou menos, em geral associada às infecções respiratórias virais, pelo que o reconhecimento da apresentação inicial da asma se torna difícil.
- Nessa faixa etária, não é possível avaliar a função pulmonar.
- Sintomas de tosse e sibilos são comuns nos menores de 2 anos sem asma.
- Nas crianças pequenas com história de sibilância, o diagnóstico de asma é mais provável quando apresentam qualquer um dos seguintes:

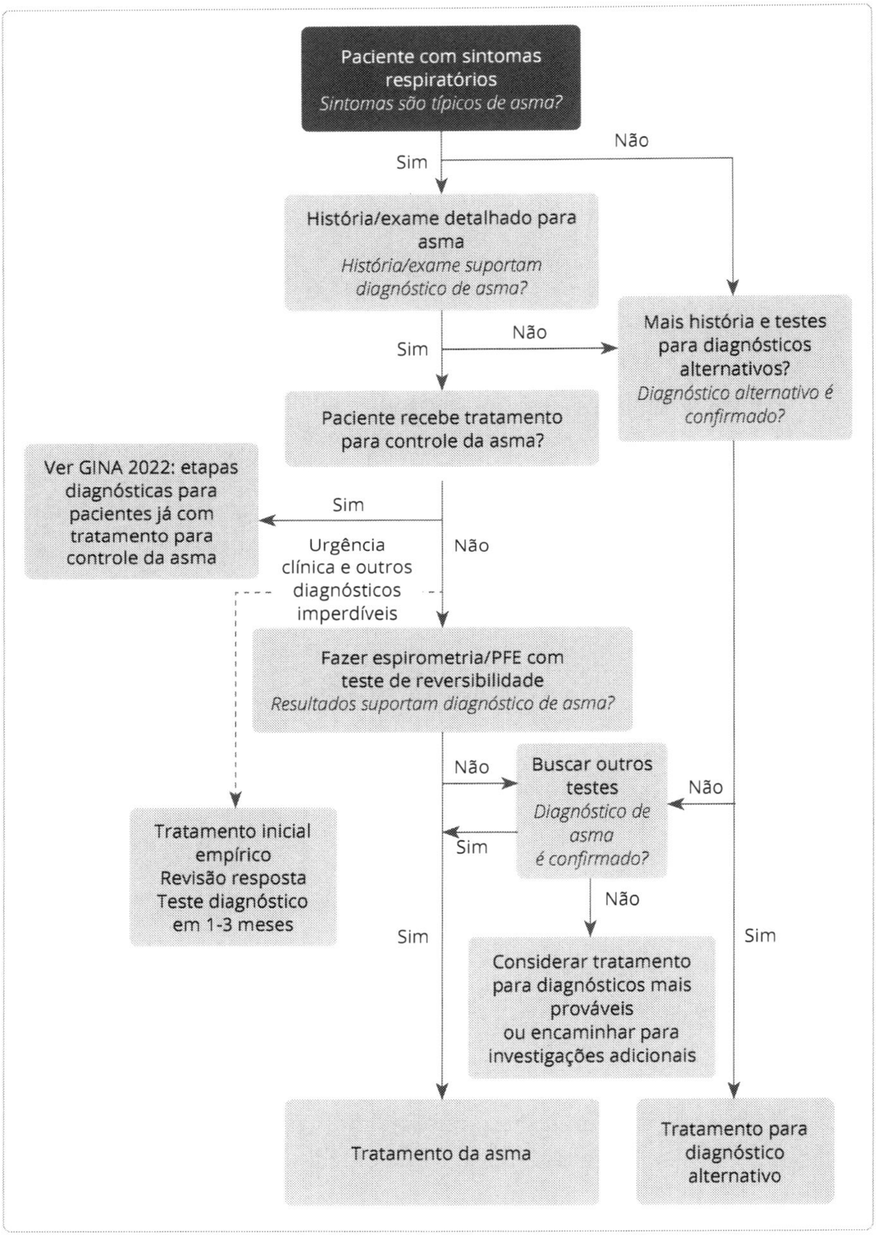

FIGURA 1

Flow-chart para diagnóstico da asma na prática clínica.

GINA: Global Initiative for Asthma; PFE: pico de fluxo expiratório.
Fonte: GINA, 2022.

QUADRO 1 Características usadas para fazer diagnóstico de asma.

1. História de sintomas respiratórios variáveis

- Sintomas típicos incluem "chiado", falta de ar, aperto no peito, tosse
- Pessoas com asma geralmente apresentam mais de um desses sintomas
- O sintoma ocorre de forma variável no tempo e na intensidade
- O sintoma geralmente ocorre ou piora à noite ou quando na caminhada
- Sintomas são geralmente desencadeados pelo exercício, risada, alérgenos ou ar frio
- Os sintomas comumente ocorrem com ou pioram com infecção viral

2. Evidência de limitação ao fluxo aéreo expiratório variável

- Pelo menos uma vez durante o processo diagnóstico, quando VEF_1 estiver baixo, documentar que a relação VEF_1/CVF está abaixo do limite inferior do normal
- Documentar que a variação na função pulmonar expiratória é maior do que em pessoas saudáveis. Por exemplo, variabilidade excessiva existe se:
  - VEF_1 aumenta após inalar um broncodilatador em > 200 mL e > 12% do valor pré-broncodilatador (ou em crianças, aumenta o valor pré-broncodilatador > 12% do valor predito). Isso é denominado de responsividade significante ao broncodilatador ou reversibilidade
  - A variabilidade* média diária do PFE é superior a 10% (em crianças, > 13%)
  - VEF_1 aumenta mais de 12% e 200 mL da linha de base (em crianças em > 12% do valor previsto) após 4 semanas de tratamento anti-inflamatório (fora de infecções respiratórias)
- Quanto maior a variação, ou quanto mais vezes o excesso de variação for observado, mais confiante se poderá ter no diagnóstico de asma
- O teste pode precisar ser repetido durante os sintomas, no início da manhã ou após a suspensão de medicamentos broncodilatadores
- Reversibilidade significante ao broncodilatador pode estar ausente durante exacerbações severas ou infecções virais. Se a reversibilidade significante ao broncodilatador não estiver presente quando da primeira testagem, o próximo passo depende da urgência clínica e da disponibilidade de outros testes
- Para outros testes para realizar o diagnóstico, incluir provocação brônquica (GINA 2022)

* Calculado a partir da leitura duas vezes ao dia (melhor de 3 de cada vez), como (o PFE mais alto do dia menos o PEF mais baixo do dia) dividido pela média do PFE mais alto e mais baixo do dia e com média de 1 a 2 semanas. Se usar PEF em casa ou no consultório, usar o mesmo PEF meter cada vez. Usar equações de referência GINA multiétnicas.
GINA: Global Initiative for Asthma; PFE: pico de fluxo expiratório.
Fonte: GINA, 2022.

  - Quando a sibilância ou tosse se apresentam com exercício/riso/choro ou na ausência de infecções respiratórias aparentes e se as crianças tiverem histórico de eczema ou rinite alérgica.
  - Sensibilização alérgica, eczema, rinite alérgica ou alergia alimentar ou asma em parentes de primeiro grau.
  - Familiares de primeiro grau com asma.
  - Melhora clínica com 2 a 3 meses de teste terapêutico com beta-2-agonistas de longa duração, ou CI. Quando há piora após a interrupção desses medicamentos.
- Atopia está presente nas crianças com asma acima de 3 anos.
- Na história clínica, devem-se buscar fatores desencadeantes para os sintomas como:
  - Infecções respiratórias virais, exposição aos aeroalérgenos, exposição aos ácaros, poeira doméstica e mofo, exposição a pólen, pelos de animais, fumaça de cigarros e poluentes, exercícios, odores fortes (por exemplo, produtos de limpeza e higiene pessoal), ar frio, mudanças climáticas, ingestão de medicamentos, estresse emocional.
- Nessa faixa etária, é importante considerar e excluir causas alternativas de chiado, tosse e falta de ar.
- Indicações importantes para encaminhamento de crianças ≤ 5 anos para investigações diagnósticas adicionais incluem sintomas neonatais/de início muito precoce, déficit de crescimento, sibilos contínuos, sintomas não associados a desencadeantes típicos (por exemplo, infecções respiratórias virais) ou associados a vômitos, sinais cardiovasculares, baqueteamento digital, hipoxemia fora do contexto de doença viral ou falha em responder aos medicamentos para asma.

Exame físico

- O exame físico na asma é geralmente normal, com o achado mais frequente sendo o "chiado" na ausculta, especialmente na expiração forçada.
- Pessoas com exacerbações podem apresentar:
  - Uso de musculatura acessória (tiragem intercostal ou subdiafragmática, contração dos escalenos).
  - Tiragem de fúrcula, intercostal, supraclavicular.
  - Frequência respiratória e frequência cardíaca elevadas.
  - Aumento do diâmetro anteroposterior do tórax.

- Fala entrecortada.
- Não consegue completar frases.
- Casos graves: murmúrio vesicular diminuído (tórax silencioso), agitação, cianose, esforço respiratório débil, hipotensão, fadiga respiratória, confusão mental.

Como confirmar o diagnóstico em pacientes que já iniciaram o tratamento

- Para muitos pacientes (25-35%) com diagnóstico de asma na atenção primária, o diagnóstico não pode ser confirmado. Se os critérios padrão para asma não são cumpridos, considerar outras investigações. Por exemplo, se a função pulmonar é normal, repetir teste de reversibilidade quando o paciente está sintomático, ou após a suspensão dos broncodilatadores (SABA – beta-2-agonista de curta duração inalado para alívio de sintomas por mais de 4 horas – e ICS-LABA – corticosteroide inalatório + beta-2-agonista de longa duração) 2 x/dia por mais 24 horas, e uma vez ao dia ICS-LABA por mais 36 horas). Se o paciente tem sintomas frequentes, considerar a tentativa de intensificação no tratamento de controle e repetir o teste de função pulmonar após 3 meses. Se o paciente tem poucos sintomas, considerar uma redução do tratamento de controle; certifique-se de que o paciente tenha um plano de ação para asma por escrito, monitore-o cuidadosamente e repita o teste de função pulmonar.

Avaliação do paciente com asma

- Aproveitar cada oportunidade para reavaliar pacientes com asma, particularmente quando estão sintomáticos ou após uma exacerbação recente, mas também quando solicitam um refil da prescrição. Em resumo, reagendar uma revisão de rotina pelo menos uma vez no ano.

Como se avaliam o controle dos sintomas e o risco futuro

- Controle da asma significa a extensão pela qual os efeitos da asma podem ser observados no paciente ou tem sido reduzida ou removida pelo tratamento. O controle tem dois domínios, o controle dos sintomas e os fatores de risco para desfechos indesejáveis.

QUADRO 2 Como avaliar o paciente com asma.

1. Controle da asma – avaliar controle dos sintomas e fatores de risco
▪ Avaliar o controle dos sintomas nas últimas 4 semanas ▪ Identificar qualquer fator de risco relacionado com maus resultados ▪ Medir a função pulmonar antes do início do tratamento, 3-6 meses mais tarde, e então periodicamente, isto é, pelo menos anualmente na maioria dos pacientes
2. Existe qualquer comorbidade?
▪ Inclui rinite, rinossinusite crônica, doença do refluxo gastroesofágico, obesidade, apneia obstrutiva do sono, depressão e ansiedade ▪ Comorbidades devem ser identificadas em como elas podem contribuir para os sintomas respiratórios, exacerbações e pobre qualidade de vida. Seu tratamento pode complicar tratamento da asma
3. Questões de tratamento
▪ Dados do tratamento do paciente. Perguntar sobre efeitos colaterais ▪ Observar o uso do inalador pelo paciente para checar sua técnica ▪ Ter uma discussão empática sobre a aderência ▪ Checar que o paciente tenha um plano de ação por escrito ▪ Perguntar para o paciente sobre suas metas e preferências para o tratamento da asma

Fonte: GINA, 2022.

Outros fatores de risco a serem considerados

- Genes relacionados à asma: alelos do locus 17q21, genes como PKN2 (proteína quinase N2), PTK2 (proteína tirosina quinase 2) e ALPP (fosfatase alcalina placentária) parecem ser os fatores de risco mais importantes para asma relacionada à genética.
- Fatores ambientais: infecções respiratórias virais, poluição aérea e qualidade do ar (poluentes atmosféricos ao redor das casas, material particulado), produtos químicos, disruptores endócrinos, exposição a ácaro da poeira doméstica e mofo, partículas de escapamento de diesel, pólen, grama, mudanças climáticas, mudanças de estação, exposição ao Aspergillus fumigatus, tempestade epidêmica de asma (combinação de tempestades e grandes cargas de pequenas partículas de alérgeno de pólen), tabagismo, suplementos, nutrientes, disbiose microbiana (microbiota nasal, pulmonar e intestinal tem papel importante no desenvolvimento, regulação e manutenção de respostas imunes saudáveis e asmáticas). A desregulação desses processos

QUADRO 3 Avaliação do controle dos sintomas e o risco futuro.

A. Avaliação do controle do sintoma

Nas últimas 4 semanas, o paciente tem apresentado:		Bem controlada	Parcialmente controlada	Não controlada
▪ Sintomas no decorrer do dia mais de 2 x/semana?	Sim ☐ Não ☐			
▪ Interrupção do sono por asma alguma noite?	Sim ☐ Não ☐			
▪ Necessidade de SABA mais de 2 x/semana?	Sim ☐ Não ☐			
▪ Alguma limitação de atividade devido à asma?	Sim ☐ Não ☐			

B. Fatores de risco para desfecho inadequado da asma

- Avaliar fatores de risco no diagnóstico e periodicamente, pelo menos a cada 1-2 anos, particularmente para pacientes com exacerbações
- Medir o VEF_1 no início do tratamento, após 3-6 meses para melhor função pulmonar pessoal e, em seguida, periodicamente para avaliação de risco contínua

Ter sintomas de asma descontrolados é fator de risco importante para exacerbações.
Fatores de risco potencialmente modificáveis para exacerbações, mesmo em pacientes com poucos sintomas de asma, incluem:

- Medicação: uso excessivo de SABA (≥ 3x200 – dose tubos/ano; a mortalidade aumenta substancialmente se ≥ tubo/mês); ICS inadequado: não prescrição de ICS; pobre aderência, técnica inalatória incorreta
- Comorbidades: obesidade, rinossinusite crônica, doença do refluxo gastroesofágico, alergia alimentar, ansiedade, depressão, gestação
- Exposição: tabaco, e-cigarretes, exposição alérgenos se sensibilizado; poluição aérea
- Problemas socioeconômicos maiores
- Função pulmonar: baixo VEF_1, especialmente se < 60% do predito; alta responsividade aos broncodilatadores
- Marcadores inflamatórios tipo 2: aumento dos eosinófilos sanguíneos; alta da fração de óxido nítrico a despeito do tratamento com ICS)
- Fator de risco major para exacerbações: intubação ou internação em UTI por asma: ter ≥ exacerbação grave nos últimos 12 meses

Qualquer desses fatores de risco aumenta risco de exacerbações, mesmo que eles tenham poucos sintomas de asma

Fatores de risco relacionados com limitação vias aéreas persistente:

- História de prematuridade, baixo peso ao nascer, hipersecreção crônica de muco
- Medicação: falta ICS em pacientes com exacerbação severa
- Exposição: fumaça de tabaco, química tóxica, exposição ocupacional

Investigações: baixo VEF_1; escarro ou eosinofilia sanguínea

Fatores de risco relacionados com a medicação:

- Técnica inadequada, frequentes prescrições de corticoide oral, longo curso, ou altas dosagens de ICS

SABA: beta-2-agonista de curta duração; ICS: corticosteroide inalatório; UTI: unidade de terapia intensiva.
Fonte: GINA, 2022.

relacionados à microbiota afeta o início da asma, características clínicas e resposta ao tratamento, como tratamento com antibióticos e as alterações do microbioma, especialmente no início da vida.

Laboratório

- Estudo da função pulmonar em lactentes e pré-escolares:
  - Técnicas específicas em centros especializados, com pessoal treinado.
  - Sucesso varia 46% a 85% em pré-escolares.
- Provas de função pulmonar (nos maiores de 5 anos verificam gravidade, reversibilidade e variabilidade da obstrução ao fluxo aéreo):
  - Espirometria: comprovação da obstrução brônquica (difícil em crianças menores):
    - Reversibilidade da obstrução brônquica é vista na espirometria, em geral feita em maiores de 6 anos (pela dificuldade técnica de realizar o exame).
    - Redução do VEF_1 associada à redução na relação VEF_1/CVF (capacidade vital forçada).
    - Resposta positiva ao broncodilatador quando há aumento de 12% ou pelo menos 200 mL (após beta-2-agonista de curta duração inalado ou SABA).
    - A relação VEF_1/CVF normal em crianças é de 0,9 e, em adultos saudáveis, é de > 0,75 a 0,8.
- *Peak flow meter.*
- Teste cutâneo alérgico (*prick-test*) + dosagem de IgE específica (identificação de fatores de risco e medidas preventivas).
- IgE total.
- Radiografia de tórax (suspeita de complicações).
- Hemograma (eosinofilia).

Diagnóstico diferencial

QUADRO 4 Diagnóstico diferencial da asma.

Alterações clínicas	Outras doenças associadas à sibilância
Infecções respiratórias virais	Hiper-responsividade brônquica secundária a infecções virais
Início com 3-6 meses, meses "frios", quadro gripal	Bronquiolite viral aguda
Contato com tuberculoso bacilífero	Considerar investigação para tuberculose
Regurgitações, vômitos, disfagia, "engasgos" durante a alimentação, episódios de apneia	Doença com componente aspirativo: refluxo gastroesofágico, distúrbios da deglutição, fístula traqueoesofágica
Prematuridade, ventilação mecânica e oxigenoterapia prolongada no período neonatal	Displasia broncopulmonar
Sufocamento e/ou tosse e/ou sibilância de instalação súbita seguida ou associada à manipulação/aspiração de objetos; alterações unilaterais ao exame físico (ausculta localizada) ou à radiografia de tórax (hiperinsuflação e/ou atelectasia localizada)	Aspiração de corpo estranho
Déficit ponderoestatural, desnutrição franca, diarreia crônica, esteatorreia, história de pneumonias de repetição, baqueteamento digital	Fibrose cística
Estridor ou rouquidão	Anomalias vasculares, tráqueo ou broncomalácia
Sopros cardíacos, cianose	Cardiopatias congênitas
Taquipneia no período neonatal	Malformações congênitas, tumores do mediastino
Sintomas respiratórios persistentes e secundários a episódio pregresso de viroses do trato respiratório inferior com ou sem resposta ou com resposta duvidosa aos broncodilatadores de curta ação	Sequelas de infecção viral, bronquiolite obliterante, bronquiectasias, atelectasias
Infecções recidivantes (otites, piodermites, pneumonias), diarreia crônica, déficit ponderoestatural	Imunodeficiências congênitas/adquiridas

Fonte: Rodrigues JC et al., 2019.

Gravidade da asma

- A gravidade da asma deve ser avaliada retrospectivamente, após pelo menos 2 a 3 meses de tratamento, a partir do nível de tratamento necessário para controlar os sintomas e as exacerbações. A GINA não distingue entre a asma "intermitente" e "leve persistente" porque essa distinção foi arbitrária, sem evidência de diferença na resposta ao tratamento.
- Asma grave é a asma que permanece descontrolada apesar do tratamento com altas doses de CI-LABA ou que requer esse tratamento para evitar que se torne descontrolada.
- É importante distinguir entre asma grave e asma de difícil tratamento (asma que pode estar descontrolada por outros fatores, como técnica inalatória incorreta, baixa adesão e comorbidades como obesidade e exposições ambientais).
- Essa definição de gravidade da asma funciona bem na extremidade grave do espectro, mas é pouco útil na asma leve, uma vez que pacientes com sintomas pouco frequentes podem ter exacerbações graves.

TRATAMENTO

Geral

- Os objetivos do tratamento da asma em longo prazo devem ser a redução do risco e o controle do sintoma.
- O tratamento da asma envolve um ciclo contínuo de avaliação, reajuste do tratamento e revisão da resposta.
- No acompanhamento em todas as consultas, pergunta-se e orienta-se sobre:
  - Controle ambiental:
    - Redução de carga alergênica de ácaros.
    - Aeração e ventilação.
    - Capas nos travesseiros e colchões.
    - Retirada de animais de pelo do domicílio.
    - Não exposição a odores fortes.
    - Controle do mofo doméstico.
  - Evitar tabagismo ativo e passivo.

- Técnica e adesão ao tratamento caso já use alguma medicação diariamente.
- Realização de atividade física.
- Avaliação e tratamento de comorbidades, como obesidade, rinite, doença do refluxo gastroesofágico (DRGE), ansiedade etc.
- De acordo com a classificação na consulta atual, definir as etapas do tratamento.
- Fazer reavaliação a cada 2-3 meses.
- O objetivo deve ser a utilização da menor dose medicamentosa efetiva possível para o controle dos quadros.

Medicamentos utilizados no tratamento

SABA

- Broncodilatadores de curta duração para alívio de sintomas. Agem por 4-6 horas.
- Exemplo: salbutamol.

Corticosteroide inalatório

- Drogas mais eficazes para controle da asma persistente de qualquer grau.
- Efetivo efeito anti-inflamatório.
- Pode ser usado como monoterapia.
- Efeito colateral: podem ocorrer candidíase oral (orientar enxaguar a boca após seu uso) e rouquidão.
- A adesão ao tratamento diário é parte crucial do tratamento.
- Uso precoce do tratamento com CI apresenta ganho importante de função pulmonar.
- Educação, verificação e demonstração da técnica inalatória correta em todo atendimento.
- Exemplos:
  - Dipropionato de beclometasona.
  - Budesonida.
  - Propionato de fluticasona.
  - Ciclesonida.

LABA (beta-2-agonista de longa duração)

- Ação mantida por mais de 12 horas.

- Evitar uso em monoterapia.
- Exemplos:
  - Salmeterol (início de ação em 30 minutos).
  - Formoterol (início de ação rápida, em minutos).

Associações CI+LABA

- Nomes comerciais:
  - Formoterol + budesonida: Alenia®, Vannair®, Symbicort®.
  - Formoterol + beclometasona: Fostair®.
  - Salmeterol + fluticasona: Seretide® *spray* e Diskus.

LTRA (antagonistas de receptores de antileucotrienos)

- Montelucaste: eficaz no controle dos sintomas e melhora da função pulmonar na asma persistente leve e moderada.
- Altamente eficaz em comparação com CI em dose baixa.
- Grande variação individual, em que um subgrupo apresenta excelente resposta. No entanto, a identificação prévia, antes do uso da medicação do subgrupo, não é possível.
- Via oral a partir dos 6 meses de vida.
- Dosagem: acima de 6 meses de idade dose 4 mg/dia; escolares a partir de 6 anos, dar 5 mg/dia; e adolescentes maiores de 15 anos, dar 10 mg/dia.

Tiotrópio

- Anticolinérgico de longa duração.
- Inalador de névoa suave, para maiores de 6 anos.

Anti-IgE

- Omalizumabe, por via subcutânea, em maiores de 6 anos:
  - Anticorpo monoclonal humanizado anti-IgE.
  - Uso restrito em casos de asma alérgica em adolescentes e adultos que não se beneficiaram com outros tratamentos.

Anti-IL-5

- Mepolizumabe, por via subcutânea, em maiores de 12 anos.
- Reslizumabe, por via intravenosa, em maiores de 18 anos:
  - Anticorpo monoclonal humanizado que atua contra a interleucina-5.
  - Quando já não se beneficiou do anti-IgE.

Escolha dos dispositivos

- Depende da faixa etária (Quadro 5):
  - 0-3 anos: *spray* + espaçador com máscara facial.
  - 4-5 anos: *spray* + espaçador com peça bucal.
  - 5 anos: inaladores de pó ou *spray* com espaçador e peça bucal.

QUADRO 5 Uso de dispositivos na asma.

Técnica de uso do aerossol dosimetrado com espaçador
1. Preparar o *spray* removendo a tampa e agitando bem o frasco, colocando-o na abertura de borracha do espaçador
2. Expirar completamente, "esvaziando" os pulmões
3. Colocar o bocal do espaçador entre os dentes, fechando os lábios em volta deste local
4. Pressionar a parte metálica para liberar um jato da medicação
5. Fazer uma inspiração lenta e profunda, prendendo o ar por 10 segundos
6. Expirar lentamente
7. Se for necessário um segundo jato, aguardar 30 segundos, agitar novamente o *spray* e repetir as etapas 1 a 6. Não aplicar mais de um jato de cada vez dentro do espaçador
Técnica do uso do aerossol dosimetrado com espaçador e máscara
As etapas são semelhantes. O espaçador deve ser adaptado à face cobrindo nariz e boca, manter a boca aberta se possível, a seguir liberar o jato de medicação e aguardar 6 a 10 inspirações a volume corrente
1. Liberar a dose de medicamento (a técnica varia conforme o dispositivo: Diskus, Aerolyzes, Turbuhaler)
2. Manter o inalador distante da boca. Expirar suavemente todo o ar dos pulmões
3. Colocar o dispositivo na boca
4. Inspirar pela boca com máximo fluxo
5. Prender a respiração por 10 segundos
6. Retirar o inalador da boca e expirar lentamente
7. Enxaguar a boca

Fonte: Rodrigues JC et al., 2019.

Recomendação para tratamento de asma leve (GINA 2022)

Corticosteroides inalatórios

- A asma em adultos e adolescentes não deve ser tratada apenas com SABA. Em vez disso, para reduzir o risco de exacerbações graves e controlar os sintomas, todos os adultos e adolescentes com asma leve devem ser tratados com terapia contendo CI: regularmente todos os dias ou, na asma leve, com CI-formoterol tomado conforme o necessário para alívio dos sintomas. O tratamento contendo CI também é recomendado para todas as crianças de 6 a 11 anos com asma: regularmente ou, na asma leve, tomando CI sempre que SABA for administrado. A distinção anterior entre asma "intermitente" e "leve persistente" era arbitrária e não indicava uma resposta diferencial ao CI.
- Por segurança, GINA não recomenda o tratamento da asma em adultos e adolescentes apenas com SABA e orienta a associação do broncodilatador com CI.
- O tratamento apenas com SABA, embora melhore os sintomas da asma, não protege o paciente de exacerbações severas, uma vez que o uso regular ou frequente de SABA aumenta o risco de exacerbações.
- GINA recomenda para que todos os adultos e adolescentes com asma recebam tratamento para controle contendo CI para reduzir risco de exacerbações severas e o controle dos sintomas.
- Assim, para adultos e adolescentes, o tratamento para asma leve deve:
  - Conforme a necessidade, usar CI-formoterol (preferido), ou
  - Dose baixa regular de CI, mais SABA conforme a necessidade.
- Embora SABA proporcione melhora dos sintomas, o tratamento com SABA apenas é associado a risco aumentado de exacerbações graves e diminuição da função pulmonar, mesmo aqueles pacientes com sintomas pouco frequentes. Todo paciente com asma deve ter um inalador de alívio para uso conforme a necessidade, seja CI-formoterol de baixa dose ou SABA.
- CI-formoterol é a medicação preferida porque reduz o risco de exacerbações graves em comparação com as opções de tratamento em que a medicação é SABA.
- No entanto, o CI-formoterol não deve ser usado por pacientes que estão recebendo CI-LABA de manutenção diferente: nesse caso, o apropriado é usar SABA.

- O tratamento da asma de adultos e adolescentes mostrado na Figura 2 tem dois esquemas de tratamento.
- Existem cinco níveis de tratamento (Figura 2), com duas "faixas", dependendo da escolha do apaziguador: ICS-formoterol (Esquema 1, preferencial) ou SABA (Esquema 2, alternativa). O tratamento pode ser intensificado ou diminuído dentro de uma faixa usando o mesmo apaziguador em cada etapa ou ser alternado entre as faixas.
- A diferença desses dois esquemas é a medicação utilizada na melhora dos sintomas: uso de CI-formoterol conforme a necessidade no Esquema 1 e SABA conforme a necessidade no Esquema 2.

Esquema 1

- O alívio é com o uso de CI-formoterol conforme necessidade. Assim:
  - Quando o paciente em qualquer passo do tratamento tem sintomas de asma, ele deve usar CI-formoterol em baixas doses em um inalador para melhora dos sintomas.
  - Nos passos 3-5, o paciente também faz uso do CI-formoterol como seu tratamento diário regular. Isso é chamado de "terapia de manutenção e alívio" (MART).
  - CI-formoterol não deve ser utilizado para alívio de pacientes que usam qualquer outro (não-formoterol) CI-LABA.

Esquema 2

- O alívio é com o uso de SABA conforme necessidade. Essa é um abordagem alternativa quando o Esquema 1 não é possível ou não é o esquema preferido pelo paciente.
  - No passo 1, o paciente faz o SABA e CI baixas doses juntos quando os sintomas ocorrem, seja em um inalador combinado ou com o CI aplicado logo após o SABA.
  - Nos passos 2-5, o SABA (apenas) é usado para o controle do sintoma, com o paciente usando o CI como medicação de controle regular diariamente.

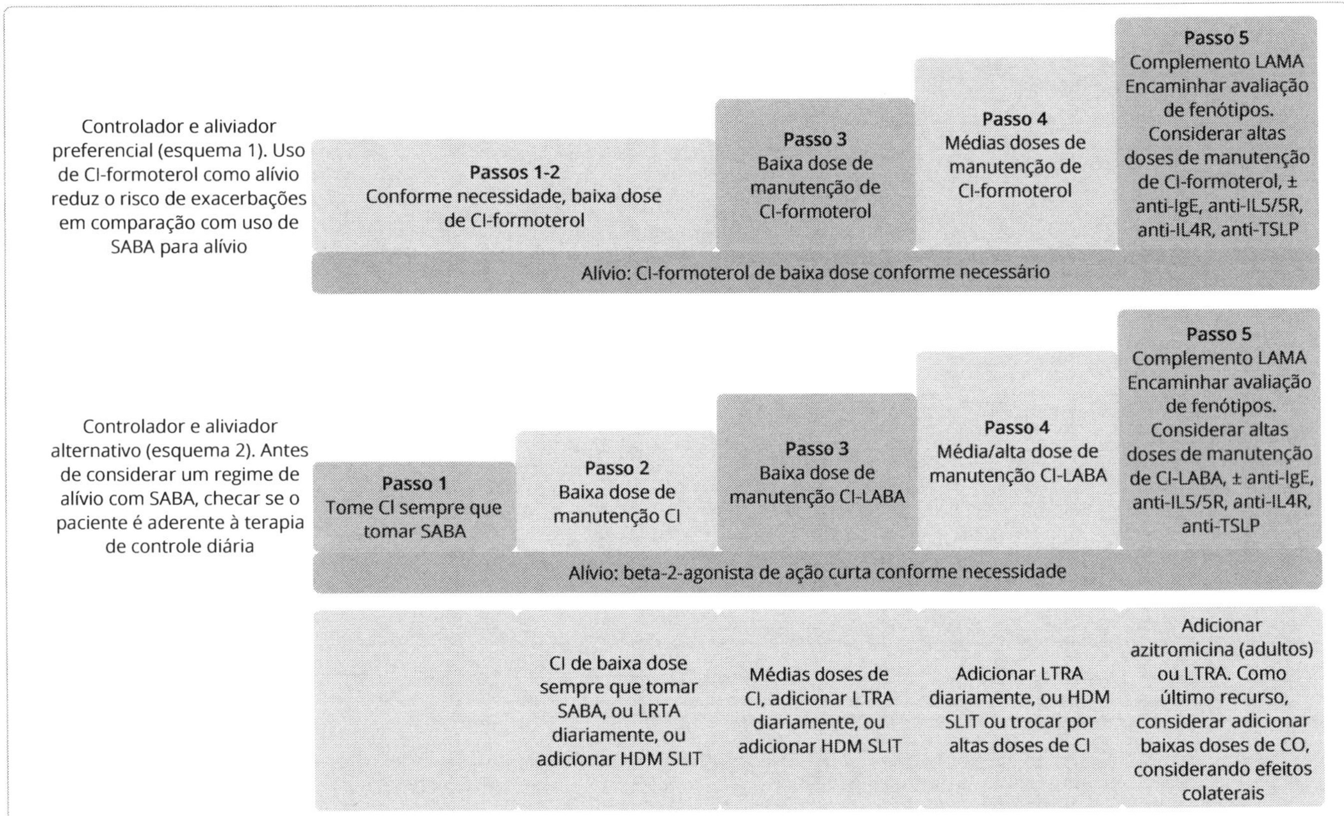

FIGURA 2

Tratamento personalizado da asma para adultos e adolescentes ≥ 12 anos - avaliar, ajustar, revisar.

CI: corticoide inalatório; CO: corticoide oral: SABA: beta-2-agonista de curta duração; LABA: beta-2-agonista de longa duração; LAMA: antagonista muscarínico de longa duração.
Fonte: GINA, 2022.

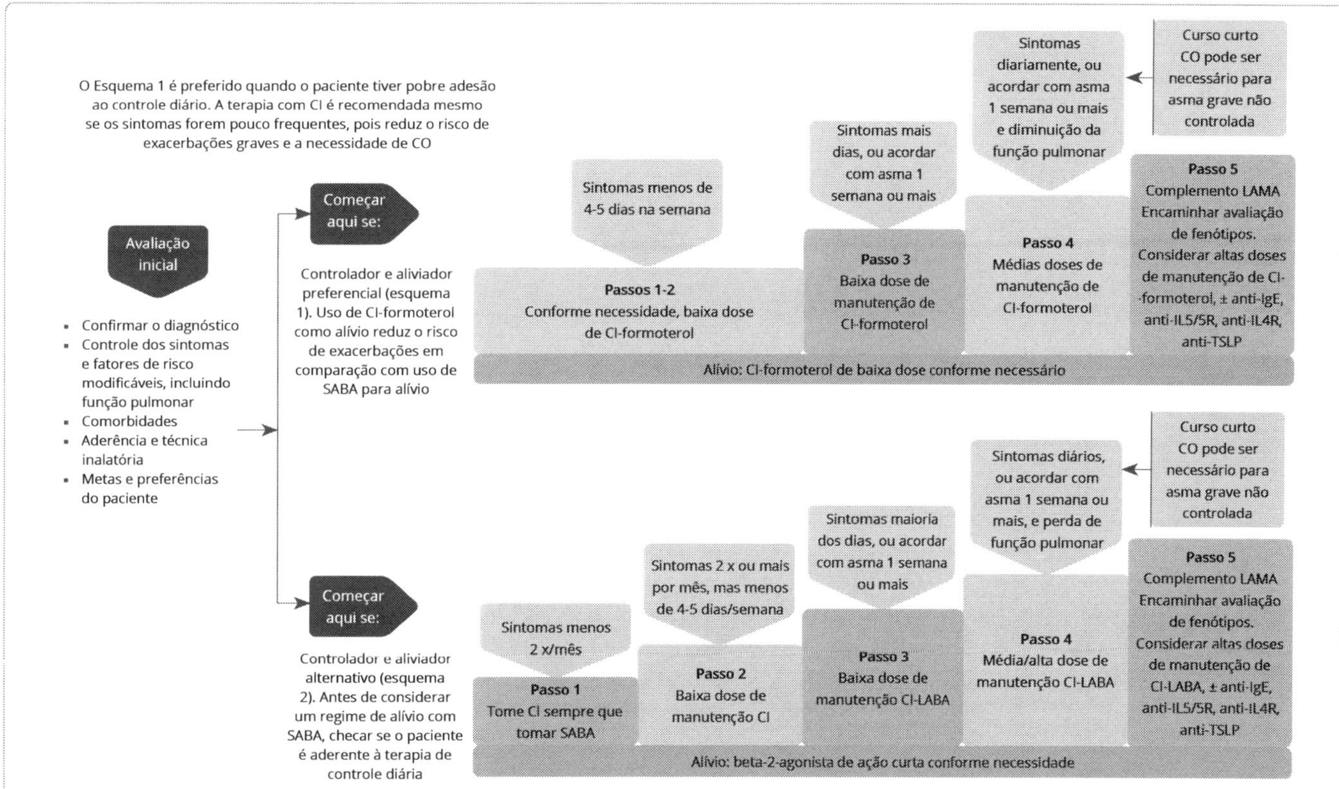

FIGURA 3

Começando o tratamento em adultos e adolescentes com diagnóstico de asma.

CI: corticoide inalatório; CO: corticoide oral; SABA: beta-2-agonista de curta duração; LABA: beta-2-agonista de longa duração; LAMA: antagonista muscarínico de longa duração.
Fonte: GINA, 2022.

Opções de medicação para asma: Ajuste do tratamento para mais e para menos conforme as necessidades individuais da criança					
Controlador preferencial para prevenir exacerbações e controlar sintomas	**Passo 1** Baixas doses de CI sempre que receber SABA	**Passo 2** Baixas doses diárias de CI (ver tabela de doses de CI para crianças)	**Passo 3** Baixa dose de CI-LABA, ou dose média de CI, ou dose muito baixa* de manutenção e alívio com CI-formoterol (MART)	**Passo 4** Médias doses de CI-LABA, ou dose baixa[a] de manutenção e terapia de alívio com CI-formoterol (MART). Referir para avaliação especializada	**Passo 5** Encaminhar para avaliação fenotípica ± altas doses CI-LABA ou terapia complementar, por exemplo anti-IgE, anti-IL4R
Outras opções de controle (indicações limitadas ou menor evidências de eficácia ou segurança)	Considerar doses baixas de CI diárias	Antagonista do receptor de leucotrieno (LTRA) ou baixas doses de CI sempre que receber SABA	Baixas doses de CI + LTRA	Acrescentar tiotrópio e acrescentar LTRA	Acrescentar anti-IL5 ou, como último recurso, considere a adição de baixas doses de CO, com consideração dos efeitos colaterais
Alívio	Conforme necessidade agonista beta-2 de ação curta (OU alívio com CI-formoterol para MART como acima)				

FIGURA 4

Tratamento personalizado da asma para crianças de 6 a 11 anos - avaliar, ajustar, revisar.

* Dose muito baixa: BUD-FORM 100/6 mcg.
[a] Dose baixa: BUD-FORM 200/6 mcg.
CI: corticoide inalatório; CO: corticoide oral; SABA: beta-2-agonista de curta duração; LABA: beta-2-agonista de longa duração; LTRA: antagonista do receptor de leucotrieno.
Fonte: GINA, 2022.

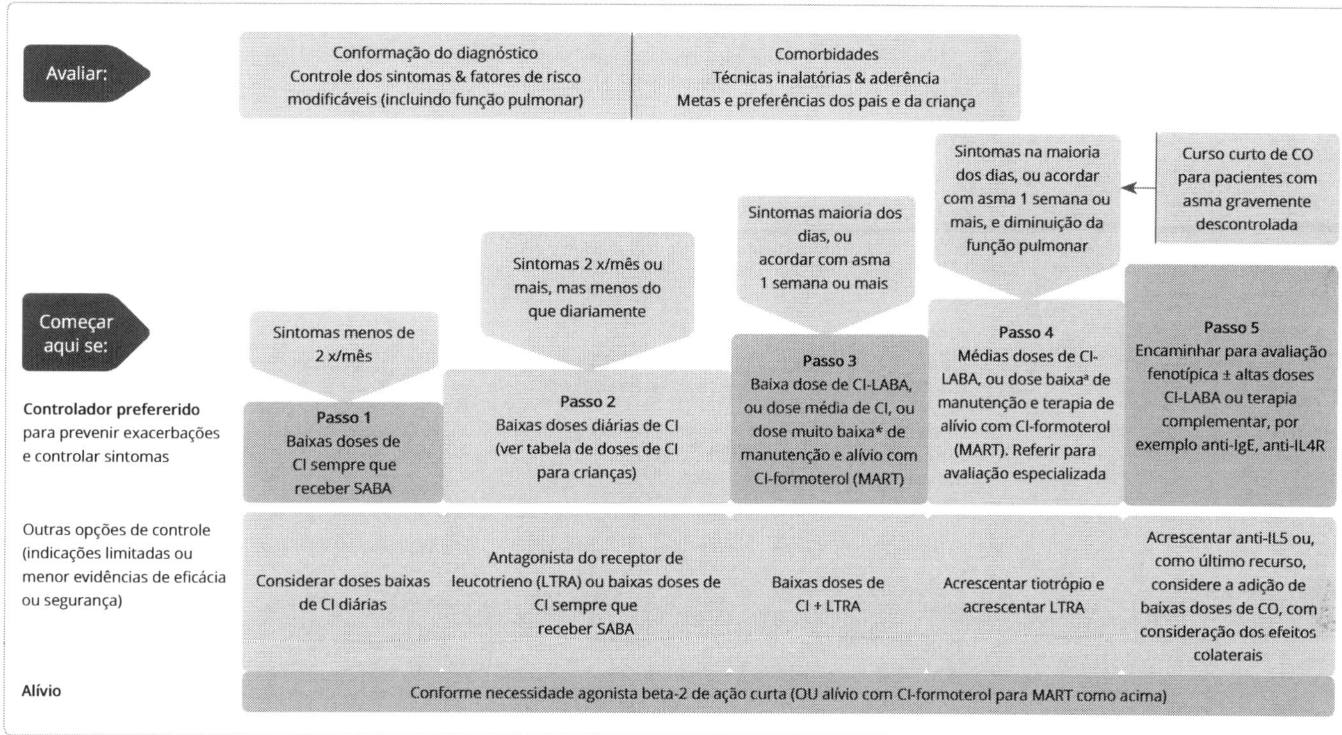

FIGURA 5

Começando o tratamento em crianças de 6 a 11 anos com diagnóstico de asma.

* Dose muito baixa: BUD-FORM 100/6 mcg.
[a] Dose baixa: BUD-FORM 200/6 mcg.
CI: corticoide inalatório; CO: corticoide oral; SABA: beta-2-agonista de curta duração; LABA: beta-2-agonista de longa duração; LTRA: antagonista do receptor de leucotrieno.
Fonte: GINA, 2022.

Tratamento da asma nas crianças ≤ 5 anos

- Ver Figura 6.
- Os objetivos do tratamento da asma em crianças pequenas incluem alcançar um bom controle dos sintomas e manter os níveis normais de atividade e minimizar o risco de exacerbações da asma, comprometimento do desenvolvimento pulmonar e efeitos colaterais dos medicamentos.
- Os episódios de sibilância em crianças pequenas devem ser tratados inicialmente com SABA inalatório, independentemente de o diagnóstico de asma ter sido realizado. No entanto, SABA são geralmente ineficazes para episódios iniciais de sibilância em crianças menores de 1 ano com bronquiolite infecciosa.
- Uma tentativa de terapia de controle (por exemplo, por um período de 3 meses) deve ser administrada se o padrão de sintomas sugerir asma, diagnósticos alternativos foram excluídos e os sintomas respiratórios não estão controlados e/ou os episódios de sibilância são frequentes ou graves. A resposta ao tratamento deve ser revisada antes de decidir se deve continuá-lo. Se a resposta estiver ausente ou incompleta, reconsidere os diagnósticos alternativos.
- Discutir o tratamento de controle com os pais/responsáveis da criança.
- Escolher o dispositivo inalador baseado na idade e capacidade da criança. O dispositivo preferido é um inalador pressurizado dosimetrado e espaçador, com máscara facial para crianças menores de 3 anos e bocal para a maioria dos 3-5 anos. As crianças devem trocar de máscara facial por bocal assim que puderem demonstrar boa técnica.
- Revisar a necessidade de tratamento da asma com frequência, pois os sintomas semelhantes à asma remitem em muitas crianças pequenas ou podem ser acentuadamente sazonais.
- Etapas do tratamento para crianças ≤ 5 anos.
  - Passo 1: prescrever SABA inalado para alívio dos episódios de sibilância. A necessidade de SABA mais de 2 x/semana, em média, durante 1 mês indica a necessidade de uma tentativa de medicação de controle.
  - Passo 2: a opção preferida é dose baixa de CI mais SABA conforme necessário, administrado por pelo menos 3 meses. O montelucaste é menos eficaz do que o CI de baixa dose, e os pais/responsáveis devem ser aconselhados sobre potenciais efeitos adversos neurocomportamentais.

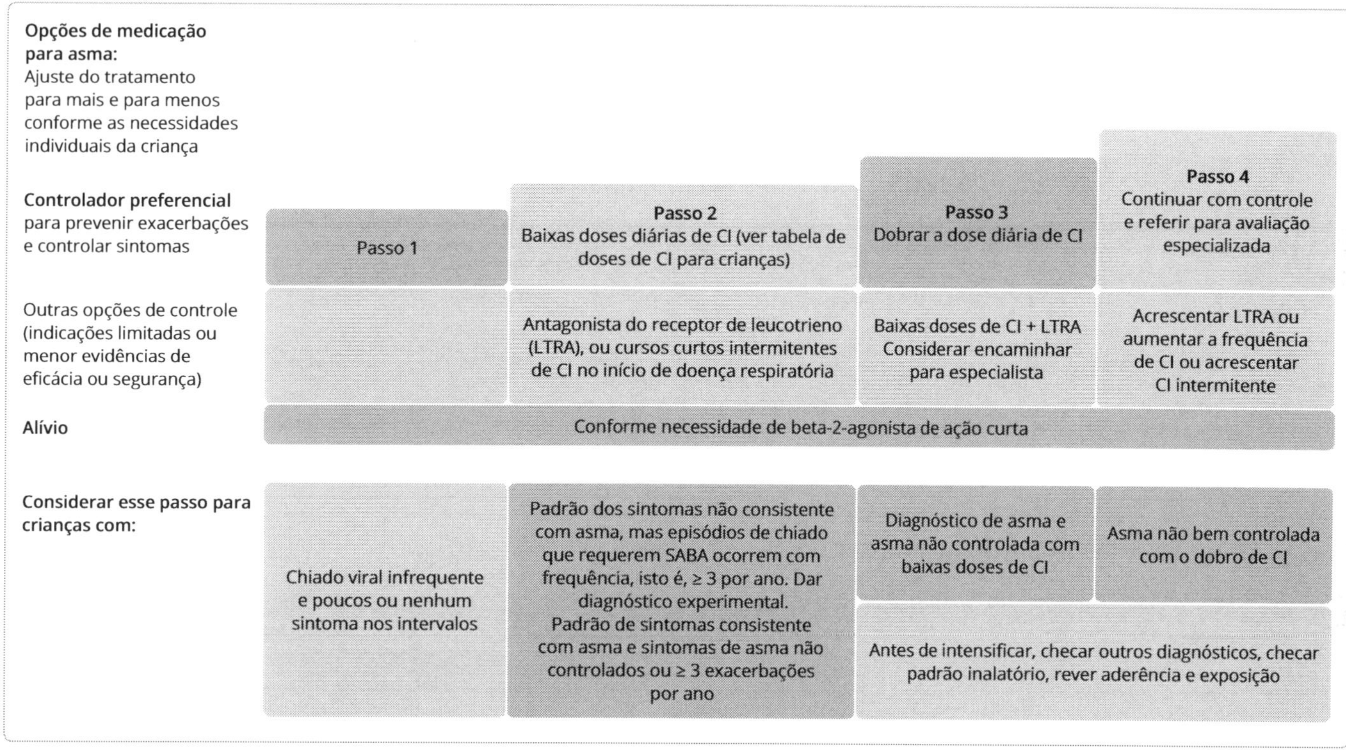

FIGURA 6

Tratamento personalizado da asma para crianças ≤ 5 anos - avaliar, ajustar, revisar.

CI: corticoide inalatório; SABA: beta-2-agonista de curta duração.
Fonte: GINA, 2022.

- Passo 3: antes de considerar o aumento para dobrar a dose "baixa" de CI, verifique se há diagnósticos concomitantes ou alternativos, corrija a técnica inalatória e a adesão e pergunte sobre fatores de risco, como exposição a alérgenos ou fumaça de tabaco. ICS-LABA não é recomendado em crianças < 4 anos de idade, pois não há dados suficientes sobre eficácia e segurança.
- Passo 4: encaminhar a criança para consulta com especialista se sintomas e/ou exacerbações persistirem, ou a qualquer momento se efeitos colaterais do tratamento forem observados, ou se houver dúvidas sobre o diagnóstico.

Tratamento medicamentoso da exacerbação da asma

- SABA:
  - Salbutamol/fenoterol/terbutalina.
  - Relaxamento da musculatura brônquica.
  - Preferencialmente inalatória.
  - Iniciar o mais rápido possível.
  - Dose inicial: de 2 a 4 jatos (200 a 400 mcg) com espaçador.
  - A cada 20 minutos na primeira hora.
- Crises mais graves: de 4 a 10 jatos a cada 20 minutos:
  - Após primeira hora, o intervalo é individualizado.
- Somente beta-2-agonistas de curta duração são suficientes?
  - Caso não sejam suficientes, podem-se usar:
    - Brometo de ipratrópio em associação aos beta-2-agonistas de curta duração que amplificam a resposta broncodilatadora, ou
    - Corticoides sistêmicos/inalatórios pela ação anti-inflamatória. Uso deve ser precoce, em paralelo aos beta-2-agonistas de curta duração. Preferencialmente por via oral. Prednisona ou prednisolona/metilprednisolona ou hidrocortisona.
- Oxigenoterapia.
- Nos pacientes com idade ≤ 5 anos, indicar tratamento de controle quando:
  - Padrão de sintomas sugere asma com episódios frequentes (três ou mais) ou episódios menos frequentes, porém graves, de sibilância induzida por vírus.
  - Diagnóstico de asma é pouco provável, mas uso de broncodilatador de curta ação é frequente (cada 6 a 8 semanas ou mais).

- As doses de CI recomendadas para tratamento da asma em Pediatria (Quadro 6).

QUADRO 6 Corticoides inalatórios indicados para tratamento da asma na Pediatria.

	≤ 5 anos	6-11 anos			≥ 12 anos		
Droga	Dose baixa	Dose baixa	Média	Alta	Dose baixa	Média	Alta
Beclometasona HFA	100	50-100	100-200	> 200	100-200	> 200-400	> 400
Budesonida DPI	-	100-200	> 200-400	> 400	200-400	> 400-800	> 800
Ciclesonida	-	80	> 80-160	> 160	80-160	> 160-320	> 320
Fluticasona HFA	100	100-200	> 200-500	> 500	100-250	> 250-500	> 500
Mometasona	110	110	220-440	≥ 440	110-220	> 220-440	> 440

Doses em mcg/dia.
HFA: propelente hidrofluorado; DPI: inalador de pó seco.
Fonte: Rodrigues JC et al., 2019.

- Individualizar o tratamento.
- O tratamento da asma considera as terapêuticas mais adequadas segundo as características fenotípicas e mesmo genotípicas, como:
  - Em crianças com asma leve, a comparação do uso de CI em dose baixa *versus* antagonista de leucotrienos mostrou que pacientes com função pulmonar alterada ou altos níveis de marcadores da inflamação alérgicas devem ser tratadas com corticoides. Na ausência dessas características, pode-se usar qualquer uma dessas opções terapêuticas e aguardar a resposta delas.
  - Asma leve e moderada: beta-2-agonistas de longa duração associado com baixas doses de CI.
  - Asma não adequadamente controlada com doses baixas de CI: aumentar a dose de corticoide, adicionar o beta-2-agonista de longa duração ou antagonistas de leucotrieno.
  - Uso de beta-2-agonistas de longa duração: liberado apenas para maiores de 4 anos de idade.
  - Quando houver coexistência de quadro de rinite alérgica, deve-se tratar com anti-histamínicos de última geração e/ou corticosteroides intranasais.

Recomendações para a asma

- Parceria entre equipe médica e família:
  - Educação sobre fisiopatologia da asma.
  - Reconhecimento de sintomas e gravidade.
  - Utilização de drogas de manutenção.
  - Manutenção de higiene ambiental.
  - Estímulo da criança para vida normal com atividade física e esportes.
  - Escolha do dipositivo inalatório mais adequado para a criança.
  - Checagem do manuseio do dispositivo inalatório em toda consulta:
    - Aerosssol dosimetrado pressurizado com espaçador pode ser utilizado em qualquer idade.
    - Dispositivos de pó estão indicados a partir dos 6 anos de idade.

ACOMPANHAMENTO DO PORTADOR DE ASMA

- Para o controle da asma, é necessária uma avaliação contínua.
- Em cada consulta, deve ser verificado o controle da doença com a conduta adequada, que deve respeitar o escalonamento de dose do CI e/ou a associação de outros medicamentos (Figura 1).
- CI em dose baixa são indicados como tratamento inicial da asma persistente para qualquer idade. Quando o controle não foi alcançado, deve-se aumentar a dose do CI.
- Nos adolescentes e adultos, associar CI e beta-2-agonista de longa duração.
- Quando o controle da asma foi alcançado e mantido por 3 meses: tentar a redução para a dose mínima necessária para controle.
- A maioria das crianças asmáticas tem boa resposta às baixas doses de CI, sem efeitos colaterais.
- Nas crianças sem boa resposta ao tratamento convencional: verificar a adesão ao tratamento (técnica inalatória, e rechecar o diagnóstico de asma). Investigar comorbidades (rinite alérgica, refluxo gastroesofágico), exposição ao tabaco e alérgenos específicos.
- Sensibilização ao pó doméstico, hiper-responsividade brônquica, sexo feminino, tabagismo e asma de início precoce são associados a persistência e recaídas.
- Se não for obtido o controle, encaminhar para especialista.

PRESCRIÇÃO NA PRÁTICA

Exemplo de prescrição (cada caso deve ser avaliado individualmente e a decisão deve ser tomada pelo médico responsável pelo caso).

- Criança de 7 anos, sexo masculino, apresenta quadro de sibilância de repetição desde os 2 anos de idade, com intervalo atual de 20 dias entre os episódios, com tosse noturna diária e limitação para correr quando vai ao futebol. Tem sensação de "aperto" no tórax quando corre ou sobe escadas. Apresenta coriza hialina frequente e associada aos episódios de tosse.
- Realiza visitas frequentes à emergência por tosse e "falta de ar", que melhoram com a inalação. Já foi internado duas vezes por esse motivo.
- No dia da consulta, tinha tosse produtiva, "chiado" e discreta "falta de ar". Secreção nasal hialina, palidez de mucosas nasais.
- Antecedentes familiares: pai com história de asma. Mãe tabagista, presença de cortinas, dois gatos.
- Ao exame físico, apresentava discreta retração de fúrcula esternal, sibilância difusa.
- Hipótese diagnóstica: exacerbação de asma brônquica e rinite alérgica.
- Conduta: nesse momento, foi realizado tratamento para crise com SABA e corticoide oral por 5 dias. Retorno em 5 dias para reavaliação.
- No retorno, foi observada melhora das queixas, sem tosse ou "chiado", e ainda com limitação de atividade física.
- Ao exame físico: sem secreção nasal, pulmões limpos, sem outras alterações.
- Foi solicitada espirometria, porém o paciente não conseguiu técnica adequada para realização do exame.
- Para início do tratamento profilático, foi prescrito CI-LABA (formoterol-budesonida) em aerossol com espaçador a cada 12 horas associado ao corticoide nasal. Orientada a técnica inalatória.
- Após 2 meses, a criança retorna para reavaliação referindo melhora dos sintomas, mas ainda com três episódios de tosse, sibilância e "falta de ar". Revisada a técnica inalatória. Nesse momento, foi aumentada a dose de CI-LABA.

(continua)

(continuação)

- Apesar do aumento da dose do CI-LABA, a resposta não foi adequada. Revisada a técnica inalatória. Nesse momento, insistiu-se na orientação da não exposição ao tabagismo passivo materno.
- No retorno após 1 mês, se observou redução das crises de asma, mas PHA ainda apresentava limitação aos esforços e pouca tosse noturna, com redução das queixas nasais. Nesse momento, foi acrescentado montelucaste ao CI + LABA.
- Revisada a técnica inalatória, que se encontrava adequada. Nesse momento, apesar da combinação de CI, LABA e montelucaste, não houve a resposta esperada, apesar de redução dos sintomas, pelo que não se conseguiu a redução das doses das medicações. A mãe persistia com tabagismo domiciliar.
- Com 11 anos, foi solicitada espirometria, que revelou padrão obstrutivo responsivo a SABA. Nessa época, foi solicitada a dosagem de IgE total para possível anti-IgE (omalizumabe).
- Com 12 anos, o adolescente foi morar com a avó, num ambiente sem tabaco, com melhora evidente do quadro, quando foi possível reduzir as doses dos medicamentos.

REFERÊNCIAS

1. Azmeh R, Greydanus DE, Agana MG, Dickson CA, Patel DR, Ischander MM, et al. Update in Pediatric Asthma: Selected Issues. Dis Mon. 2020;66(4):100886.
2. Castagnoli R, Brambilla I, Giudice MMD, Marseglia GL, Licari A. Applying the new guidelines to asthma management in children. Curr Opin Allergy Clin Immunol. 2023;23(2):132-6.
3. Fahy JV. Type 2 inflammation in asthma--present in most, absent in many. Nat Rev Immunol. 2015;15(1):57-65.
4. Global Initiative for Asthma. Global Strategy for Asthma Management and Prevention. Fontana: Global Initiative for Asthma; 2022. www.ginasthma.org/reports.
5. Levy ML, Bacharier LB, Bateman E, Boulet LP, Brightling C, Buhl R, et al. Key recommendations for primary care from the 2022 Global Initiative for Asthma (GINA) update. NPJ Prim Care Respir Med. 2023;33(1):7.
6. Levy ML, Fleming L. Asthma reviews in children: what have we learned? Thorax. 2020;75(2):98-9.
7. Muchão FP, Filho LVRFS. Asma aguda. In: Rodrigues JC, Adde FV, Silva Filho LVRF, Nakaie CMA. Doenças respiratórias. 3rd ed. Barueri: Manole; 2019.

8. Pastorino AC, Casagrande RRD. Asma. In: Pastorino AC, Castro APBM, Carneiro-Sampaio M. Alergia e imunologia para o pediatra. 3rd ed. Barueri: Manole; 2018.
9. Porsbjerg C, Melén E, Lehtimäki L, Shaw D. Asthma. Lancet. 2023;401(10379):858-73.
10. Reddel HK, Bacharier LB, Bateman ED, Brightling CE, Brusselle GG, Buhl R, et al. Global Initiative for Asthma Strategy 2021: executive summary and rationale for key changes. Eur Respir J. 2021;59(1):2102730.
11. Shipp CL, Gergen PJ, Gern JE, Matsui EC, Guilbert TW. Asthma Management in Children. J Allergy Clin Immunol Pract. 2023;11(1):9-18.
12. Silva ECF. Asma: atualização GINA 2019. http://www.asbairj.org.br/src/pdf/Aulas%20e%20V%C3%ADdeos/Asma%20Atualiza%C3%A7%C3%A3o%20GINA%202019.pdf.
13. Vergani KP, Eller MCN, Pitrez PMC, Rodrigues JC. Asma grave em Pediatria. In: Rodrigues JC, Adde FV, Silva Filho LVRF, Nakaie CMA. Doenças respiratórias. 3rd ed. Barueri: Manole; 2019.

4

Imunodeficiências primárias (erros inatos da imunidade) em Pediatria: diagnóstico e tratamento

D&T

José Roberto Mendes Pegler

Filumena Maria da Silva Gomes

Maria Helena Valente

INTRODUÇÃO

- Erros inatos da imunidade (EII), anteriormente denominados de imunodeficiências primárias, são um grupo crescente de distúrbios que variam de quadros clínicos com risco de vida na infância até outros menos graves, diagnosticados na idade adulta.
- Os EII são causados por variantes prejudiciais da linhagem germinativa de genes, que se apresentam clinicamente como suscetibilidade aumentada a infecções, autoimunidade, doenças autoinflamatórias, alergia, insuficiência da medula óssea e/ou malignidade. Apesar de individualmente raros, o número agregado de indivíduos com EII é significativo para a saúde.
- Variantes genéticas podem causar doenças, seja alterando o produto do gene codificado, como abolir ou reduzir a expressão e função da proteína, seja modificando a proteína para adquirir ganho de função.
- Os mecanismos da doença na EII dependem da natureza da variante, bem como do modo de herança. Assim, variantes monoalélicas podem causar doença por haploinsuficiência, dominância negativa. Em contraste, lesões genéticas bialélicas (homozigóticas, heterozigóticas compostas) causam traços autossômicos recessivos (AR) por perda de expressão, perda de função (LOF), GOF ou mesmo função neomórfica da proteína codificada, enquanto traços recessivos ligados ao X surgem de variantes LOF ou GOF no cromossomo X, seja em hemizigosidade nos homens, seja em estado homozigoto nas mulheres.

- O fato de variantes monogênicas serem patogênicas destaca os papéis não redundantes e fundamentais de genes e proteínas individuais, vias associadas e tipos de células, no desenvolvimento e na função de leucócitos e células não hematopoiéticas que contribuem para a homeostase imunológica e defesa do hospedeiro. Assim, EII representam um modelo que liga defeitos monogênicos definidos com fenótipos clínicos de desregulação imune. Os EII revelam mecanismos de patogênese da doença e permitem a implementação de terapias específicas de genes, ou vias para o tratamento de condições raras, e estabeleceram aspectos fundamentais da imunologia humana. Assim, o estudo dos IEI permitiu avanços profundos na medicina molecular e na biologia humana.
- São classificadas com base em qual setor da imunidade é afetado pelo defeito genético, sendo os principais grupos:
  - Imunodeficiências afetando a imunidade celular e humoral (combinadas): linfócitos T.
  - Deficiências predominantes de anticorpos: linfócitos B e imunoglobulinas (anticorpos).
  - Desregulação imunológica: mecanismos regulatórios e de tolerância.
  - Defeitos de fagócitos e imunidade inata: associados a neutrófilos e macrófagos.
  - Deficiências do complemento.
- A classificação atualizada dos EII, compilada pelo Comitê de Especialistas da União Internacional das Sociedades de Imunologia, documentou as principais características clínicas e laboratoriais de um total de 485 erros inatos da imunidade devido aos avanços na descoberta das causas genéticas, pela compreensão dos mecanismos moleculares, celulares e imunológicos da patogênese da doença, pelo conhecimento imunológico e molecular que possibilitou a melhoria do diagnóstico e manejo do paciente.
- Os EII são atualmente categorizados em 9 subgrupos de distúrbios com fenótipos sobrepostos.

DIAGNÓSTICO

- O Quadro 1 lista os erros inatos da imunidade e exemplifica doenças categorizadas nos subtipos.

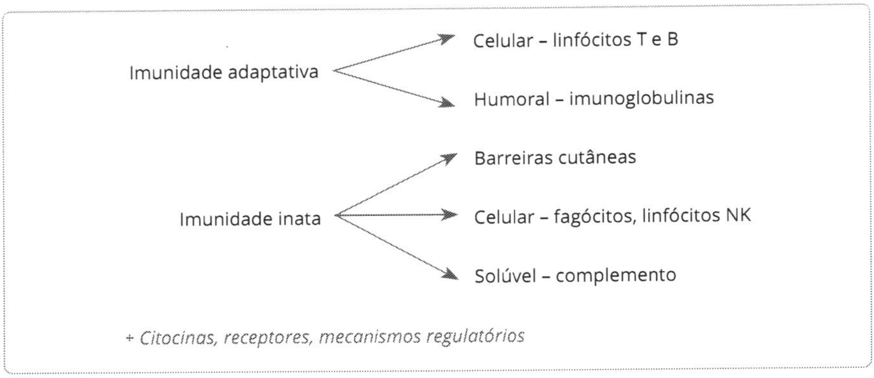

FIGURA 1
Divisão didática dos mecanismos de imunidade.

QUADRO 1 Grupos de erros inatos da imunidade e exemplos de doenças por categorias.

Categoria de EII	Exemplos de doenças
Imunodeficiências afetando a imunidade celular e a humoral (combinadas)	Imunodeficiência combinada grave (SCID)
Imunodeficiências combinadas associadas a síndromes	Deficiência seletiva de IgA (deleção do 22q11.2), síndrome de Wiskott-Aldrich, síndrome de ataxia-telangiectasia
Deficiência predominantemente de anticorpos	Deficiência seletiva de IgA, agamaglobulinemia ligada ao cromossoma, hipogamaglobulinemia comum variável
Doença de desregulação imunológica	Síndrome hematofílica familiar, IPEX, APECED
Defeitos congênitos de número e/ou função dos fagócitos	Neutropenia congênita, neutropenia cíclica, doença granulomatosa crônica
Defeitos da imunidade inata	Defeito do eixo IL-12//IFN-g (*Mendelian susceptibility to mycobacterial diseases*)
Doenças inflamatórias	Febre familiar do Mediterrâneo, PFAPA
Deficiência do complemento	Angioedema hereditário, deficiência de C1q

(continua)

QUADRO 1 Grupos de erros inatos da imunidade e exemplos de doenças por categorias. (*continuação*)

Categoria de EII	Exemplos de doenças
Fenocópias de erros de imunidade**	Quadros clínicos decorrentes de mutações somáticas ou autoanticorpos anticitocinas

** Grupo heterogêneo de doenças que simulam alguns EII.
EII: erros inatos da imunidade; SCID: severe combined immunodeficiency; IPEX: immunedysregulation polyendocrinopathy enteropaty X-linked; APECED: autoimmune polyendocrinopathy candidiasis ectodermal dystrophy; PFAPA: periodic fever aptous stomatitis pharyngitis adenitis.
Fonte: Tangye SG et al., 2022; Duarte AJS et al., 2023.

- Principais exames laboratoriais:
  - Hemograma: linfopenia pode ser observada.
  - Imunoglobulinas: nos primeiros meses, IgG ainda pode ser normal, devido à passagem placentária, porém há rápido declínio e baixos níveis de todas as imunoglobulinas após esse período.
  - Imunofenotipagem de linfócitos: redução de linfócitos T (CD3), número variável de linfócitos B (CD19) e NK (CD16/CD56).
  - Testes avançados, como cultura de linfócitos ou pesquisas genéticas, podem ser necessários no acompanhamento.
- A suspeita diagnóstica pode ocorrer já precocemente, por meio da triagem neonatal (dosagem de TRECS), com necessidade de confirmação posterior pelos exames anteriormente descritos.
- Exames laboratoriais iniciais para o diagnóstico dos erros inatos da imunidade:
  - Leucograma com plaquetas e exame do esfregaço sanguíneo.
  - Imunoglobulinas séricas (IgA, IgG, IgM, IgE total).
  - Resposta de anticorpos induzidos por vacinas: antígenos proteicos (toxoide tetânico, antissarampo, outros) e polissacaríseos (sorotipos de *Streptococcus pneumoniae*).
  - Pesquisa de títulos de iso-hemaglutininas.
  - Imunofenotipagem de linfócitos periféricos com os seguintes marcadores: CD3 (T totais), CD3/CD4 (T auxiliadores), CD3/CD8 (T citotóxicos), CD 19 (B), CD 16/CD 56 (células NK).
  - TRECKs (*T-cell recept excision circle* ou *thymic recente emigrant cells*).
  - Teste de oxigenação de deidrorodamina (avaliação do *burst* oxidativo dos fagócitos.
  - Avaliação global do sistema complemento (CH50 e AH50).

- Exames laboratoriais avançados para diagnóstico dos erros inatos da imunidade:
  - Imunidade mediada por linfócitos T (imunidade adaptativa).
  - Imunofenotipagem de linfócitos T, incluindo células de memória.
  - Dosagem de ácido úrico plasmático (alterado nas deficiências e ADA e PNP).
  - Cultura de linfócitos com estimulação por antígenos e mitógenos (PHA).
  - Produção e responsividade a citocinas.
  - Ensaios de citotoxicidade de células T e NK.
  - Imunidade mediada por linfócitos B (imunidade adaptativa).
  - Dosagem de subclasses de IgG séricas.
  - Imunofenotipagem de linfócitos B.
  - Cultura de linfócitos B e síntese de imunoglobulinas "in vitro" com estímulo de PWM, SaC1, antígenos solúveis.
  - Dosagem de KRECs.
  - Avaliação nutricional dos fagócitos (imunidade inata).
  - Avaliação histoquímica de monócitos e neutrófilos.
  - Teste de oxidação de DHR.
  - Expressão de moléculas de adesão (CD18 e CD 15 a).
  - Avaliação da migração induzida por agentes quimiotáticos.
  - Ensaios de fagocitoses e capacidade microbicida.
  - Avaliação do sistema complemento (imunidade inata).
  - Dosagem das proteínas da ativação da via clássica e da via alternativa (C3, C4, C1, C2 etc.).
  - Dosagem das proteínas do complexo de ataque à membrana.
  - Dosagem das proteínas reguladoras (fator I, H, C3INA).
  - Quantificação da atividade hemolítica específica para cada componente da cascata (p.e: C2 hemolítico etc.).

Imunodeficiências afetando a imunidade celular e humoral

- Os linfócitos T são responsáveis pela ativação e coordenação de diversas partes do sistema imune, portanto as doenças desse grupo têm o potencial de acometer a função de vários outros setores da imunidade.
- São subdivididas em:

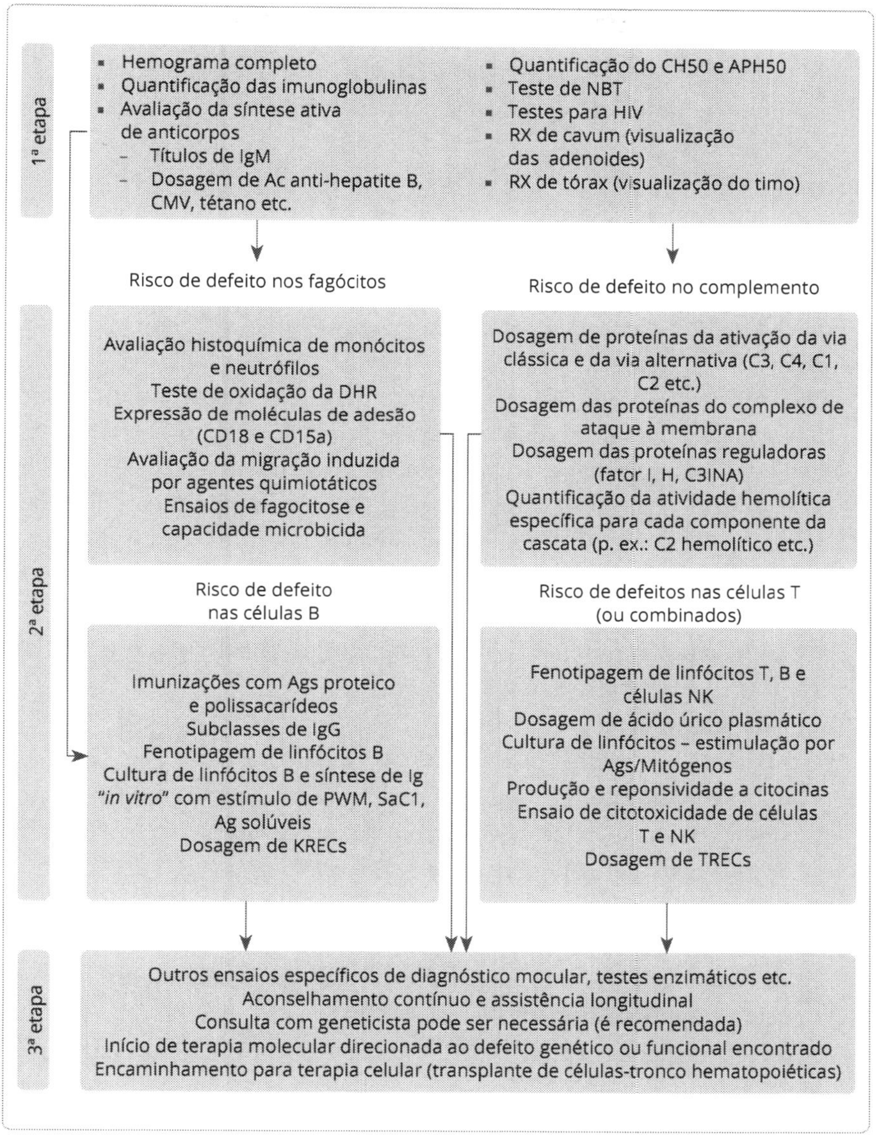

FIGURA 2

Organograma de avaliação de pacientes portadores de possíveis erros inatos de imunidade.

IgM: isohemaglutininas; NBT nitroblue tetrazolium; RX: raio-X; DHR: di-hidrorodamina.

- Imunodeficiências combinadas graves (SCID).
- Imunodeficiências combinadas (CID).
- Imunodeficiências combinadas com características associadas ou sindrômicas.

Imunodeficiências combinadas graves

- Uma das formas mais graves de imunodeficiências, tratando-se de uma "emergência" imunológica pediátrica. Pacientes que não são diagnosticados e tratados adequadamente evoluem para óbito nos primeiros anos de vida.
- Caracteriza-se pela grande disfunção/ausência de linfócitos T, gerando também alterações na produção de anticorpos. Os linfócitos B e/ou NK podem estar numericamente presentes ou não, dependendo do defeito genético específico, mas mesmo quando presentes são funcionalmente alterados, e o quadro clínico dos pacientes é semelhante.
- As crianças geralmente são normais ao nascimento e já nas primeiras semanas começam a apresentar infecções de repetição e oportunistas (BCGite, pneumonia por *P. jirovecii* ou vírus respiratórios, citomegalovírus, diarreia crônica), além de baixo ganho ponderal.
- Principais exames laboratoriais:
  - Hemograma: linfopenia pode ser observada.
  - Imunoglobulinas: nos primeiros meses, IgG ainda pode ser normal, devido à passagem placentária, porém há rápido declínio e baixos níveis de todas as imunoglobulinas após esse período.
  - Imunofenotipagem de linfócitos: redução de linfócitos T (CD3), número variável de linfócitos B (CD19) e NK (CD16/CD56).
  - Testes avançados, como cultura de linfócitos ou pesquisas genéticas, podem ser necessários no acompanhamento.
- A suspeita diagnóstica pode ocorrer já precocemente, por meio da triagem neonatal (dosagem de TRECS), com necessidade de confirmação posterior pelos exames anteriormente descritos. Esse teste não está disponível na rede pública (Sistema Único de Saúde – SUS).

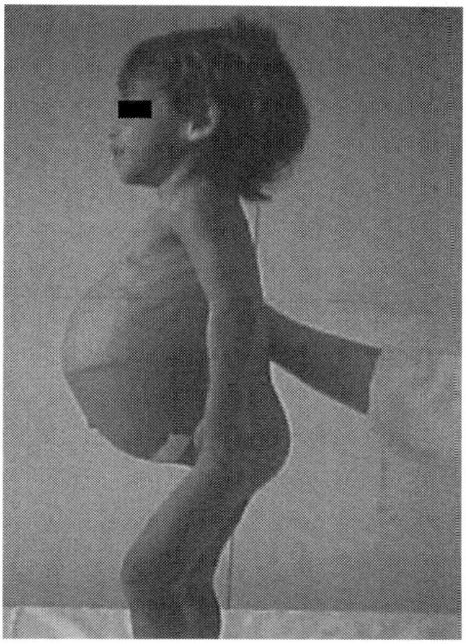

FIGURA 3
Paciente com SCID, BCGite disseminada pós-vacinal e baixo ganho ponderal.
Fonte: Pastorino AC et al., 2018.

Imunodeficiências combinadas

- Também cursam com defeitos nos linfócitos T, porém de forma mais branda que o SCID.
- Um exemplo é a síndrome de hiper-IgM, na qual, por um defeito na comunicação entre os linfócitos T e B, não há mudança de classes na produção de anticorpos, levando a um nível normal ou alto de IgM, mas níveis reduzidos de IgG e IgA, além de infecções por germes oportunistas como *P. jirovecii* e *Cryptosporidium*.

Imunodeficiências combinadas com características associadas ou sindrômicas

- Grupo diverso de doenças em que, além do defeito em linfócitos T, há alterações fenotípicas relevantes, como:
  - Imunodeficiências com plaquetopenia congênita: a síndrome de Wiskott-Aldrich se manifesta com plaquetopenia (com microplaquetas), eczema, sangramento intestinal, além da imunodeficiência. Geralmente já há o início de infecções e sangramentos nos primeiros 6 meses de vida.

- Síndromes de hiper-IgE: defeitos genéticos afetando certos subtipos de linfócitos T podem cursar com um fenótipo de infecções de pele e sinopulmonares, associadas a aumento expressivo da IgE sérica e eosinofilia.
- Ataxia-telangiectasia: doença degenerativa que se apresenta com ataxia cerebelar progressiva, telangiectasias oculocutâneas, retardo de crescimento e infecções sinopulmonares de repetição. O diagnóstico é realizado por suspeita clínica, também podendo se apresentar com deficiência de anticorpos e aumento de alfafetoproteína.

Deficiências predominantes de anticorpos

- Também chamadas de deficiências da imunidade humoral, têm como fenótipo clínico principal as infecções sinopulmonares e gastrointestinais de repetição, devido à falha quantitativa ou qualitativa na produção de anticorpos.
- O quadro clínico geralmente não se inicia antes dos 6 meses em crianças nascidas a termo, pois as imunoglobulinas do tipo IgG materna são transferidas ao feto pela via placentária no terceiro trimestre da gestação e permanecem em níveis elevados nos primeiros meses de vida.
- São divididas em doenças com hipogamaglobulinemia (mais graves) e outras deficiências de anticorpos. As doenças que cursam com hipogamaglobulinemia importante são a agamaglobulinemia e a imunodeficiência comum variável.

Agamaglobulinemia

- Apresenta-se com níveis muito baixos de todas as imunoglobulinas (após a queda do IgG de origem materna) e praticamente ausência de linfócitos B na imunofenotipagem de linfócitos (< 1-2% dos linfócitos totais).
- Mais de 90% dos defeitos ocorrem em um gene no cromossomo X, por isso há predominância da doença no sexo masculino, com antecedente familiar relevante.
- Além das infecções sinopulmonares e gastrointestinais, há a possibilidade do desenvolvimento de meningoencefalite por enterovírus ou poliomielite vacinal. As crianças em geral apresentam tecido linfoide (amígdalas e adenoide) muito reduzido.

Imunodeficiência comum variável

- Compreende um grupo heterogêneo de defeitos primários (muitos ainda sem conhecimento genético), caracterizada pelo baixo nível de IgG associado a pelo menos mais uma classe em níveis baixos (IgM ou IgA).
- Além das infecções de repetição, são relativamente frequentes as autoimunidades e linfoproliferações. Pode ter início tardio, e os picos de incidência ocorrem aos 5-10 anos e 20-30 anos.
- Geralmente o número de linfócitos B está normal ou pouco alterado, mas a resposta vacinal costuma ser inadequada.

Outras deficiências de anticorpos

- A deficiência de IgA é a imunodeficiência mais comum, porém a maior parte dos pacientes é assintomática. É definida pela presença de concentrações de IgA sérica menores que 7 mg/dL em pacientes maiores de 4 anos, com os demais exames imunológicos normais. Podem apresentar número aumentado de infecções respiratórias ou gastrointestinais, também maior prevalência de alergias e autoimunidades, e um pouco maior de neoplasias de trato gastrointestinal e linfomas.
- A hipogamaglobulinemia transitória da infância costuma ser diagnosticada retrospectivamente em crianças que apresentaram baixos níveis de IgG (associados ou não a baixos níveis de IgA e IgM) nos primeiros anos de vida, mas que apresentam recuperação espontânea até os 4 anos de vida. É considerada uma prorrogação da hipogamaglobulinemia fisiológica que ocorre entre o terceiro e o sexto meses de vida. Geralmente a resposta vacinal é preservada.
- Outros exemplos no Quadro 2.

Desregulação imunológica

- Diversos mecanismos são responsáveis pela tolerância a antígenos próprios e não patológicos (como alimentos) ou pelo controle da inflamação após a correção da injúria inicial. Defeitos nessas vias podem gerar fenótipos diversos de doenças.
- São subdivididas em doenças com linfo-histiocitose hemofagocítica, síndromes com autoimunidades e outras (imunodesregulação com colites, doenças relacionadas a interferon tipo I).

QUADRO 2 Principais fenótipos das deficiências de anticorpos.

Fenótipo	Principais características clínicas	Principais características biológicas de linfócitos B	Proteínas afetadas conhecidas
Pan-agamaglobulinemia (ausência de IgM, IgG e IgA)	Infecções bacterianas (respiratórias) e infecções por enterovírus	Ausência de linfócitos B CD19	I5, BLNK, BTK, Cm, IgA, IgB, PI3K
Pan-hipogamaglobulinemia variável (ICV)	Infecções bacterianas (respiratórias e intestinais), autoimunidade, neoplasias e risco aumentado de granuloma	Redução da frequência de linfócitos B de memória CD27; plasmócitos anormais nos tecidos	CD19, CD20, CD21, CD27, CD81, DNMT3B, ZBTB24, ICOS, SAP, TACI e BAFFR
Defeitos de recombinação de troca de classe de Ig (ausência ou redução nos níveis de IgG e IgA)	Infecções bacterianas e oportunistas	Redução da frequência de linfócitos B de memória CD27	CD40 e CD40L
	Infecções bacterianas, autoimunidade e linfadenopatias	Frequência normal de linfócitos B de memória CD27	AID, UNG
Deficiência seletiva de IgA	Maioria assintomática	Indeterminada	Indeterminada
Deficiência seletiva de IgM	Infecções frequentes por bactérias encapsuladas	Ausência de produção de IgM (ausência de iso-hemaglutininas e anticorpos específicos a polissacarídeos)	Indeterminada
Deficiência seletiva de IgG2 e/ou IgG4	Infecções bacterianas frequentes, diagnóstico após os 2 anos, por vezes transitórias na infância	Produção alterada de anticorpos específicos a polissacarídeos	Indeterminada
Deficiência seletiva de anticorpos polissacarídeos	Infecções bacterianas (após os 2 anos)	IgG normal, inclusive subclasses	Proteínas da via NF-kB (CARD11, HOIL1 e NEMO), BTK e CD20

Fonte: Pastorino AC et al., 2018.

Linfo-histiocitose hemofagocítica

- Também chamada de síndrome hemofagocítica, trata-se de uma inflamação sistêmica exacerbada, estimulada por um descontrole na ativação e nos mecanismos regulatórios, geralmente desencadeada por um processo infeccioso.
- Pode ocorrer sem a presença de alterações genéticas (forma secundária), mas diversos genes, quando mutados, causam um aumento da propensão à doença. Os pacientes podem apresentar poucas comorbidades e um período assintomático entre as crises de linfo-histiocitose hemofagocítica (HLH) ou ter um fenótipo específico, como as síndromes com hipopigmentação e imunodeficiência (Chédiak-Higashi e Griscelli).

Síndromes com autoimunidade

- Genes em diferentes mecanismos de tolerância e controle da inflamação são responsáveis por esses defeitos. Além da suscetibilidade a infecções, outras manifestações são a presença de citopenias autoimunes (exemplo: deficiência de CTLA-4), linfoproliferações não neoplásicas (exemplo: síndrome linfoproliferativa autoimune) e diferentes autoimunidades (endócrinas: síndrome APECED ou distrofia ectodérmica-candidíase-poliendocrinopatia autoimune ou poliendocrinopatia autoimune tipo 1; trato gastrointestinal: IPEX ou poliendocrinopatia e enteropatia ligada ao X).

Imunodesregulação com colite

- Devem sempre ser suspeitadas em pacientes com doença inflamatória intestinal de início precoce, tendo como principal mecanismo as alterações na via de interleucina-10.

Defeitos de fagócitos e imunidade inata

- Podem ocorrer especificamente nos fagócitos, quantitativa (neutropenias) ou qualitativamente (defeitos funcionais), ou em outros mecanismos da imunidade inata ou intrínseca.
- Os defeitos de fagócitos estão associados a infecções bacterianas graves e recorrentes, sobretudo em sistemas que fazem contato com o meio ambiente (pele, vias aéreas, trato gastrointestinal).

Neutropenias

- Considera-se geralmente 1.500 neutrófilos/mm^3 o limite inferior de normalidade, sendo que valores menores que 1.000/mm^3 indicam neutropenias moderadas e menores que 500/mm^3, graves. Alguns grupos étnicos (de origem árabe ou africana) e crianças com infecções virais podem apresentar neutropenia, sem relação com defeitos congênitos.
- Apesar de serem raras, diversas mutações causadoras de neutropenia congênita já foram descritas, porém 40% dos casos permanecem sem causa conhecida.
- Um fenótipo possível é da neutropenia cíclica, com queda na contagem de neutrófilos em intervalos regulares (de 2 a 5 semanas) no mesmo paciente, necessitando de hemogramas seriados para a realização do diagnóstico.

Doença granulomatosa crônica

- Trata-se de um defeito na capacidade de destruição dos patógenos fagocitados. Apesar de apresentarem contagem de fagócitos normais, a ausência de ação microbicida leva à suscetibilidade a infecções na pele e subcutâneo, linfonodos, abscessos, pneumonias e infecções bacterianas em geral, frequentemente ainda no primeiro ano de vida. Por ser principalmente transmitida por herança ligada ao cromossomo X, acomete mais meninos.
- Assim como nas CID, há risco de reação localizada ou disseminada após a vacinação com BCG, devendo sempre ser suspeitada nesses casos.
- Há associação importante com acometimento autoinflamatório do trato gastrointestinal, mimetizando quadros de doenças inflamatórias intestinais. Também pode ocorrer formação de granulomas estéreis, que em órgãos ocos (intestino, trato geniturinário) podem levar à obstrução.
- O diagnóstico é realizado por meio do teste de di-hidrorodamina (DHR), que avalia a função oxidativa dos fagócitos em comparação a um controle sabidamente saudável.

Defeitos da imunidade inata

- Por ser a primeira linha de combate às infecções, a imunidade inata é caracterizada por um mecanismo de defesa rápido e inespecífico. Defeitos em diferentes componentes da via podem levar a infecções por bactérias, vírus, fungos, parasitas e micobactérias.
- Defeitos no eixo da interleucina-12 produzida pelos macrófagos e gamainterferona produzida por linfócitos causam uma síndrome de suscetibili-

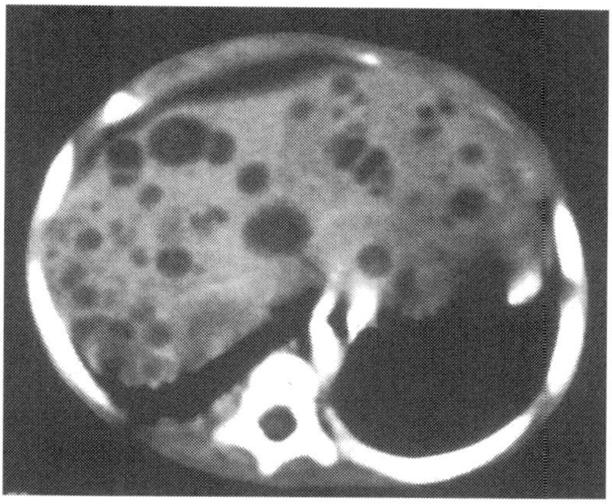

FIGURA 4
Abscessos hepáticos em paciente com doença granulomatosa crônica.

dade mendeliana a doença micobacteriana, gerando quadros de BCGite, tuberculose disseminada e recorrente e infecções por outras micobactérias que geralmente não são patogênicas.

Deficiências do complemento

- São alterações raras que, dependendo dos componentes alterados, podem gerar disfunções ligadas ao aumento de infecções, autoimunidades ou levar ao quadro de angioedema hereditário.
- Além da dosagem dos componentes específicos, pode-se realizar a avaliação da função da via clássica do complemento pelo CH50 (C1, C2, C4 e via final) e da via alternativa pelo AH50 (fator B, fator D, properdina e via final).
- Exemplos de alterações e quadros clínicos estão apresentados no Quadro 3.

QUADRO 3 Principais defeitos do complemento.

Componente afetado	Característica laboratorial	Quadro clínico
Deficiência de C1 (q/r/s) ou C4	Atividade CH50 ausente	Lúpus eritematoso sistêmico, infecções por bactérias encapsuladas
Deficiência de C2	Atividade CH50 ausente	Lúpus eritematoso sistêmico, infecções por bactérias encapsuladas, aterosclerose
Deficiência de C3	Atividade CH50 e AH50 ausentes	Infecções de repetição, glomerulonefrite
Deficiência de C5-C9	Atividade CH50 e AH50 ausentes	Infecções por *Neisseria*
Deficiência de properdina ou fator D	Atividade AH50 ausente	Infecções por *Neisseria*
Deficiência de fator H	Ativação espontânea da via alternativa com consumo de C3	Infecções, síndrome hemolítico-urêmica, pré-eclâmpsia
Deficiência de inibidor de C1	Consumo de C4, defeitos qualitativos ou quantitativos de inibidor de C1	Angioedema hereditário

Fonte: Pastorino AC et al., 2018.

TRATAMENTO

Imunodeficiências combinadas

Imunodeficiência combinada grave

- A SCID é a imunodeficiência que apresenta maior urgência para tratamento, devido à sua alta mortalidade e taxas maiores de sucesso do transplante de medula óssea quando realizado precocemente.
- Medidas de prevenção de infecções devem ser estabelecidas no ato do diagnóstico, desde lavagem de mãos e isolamento do paciente (hospitalar ou domiciliar) até o uso de antibióticos e imunoglobulina profiláticos. A ama-

mentação é contraindicada nos casos de mães com citomegalovírus positivo. Transfusões devem ser feitas com produtos irradiados e filtrados.
- Vacinas de vírus vivos atenuados e BCG estão contraindicadas, e as demais são ineficazes.
- Está indicada a profilaxia para *P. jirovecii* com sulfametoxazol + trimetoprima e para fungos com fluconazol ou itraconazol. Antivirais também são indicados em casos de infecções herpéticas prévias. A imunoglobulina antivírus sincicial respiratório também deve ser considerada.
- O transplante de medula óssea deve ser realizado idealmente até os 3 meses e antes do surgimento de infecções sistêmicas, sendo imperativo o encaminhamento a centros terciários especializados no momento do diagnóstico.

Outras imunodeficiências combinadas

- Em razão da sua menor gravidade em relação à imunodeficiência combinada grave, podem ser diagnosticadas mais tardiamente na infância. Possuem fenótipo variado, com orientações específicas para cada doença.
- A decisão sobre antibioticoterapia profilática, vacinas e necessidade de transplante de medula óssea é decidida pelo especialista caso a caso, mas medidas gerais de prevenção a infecções podem ser estabelecidas, como lavar as mãos e evitar o contato com pessoas com doenças infecciosas vigentes.

Deficiências predominantes de anticorpos

Agamaglobulinemia e imunodeficiência comum variável

- A reposição de imunoglobulina mensal na dose de 400-600 mg/kg costuma gerar um bom prognóstico, ainda mais se iniciada antes de complicações infecciosas. A antibioticoterapia profilática também pode ser necessária em alguns casos.
- O acompanhamento periódico é essencial, para a detecção precoce de complicações infecciosas, autoimunes ou linfoproliferativas.

Outras deficiências de anticorpos

- A deficiência de IgA geralmente necessita apenas de acompanhamento e avaliação com exames para investigar complicações e possível progressão para imunodeficiência comum variável. Em raros casos, pode ser necessário o uso de antibióticos profiláticos.

- A hipogamaglobulinemia transitória da infância pode ser manejada com observação, antibióticos profiláticos ou até reposição de imunoglobulina, a depender da gravidade do quadro clínico e dos níveis de IgG.

Desregulação imunológica

Linfo-histiocitose hemofagocítica

- O tratamento dessa afecção específica é discutido em outro tópico, baseando-se no controle da inflamação disseminada. O transplante de medula óssea deve ser considerado para a maioria dos pacientes, devido à gravidade e alta mortalidade associada às crises.

Síndromes com autoimunidade

- O tratamento é direcionado ao defeito específico, sendo muitas vezes necessário balancear medidas de prevenção de infecção (imunoglobulina, antibióticos profiláticos) com medidas de imunossupressão (imunossupressores sistêmicos, rituximabe).

Imunodesregulação com colite

- O tratamento inicial é feito com as medicações anti-inflamatórias usadas na doença inflamatória habitual, mas a resposta em longo prazo não costuma ser satisfatória. O transplante de medula óssea apresenta um bom prognóstico, sendo a única medida curativa nesses casos.

Defeitos de fagócitos e imunidade inata

- Os pacientes devem evitar atividades que possuam risco de contaminação bacteriana e fúngica, como jardinagem ou contato com animais. É necessário alto índice de suspeição de infecções, sobretudo na vigência de febre, pois os pacientes necessitam de tratamento antimicrobiano precoce e agressivo, frequentemente parenteral e em ambiente hospitalar.
- Vacinas direcionadas a vírus ou vacinas bacterianas atenuadas podem ser realizadas, porém geralmente é contraindicada a vacinação com BCG.
- Pacientes com diagnóstico de doença granulomatosa crônica devem receber prontamente profilaxia antimicrobiana com sulfametoxazol + trimeto-

prima (25 mg/kg de sulfametoxazol 1 x/dia) e antifúngica com itraconazol (10 mg/kg 1 x/dia).

- Casos de neutropenia podem se beneficiar da administração do fator de estimulação e crescimento de colônia de granulócitos (G-CSF), podendo ser uma opção de tratamento em longo prazo aos pacientes que apresentem boa resposta a essa medicação.
- O transplante de medula óssea pode ser considerado na maioria dos casos, considerando-se o quadro clínico individual e preferências familiares.

Deficiências do complemento

- O tratamento é focado na prevenção e no tratamento das infecções e do manejo de quadros autoimunes. Os pacientes devem ser orientados a buscar atendimento médico precocemente na presença de sintomas como febre, vômitos, cefaleia ou rigidez de nuca.
- Não há contraindicações às vacinas nesse grupo de patologias (exceto se outro motivo, como imunossupressão por medicamentos, ocorrer), e idealmente devem seguir o calendário da maneira mais completa possível, sobretudo para bactérias encapsuladas como meningococos e pneumococos. Devido à possibilidade de quadros infecciosos graves, o uso de antibiótico profilático geralmente também é indicado.
- No caso específico do angioedema hereditário, há a possibilidade de reposição do inibidor de C1.

PRESCRIÇÃO NA PRÁTICA

Exemplo de prescrição (cada caso deve ser avaliado individualmente, e a decisão deve ser tomada pelo médico responsável pelo caso).

- Paciente de 2 anos de idade e peso de 10 kg, com antecedente familiar de tio materno falecido por "sepse" com 3 anos de vida, apresenta abscessos cutâneos desde os quatro meses de vida, e já apresentou 3 pneumonias com necessidade de internação. Após avaliação inicial, foi solicitado teste de DHR dihidrorodamina (que é necessário para a confirmação do diagnóstico da doença granulomatosa crôni-

(continua)

(continuação)

ca), que se apresentou alterado, confirmado após novo teste, sendo realizado o diagnóstico de doença granulomatosa crônica (imunodeficiência relacionada aos fagócitos).

- Prescrição:
  - Uso oral e contínuo:
    1. Sulfametoxazol-trimetoprima 200 mg + 40 mg/5 mL: dar 6,5 mL via oral 1 x/dia, todos os dias.
    2. Itraconazol cápsula 100 mg: dar o conteúdo de uma cápsula 1 x/dia, todos os dias.

REFERÊNCIAS

1. Bousfiha A, Jeddane L, Picard C, Al-Herz W, Ailal F, Chatila T, et al. Human Inborn Errors of Immunity: 2019 Update of the IUIS Phenotypical Classification. J Clin Immunol. 2020;40(1):66-81.
2. Bousfiha A, Moundir A, Tangye SG, Picard C, Jeddane L, Al-Herz W, et al. The 2022 Update of IUIS Phenotypical Classification for Human Inborn Errors of Immunity. J Clin Immunol. 2022;42(7):1508-20.
3. Carneiro-Sampaio M, Jacob CM, Leone CR. A proposal of warning signs for primary immunodeficiencies in the first year of life. Pediatr Allergy Immunol. 2011;22(3): 345-6.
4. Carvalho BTC, Kokron CM, Dorna MB. Imunodeficiências primárias. In: Pastorino AC, Castro APBM, Carneiro-Sampaio M. Alergia e imunologia para o pediatra. 3rd ed. Barueri: Manole; 2018.
5. Dorna MB, Santos CJN, Carneiro-Sampaio M. Imunodeficiências primárias: sinais de alerta. In: Pastorino AC, Castro APBM, Carneiro-Sampaio M. Alergia e imunologia para o pediatra. 3rd ed. Barueri: Manole; 2018.
6. Dorna MB, Vallada MG. Vacinação do paciente alérgico e imunodeficiente. In: Pastorino AC, Castro APBM, Carneiro-Sampaio M. Alergia e imunologia para o pediatra. 3rd ed. Barueri: Manole; 2018.
7. Duarte AJS, Vasconcelos DM, Santos AR, Sumita N M, Sampaio-Carneiro M. Erros inatos da imunidade. In: Gomes FMS, Silva CAA, Carneiro-Sampaio MM, editores. Medicina Laboratorial em Pediatria. Santana de Parnaíba: Manole; 2023. p. 104-35).
8. Pastorino AC, Fernandes JF, Garcia LFS. Tratamento das imunodeficiências primárias. In: Pastorino AC, Castro APBM, Carneiro-Sampaio M. Alergia e imunologia para o pediatra. 3rd ed. Barueri: Manole; 2018.
9. Tangye SG, Al-Herz W, Bousfiha A, Cunningham-Rundles C, Franco JL, Holland SM, et al. Human Inborn Errors of Immunity: 2022 Update on the Classification from the International Union of Immunological Societies Expert Committee. J Clin Immunol. 2022;42(7):1473-507.

5

Imunodeficiências primárias (erros inatos da imunidade) em Pediatria: sinais de alerta e tratamento

José Roberto Mendes Pegler

Filumena Maria da Silva Gomes

Maria Helena Valente

INTRODUÇÃO

- As imunodeficiências primárias (chamadas atualmente de erros inatos da imunidade) constituem um grupo heterogêneo de mais de 400 doenças genéticas (majoritariamente monogênicas), caracterizadas por defeitos em vias do sistema imune que levam a quadros variados de infecção, autoimunidade, neoplasias, autoinflamação e alergias.

DIAGNÓSTICO DOS SINAIS DE ALERTA PARA IMUNODEFICIÊNCIA

- Em razão da imaturidade do sistema imunológico e de questões anatômicas e ambientais, é comum, nos primeiros anos de vida, a ocorrência de múltiplas infecções respiratórias ou gastrointestinais, em sua maioria de etiologia viral, raramente com complicações, mesmo em crianças saudáveis.
- Porém, outras infecções de repetição, atípicas, graves ou com complicações, são os principais fatores que indicam a pesquisa pelo diagnóstico de imunodeficiência. Existem diferentes sinais de alerta propostos para aumentar a suspeita dessas doenças, inicialmente mais focados nas manifestações infecciosas, além da história familiar.
- Dez sinais de alerta para imunodeficiência primária na criança:
  - 1. Duas ou mais pneumonias no último ano.

- 2. Quatro ou mais episódios novos de otite no último ano.
- 3. Estomatites de repetição ou monilíase por mais de 2 meses.
- 4. Abscessos de repetição ou ectima.
- 5. Um episódio de infecção sistêmica grave (meningite, osteoartrite, septicemia).
- 6. Infecções intestinais de repetição/diarreia crônica.
- 7. Asma grave, doença do colágeno ou doença autoimune.
- 8. Efeito adverso à vacina do BCG e/ou infecção por micobactéria.
- 9. Manifestações clínicas sugestivas de síndrome associada à imunodeficiência.
- 10. História familiar de imunodeficiência.

- Posteriormente, com o conhecimento de que comorbidades não infecciosas como autoimunidades, malignidades, doenças inflamatórias e alergias também podem estar associadas às mais diversas imunodeficiências (sendo a manifestação principal em algumas), novos e mais abrangentes sinais de alerta foram descritos (Quadro 1).

QUADRO 1 Sinais de alerta para imunodeficiência.

A presença de **2** ou mais sinais de alerta ou **1** infecção grave devem motivar a investigação de imunodeficiência primária
1. Duas ou mais pneumonias em um ano
2. Quatro ou mais novas otites em um ano
3. Estomatite de repetição ou monilíase por mais de 2 meses
4. Abscesso de repetição ou ectima
5. Um episódio de infecção sistêmica grave (meningite, osteoartrite ou septicemia)
6. Infecções intestinais de repetição ou diarreia crônica
7. Asma grave, doenças do colágeno ou doença autoimune
8. Efeito adverso a BCG ou infecção por micobactéria
9. Fenótipo clínico sugestivo de síndrome associada à imunodeficiência
10. Histórico familiar de imunodeficiência primária

Fonte: adaptada de Brazilian Group for Immunodeficiency.

- Com o objetivo de realizar o reconhecimento precoce desse grupo de doenças, sinais de alerta para imunodeficiências primárias no primeiro ano de vida também foram propostos (Quadro 2).

QUADRO 2 Sinais de alarme para imunodeficiência no primeiro ano de vida.

A presença de 1 ou mais sinais de alerta deve motivar a investigação de imunodeficiência primária
1. Infecção fúngica, viral ou bacteriana persistente ou grave
2. Evento adverso a vacinas contendo germe vivo, especialmente BCG
3. Diabete melito persistente ou outra doença autoimune e/ou inflamatória
4. Quadro sepse-símile, febril, sem identificação de agente infeccioso
5. Lesões cutâneas extensas
6. Diarreia persistente
7. Cardiopatias congênitas (em especial, anomalias dos vasos da base)
8. Atraso na queda do coto umbilical (> 30 dias)
9. Histórico familiar de imunodeficiência ou de óbitos precoces por infecção
10. Linfocitopenia (< 2.500 células/mm^3) ou outra citopenia, ou leucocitose na ausência de infecção, persistentes
11. Hipocalcemia com ou sem convulsão
12. Ausência de imagem tímica à radiografia de tórax

Fonte: adaptada de Carneiro-Sampaio M et al., 2011.

- A presença de história familiar é muito relevante. Casos de consanguinidade favorecem o aparecimento de doenças autossômicas recessivas, e história de parentes afetados do sexo masculino do lado materno sugerem transmissão ligada ao cromossomo X. Porém, nem sempre há antecedente familiar de doenças, pois podem ocorrer mutações "de novo" (aparecendo pela primeira vez na criança afetada).
- As manifestações das imunodeficiências primárias podem se expressar nos diferentes órgãos do corpo se manifestando de forma crônica, persistente, de repetição, debilitante e, em alguns casos, fatais, como mostrado por instituições como msoc.org (Sociedade de Imunologia Clínica), www.esid.org (Sociedade Europeia de Imunodeficiência), www.imunopediatria.org.br (Grupo Brasileiro de Imunodeficiência), www.info4pi.org (The Jeffrey Modell Foundation), através do folheto dos Sinais-de-Alerta-por-Especialidade.pdf.

Classificação fenotípica

- A classificação das imunodeficiências é baseada nos grandes setores da resposta imunológica (inata *versus* adquirida; celular *versus* humoral ou complemento) e pode ser resumida e simplificada como mostrado no Quadro 3.

QUADRO 3 Classificação simplificada das imunodeficiências.

Combinadas (linfócitos)	Humoral (anticorpos)	Desregulação imunológica	Inata (fagócitos)	Deficiências de complemento
SCID	Agamaglobulinemia	Linfo-histiocitose hemofagocítica familiar	Doença granulomatosa crônica	Deficiência de C3
Hiper-IgM	Imunodeficiência comum variável	Síndrome de Chediak-Higashi	Neutropenia cíclica	Deficiência de properdina
Síndrome de Wiskott-Aldrich	Deficiência de IgA	IPEX	Deficiência de adesão leucocitária	Deficiência de inibidor de C1

IPEX: síndrome de desregulação imune, poliendocrinopatia e enteropatia ligada ao X; SCID: imunodeficiência combinada grave.
Fonte: adaptada de Bousfiha A et al., 2020.

Exames complementares

- Na suspeita de imunodeficiência, alguns exames iniciais trazem informações relevantes:
  - Hemograma completo: avaliação de neutropenia, linfopenia, eosinofilia, além de possíveis comorbidades autoimunes como anemia ou plaquetopenia.
  - Dosagem de imunoglobulinas: incluindo IgG, IgM, IgA e IgE.
  - Resposta às vacinas já recebidas pela criança: sorologias de hepatite A e B, pneumocócica, sarampo/caxumba/rubéola, varicela, entre outras.
  - Pesquisa de HIV (sorologia ou carga viral) a depender do caso e faixa etária.
  - Imunofenotipagem de linfócitos: permite quantificar as diferentes populações de linfócitos, utilizando-se de marcadores: CD3 (linfócitos T

totais), CD4 (linfócitos T auxiliares), CD8 (linfócitos T citotóxicos), CD 19 (linfócitos B) e CD16/56 (linfócitos NK) (Tabela 1).

- Radiografia de tórax: avaliação da presença de timo em lactentes/crianças jovens.
- Teste de triagem neonatal para imunodeficiência combinada grave (SCID), pela dosagem de TRECS, e para agamaglobulinemia (AGAMA) com dosagem de KRECS, podem ser realizados, porém não estão disponíveis na rede pública brasileira (Sistema Único de Saúde). A SCID é um conjunto de doenças causadas por alterações genéticas que podem ocorrer em vários genes, que afetam o funcionamento das células T e pelo menos mais uma outra célula do sistema imunológico. A AGAMA é causada por deficiências nas células B, responsáveis pela produção de anticorpos. Existem três tipos de AGAMA: da herança recessiva ligada ao cromossomo X (XLA) causada por alterações no gene BTK; do XLA combinada à deficiência de hormônio do crescimento; e da

TABELA 1 Valores de referência de imunofenotipagem de linfócitos.

		Cordão	0-3 m	3-6 m	6-12 a	1-2 a	2-6 a	6-12 a	12-18 a	19-44 a
CD3	p10	798	2.438	1.919	2.156	1.969	1.515	1.280	1.161	844p
	p50	1.532	3.352	3.404	3.413	3.209	2.180	1.845	1.505	1.331
	p90	2.994	5.247	5.368	5.004	4.392	3.701	2.413	2.077	1.943
CD4	p10	485	4.686	4.358	4.360	957	780	618	630	476
	p50	1.115	2.282	2.248	2.064	1.620	1.178	907	837	813
	p90	2.263	3.417	3.375	3.066	2.727	2.086	1.348	1.182	1.136
CD8	p10	264	486	523	560	563	453	390	332	248
	p50	421	877	881	1.108	1.030	730	612	449	418
	p90	982	1.615	1.798	1.803	1.753	1.700	1.024	776	724
CD19	p10	278	395	955	811	711	631	471	460	138
	p50	548	1.057	1.795	1.278	1.184	962	728	690	234
	p90	1.228	1.697	2.596	1.792	1.553	1.283	1.031	1143	544
NK	p10	279	239	199	164	153	135	127	114	134
	p50	674	499	379	416	318	269	236	228	235
	p90	2.151	1.020	731	801	703	601	515	446	545

CD3: linfócitos T totais; CD4: linfócitos T auxiliares; CD8: linfócitos T citotóxicos; CD19: linfócitos B; linfócitos NK: D16/56; m: meses; a: anos.
Fonte: Carvalho BTC et al., 2018.

herança autossômica recessiva (ARAG) causada por alterações nos genes IGLL1, IGHM e LCRR8. Atualmente, esses exames são realizados nas maternidades publicas na cidade de São Paulo. Esse tipo de triagem dosa algumas estruturas que indicam a quantidade de células T e B presentes no organismo do bebê. O teste pode ser feito com a amostra de sangue coletada no papel filtro do teste do pezinho.

- Testes de triagem neonatal genética, ou teste da bochechinha, são capazes de identificar quais genes estão alterados e quais mutações estão presentes. Utiliza-se a técnica de sequenciamento de nova geração que permite analisar genes inteiros em busca de alterações genéticas que podem causar mais de 340 doenças raras com tratamento disponível, inclusive os erros inatos da imunidade. O teste da bochechinha analisa 27 genes causadores dos diferentes tipos de SCID e 6 genes causadores dos diferentes tipos de AGAMA, além de outros 56 genes relacionados ao desenvolvimento de outras doenças imunológicas, sendo um teste muito completo para identificação precoce dos erros inatos da imunidade.

Diagnósticos diferenciais

- Além do conhecimento e da alta suspeição clínica necessários para o diagnóstico de uma imunodeficiência primária, é preciso sempre levar em consideração os principais diagnósticos diferenciais (Quadro 4).

QUADRO 4 Principais diagnósticos diferenciais das imunodeficiências primárias.

Imunodeficiências secundárias	Outras doenças que predispõem ou podem mimetizar infecções
Síndrome da imunodeficiência humana adquirida (HIV)	Malformações em vias aéreas
Neoplasias	Asma/rinite alérgica
Esplenectomia/asplenia	Distúrbios de deglutição/aspiração
Doenças com perdas proteicas relevantes (renal/enteral)	Discinesia ciliar primária
Uso de medicações imunossupressoras	Fibrose cística

TRATAMENTO

Manejo geral

- Medidas de prevenção – desde a adequada higiene pessoal e de alimentos até possivelmente o isolamento hospitalar – devem ser instituídas especificamente para cada etiologia.
- Atividades que possam levar à contaminação – como nadar em lagos e rios, jardinagem ou contato com animais – devem ser evitadas em certas imunodeficiências.
- Infecções devem ser tratadas precocemente, e muitas vezes há a necessidade do uso de antibióticos parenterais.

Vacinação

- Ao mesmo tempo que algumas vacinas podem trazer riscos a certos pacientes imunodeficientes, estes também podem se beneficiar muito da proteção fornecida por outras, quando sua aplicação for possível. A análise é baseada na probabilidade de o paciente produzir resposta vacinal, contrabalanceando-se o risco de complicação envolvido.
- A avaliação deve ser individualizada, contemplando-se a imunodeficiência específica envolvida, o estado imunológico do paciente em questão e possíveis tratamentos associados que possam interferir na resposta ou no risco de complicações (Quadro 5).

Antibióticos profiláticos

- A necessidade da profilaxia antimicrobiana é variável, geralmente sendo decidida caso a caso.
- Algumas opções e indicações de medicação estão descritas na Tabela 2.

Reposição de imunoglobulina

- Necessária em pacientes com defeitos quantitativos ou qualitativos na produção de imunoglobulinas. Pode ser infundida na forma endovenosa (EV) ou subcutânea (SC), em intervalos periódicos que podem variar de uma ou mais semanas (SC) a até cerca de 1 mês (EV).

QUADRO 5 Recomendações para vacinação de pacientes com imunodeficiência primária.

Categoria de IDP	Exemplo de imunodeficiência	Vacinas contraindicadas pelo Red Book, 2012	Eficácia e comentários, incluindo risco específico da vacina	Observação de imunologistas
Linfócitos B (humoral)	Defeitos humorais graves (p. ex., XLA, IDCV)	VOP, varíola, vacina atenuada da gripe, febre amarela, BCG, *Salmonella typhi* Considerar vacina contra sarampo Ausência de dados sobre vacinas de varicela e rotavírus	Eficácia a qualquer vacina é incerta se dependente apenas da resposta humoral; IGIV interfere com a vacina do sarampo e, possivelmente, com a da varicela Eficácia da pneumocócica 23-valente não documentada em deficiências humorais graves Considerar vacina de sarampo e varicela	Concordam com as recomendações para pacientes com XLA Infecções virais vacinais pouco relacionadas à IDCV
	Defeitos humorais menos graves (p. ex., deficiência de IgA, deficiência de subclasses de IgG)	VOP, BCG, febre amarela; demais vacinas de agentes vivos parecem seguras, mas merecem cuidado	Todas as vacinas são provavelmente eficazes; resposta imune pode ser fraca Vacina pneumocócica e Hib recomendadas	Concordam com as recomendações
Linfócitos T (celular e humoral)	Defeitos completos (p. ex., SCID, síndrome de DiGeorge completa)	Todas contendo agentes vivos atenuados	Todas as vacinas serão ineficazes Vacina pneumocócica e Hib recomendadas	Concordam com as recomendações
	SCID pós-TCTH	Vacinas contendo agentes vivos a depender do *status* da reconstituição imunológica	Eficácia das vacinas depende do grau de imunossupressão Vacina pneumocócica, meningocócica e Hib são recomendadas	Avaliação cuidadosa da competência imunológica é necessária antes de qualquer vacina com agentes vivos
	Defeitos parciais (p. ex., maioria dos pacientes com síndromes de DiGeorge e de Wiskott--Aldrich, ataxia-telangiectasia)	BCG, *Salmonella typhi*, vacina atenuada da gripe, SCR, varicela, herpes-zóster, VOP, febre amarela, varíola, rotavírus	Eficácia das vacinas depende do grau de imunossupressão Vacinas pneumocócica, meningocócica e Hib são recomendadas	Evidências clínicas não apoiam a restrição de todas as vacinas com agentes vivos se documentado T CD4+ > 500/mm³

(continua)

QUADRO 5 Recomendações para vacinação de pacientes com imunodeficiência primária. (*continuação*)

Categoria de IDP	Exemplo de imunodeficiência	Vacinas contraindicadas pelo Red Book, 2012	Eficácia e comentários, incluindo risco específico da vacina	Observação de imunologistas
Complemento	Componentes do complemento, properdina e deficiência de fator B	Nenhuma	Todas as vacinas de rotina serão provavelmente eficazes Pneumocócica, Hib e meningocócica são recomendadas	De acordo
Função fagocítica	DGC, LAD, deficiência de mieloperoxidase	Vacinas com bactérias vivas (BCG e *Salmonella typhi*)	Todas as vacinas inativadas são seguras e provavelmente eficazes Vacinas de vírus vivos são seguras e provavelmente eficazes	De acordo
Defeitos do eixo IFN-gama-IL12	Suscetibilidade a infecção adquirida pela vacina BCG	BCG, *Salmonella typhi*	Ausência de relatos de infecção induzida por vacinas virais atenuadas, mas o cuidado é necessário	Poucos dados sobre vacinas contendo agentes vivos outros que a BCG

BCG: bacilo de Calmette-Guérin; CD4: linfócitos T auxiliares; DGC: doença granulomatosa crônica; Hib: Haemophilus influenzae b; IDCV: imunodeficiência comum variável; IDP: imunodeficiência primária; IGIV: imunoglobulina intravenosa; LAD: defeito de adesão leucocitária; SCID: imunodeficiência combinada grave; SCR: sarampo-caxumba-rubéola; TCTH: transplante de células-tronco hematopoéticas; VOP: vacina oral da poliomielite; XLA: agamaglobulinemia ligada ao X.
Fonte: Dorna MB; Vallada MG, 2018.

- Os principais efeitos adversos (p. ex., cefaleia, vômitos, alterações cutâneas) são leves e relacionados com a velocidade de infusão. Ainda assim, reações graves podem ocorrer, sobretudo no início do tratamento, em troca de produto ou paciente com comorbidades vigentes. Por isso, a administração deve ocorrer em centro especializado com recursos e profissionais disponíveis para atendimento imediato de reações.

Transplante de medula óssea

- Possibilita a cura de algumas imunodeficiências, por meio da substituição do sistema hematopoético do paciente pelo sistema do doador.
- Em razão da morbidade e da mortalidade associadas ao procedimento, em doenças com maior expectativa de vida, a decisão pelo transplante de medula óssea deve ser tomada avaliando os possíveis riscos e benefícios e a preferência da família.

TABELA 2 Profilaxia antimicrobiana específica a algumas imunodeficiências.

IDP	Profilaxia
Imunodeficiência combinada grave – SCID	SMX-TMP (5 mg/kg TMP ou 25 mg/kg SMX) 1 vez/dia, todos os dias Fluconazol (6 mg/kg/dia) ou itraconazol (10 mg/kg/dia), todos os dias Considerar: aciclovir (20 mg/kg/dose 3 vezes/dia) palivizumabe (15 mg/kg intramuscular)
Hiper-IgM	SMX-TMP (5 mg/kg TMP ou 25 mg/kg SMX) 1 vez/dia, todos os dias
Doença granulomatosa crônica	SMX-TMP (5 mg/kg TMP ou 25 mg/kg SMX) 1 vez/dia, todos os dias Itraconazol (10 mg/kg/dia); todos os dias < 13 anos ou < 50 kg = 100 mg/dia; > 13 anos ou > 50 kg = 200 mg/dia
Neutropenias congênitas	SMX-TMP (5 mg/kg TMP ou 25 mg/kg SMX) 1 vez/dia, todos os dias Penicilina oral
Deficiências do complemento	Penicilina oral
Agamaglobulinemia/ imunodeficiência comum variável	SMX-TMP (5 mg/kg TMP ou 25 mg/kg SMX) 1 vez/dia, todos os dias Azitromicina – em pacientes com bronquiectasias

DGC: doença granulomatosa crônica; IDP: imunodeficiência primária; SCID: imunodeficiência combinada grave; SMX-TMP: sulfametoxazol-trimetoprima.
Fonte: Pastorino AC et al., 2018.

PRESCRIÇÃO NA PRÁTICA

Exemplo de prescrição (cada caso deve ser avaliado individualmente e a decisão deve ser tomada pelo médico responsável pelo caso).

- Paciente de 2 anos, 12 kg, com antecedente familiar de pai com asma, tem história de bronquiolite aos 4 meses de vida, com necessidade de observação hospitalar por 1 dia em enfermaria. Os pais relatam três episódios de otite (aos 11 meses; 1 ano e 3 meses; e 1 ano e 8 meses) e, após o início na creche com 1 ano de vida, três

(continua)

(continuação)

episódios de sinusite e um episódio de pneumonia diagnosticados em visitas ao pronto-socorro e tratados ambulatorialmente com amoxicilina oral (sem radiografia de tórax para consulta). Relatam vacinação completa, sem reações vacinais. Após avaliação inicial, foi solicitado hemograma, imunoglobulinas (IgG, IgM, IgA e IgE), sorologia para hepatite A e B, varicela, caxumba, sarampo, rubéola, HIV e também radiografia de tórax.

- O paciente retorna após 1 mês, sem apresentar novos episódios infecciosos, com os seguintes resultados:
  - Hemograma: hemoglobina de 12; leucograma de 8 mil (3 mil neutrófilos, 4 mil linfócitos, 500 monócitos, 400 eosinófilos e 100 basófilos); 300 mil plaquetas.
  - IgG 800 (percentil 50), IgM 100 (percentil 50), IgA 20 (p25) e IgE 10 (dentro do valor de referência).
  - Sorologias com IgG positivo para hepatite A, varicela, caxumba, sarampo, rubéola e não reagentes para hepatite B e HIV.
  - Radiografia de tórax normal, sem sinais de complicações.
- A mãe é tranquilizada e esclarecida sobre o fato de se tratar de baixa probabilidade de um quadro de imunodeficiência, optando por manter a criança sob seus cuidados em casa por 6 meses, sem novos episódios infecciosos. A criança é encaminhada à UBS para repetir a vacinação de hepatite B, com resposta sorológica confirmada posteriormente.
- Comentário: a criança apresentou múltiplos episódios de infecções de vias aéreas superiores e um episódio relatado (não confirmado) de pneumonia, sem necessidade de hospitalizações prolongadas, sem complicações ou outros sinais de alarme ou antecedente familiar relacionado. Após investigação inicial básica que não notou alterações relevantes ao diagnóstico de imunodeficiência, esta criança pode ser acompanhada em consultas ambulatoriais e os pais devem ser informados sobre a possibilidade de ocorrência de diversas infecções de vias aéreas superiores nos primeiros anos de vida, geralmente benignas e de resolução espontânea. A viragem sorológica da hepatite B pode, excepcionalmente, não ocorrer após a vacinação inicial em alguns casos, necessitando de mais doses, porém na vigência de outras respostas vacinais presentes, não há necessidade da suspeita de alteração imunológica.

REFERÊNCIAS

1. Bousfiha A, Jeddane L, Picard C, Al-Herz W, Ailal F, Chatil T, et al. Human Inborn Errors of Immunity: 2019 Update of the IUIS Phenotypical Classification. J Clin Immunol. 2020;40(1):66-81.
2. Brazilian Group for Immunodeficiency. http://www.imunopediatria.org.br/.
3. Carneiro-Sampaio M, Jacob CM, Leone CR. A proposal of warning signs for primary immunodeficiencies in the first year of life. Pediatr Allergy Immunol. 2011;22(3): 345-6.
4. Carvalho BTC, Kokron CM, Dorna MB. Imunodeficiências primárias. In: Pastorino AC, Castro APBM, Carneiro-Sampaio M, organizadores. Alergia e imunologia para o pediatra. 3rd ed. Barueri: Manole; 2018.
5. Dorna MB, Santos CJN, Carneiro-Sampaio M. Imunodeficiências primárias – Sinais de alerta. In: Pastorino AC, Castro APBM, Carneiro-Sampaio M, organizadores. Alergia e imunologia para o pediatra. 3rd ed. Barueri: Manole; 2018.
6. Dorna MB, Vallada MG. Vacinação do paciente alérgico e imunodeficiente. In: Pastorino AC, Castro APBM, Carneiro-Sampaio M, organizadores. Alergia e imunologia para o pediatra. 3rd ed. Barueri: Manole; 2018.
7. Duarte AJ, Vasconcelos DM, Santos AR, Sumita NM, Sampaio MC. Erros inatos da imunidade. In: Gomes FM, Silva CA, Sampaio MC, editors. Sampaio MC, Sumita NM, Slhessarenko N, Duarte AJ, coordinators. Medicina Laboratorial em Pediatria. 1st ed. Santana do Parnaíba, SP; Manole, 2023. p. 104-35.
8. Dvorak CC, Haddad E, Heimall J, Dunn E, Buckley RH, Kohn DB, et al. The diagnosis of severe combined immunodeficiency (SCID): The Primary Immune Deficiency Treatment Consortium (PIDTC) 2022 Definitions. J Allergy Clin Immunol. 2023;151(2): 539-46.
9. Elliman D. Study Design for an Evaluation of Newborn Screening for SCID in the UK. Int J Neonatal Screen. 2022;8(1):4.
10. Göngrich C, Ekwall O, Sundin M, Brodszki N, Fasth A, Marits P, et al. First Year of TREC-Based National SCID Screening in Sweden. Int J Neonatal Screen. 2021;7(3):59.
11. Jeffrey Modell Foundation. 10 warning signs of primary immunodeficiency. https://immunodeficiency.ca/primary-immunodeficiency/10-warning-signs/.
12. Pastorino AC, Fernandes JF, Garcia LFS. Tratamento das imunodeficiências primárias. In: Pastorino AC, Castro APBM, Carneiro-Sampaio M. Alergia e imunologia para o pediatra. 3rd ed. Barueri: Manole; 2018.
13. Sociedade de Pediatria do Estado do Rio de Janeiro. Sinais de alerta para imunodeficiências. http://soperj.com.br/wp-content/uploads/2021/03/Folheto-EII-Sinais-de--Alerta-por-Especialidade.pdf.

6

Reações alérgicas a venenos de insetos em Pediatria: diagnóstico e tratamento

José Roberto Mendes Pegler

Filumena Maria da Silva Gomes

Maria Helena Valente

INTRODUÇÃO

- Existem diversos insetos que podem causar diferentes sintomas ou transmitir doenças aos seres humanos.
- As espécies relacionadas com reações alérgicas potencialmente graves são da ordem dos Himenópteros, dividida em três famílias: formigas, abelhas e vespas, que inoculam seus venenos através de ferroadas.
- Insetos hematófagos (p. ex., pernilongos) podem causar reações cutâneas, porém não são associados a anafilaxias, pois não inoculam venenos, por isso não serão abordados.
- As reações de picadas de pernilongos são erroneamente rotuladas como alergias a picadas de insetos, e os pacientes muitas vezes não recebem avaliação e tratamento adequados.
- As reações aos venenos de himenópteros estão entre as três principais causas de anafilaxia.

DIAGNÓSTICO

Abelhas

- Conseguem ferroar uma única vez, e então seu aparato é destacado e permanece fixado na pele. Cerca de 90% do veneno é liberado em 20 segundos e o restante em até 3 minutos.
- Geralmente ferroam quando se sentem ameaçadas ou para defesa da colmeia.

Vespas

- Também chamadas de marimbondos ou zangões, conseguem ferroar diversas vezes.
- São agressivas e podem ferroar mesmo sem provocações.
- Os venenos contêm proteínas estruturalmente similares aos de abelhas, podendo gerar reação alérgica cruzada.

Formigas

- A maioria dos acidentes ocorre com as chamadas formigas-de-fogo ou lava-pés e geralmente envolve picadas de muitos insetos concomitantemente.
- Podem causar reações cruzadas com venenos de vespas.

Quadro clínico

- Os principais sintomas são derivados ou das ações tóxicas do veneno ou de mecanismos imunes de hipersensibilidade.
- Dor, eritema e edema local podem ser ocasionados por ação direta da toxicidade do veneno. Geralmente ocorrem logo após a picada, com duração de até poucas horas. A maioria das reações geralmente é local e autolimitada.
- Reações tóxicas sistêmicas podem ocorrer por múltiplas ferroadas e são difíceis de diferenciar de uma reação alérgica sistêmica. Em crianças, mais de 30 ferroadas de abelha podem causar acidentes fatais.
- Em pacientes sensibilizados a proteínas dos venenos dos insetos, pode haver resposta imune após a inoculação do veneno, desde respostas imedia-

tas, compreendendo os principais sintomas relacionados a alergias (urticária, angioedema, prurido, broncoconstrição e sibilos, dispneia, náuseas e vômitos, diarreia, dor abdominal, queda de pressão arterial) até sintomas locais que podem ocorrer ao longo de horas ou dias.

Exame físico

- Reações locais podem apresentar edema e eritema importantes, ocasionalmente se confundindo com infecções de partes moles.
- Ferroadas de formigas podem gerar pseudopústulas estéreis, o que pode facilitar a identificação do inseto agressor.
- É imperativo avaliar sintomas de comprometimento sistêmicos (sobretudo respiratórios e cardiovasculares) em todos os pacientes que se apresentam ao serviço médico após ferroadas de insetos, com ainda maior atenção se houver histórico de reações graves previamente.

Classificação das reações

- Local: reação cutânea no local da picada, menor que 10 cm.
- Local extensa: reação próxima ao local da picada, com edema e eritema em pele e tecido subcutâneo, maior que 10 cm, podendo se estender até a articulação adjacente.
- Reação sistêmica: especificada no Quadro 1.

Exames complementares

- O diagnóstico das reações agudas é feito pela anamnese e do exame físico, porém a confirmação de sensibilização ao veneno de inseto pode ser feita posteriormente por testes laboratoriais ou cutâneos.
- Estes testes devem ser realizados ao menos 4 semanas após a reação aguda, a fim de reduzir a probabilidade de um falso negativo (decorrente de período de anergia após a reação de hipersensibilidade).
- Dosagem de IgE específica:
  - Pode ser quantificada no sangue, com possibilidade de solicitar para o veneno de cada um dos diferentes insetos (abelhas, vespas, formigas) ou para componentes (proteínas) específicos de cada veneno.

QUADRO 1 Classificação das reações alérgicas sistêmicas aos venenos de insetos.

Classificação	Sintomas
Grau I	Reação cutânea sistêmica (urticária, prurido), sintomas subjetivos (ansiedade, mal-estar)
Grau II	Um dos sintomas de reação grau I mais dois dos seguintes: angioedema, dor abdominal, diarreia, náuseas e vômitos, broncoconstrição leve
Grau III	Um dos sintomas anteriores mais dois dos seguintes: dispneia, sibilos, estridor, disfagia, disartria, rouquidão, fraqueza, confusão mental e sensação de morte iminente*
Grau IV	Um dos anteriores e mais dois dos seguintes: queda de pressão arterial, colapso, perda de consciência, incontinência urinária e cianose**

* Se houver apenas angioedema já é considerado grau II.
**Apenas dispneia, sibilo ou estridor já é considerado grau III.
Fonte: Watanabe AS; Castro FFM, 2018.

- Testes cutâneos:
  - Realizados com extratos padronizados dos venenos (no caso de abelhas e vespas) ou misturas de componentes do inseto (formigas). Inicialmente é realizado o teste de punctura ("prick test"), caso este seja negativo, é possível realizar o teste intradérmico.
  - Devem sempre ser realizados em ambiente compatível (com materiais e medicamentos essenciais para urgências e emergências, como: adrenalina, anti-histamínico, corticosteroide, broncodilatador e equipamento adequado para intubação endotraqueal e ventilação) e por médicos experientes e treinados no tratamento de urgências, pela possibilidade de desencadearem reações.
  - Têm sensibilidade diagnóstica um pouco maior em relação à dosagem de IgE sérica e permitem identificar extratos que poderão ser usados no tratamento com imunoterapia.

Fatores de risco

- Os principais fatores de risco para reações graves são: idade adulta, reações alérgicas graves anteriores, principalmente a abelhas, e portadores de cardiopatias e mastocitose (Quadro 2).

QUADRO 2 Fatores de risco para reações alérgicas graves aos venenos de insetos.

Fator de risco	Observação
Idade adulta	Em crianças, a maioria das reações é leve e restrita à pele. Em adultos, por outro lado, sintomas sistêmicos chegam a ocorrer em 70% dos casos
Gravidade reações prévias	Após uma reação local extensa, até 15% dos pacientes podem apresentar sintomas sistêmicos na próxima reação. Após reações sistêmicas graves, de 40 a 60% das pessoas apresentam reação similar na ferroada seguinte
Doença cardiovascular prévia	São fatores de risco para maior gravidade e mortalidade das reações. Pacientes em uso de betabloqueadores podem não apresentar resposta adequada ao tratamento de anafilaxias com adrenalina
Mastocitose	Uma mastocitose indolente pode se manifestar inicialmente através uma anafilaxia a ferroada de himenópteras
Inseto envolvido	Pacientes alérgicos ao veneno de abelhas apresentam risco aumentado de reações sistêmicas em ferroadas futuras por este inseto

Fonte: Watanabe AS; Castro FFM, 2018.

TRATAMENTO

Reação aguda

Reação local

- Deve ser tratada com compressas frias, anti-histamínicos sistêmicos de segunda geração (Tabela 1) e analgésicos simples, se necessário.

Reação local extensa

- Condução similar às reações locais, no entanto, como a reação inflamatória é maior, podem ser usados corticoides tópicos ou orais (p. ex., pomada de furoato de mometasona 0,1%, 2 x/dia ou prednisolona 1mg/kg/dia, até 40 mg, por poucos dias), ou anti-inflamatórios não hormonais (p. ex., ibuprofeno 10 mg/kg/dose, até 200 mg, por poucos dias), a depender do desconforto do paciente.

TABELA 1 Principais anti-histamínicos de segunda geração.

Medicação	Idade/dose oral
Fexofenadina	▪ 6 meses a 2 anos: 15 mg, a cada 12 horas ▪ 2-12 anos: 30 mg, a cada 12 horas ▪ ≥ 12 anos: 60 mg, a cada 12 horas; ou 120 mg, 1 x/dia (adultos até 180 mg, 1 x/dia)
Cetirizina	▪ 2-6 anos: 2,5 mg, a cada 12 horas; ou 5 mg, 1 x/dia ▪ 6-12 anos: 5 mg, a cada 12 horas; ou 10 mg, 1 x/dia ▪ ≥ 12 anos: 10 mg, 1 x/dia
Levocetirizina	▪ 2-6 anos: 1,25 mg, a cada 12 horas ▪ ≥ 6 anos: 5 mg, 1 x/dia
Loratadina	▪ 2 anos e < 30 kg: 5 mg, 1 x/dia ▪ ≥ 12 anos ou ≥ 30 kg: 10 mg, 1 x/dia
Desloratadina	▪ 6 meses-1 ano: 1 mg, 1 x/dia ▪ 1-6 anos: 1,25 mg, 1 x/dia ▪ 6-12 anos: 2,5 mg, 1 x/dia ▪ ≥ 12 anos 5 mg, 1 x/dia

Fonte: Beck CML et al., 2018.

Reação sistêmica

- Alto grau de suspeição para o diagnóstico de anafilaxia deve estar sempre presente, para que não haja atraso na administração de epinefrina (adrenalina) intramuscular (na dose de 0,01 mg/kg, até 0,50 mg). Outras medicações, como anti-histamínicos, broncodilatadores e antieméticos também poder ser administrados após o uso da epinefrina (adrenalina).
- Os pacientes devem permanecer em observação por ao menos 4 a 6 horas, e este intervalo pode se estender a depender da gravidade da reação e do histórico de reações do paciente.
- Reações exclusivamente cutâneas (urticária ou angioedema leve) podem ser manejadas inicialmente com anti-histamínicos, enquanto o paciente permanece em observação.

ACOMPANHAMENTO E POSSIBILIDADES TERAPÊUTICAS

Profilaxia

- Todo paciente sabidamente alérgico deve portar algum tipo de identificação, além de um plano de ação por escrito providenciado por seu médico. Devem evitar o uso de perfumes adocicados e andar com os pés descalços em jardins ou gramados.
- O paciente com risco de apresentar reações de maior gravidade deve portar um dispositivo de adrenalina autoinjetável, sobretudo em ambientes abertos e longe de serviços hospitalares.

Imunoterapia

- Todos os pacientes com anafilaxia e imunoglobulina E específica para o veneno do inseto devem ter recomendada a imunoterapia veneno específica.
- A imunoterapia veneno-específica consiste em um tratamento eficaz e seguro, tem o objetivo de modular a resposta imune do paciente ao alérgeno e é considerada a única terapia capaz de modificar o curso natural da doença.
- É realizada através de injeções subcutâneas periódicas, com quantidades crescentes do veneno ao qual o paciente apresenta reação, até chegar à dose de manutenção tolerada pelo paciente, com o objetivo de induzir a tolerância ao veneno.
- A indicação da imunoterapia está especificada no Quadro 3.

QUADRO 3 Indicações da imunoterapia na alergia a venenos de insetos.

Idade	Tipo da reação	Teste alérgico	Imunoterapia
Criança	Sistêmica grau I ou II	Positivo	Avaliar individualmente
Adulto	Sistêmica grau I ou II	Positivo	Sim
Criança ou adulto	Reação local extensa	Positivo/negativo	Não
	Sistêmica grau III ou IV	Positivo	Sim
Criança ou adulto	Reação não usual	Positivo/negativo	Não

Fonte: Watanabe AS; Castro FFM, 2018.

- Contraindicações relativas à imunoterapia:
  - Doenças cardiovasculares.
  - Tratamento com betabloqueadores.
  - Asma grave ou obstrução crônica irreversível das vias aéreas.
  - Doenças imunológicas como imunodeficiências, aspergilose broncopulmonar alérgica ou pneumonite de hipersensibilidade.
  - Distúrbios psiquiátricos que dificultem a colaboração.
- As reações adversas à imunoterapia incluem desde reações no local da injeção, mais comuns nas primeiras semanas de tratamento, até reações mais graves como anafilaxias. O tratamento deve ser realizado por especialistas experientes em centros especializados no manejo das possíveis reações adversas.

PRESCRIÇÃO NA PRÁTICA

Exemplo de prescrição (cada caso deve ser avaliado individualmente e a decisão deve ser tomada pelo médico responsável pelo caso).

- Paciente de 6 anos e 20 kg, com rinite alérgica controlada, é levado ao pronto-socorro após uma excursão escolar em um parque próximo ao hospital. Os acompanhantes relatam que criança estava brincando com os colegas quando começou subitamente a chorar e se queixar de dor no pé, e em poucos minutos apresentou urticária difusa e falta de ar. O exame físico indica a criança em regular estado geral, irritada, taquicárdica, normotensa, levemente taquidispneica, com MV+ com sibilos expiratórios, urticária difusa e angioedema labial. No pé esquerdo havia diversas pápulas e vesículas, em base eritematosa e edemaciada.
- Feita a hipótese diagnóstica de anafilaxia, a criança foi levada à sala de emergência, onde foi realizada a seguinte prescrição:
  - 1. Jejum.
  - 2. Epinefrina (adrenalina) 0,2 mg, IM, na região lateral da coxa inicialmente e posteriormente a critério médico.
  - 3. Difenidramina 20 mg, EV, após administração da epinefrina (adrenalina) e a cada 6 horas, se necessário.

(continua)

(continuação)

- 4. Salbutamol (*spray* 100 mcg) 4 *puffs* com espaçador após administração da epinefrina (adrenalina) e a critério médico.
- 5. Soro fisiológico (NaCl 0,9%) 400 mL, EV, a critério médico.
- 6. Manter em decúbito dorsal horizontal com membros inferiores elevados.
- 7. Monitorização de saturação de oxigênio, frequência cardíaca e pressão arterial.

- Após a administração das medicações iniciais, o paciente apresentou melhora gradual e completa, permanecendo em observação hospitalar por 12 horas. Recebeu alta em bom estado geral, assintomático, com plano de ação caso ocorra novo episódio de anafilaxia e encaminhamento para imunologista para acompanhamento e investigação de provável alergia a veneno de inseto (formiga?).

REFERÊNCIAS

1. Beck CML, Ferreira, LB, Castro APBM. Urticárias agudas e crônicas. In: Pastorino AC, Castro APBM, Carneiro-Sampaio M. Alergia e imunologia para o pediatra. 3rd ed. Barueri: Manole; 2018.
2. Golden DBK. Update on Insect Sting Anaphylaxis. Curr Allergy Asthma Rep. 2021;21(3):16.
3. Pansare M, Seth D, Kamat A, Kamat D. Summer buzz: All you need to know about insect sting allergies. Pediatr Rev. 2020;41(7):348-56.
4. Sturm GJ, Varga E-M, Roberts G, Mosbech H, Bilò MB, Akdis CA, et al. EAACI guidelines on allergen immunotherapy: Hymenoptera venom allergy. Allergy. 2017;00:1-20.
5. Watanabe AS, Castro FFM. Alergia a ferroadas de himenópteros. In: Pastorino AC, Castro APBM, Carneiro-Sampaio M. Alergia e imunologia para o pediatra. 3rd ed. Barueri: Manole; 2018.

7

Urticária e angioedema em Pediatria: diagnóstico e tratamento

José Roberto Mendes Pegler

Filumena Maria da Silva Gomes

Maria Helena Valente

INTRODUÇÃO

- A urticária e o angioedema são manifestações causadas pela vasodilatação e pelo extravasamento vascular periféricos, gerando edema dos tecidos superficiais (pele/subcutâneo). Podem ser benignos e esporádicos ou sintomas iniciais de um quadro alérgico grave ou de doença crônica.
- Os angioedemas podem ter como mediadores a histamina, geralmente associados às urticárias, ou a bradicinina, podendo ser secundários ao uso de medicações ou, ainda, causados por uma doença genética rara, que é o angioedema hereditário.

DIAGNÓSTICO

Urticárias

História clínica e exame físico

- A urticária ocorre pelo menos uma vez na vida em cerca de 15% a 25% da população geral, sendo que a doença geralmente assume a forma aguda.
- A urticária é diagnosticada clinicamente, baseada na história clínica detalhada e em um exame físico que confirma as lesões cutâneas características.
- A história clínica deve avaliar as circunstâncias do início da urticária, a natureza e a duração das lesões, desencadeantes e sintomas associados. É

importante obter dados sobre doenças crônicas (incluindo alergias, infecções, transtornos psiquiátricos e psicossomáticos), cirurgia anterior (incluindo colocação de implantes, eventos inesperados), histórico familiar, hábitos alimentares, *hobbies*, viagens, exposição ao estresse, ciclo menstrual, medicamentos atuais e resposta a qualquer tratamento anterior para urticária.

- As urticárias são urtigas, representadas por elevações eritematosas-edematosas pruriginosas, individualmente fugazes, com duração de 1 a 24 horas, conforme mostradas na Figura 1. O número, a forma e o tamanho de lesões podem ser variáveis, com poucas ou centenas de lesões. Ocorrem apresentações anulares, serpentiformes, arciformes ou policíclicas, com esmaecimento central, e expansão periférica que desaparecem à digitopressão, podem ocorrer em qualquer localização.
- É importante levantar os dados de história a seguir:
  - Na história, excluir outros sinais e sintomas de reação alérgica generalizada ou anafilaxia, como dificuldade para respirar, voz rouca ou aperto na garganta, náusea, vômito, dor abdominal em cólica, tontura.
  - Teve urticária no passado?
  - O paciente estava em seu estado de saúde habitual ou teve infecções virais ou bacterianas?
  - Teve lesões musculoesqueléticas para as quais estava tomando anti-inflamatório ou novos diagnósticos que requerem medicamentos ou tratamentos desconhecidos?

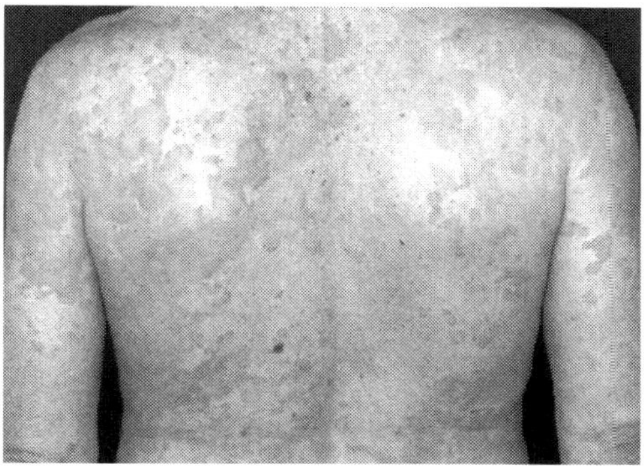

FIGURA 1
Urticária.
Fonte: Neto CF et al., 2019.

- Deve ser solicitado ao paciente revisar os eventos nas horas anteriores ao aparecimento da urticária, como ingestão de alimentos, bebidas, doces.
  - O paciente esteve envolvido em exercício ou esforço físico?
  - O paciente foi exposto a temperaturas extremas ou picado por um inseto?
  - As respostas podem revelar pistas sobre as causas alérgicas ou físicas da urticária.
- Após a resolução do quadro, não há lesão residual. Urticas com duração prolongada (> 24 horas) ou que deixam lesões pigmentares residuais devem ser investigadas pela suspeita de processos vasculíticos.
- O prurido é um sintoma associado importante, e sua ausência levanta dúvidas sobre o diagnóstico.
- As urticárias estão associadas ao angioedema (edema de mucosas e subcutâneo) em cerca de 50% dos casos, em 40% são manifestação única e 10% dos pacientes manifestam-se apenas com angioedema.
- Podem ocorrer como quadro sintomático isolado ou fazer parte de uma manifestação alérgica ou autoimune.
- Mesmo quando não associadas a quadros mais graves, podem ocasionar importante perda de qualidade de vida aos pacientes.

Urticária aguda

- Quadro de urticária com duração menor que 6 semanas.
- Trata-se da maioria dos casos em crianças, e geralmente não se consegue determinar uma causa específica.
- Quando é possível a identificação causal, os principais fatores associados são:
  - Infecções: sobretudo as de etiologia viral.
  - Medicamentos: principalmente antibióticos betalactâmicos e anti-inflamatórios não esteroidais.
  - Alimentos: em geral são identificados na anamnese.
- O uso de medicamentos na vigência de um processo infeccioso pode ser fator de confusão e gerar dificuldade na definição da causa do episódio de urticária.
- Outras causas identificáveis são alergia ao látex e picadas de insetos como abelhas, vespas e formigas.
- Não há necessidade de exames gerais no quadro de urticária aguda. Se, através da anamnese, houver suspeita de alergia específica a medicamento,

alimento, veneno de insetos ou outro fator, é necessário iniciar o tratamento e o encaminhamento ao especialista para seguir a investigação.

Urticária crônica

- Quadro de urticária com duração maior ou igual a 6 semanas (Quadro 1).

QUADRO 1 Classificação da urticária baseada nos estímulos desencadeantes.

Tipo	Subtipo	Definição
Urticária espontânea	Aguda	< 6 semanas
	Crônica	≥ 6 semanas
		Desencadeante
Urticária induzida por estímulos físicos	Frio	Elementos frios (ar/objetos/líquidos/vento)
	Pressão tardia	Pressão vertical (latência de 3 a 12 horas)
	Calor	Calor localizado
	Solar	Radiação ultravioleta ou luz visível
	Factícia/ dermografismo	Forças mecânicas aplicadas em pressão (lesões aparecem em 1 a 5 minutos)
	Vibratória	Forças vibratórias
Outros tipos de urticária	Aquagênica	Água
	Colinérgica	Aumento da temperatura corporal
	Contato	Contato com substância urticariogênica
	Urticária/anafilaxia induzida por exercício	Exercício físico

Fonte: Pastorino AC et al., 2018.

- Embora a doença possa durar de meses a anos, cada lesão cutânea não costuma durar mais de 2 horas, muito raramente ultrapassando 24 horas; então, segue-se o surgimento de novas lesões. Podem existir períodos intercrises sem acometimento cutâneo, de duração variável.
- Suas causas diferem bastante das etiologias de urticária aguda, sendo os estímulos físicos fatores de grande destaque. Também é frequente a ausência de identificação de fator causal, caso em que é denominada urticária crônica espontânea.
- Na suspeita de urticária de etiologia física, diversos testes podem ser realizados pelo especialista para confirmação, com a utilização de situações que

mimetizam os fatores desencadeantes (compressas de água, exercício físico, pressão com objetos, exposição controlada à luz etc.).

- Após a anamnese detalhada, se ausência de identificação de fator causal que direcione a investigação, é possível realizar avaliação laboratorial restrita com o objetivo de detecção de comprometimento sistêmico, podendo se iniciar com os seguintes exames:
  - Hemograma completo.
  - Velocidade de hemossedimentação (VHS) e proteína C reativa (PCR).
  - Dosagem de TSH (hormônio estimulador da tireoide).
  - TGO/TGP (transaminases).
- Pode-se expandir a investigação a depender do caso clínico, por meio da coleta de sorologias (hepatites, HIV), dosagem de componentes do complemento, exames de fezes e/ou urina, fator antinúcleo (FAN) e fator reumatoide, D-dímero, eletroforese de proteínas, biópsia da pele, entre outros.
- A urticária crônica pode ser manifestação inicial de doenças autoimunes como artrite idiopática juvenil, lúpus eritematoso sistêmico, diabete melito tipo 1 ou doença celíaca. Sua associação a doenças infecciosas ou neoplasias é mais rara e incerta.
- As urticárias podem ser acompanhadas de angioedema, edema mais profundo que ocorre particularmente nas pálpebras, lábios, mais raramente na mucosa oral, língua, faringe e laringe, com comprometimento respiratório, manifestações gastrointestinais e sistêmicas. São manifestações associadas indicativas de anafilaxia: rouquidão, dificuldade de deglutição, estridor laríngeo, dispneia, broncoespasmo, redução do pico expiratório, hipóxia, hipotensão arterial, hipotonia, síncope, incontinência, cólica, dor abdominal e vômitos.

Angioedema

História clínica e exame físico

- Caracteriza-se pelo edema de derme profunda e subcutâneo, em áreas de tecido conjuntivo frouxo (lábios, face, orelhas, extremidades), desfigurante, podendo ser assimétrico. Geralmente causa sensação dolorosa, de queimação ou parestesia, e raramente é causa de prurido (Figura 2).
- É mais frequentemente associado a quadros de urticária, possuindo então os mesmos mecanismos e etiologias. Quando é manifestação única, outras doenças devem ser consideradas.

Classificação

- É classificado baseado em seus mecanismos fisiopatológicos (Figura 3), possuindo duas causas principais distintas:
  - Ativação de mastócitos e basófilos com liberação de histamina.
  - Excesso de bradicinina (adquirido ou hereditário).

Angioedema hereditário

- Doença genética autossômica dominante, caracterizada por episódios crônicos e recorrentes de angioedema, assimétrico, desfigurante, sem urticária associada. O angioedema é de instalação lenta e dura em média 3 dias (Quadro 2).

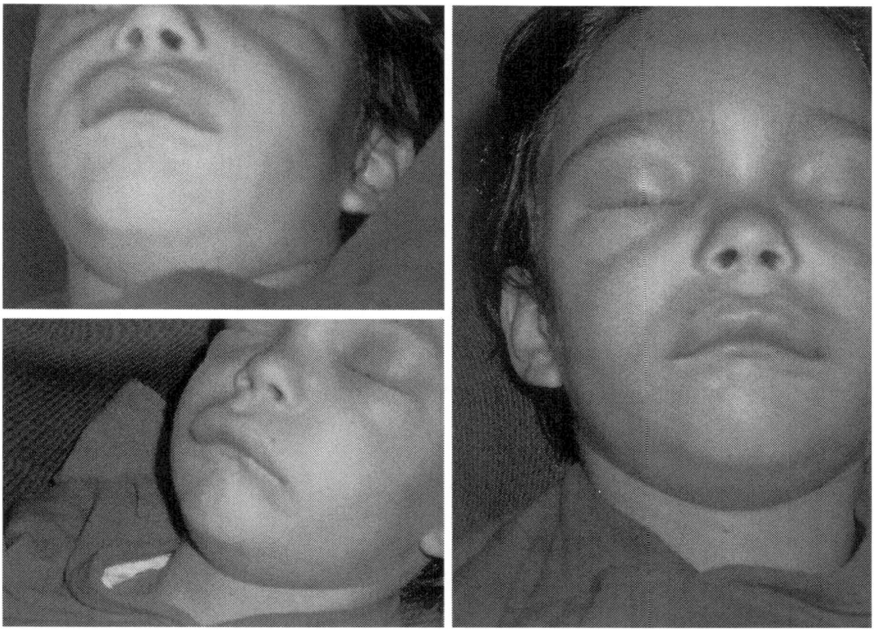

FIGURA 2

Episódios de angioedema em paciente com angioedema hereditário.

Fonte: Pastorino AC et al., 2018.

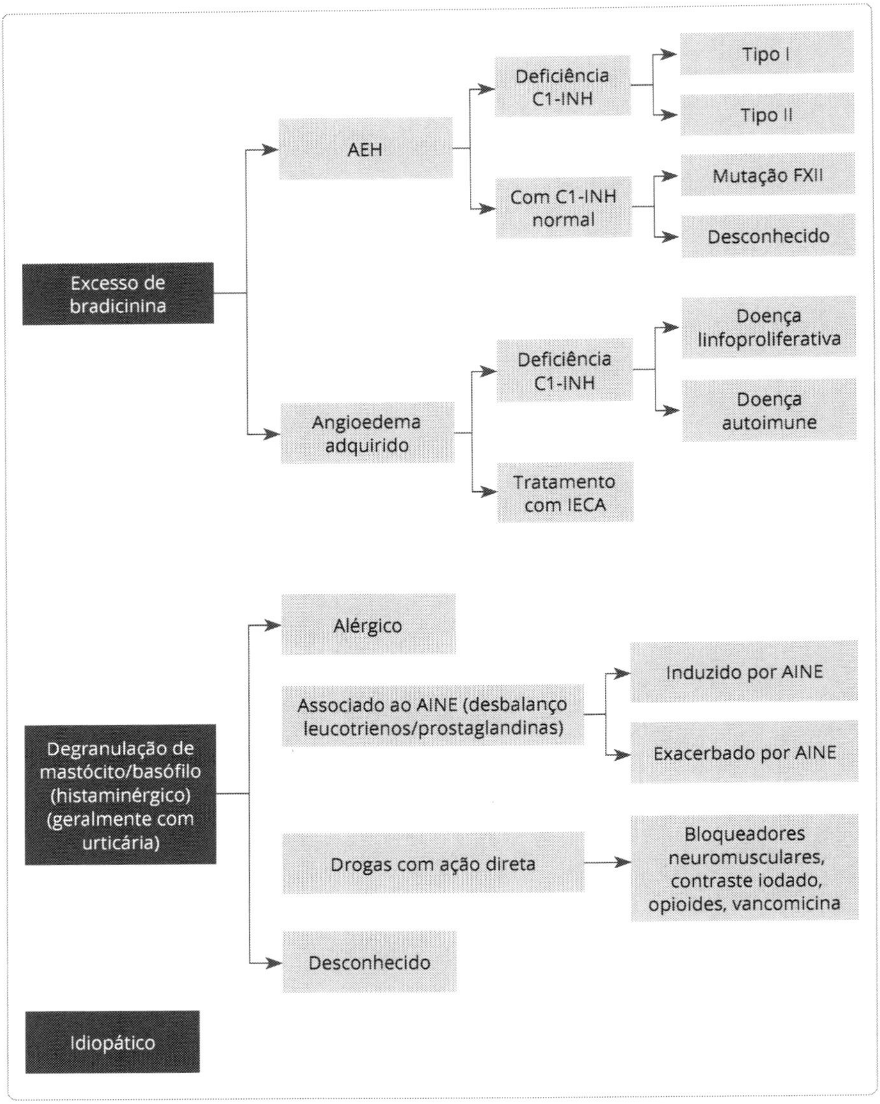

FIGURA 3

Classificação dos angioedemas.

AINE: anti-inflamatórios não esteroidais; AEH: angioedema hereditário; C1-INH: inibidor de C1; FXII: fator 12 da coagulação; IECA: inibidores da enzima conversora de angiotensina.
Fonte: Kelmann NCP et al., 2016; Maruta CW; Orfali RL, 2022.

QUADRO 2 Sinais de alerta para o angioedema hereditário.

Sinais de alerta	
1	Angioedema recorrente
2	Ausência de urticária
3	Dor abdominal recorrente
4	História familiar
5	Ausência de resposta com anti-histamínico
6	Sexo feminino e associação com estrógeno
7	Nível sérico baixo de C4

Fonte: Kelmann NCP et al., 2016.

- O angioedema pode ocorrer em qualquer parte do corpo, sendo mais frequente em face (sobretudo pálpebras e lábios), trato gastrintestinal (gerando dor abdominal de forte intensidade), laringe (com risco de obstrução e asfixia), extremidades e genitália.
- Apesar da ausência de urticária, um eritema serpiginoso pode preceder as crises.
- Os principais desencadeantes para as crises são traumas (mesmo leves), infecções, estresse, álcool, temperaturas extremas e algumas medicações (inibidores da enzima conversora de angiotensina, estrógenos).
- A maioria dos casos é decorrente da deficiência quantitativa (tipo I) ou qualitativa (tipo II) do inibidor de C1, que gera um excesso de bradicinina. Como a avaliação laboratorial do inibidor de C1 não é amplamente disponível, a dosagem do componente C4 do complemento é um bom exame de triagem, pois está reduzido nos pacientes afetados.

Algoritmo de investigação para urticária crônica e angioedema

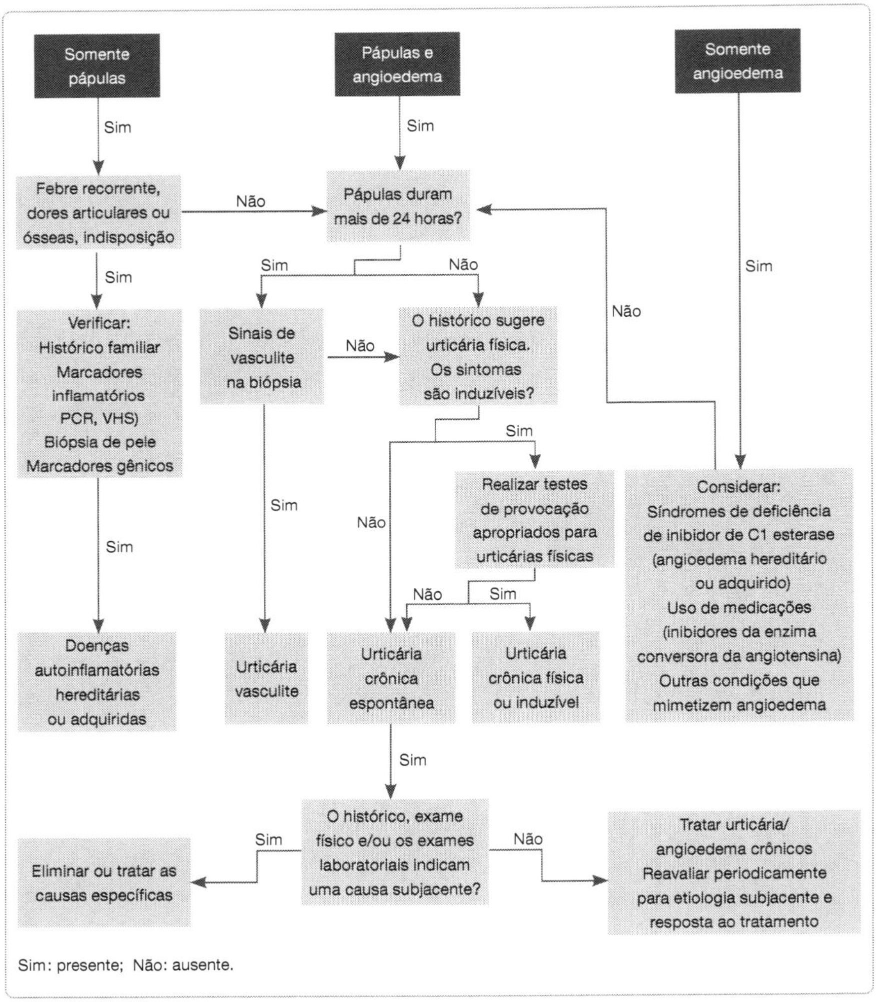

FIGURA 4

Investigação diagnóstica e condutas na urticária crônica baseadas em achados de histórico e exame físico.

VHS: velocidade de hemossedimentação; PCR: proteína C reativa.
Fonte: Pastorino AC et al., 2018.

TRATAMENTO

Urticária (aguda, crônica e associada a angioedema)

Urticária aguda

- É imperativo descartar sinais e sintomas que possam caracterizar uma anafilaxia.
- Se há identificação do fator desencadeante, é necessário afastá-lo assim que possível.
- Em sua maioria, os quadros são transitórios e respondem ao tratamento sintomático com anti-histamínicos. É dada preferência aos de segunda geração, com menor efeito sedativo, e podem ser feitos pela via oral (Tabela 1).
- Na minoria dos casos em que não há controle satisfatório com os anti-histamínicos de segunda geração, há a possibilidade de associação de um anti-histamínico de primeira geração. Deve ser evitada a combinação de medicações que são relacionadas (por exemplo, cetirizina/levocetirizina são metabólitos da hidroxizina, logo não devem ser associados. Uma combinação possível seria hidroxizina e loratadina).
- O uso de corticoides sistêmicos não está indicado para uma crise de urticária aguda inicial, mas pode ser benéfico por curtos períodos em quadros refratários. O uso de anti-histamínicos que atuam contra o receptor H2 (exemplo: ranitidina) e dos antagonistas dos leucotrienos (exemplo: montelucaste) é pouco respaldado pela literatura, não sendo geralmente indicados.

Urticária crônica

- O tratamento é focado no máximo de controle possível da doença, visando a uma melhora na qualidade de vida, balanceando-se com a segurança das medicações utilizadas (Quadro 3).
- Sempre que há uma causa identificável para a urticária, evitar esse estímulo torna-se um dos pilares do tratamento.
- A escolha dos medicamentos e doses utilizados é feita de forma progressiva, após reavaliações periódicas:
  - O paciente deve permanecer ao menos 2-4 semanas em cada uma das primeiras duas etapas antes de iniciar o omalizumabe ou outra medicação.
  - Na terceira linha de tratamento, o paciente deve estar sob acompanhamento de um especialista e permanecer ao menos 6 meses em uso do

TABELA 1 Anti-histamínicos utilizados nas urticárias agudas e crônicas.

Anti-histamínicos	Substância ativa	Apresentação	Dose infantil/dia
Primeira geração	Hidroxizina	Xarope = 2 mg/mL 1 cp = 25 mg	1-2 mg/kg/dia em 3 doses
	Dexclorfeniramina	Solução oral = 0,4 mg/mL Solução oral = 2,8 mg/mL 1 cp = 2 mg 1 drágea repetabs = 6 mg	2-6 anos: máximo de 3 mg/dia em 3 doses 6-12 anos: máximo de 6 mg/dia em 3 doses Adultos: máximo de 12 mg/dia em 3 doses
Segunda geração	Loratadina	Xarope = 1 mg/mL 1 cp = 10 mg	2-12 anos e < 30 kg: 5 mg/dia > 30 kg e > 12 anos: 10 mg/dia
	Fexofenadina	Xarope = 6 mg/mL	6 meses-2 anos: 15 mg 2x/dia 2-11 anos ou > 10,5 kg: 30 mg 2x/dia
	Desloratadina	Xarope = 0,5 mg/mL 1 cp = 5 mg	6-11 meses: 1 mg/dia 1-5 anos: 1,25 mg/dia 6-11 anos: 2,5 mg/dia
	Ebastina	Xarope = 1 mg/mL 1 cp = 10 mg	2 -5 anos: 2,5 mg/dia 6-11 anos: 5 mg/dia
	Cetirizina	Xarope = 1 mg/mL 1 cp = 10 mg	2-5 anos: 2,5 mg 2x/dia 6-12 anos: 5 mg 2x/dia
	Levocetirizina	Solução oral = 5 mg/1mL (20 gotas) 1 cp = 5 mg	6-11 anos: 2,5 mg/dia > 11 anos e adultos: 5 mg/dia

Cp: comprimido.
Fonte: Beck CML et al., 2018.

QUADRO 3 Tratamento farmacológico da urticária crônica.

Etapa	Medicamento
Primeira linha	Anti-histamínicos de segunda geração em dose habitual
Segunda linha	Anti-histamínicos de segunda geração em até 4 vezes a dose habitual
Terceira linha	Adicionar o imunobiológico anti-IgE: omalizumabe
Quarta linha	Trocar omalizumabe por ciclosporina

Fonte: Ensina LF et al., 2019.

omalizumabe (a não ser que haja efeitos adversos impeditivos) para avaliar a eficácia.

- É contraindicado o uso de corticoides sistêmicos em longo prazo no tratamento da urticária crônica, porém pequenos cursos da medicação podem ser tentados na exacerbação da doença.
- Não se recomenda a utilização de anti-histamínicos antirreceptor H2 (exemplo: ranitidina) ou antagonistas dos leucotrienos (exemplo: montelucaste) no tratamento da urticária crônica.

Angioedema por bradicinina (angioedema hereditário)

- Por ser uma doença incomum e com grande potencial de morbimortalidade, os pais devem ser muito bem orientados com relação ao quadro e à identificação precoce das crises. Também devem ser encaminhados para grupos de pacientes como a Associação Brasileira de Portadores de Angioedema Hereditário (https://www.abranghe.org.br/) se assim desejarem.
- Fatores desencadeantes como estresse, trauma e algumas medicações (exemplos: anticoncepcionais à base de estrógenos, inibidores da enzima conversora de angiotensina) devem ser identificados e eliminados/alterados.
- O tratamento farmacológico é dividido em três modalidades (Tabela 2):
  - Profilaxia de curto prazo.
  - Profilaxia de longo prazo.
  - Tratamento das crises.
- A profilaxia de curto prazo geralmente é iniciada 5 dias antes de procedimentos dentários ou cirurgias e é continuada por mais 2 dias.
- A profilaxia de longo prazo visa à redução na intensidade e frequência das crises, sendo indicada sobretudo a pacientes com história de crises com potencial de gravidade (exemplo: angioedema de laringe) ou frequentes (mais de uma crise por mês). A melhor opção seria o uso de concentrado de inibidor de C1 derivado do plasma em intervalos de 3 a 4 dias.
- O tratamento das crises deve ser feito preferencialmente com inibidores do receptor de bradicinina ou concentrado de inibidor de C1 derivado do plasma, porém estas são medicações pouco disponíveis em nosso país. Em crises graves, na ausência dessas medicações, pode-se tentar a infusão de plasma fresco congelado, e deve-se ponderar a realização de intubação orotraqueal precocemente se edema de laringe.

TABELA 2 Principais medicamentos para o tratamento do angioedema hereditário.

Medicação	Dose	Indicação	Observação
Antifibrinolíticos (ex.: ácido tranexâmico)	Ácido tranexâmico 20 a 50 mg/kg/dia em 2 a 3 doses	Profilaxia de curto e longo prazo	Baixo custo, baixa eficácia
Andrógenos atenuados (ex.: danazol)	Danazol: inicia-se com 2,5 mg/kg/dia (até 50 mg). Aumento progressivo até 5 mg/kg/dia (até 200 mg)	Profilaxia de curto e longo prazo	Baixo custo, efeitos adversos importantes, indicado para adolescentes e adultos (evitar uso em crianças)
Concentrado de inibidor de C1 derivado do plasma	Berinert® 20 UI/kg IV	Profilaxia de curto e longo prazo, tratamento de crises	Alto custo, aplicação parenteral
Inibidor do receptor de bradicinina (ex.: icatibanto)	Icatibanto de 10 a 30 mg SC, com base no peso do paciente	Tratamento de crises	Pouco disponível, liberado acima de 2 anos

IV: intravenoso; SC: subcutâneo.
Fonte: Giavina-Bianchi P et al., 2017.

- Todos os pacientes devem possuir orientações por escrito sobre a doença e os tratamentos.
- Os pacientes com quadros graves ou crônicos devem ser seguidos por especialista (alergoimunologista) para diagnóstico e acompanhamento adequados.

PRESCRIÇÃO NA PRÁTICA

Exemplo de prescrição (cada caso deve ser avaliado individualmente, e a decisão deve ser tomada pelo médico responsável pelo caso).

- Paciente de 8 anos de idade e peso de 25 kg, sem comorbidades prévias, se apresenta ao pronto-socorro com quadro de coriza há 3 dias, febre baixa no primeiro dia e, há 24 horas, placas eritematosas pruriginosas que "mudam de lugar" em todo o corpo. Sem alterações respiratórias, gastrointestinais ou cardiovasculares. Mãe e paciente não relacionam início do quadro cutâneo com nenhum desencadeante específico. Feita a hipótese diagnóstica de urticária aguda, o paciente recebe alta com a seguinte receita após receber uma dose de levocetirizina no pronto atendimento:
  - Uso oral:
    - Levocetirizina 5 mg/mL: 20 gotas por via oral 1 x/dia por 7 dias.

REFERÊNCIAS

1. Beck CML, Ferreira LB, Castro APBM. Urticárias agudas e crônicas. In: Pastorino AC, Castro APBM, Carneiro-Sampaio M. Alergia e imunologia para o pediatra. 3rd ed. Barueri: Manole; 2018.
2. Carvalho BTC, Kokron CM, Dorna MB. Imunodeficiências primárias. In: Pastorino AC, Castro APBM, Carneiro-Sampaio M. Alergia e imunologia para o pediatra. 3rd ed. Barueri: Manole; 2018.
3. Ensina LF, Valle SOR, Campos RA, Agondi R, Criado P, Bedrikow RB, et al. Guia prático da Associação Brasileira de Alergia e Imunologia para o diagnóstico e tratamento das urticárias baseado em diretrizes internacionais. Arq Asma Alerg Imunol. 2019;3(4):382-92.
4. Giavina-Bianchi P, Arruda LK, Aun MV, Campos RA, Chong-Neto HJ, Constatino-Silva RN, et al. Diretrizes brasileiras para o diagnóstico e tratamento do angioedema hereditário – 2017. Arq Asma Alerg Imunol. 2017;1(1):23-48.
5. Góra A, Jaszcura M, Morawiecka-Pietrzak M, Kleszyk M, Machura E. What do we currently know about urticaria in children? Pediatr Pol. 2022;97(2):133-9.
6. Kelmann NCP, Aun MV, Motta AA, Giavina-Bianchi P. Angioedema hereditário. In: Martins MA, Carrilho FJ, Alves VAF, Castilho EA, Cerri GG. Clínica Médica, volume 7. 2nd ed. Barueri: Manole; 2016.
7. Maruta CW, Orfali RL. Dermatoses papulosas e pruriginosas. In: Carneiro-Sampaio M, Gomes FMS, editores. Dermatologia Pediátrica. 3rd ed. Coleção do Instituto da Criança. Santana do Paraíba: Manole; 2022. p. 196-205.

8. Neto CF, Cucé LC, Reis VMS. Dermatoses papulopruriginosas. In: Neto CF, Cucé LC, Reis VMS. Manual de Dermatologia. 5th ed. Barueri: Manole; 2019.
9. Shao K, Feng H. Nutrition and urticaria. Clin Dermatol. 2022;40(2):150-5.
10. Zuberbier T, Abdul Latiff AH, Abuzakouk M, Aquilina S, Asero R, Baker D, et al. The international EAACI/GA²LEN/EuroGuiDerm/APAAACI guideline for the definition, classification, diagnosis, and management of urticaria. Allergy. 2022;77(3):734-66.
11. Zuberbier T, Aberer W, Asero R, Latiff AHA, Baker D, Ballmer-Weber B, et al. The EAACI/GA²LEN/EDF/WAO guideline for the definition, classification, diagnosis and management of urticaria. Allergy. 2018;73(7):1393-414.

D&T InforMed Pediatria

SEÇÃO II

CARDIOLOGIA

8

Miocardite aguda em Pediatria: diagnóstico e tratamento

Maria Helena Valente

Filumena Maria da Silva Gomes

INTRODUÇÃO

- Miocardite é definida como doença inflamatória do miocárdio diagnosticada por uma combinação de critérios histológicos, imunológicos e imuno-histoquímicos, simplesmente conhecida como inflamação do miocárdio ou músculo cardíaco.
- A classificação da miocardite pode ser relacionada à etiologia (infecciosa, imunológica ou tóxica); à histopatologia por infiltrado celular (eosinofílica, linfocítica, granulomatosa, de células gigantes ou neutrofílica); ou às características clínicas (fulminante, aguda ou subaguda, incluindo crônica ativa com inflamação persistente ou crônica persistente sem inflamação persistente).
- É um quadro pouco frequente na criança e de difícil diagnóstico. Pode ser um quadro subclínico, leve o suficiente para não ser reconhecido em um contexto de síndrome viral com múltiplos sintomas gastrointestinais e respiratórios, ou com graus variáveis de disfunção miocárdica com manifestações clínicas variadas, desde sintomas cardíacos mínimos até insuficiência cardíaca grave, arritmia e morte súbita.
- Os casos podem ser esporádicos ou epidêmicos e ter variações sazonais e geográficas. Raramente a miocardite pediátrica pode estar associada a distúrbios autoimunes e hipersensibilidade a medicamentos.
- A miocardite é causada por uma ampla variedade de infecções, doenças inflamatórias e toxinas. As causas infecciosas incluem agentes virais, bacte-

rianos, riquetsianos, fúngicos, helmínticos, espiroquetas e protozoários. A infecção viral é a mais comum em países desenvolvidos, com cerca de 20 vírus cardiotrópicos relacionados com a miocardite, que incluem enterovírus (coxsackievírus), eritrovírus (parvovírus B19), adenovírus, herpesvírus (herpesvírus humano 6 [HHV-6], vírus Epstein-Barr [EBV] e citomegalovírus [CMV]), bem como hepatite C.

- Raramente a miocardite pediátrica pode estar associada a distúrbios autoimunes e hipersensibilidade a medicamentos. A etiologia e a patogênese da miocardite são apresentadas separadamente com mais detalhes.
- O coronavírus da síndrome respiratória aguda grave (SARS-CoV-2) pode causar um quadro clínico que mimetiza miocardite viral aguda; no entanto, acredita-se que ocorra como um efeito secundário do vírus, em vez de miocardite direta. Em crianças, esse quadro clínico é mais comumente visto no contexto da síndrome inflamatória multissistêmica em crianças (MIS-C, também chamada de síndrome inflamatória multissistêmica pediátrica).
- Miocardite e pericardite também foram descritas como complicações raras após o recebimento das vacinas mRNA SARS-CoV-2, particularmente em adolescentes do sexo masculino e adultos jovens.
- Nos últimos 20 anos, ocorreu uma mudança na prevalência da etiologia viral da miocardite na criança, com causas mais prevalentes anteriormente, como enterovírus e adenovírus, dando lugar ao parvovírus e ao HHV-6. Parvovírus B19 ou HHV-6 podem persistir em amostras de biópsia endomiocárdica (EMB) em até 80% dos pacientes após 7 meses do início do quadro, com estudos sugerindo a persistência assintomática por toda a vida do HHV-6 no miocárdio após uma infecção primária.
- Em áreas com baixas taxas de vacinação, deve-se considerar a difteria (especialmente em pacientes com bloqueio cardíaco) e caxumba.
- Enquanto a infecção viral é a causa mais comumente identificada de miocardite na América do Norte e Europa Ocidental, cardite reumática, doença de Chagas e infecções bacterianas como difteria são comuns nos países em desenvolvimento.
- A clínica da miocardite varia de leve desconforto torácico, sem outros sintomas, até choque cardiogênico. A miocardite fulminante foi recentemente definida como inflamação súbita e grave do miocárdio, resultando em necrose do miócito, edema e choque cardiogênico.

DIAGNÓSTICO

Quadro clínico

- Miocardite é uma doença que pode se manifestar de inúmeras formas, com sintomas inespecíficos na apresentação, exigindo alto índice de suspeição para o diagnóstico.
- Quadro variável: de assintomático até insuficiência cardíaca com colapso cardiovascular.
- Pródromos de quadros virais, com sintomas inespecíficos respiratórios ou gastrointestinais nas 2 semanas que antecedem o quadro de miocardite. Os pacientes têm pródromos de febre, mialgia, mal-estar vários dias antes do surgimento da disfunção cardíaca.
- Sintomas gastrointestinais, como dor abdominal, náuseas, falta de apetite e vômitos, têm sido algumas das manifestações clínicas comuns. Outros sintomas comuns incluem diminuição da capacidade de exercício, sintomas de infecção respiratória superior, febre, angina, dispneia, arritmia e síncope.
- Frequentemente acontecem várias visitas ao pronto atendimento antes do diagnóstico, com 85% dos pacientes necessitando de pelo menos uma segunda consulta médica antes do diagnóstico de miocardite.
- Considerar miocardite em bebês e crianças pequenas quando sintomas respiratórios ou gastrointestinais persistirem sem etiologia clara ou quando o quadro clínico piorar agudamente.
- Quando os sintomas na apresentação se relacionaram com algum grau de disfunção ventricular, os sintomas mais comuns nos pacientes com função miocárdica deprimida de moderada a grave foram pródromo viral, sintomas gastrointestinais, mal-estar/fadiga, dispneia, dor torácica e dificuldade respiratória. Indivíduos com depressão leve a função normal foram mais propensos a ter dor torácica seguida por dificuldade respiratória, pródromo viral, dispneia, sintomas gastrointestinais e mal-estar/fadiga.
- Quadros dependentes da idade:
  - Neonatos e lactentes jovens: são especialmente difíceis de diagnosticar. Frequentemente se apresentam com apatia, palidez, irritabilidade, hipoxemia, diaforese, hepatomegalia, falência cardíaca e choque. A apresentação inicial é frequentemente confundida ou associada à sepse clínica, quando alto índice de suspeita é crítico.

- Crianças maiores: queixas inespecíficas, quadros respiratórios e gastrointestinais. Com a progressão do quadro, surgem sinais de insuficiência cardíaca congestiva. Os sintomas de insuficiência cardíaca podem ser: taquipneia, dispneia, sintomas gastrointestinais (anorexia, dor abdominal, vômitos), cansaço, intolerância ao exercício, ortopneia, edema de abdome/extremidades inferiores, dor torácica, taquicardia, palpitações e síncope.
- Adolescentes: dor torácica (por inflamação pleural ou pericárdica), palpitações (arritmias como taquicardia, flutter atrial, fibrilação atrial, taquicardia supraventricular, taquicardia ventricular).

Exame físico

- Taquipneia, taquicardia e febre.
- O exame pode estar normal, com frequência cardíaca (FC) normal na vigência de miocardite.
- Hipotensão, palidez, lentificação de enchimento capilar, sinais de disfunção cardíaca.
- Sinal inicial de retenção hídrica pela insuficiência cardíaca congestiva (ICC) pode surgir com edema palpebral, seguido por hepatomegalia e edema generalizado.
- Qualquer um dos seguintes sinais pode estar presente:
  - Pulmonares: estertores, taquipneia, retrações e estertores.
  - Cardiovasculares: estase venosa jugular, precórdio normal a hiperdinâmico, com ou sem elevação ventricular direita, deslocamento lateral do ponto de impulso máximo, taquicardia (taquicardia sinusal ou arritmia com ectopia atrial e/ou ventricular presente), ruídos cardíacos (acentuação da segunda bulha cardíaca secundária à hipertensão da artéria pulmonar), sopro de regurgitação de alta frequência no ápice por insuficiência mitral, ritmo de galope pela terceira bulha com ausculta no ápice e/ou atrito pericárdico e abafamento de bulhas.
- Na miocardite sintomática, o exame físico geralmente revela sinais de disfunção cardíaca, embora esses achados não sejam específicos da miocardite, como:
  - Galopes da terceira bulha cardíaca (S3) e, ocasionalmente, da quarta bulha cardíaca (S4) podem estar presentes como sinais importantes de função ventricular prejudicada, particularmente quando o envolvimen-

to agudo do miocárdio biventricular resulta em congestão sistêmica e pulmonar.
- Quando ocorre dilatação ventricular direita ou esquerda grave, a ausculta pode revelar sopros de insuficiência mitral ou tricúspide funcional.
- Sinais de baixo débito cardíaco e choque como hipotensão, pulso e perfusão fracos, edema, hepatomegalia e estado mental alterado podem se apresentar na na miocardite fulminante aguda na criança.
- Abdome: hepatomegalia, esplenomegalia, ascite.
- Extremidades: edema de membros inferiores, pulsos fracos, enchimento capilar inadequado, extremidades frias.
- Miocardite é uma condição de difícil diagnóstico. Investigar esse quadro quando houver desconforto respiratório, alteração da perfusão periférica, hipotensão, alterações da radiografia de tórax e eletrocardiografia.
- Bebês e crianças geralmente apresentam sinais e sintomas de insuficiência cardíaca na apresentação. Isso pode incluir dispneia em repouso, intolerância ao exercício, síncope, taquipneia, taquicardia persistente e hepatomegalia.
- Arritmias: arritmias supraventriculares e ventriculares e bloqueio cardíaco completo podem estar presentes. As arritmias podem contribuir para casos que se apresentam como morte inesperada, presumivelmente por arritmia ventricular.
- Miocardite fulminante: um grupo de crianças tem quadro de miocardite fulminante e apresenta um comprometimento hemodinâmico grave. Essas crianças apresentam diminuição importante do débito cardíaco com hipotensão grave, pulsos fracos, má perfusão, acidose e hepatomegalia, que evoluem com colapso cardiovascular, arritmias malignas, choque cardiogênico grave e morte.

Diagnóstico

- O diagnóstico é desafiador pela ampla variedade de sintomas que se sobrepõem a uma miríade de outros processos de doença.
- Sinais e sintomas clínicos na apresentação podem variar de dor torácica leve com um exame físico normal até choque cardiogênico.
- O diagnóstico da ICC é clínico.

- Exames subsidiários necessários para avaliar ritmo, função cardíaca, confirmação do processo inflamatório miocárdico, etiologia e diagnóstico diferencial:
  - Avaliação cardiológica básica:
    - Avaliação clínica seriada.
    - Radiografia de tórax.
    - Eletrocardiograma.
    - Ecocardiograma.
  - Avaliação laboratorial:
    - Hemograma.
    - Eletrólitos séricos (principalmente Na, K, Ca, Mg e Cl).
  - Pesquisa de lesões isquêmicas ou necrose miocárdica:
    - Troponinas séricas T e I.
  - Estratificação de risco e controle evolutivo da insuficiência cardíaca:
    - Peptídeos natriuréticos – BNP (*brain natriuretic* ou *B-type natriuretic peptide*) e o precursor NT pró-BNP.
    - Marcadores inflamatórios (proteína C reativa e velocidade de hemossedimentação), antiestreptolisina O.
    - Aspartato aminotransferase/alanina aminotransferase (AST/ALT).
    - Glicemia.
    - Ureia e creatinina.
    - Gasometria arterial e/ou venosa.
    - Lactato sérico.
    - Coagulação.
    - Proteínas totais e frações.
  - Pesquisa de processos inflamatórios miocárdicos:
    - Cintilografia radioisotópica com gálio.
    - Ressonância magnética cardíaca com gadolínio.
    - Biópsia endomiocárdica.
- Os exames laboratoriais para uma causa infecciosa ou não infecciosa devem ser realizados de maneira específica para cada causa.
- Achados laboratoriais consistentes com miocardite incluem níveis elevados de marcadores inflamatórios, níveis de troponina cardíaca e peptídeos natriuréticos.
- Investigação inicial com eletrocardiograma, radiografia de tórax, ecocardiograma com Doppler e avaliação laboratorial geral. Posteriormente, em conjunto com cardiopediatria, investigar isquemia miocárdica, confirma-

ção de processo inflamatório, necessidade de estratificação de risco e controle da insuficiência cardíaca e, possivelmente, ressonância magnética.

- O padrão-ouro para diagnóstico continua sendo o uso de biópsia endomiocárdica, que demanda 17 espécimes para avaliação para obter 79% de sensibilidade diagnóstica. O uso da biópsia endomiocárdica tem diminuído com o aumento do uso da ressonância magnética.
- Níveis de troponina cardíaca podem ser usados para auxiliar no diagnóstico de miocardite, mas não podem ser considerados um único marcador para o diagnóstico definitivo. Troponina negativa é útil para descartar miocardite, mas tem baixa especificidade. Portanto, é importante interpretar o valor da troponina no contexto de todo o quadro clínico e dos resultados diagnósticos ao considerar o diagnóstico de miocardite.

Investigação

- Radiografia de tórax:
  - Cardiomegalia (alteração radiológica mais frequente em crianças com miocardite), derrame pericárdico, infiltrados pulmonares basais, congestão ou estase venocapilar, graus variados de edema pulmonar, possíveis derrames pleurais.
- Eletrocardiograma (ECG):
  - Há anormalidades no ECG detectadas em quase todos os casos de miocardites agudas em crianças. Achado anormal de ECG foi 100% sensível; entretanto, ECG normal não exclui o diagnóstico de miocardite. Anormalidades de ECG mais comuns foram ondas Q anormais, ondas T negativas, QRS largo e anormalidades dos segmentos ST. Alguns pacientes apresentam arritmias significativas. Pacientes podem apresentar taquiarritmias, bradiarritmias ou bloqueio atrioventricular avançado.
- Ecocardiografia:
  - Avalia a anatomia, função global e parcial, pressões nas câmaras, frações de ejeção e de encurtamento e débito cardíaco e pode determinar disfunção ventricular, regurgitação da válvula atrioventricular, derrames pericárdicos ou pleurais ou trombose atrial ou ventricular.
  - Os achados podem ser completamente normais em casos leves.
  - Alterações na miocardite aguda: redução na mobilidade das paredes miocárdicas, diminuição da fração de ejeção ventricular, aumento do diâmetro diastólico do ventrículo esquerdo, espessamento da parede

posterior e septo, elevação da pressão capilar pulmonar, aumento do diâmetro valvar mitral por dilatação orificial e redução do índice cardíaco. Pacientes com miocardite fulminante são mais propensos a ter aumento da espessura do septo ventricular, função sistólica acentuadamente diminuída e dimensões normais do VE quando comparados a pacientes com miocardite aguda.

- Ressonância magnética cardíaca:
  - Avalia edema, hiperemia, fibrose e cicatrizes do miocárdio, que auxiliam no diagnóstico de miocardite. Todo o miocárdio pode ser avaliado, em vez de apenas a parede septal do ventrículo direito (pela biópsia endomiocárdica).
  - A detecção da fibrose miocárdica é feita pela técnica do realce tardio.
  - Critérios de Lake Louise para ressonância magnética cardíaca podem ser usados para diagnosticar edema miocárdico e miocardite por meio da análise do realce precoce nas imagens T1 e do realce tardio nas imagens T2.
  - Estudos pediátricos de miocardite por ressonância magnética mostram a presença do realce tardio com gadolínio em 81% dos pacientes, sendo o padrão mais comum o subepicárdico.
  - Valores médios de mapeamento global de T1 e T2 mostram ser significativamente elevados em pacientes com suspeita clínica de miocardite em comparação com controles saudáveis, com sensibilidade de 91% para mapeamento de T1 e T2.
  - O momento da realização de uma ressonância magnética provavelmente dependerá da condição clínica do paciente e do índice de suspeita de diagnóstico de miocardite. O risco de sedação e intubação endotraqueal causando deterioração clínica deve ser considerado antes do uso de ressonância magnética.
  - A sensibilidade da ressonância magnética é melhor quando realizada na fase aguda do que na fase de recuperação, uma vez que o edema miocárdico começa a desaparecer 14 dias após o início dos sintomas.
- Biópsia endomiocárdica:
  - A biópsia é considerada padrão-ouro no diagnóstico de miocardite desde a proposta dos critérios de Dallas em 1986 que avaliam presença de infiltrado celular inflamatório e necrose de miócitos. Tais critérios requerem infiltrado inflamatório e necrose de miócitos associadas ou dano não característico de um evento isquêmico. A miocardite limítrofe

requer um infiltrado inflamatório menos intenso e nenhuma evidência microscópica de destruição do miócito. A obtenção da biópsia também é uma oportunidade para detectar vírus cardiotrópico, o que pode aumentar a confiança no diagnóstico de miocardite. Técnica mais recente inclui o uso de imuno-histoquímica para avaliar a inflamação.

- Abordagens atuais indicam benefícios na análise tecidual para DNA viral pela reação em cadeia da polimerase (PCR).
- A biópsia não é indicada em todos os casos de suspeita de miocardite. Problemas inerentes à biópsia são tecido obtido apenas do endocárdio do ventrículo direito e morbidade e mortalidade associadas a procedimento invasivo.
- Apesar de a biópsia endomiocárdica ser considerada padrão-ouro para o diagnóstico de miocardite, seu uso vem diminuindo ao longo do tempo e sua utilidade, questionada pela baixa sensibilidade, variabilidade na interpretação patológica e complicações potenciais, como perfuração miocárdica e tamponamento.
- Creatina quinase MB e níveis de troponina T e I podem estar elevados.

TRATAMENTO

- As opções dependem dos sintomas apresentados, da estabilidade clínica, da fase da doença e do prognóstico a longo prazo.
- A avaliação inicial da criança na fase aguda ou descompensada deve considerar dois aspectos fundamentais: a presença de congestão venosa sistêmica e/ou pulmonar e a adequação da perfusão periférica, para estratificar o risco em quatro grupos e respectivas condutas, como nos Quadros 1 e 2.
- Condutas iniciais a todos os grupos devem ser: repouso, monitoração hemodinâmica e respiratória, oxigenação, controles (eletrolítico, metabólico e ácidobasico), níveis de hemoglobina e hematócrito.
- Oferta de oxigênio deve ser otimizada para a manutenção de SatO2 > 90%, sem sobrecarga da musculatura respiratória. Manter a pressão positiva nas vias aéreas pela ventilação contínua não invasiva (CPAP ou BiPAP).
- Outras terapias:
  - Imunoglobulina intravenosa (IVIG): seu uso é altamente controverso; no entanto, dada a evidência de supressão imunológica com essa terapia, ela ainda é frequentemente usada no tratamento da miocardite.

QUADRO 1 Avaliação clínico-hemodinâmica da insuficiência cardíaca.

	Congestão sistêmica e/ou pulmonar	
Perfusão	Sem congestão ("seco")	Com congestão ("congesto")
Perfusão adequada ("quente")	A "Quente e seco"	B "Quente e congesto"
Perfusão inadequada ("frio")	D "Frio e seco"	C "Frio e congesto"

Fonte: Bello FPS; Albellan DM, 2018.

QUADRO 2 Estratificação de risco e condutas na miocardite aguda da criança.

Grupo	Condição	Conduta
A	Perfusão adequada e ausência de congestão venosa	Manutenção da estabilidade e prevenção de descompensação cardíaca (sobrecarga hídrica, alterações eletrolíticas ou metabólicas)
B	Perfusão adequada e congestão venosa	Ajuste da volemia, balanço hídrico adequado e administração de diuréticos como furosemida
C	Perfusão inadequada e congestão venosa	Redução do pós-carga com vasodilatadores, como milrinona ou nitroprusseto de sódio, associados a agentes inotrópicos como dobutamina e adrenalina, principalmente se houver disfunção miocárdica ou hipotensão arterial. A evolução para choque cardiocirculatório pode ocorrer nas primeiras 24 horas (diagnóstico tardio ou miocardite fulminante)
D	Perfusão inadequada e ausência de congestão venosa (baixo débito ou choque cardiocirculatório)	Agentes inotrópicos como dobutamina se disfunção ou vasopressores como adrenalina se hipotensão arterial. Nos pacientes sem hipotensão, associar vasodilatadores

- Esteroides, azatioprina, inibidores da calcineurina, ciclosporina, ciclofosfamida e outros medicamentos imunossupressores foram propostos como agentes eficazes, embora com evidências insuficientes de benefício terapêutico para a recomendação para uso de rotina.
- Terapia antiviral não tem papel aceito no tratamento da miocardite.

TABELA 1 Principais agentes inotrópicos e vasodilatadores para a insuficiência cardíaca.

Agente	Dose e via de administração	Principais efeitos colaterais
Adrenalina	IV Efeito dose-dependente: Efeito beta – 0,01-0,3 mcg/kg/min Efeito alfa – > 0,3 mcg/kg/min Ampola de 1 mg/mL	TV HAS Hipertensão pulmonar Vasoconstrição coronariana Gangrena
Norepinefrina	IV Efeito dose-dependente: Efeito beta – 0,05-0,1 mcg/kg/min Efeito alfa – 0,1-1 mcg/kg/min Ampola de 1 mg/mL	Semelhantes aos da adrenalina
Dopamina	IV Efeito dose-dependente: Efeito dopa – < 5 mcg/kg/min Efeito beta – 5-10 mcg/kg/min Efeito alfa – > 10 mcg/kg/min Ampola de 5 mg/mL (10 mL = 50 mg)	TSV/TV HAS Insuficiência renal aguda Vasoconstrição periférica Gangrena
Dobutamina	IV Efeito alfa e beta – 2-20 mcg/kg/min Ampola de 12,5 mg/mL (20 mL = 250 mg)	Taquicardia moderada Hipotensão em dose elevada
Milrinona	IV Ataque – 25-50 mcg/kg/min Manutenção – 0,25 a 0,75 mcg/kg/min Ampola de 1 mg/mL (20 mL = 20 mg)	Hipotensão arterial sistêmica Angina Hepatotoxicidade, icterícia Trombocitopenia Hipopotassemia
Levosimendana	IV Ataque – 5-25 mcg/kg em 10 min Manutenção – 0,05-0,4 mcg/kg/min Ampola de 2,5 mg/mL (5 mL = 12,5 mg)	

HAS: hipertensão arterial sistêmica; IV: intravenoso; TSV: taquiarritmia supraventricular; TV: taquicardia ventricular.
Fonte: Bello FPS; Albellan DM, 2018.

TABELA 2 Principais diuréticos usados na emergência.

Agente	Dose e via de administração	Principais efeitos colaterais
Furosemida	VO, IV, IM 0,5-4 mg/kg/dia em 2 a 4 doses Comprimido de 40 mg; ampola de 10 mg/mL	Excreção de Na, K, Cl Alcalose metabólica hipoclorêmica Hiperglicemia/hiperuricemia Ototoxicidade Nefrocalcinose
Hidroclorotiazida	VO 1-3 mg/kg/dia, em 2 doses Comprimidos de 12,5, 25 e 50 mg	Excreção de Na, K, Cl
Espironolactona	VO 1-3 mg/kg/dia, em 2 doses Comprimidos de 25, 50 e 100 mg	Hipercalemia Anorexia, gastrite, úlcera, diarreia

IM: intramuscular; IV: intravenoso; VO: via oral.
Fonte: Bello FPS; Albellan DM, 2018.

REFERÊNCIAS

1. Bello FPS, Albellan DM. Miocardite aguda. In: Schvartsman C, Reis AG, Farhat SCL. Pronto-socorro. 3rd ed. Barueri: Manole; 2018.
2. Kim J, Cho MJ. Acute Myocarditis in Children: a 10-year Nationwide Study (2007-2016) based on the Health Insurance Review and Assessment Service Database in Korea. Korean Circ J. 2020;50(11):1013-22.
3. Law YM, Lal AK, Chen S, Čiháková D, Cooper LT Jr, Deshpande S, et al. Diagnosis and Management of Myocarditis in Children: A Scientific Statement From the American Heart Association. Circulation. 2021;144(6):e123-e135. Erratum in: Circulation. 2021;144(6):e149.
4. Putschoegl A, Auerbach S. Diagnosis, evaluation, and treatment of myocarditis in children. Pediatr Clin North Am. 2020;67(5):855-74.
5. Tsatsopoulou A, Protonotarios I, Xylouri Z, Papagiannis I, Anastasakis A, Germanakis I, et al. Cardiomyopathies in children: An overview. Hellenic J Cardiol. 2023:S1109-9666(23)00030-1.
6. Tunuguntla H Jeewa A, Denfield SW. Acute myocarditis and pericarditis in children. Pediatr Rev. 2019;40(1):14-25.
7. Williams JL, Jacobs HM, Lee S. Pediatric Myocarditis. Cardiol Ther. 2023;12(2):243-60.

D&T InforMed Pediatria

SEÇÃO III

ENDOCRINOLOGIA

9

Baixa estatura na criança: diagnóstico e tratamento

Larissa Kallas Curiati

Filumena Maria da Silva Gomes

Maria Helena Valente

DEFINIÇÃO

- A baixa estatura é definida como altura inferior a -2 desvios-padrões (-2DP) em relação à média de um indivíduo da mesma idade, sexo e população, o que equivale a estar abaixo do percentil 2,5%.
- Crianças que cumprem a definição anterior, ou crianças com desaceleração do crescimento e queda de percentil, ou crianças com estatura normal, mas fora do esperado pelo potencial genético, devem ser investigadas.

ETIOLOGIA

- Existem diversas causas para a baixa estatura, conforme segue:
  - Variantes da normalidade:
    - Baixa estatura familiar.
    - Atraso constitucional do crescimento e puberdade.
    - Baixa estatura idiopática.
    - Pequenos para idade gestacional sem *catch up*.
  - Doenças crônicas sistêmicas com efeito no crescimento:
    - Desnutrição.
    - Uso crônico de corticoides.
    - Doenças gastrointestinais (doença celíaca, doença inflamatória intestinal etc.).

    - Doenças renais (insuficiência renal, acidose tubular renal).
    - Doenças pulmonares (fibrose cística).
    - Doenças cardíacas (cardiopatias congênitas, insuficiência cardíaca).
    - Doenças imunológicas (imunodeficiência combinada grave, infecções crônicas).
    - Doenças hematológicas (anemia falciforme).
    - Doenças reumatológicas (artrite idiopática juvenil sistêmica).
  - Causas endocrinológicas:
    - Síndrome de Cushing.
    - Hipotireoidismo.
    - Deficiência de hormônio de crescimento (GH).
    - Puberdade precoce.
    - Raquitismos e alterações da vitamina D.
    - Diabete melito mal controlado (síndrome de Mauriac).
    - Diabete insipidus mal controlado.
    - Pseudo-hipoparatireoidismo.
  - Doenças genéticas com efeitos primários no crescimento:
    - Síndrome de Turner.
    - Síndrome de Noonan.
    - Síndrome de Silver-Russell.
    - Síndrome de Prader-Willi.
    - Displasias esqueléticas.
    - Variantes do gene SHOX.
    - Outros.
    - Deprivação emocional.
    - Anorexia nervosa.
    - Corticoterapia.
    - Irradiação de coluna ou corpo inteiro.
    - Quimioterapia.

DIAGNÓSTICO

Diagnóstico clínico

- A história clínica e o exame físico completo são fundamentais para a avaliação da baixa estatura (Quadro 1).

QUADRO 1 Anamnese e exame físico da criança com baixa estatura.

Fator	Setor	Descrição/sinais
História clínica	História gestacional e perinatal	▪ Duração da gestação (semanas) ▪ Intercorrências na gestação ▪ Peso, comprimento e perímetro cefálico ao nascimento ▪ Intercorrências neonatais
	Antecedentes pessoais	▪ Doenças crônicas ▪ Internações ▪ Cirurgias ▪ Comorbidades ▪ História de fraturas ▪ Sintomas associados ▪ Desenvolvimento neuropsicomotor
	História do crescimento	▪ Idade do início da baixa estatura (sempre foi pequeno? Quando desacelerou o crescimento?) ▪ Dados de peso e altura desde o nascimento para construir o gráfico de crescimento ▪ Velocidade de crescimento anual
	Desenvolvimento puberal	▪ Cronologia do surgimento dos caracteres sexuais secundários
	Antecedentes familiares	▪ Estatura dos pais e irmãos ▪ Idade da puberdade dos pais e da menarca materna ▪ História familiar de baixa estatura ▪ Consanguinidade entre os pais
Exame físico	Antropometria	▪ Peso, estatura, índice de massa corporal, perímetro cefálico ▪ Relação segmento superior/segmento inferior ▪ Estágio puberal
	Exame pediátrico geral completo	–
História gestacional	Intercorrências neonatais	▪ Tipo de parto, trauma de parto, hipoglicemia e icterícia prolongada

(continua)

QUADRO 1 Anamnese e exame físico da criança com baixa estatura. (*continuação*)

Fator	Setor	Descrição/sinais
Antecedentes pessoais	História de fraturas	▪ Traumatismo cranioencefálico
	Doenças anteriores	▪ Infecção ou irradiação de sistema nervoso central
	Doenças crônicas	▪ Anemia, doença inflamatória intestinal, doença cardiovascular, insuficiência renal etc.
História do crescimento	Cruzamento de percentis ou canais, falha no *catch up*	–
Exame físico	Antropometria	▪ Envergadura dos braços
Exame pediátrico geral completo	Microfalo, dismorfismo e anormalidades craniofaciais da linha média	–

Cálculo da estatura-alvo

- É importante para avaliar o potencial genético de estatura da criança e é realizado de forma diferente entre os sexos:
  - Sexo feminino = [(altura do pai (cm) + altura da mãe (cm) – 13)/2] ± 5 cm.
  - Sexo masculino = [(altura do pai (cm) + altura da mãe (cm) + 13)/2] ± 5 cm.

Velocidade de crescimento

- Indicador de extrema importância na avaliação do crescimento. Após o nascimento, a velocidade de crescimento (VC) reduz progressivamente até a puberdade, quando apresenta uma nova aceleração durante o estirão puberal (Tabela 1).

TABELA 1 Velocidade de crescimento (média) de acordo com a faixa etária pediátrica.

Faixa etária	Velocidade de crescimento
In utero	60-100 cm/ano
0 a 1 ano	25 cm/ano
1 a 2 anos	12,5 cm/ano
2 a 4 anos	7 cm/ano
4 a 6 anos	6 cm/ano
6 anos a puberdade	5 cm/ano
Estirão puberal em meninas (Tanner 2 e 3)	8 a 12 cm/ano
Estirão puberal em meninos (Tanner 3 e 4)	10 a 14 cm/ano

Fonte: Alves CAD, 2019.

- Relação segmento superior/segmento inferior – útil na avaliação de baixa estatura desproporcionada (Tabela 2):
  - Segmento inferior = medida da sínfise púbica até a planta dos pés.
  - Segmento superior = estatura - segmento inferior.

TABELA 2 Relação segmento superior/segmento inferior (valores médios) em crianças e adolescentes.

Faixa etária (anos)	Sexo masculino	Sexo feminino
0,5-1,4	1,81	1,86
1,5-2,4	1,61	1,80
2,5-3,4	1,47	1,44
3,5-4,4	1,36	1,36
4,5-5,4	1,30	1,29
5,5-6,4	1,25	1,24
6,5-7,4	1,20	1,21
7,5-8,4	1,16	1,16
8,5-9,4	1,13	1,14
9,5-10,4	1,12	1,11
10,5-11,4	1,10	1,08
11,5-12,4	1,07	1,07

(continua)

TABELA 2 Relação segmento superior/segmento inferior (valores médios) em crianças e adolescentes. (*continuação*)

Faixa etária (anos)	Sexo masculino	Sexo feminino
12,5-13,4	1,06	1,07
13,5-14,4	1,04	1,09
14,5-15,4	1,05	1,10
15,5-16,4	1,07	1,12
16,5-17,4	1,08	1,12
17,5-18,4	1,09	1,12

Fonte: Alves CAD, 2019.

Gráficos de crescimento

- A estatura do paciente, assim como sua estatura-alvo e estatura plotada para idade óssea, deve ser colocada nos gráficos da Organização Mundial da Saúde (Figuras 1, 2, 3 e 4).

Diagnóstico laboratorial

- O diagnóstico laboratorial pode ser direcionado de acordo com a suspeita clínica, a história clínica e exame físico. Nos casos nos quais não houver suspeita etiológica, deve-se realizar uma triagem em busca de alguma doença de base que for silenciosa:
  - Hemograma completo, ferritina.
  - VHS, proteína C reativa (PCR).
  - TGO, TGP, gamaglutamiltransferase, proteínas totais e frações.
  - Ureia, creatinina, sódio, potássio.
  - Cálcio, magnésio, fósforo, fosfatase alcalina.
  - Gasometria venosa.
  - Antiendomísio IgG e IgA; antitransglutaminase IgA, e IgA total.
  - TSH, T4 livre.
  - IGF1, IGFBP3.
  - Urina I.
  - Protoparasitológico de fezes.
  - Cariótipo (sempre em meninas).
  - Observação: teste de estímulo para avaliar a produção de GH deve ser solicitado pelo especialista na suspeita de deficiência de GH.

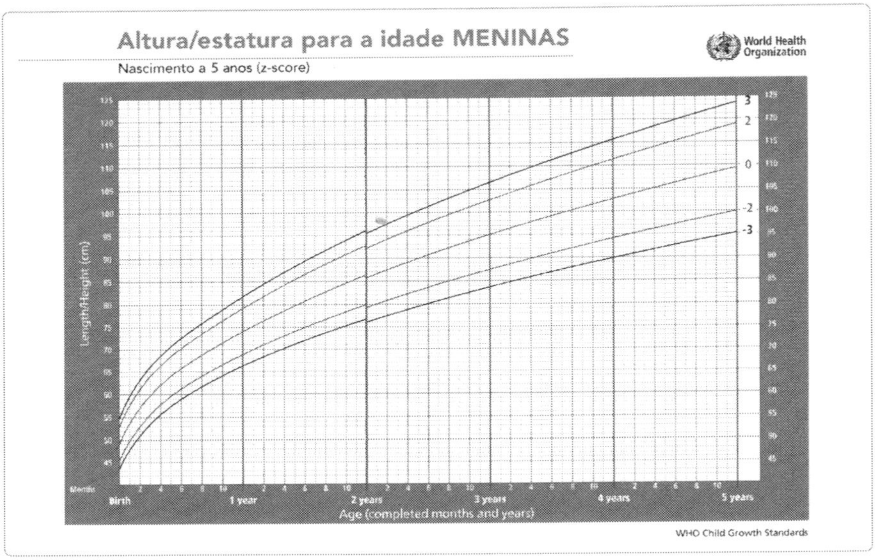

FIGURA 1

Curva de estatura para meninas de 0 a 5 anos.

Fonte: Organização Mundial da Saúde.

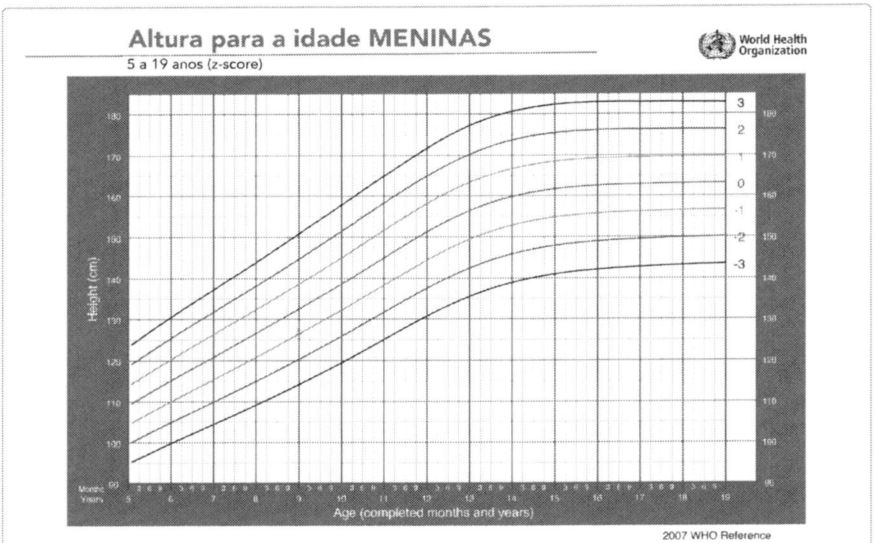

FIGURA 2

Curva de estatura para meninas de 5 a 19 anos.

Fonte: Organização Mundial da Saúde.

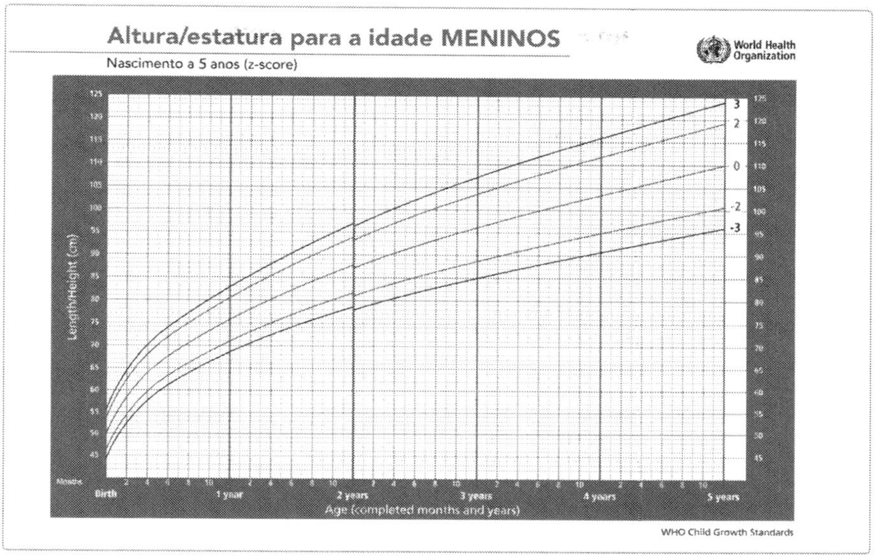

FIGURA 3

Curva de estatura para meninos de 0 a 5 anos.

Fonte: Organização Mundial da Saúde.

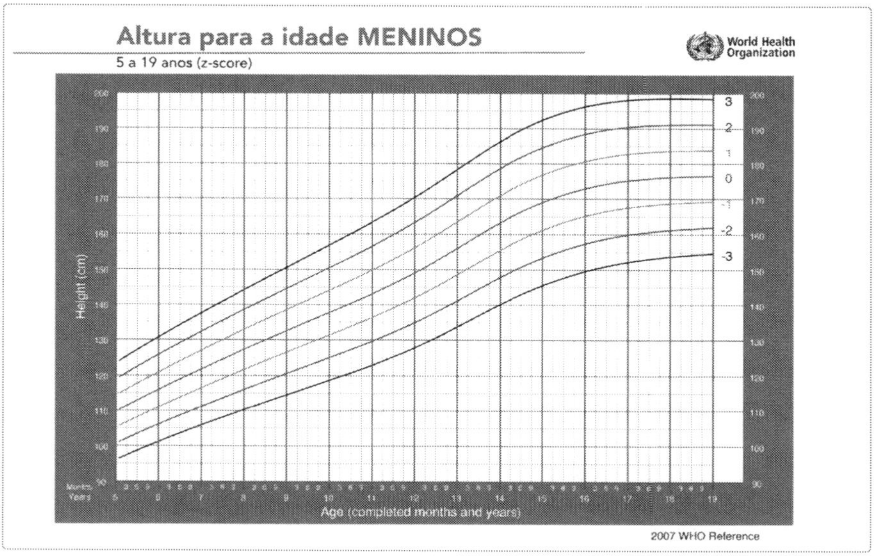

FIGURA 4

Curva de estatura para meninos de 5 a 19 anos.

Fonte: Organização Mundial da Saúde.

Diagnóstico por imagem

- Radiografia de mão e punho (para avaliação da idade óssea, segundo método de Greulich-Pyle).
- Ressonância de sela túrcica (na suspeita de deficiência de GH ou alteração de sistema nervoso central).

TRATAMENTO

- O tratamento da baixa estatura depende essencialmente da sua etiologia, e o prognóstico da estatura final é multifatorial, incluindo duração da baixa estatura, avanço ou atraso da idade óssea e estágio puberal.
- O tratamento da baixa estatura de causa não endocrinológica consiste basicamente no tratamento da doença de base, enquanto o paciente com baixa estatura de causa endocrinológica deve ser encaminhado para acompanhamento com endocrinologista pediátrico.

PRESCRIÇÃO NA PRÁTICA

Exemplo de prescrição (cada caso deve ser avaliado individualmente, e a decisão deve ser tomada pelo médico responsável pelo caso).

- Paciente de 4 anos, sexo feminino, parda, comparece em consulta de rotina. Mãe refere que a paciente é a menor da turma no colégio e que demora a perder roupas. Refere que desde a introdução alimentar, aos 6 meses, percebeu uma redução na velocidade de crescimento (VC).
- Antecedentes pessoais: recém-nascida de termo, adequada para a idade gestacional, nega internações ou cirurgias prévias, nega comorbidades, nega alergias ou uso de medicação contínua. Desenvolvimento neuropsicomotor sempre dentro do esperado.
- Alimentação: mãe refere alimentação saudável e balanceada, com boa aceitação.
- Sono adequado.

(continua)

(continuação)

- Vacinação adequada.
- Hábitos urinários normais.
- Hábitos intestinais: evacuação diarreica na maioria das vezes, com episódios intermitentes de distensão abdominal.
- Antecedentes familiares:
  - Mãe tem diabete tipo 1, tireoidite de Hashimoto, com 160 cm de estatura, menarca aos 13 anos.
  - Pai: hígido, com 175 cm de estatura, refere ter desenvolvido a puberdade na mesma época dos colegas da escola.
  - Irmão de 6 anos com crescimento adequado.
  - Estatura-alvo: 161 cm ± 5 cm (escore Z entre 0 e -1)
- Exame físico geral sem alterações.
- Antropometria:
  - Peso 10 kg (escore Z -3).
  - Estatura 92 cm (escore Z entre -2 e -3).
  - Relação segmento superior/segmento inferior: 1,36.
  - Índice de massa corpórea: 11,8 kg/m^2 (magreza).
  - Tanner M1P1.
- Hipóteses diagnósticas:
  - Baixa estatura proporcionada + desnutrição.
  - Foram solicitados exames de investigação para baixa estatura:
    - Exames gerais sem alterações.
    - Cariótipo 46,XX.
    - Antiendomísio IgA e IgG e antitransglutaminase IgA: positivos.
- Hipótese diagnóstica: baixa estatura secundária a doença celíaca.
- Conduta: encaminhamento ao gastroenterologista, para colonoscopia com biópsia.

REFERÊNCIAS

1. Alves CAD. Baixa estatura. In: Alves CAD. Endocrinologia Pediátrica. 1st ed. Barueri: Manole; 2019.
2. Brasil. Ministério da Saúde. Secretária de Atenção à Saúde. Secretaria de Ciência, Tecnologia e Insumos Estratégicos. Portaria conjunta nº 28, de 30 de novembro de 2018. Protocolo Clínico e Diretrizes Terapêuticas da Deficiência do Hormônio do Crescimento - Hipopituitarismo. Brasília, DF: Ministério da Saúde; 2018.
3. Collett-Solberg PF, Ambler G, Backeljauw PF, Bidlingmaier M, Biller BMK, Boguszewski MCS, et al. Diagnosis, Genetics, and Therapy of Short Stature in Children: A Growth Hormone Research Society International Perspective. Horm Res Paediatr. 2019; 92(1):1-14.
4. Ergun-Longmire B, Wajnrajch MP. Growth and Growth Disorders. In: Feingold KR, Anawalt B, Blackman MR, et al., eds. Endotext. South Dartmouth (MA): MDText.com, Inc.; October 31, 2020.
5. Grimberg A, DiVall SA, Polychronakos C, Allen DB, Cohen LE, Quintos JB, et al. Guidelines for Growth Hormone and Insulin-Like Growth Factor-I Treatment in Children and Adolescents: Growth Hormone Deficiency, Idiopathic Short Stature, and Primary Insulin-Like Growth Factor-I Deficiency. Horm Res Paediatr. 2016;86(6):361-97.
6. Juul A, Backeljauw P, Cappa M, Pietropoli A, Kelepouris N, Linglart A, et al. Early Growth Hormone Initiation Leads to Favorable Long-Term Growth Outcomes in Children Born Small for Gestational Age. J Clin Endocrinol Metab. 2023;108(5):1043-52.
7. Labarta JI, Ranke MB, Maghnie M, Martin D, Guazzarotti L, Pfäffle R, et al. Important Tools for Use by Pediatric Endocrinologists in the Assessment of Short Stature. J Clin Res Pediatr Endocrinol. 2021;13(2):124-35.
8. Ross J, Fridman M, Kelepouris N, Murray K, Krone N, Polak M, et al. Factors Associated With Response to Growth Hormone in Pediatric Growth Disorders: Results of a 5-year Registry Analysis. J Endocr Soc. 2023;7(5):bvad026.
9. Setian N. Crescimento: abordagem da criança com baixa estatura. In: Damiani D. Endocrinologia Pediátrica na Prática Clínica. 3rd ed. Barueri; Manole; 2016.
10. Vlad RM, Albu AI, Nicolaescu ID, Dobritoiu R, Carsote M, Sandru F, et al. An Approach to Traumatic Brain Injury-Related Hypopituitarism: Overcoming the Pediatric Challenges. Diagnostics (Basel). 2023;13(2):212.

10

Diabete melito tipo I em Pediatria: diagnóstico e tratamento

Larissa Kallas Curiati
Filumena Maria da Silva Gomes
Maria Helena Valente

INTRODUÇÃO

- O diabete melito (DM) é um distúrbio metabólico que se manifesta por hiperglicemia persistente, secundária a deficiência na produção de insulina e/ou na sua ação.
- O diabete melito tipo 1 (DM1) é causado pela deficiência de insulina por destruição das células beta (β) pancreáticas e é o mais frequente na população pediátrica, correspondendo a cerca de 90% dos casos de diabete nessa faixa etária.
- A destruição das células beta é devida a um processo autoimune, em indivíduos geneticamente suscetíveis expostos a desencadeantes ambientais e imunológicos.
- É importante distinguir o DM1, que é o mais comum em crianças, de diabete melito tipo 2 (DM2), porque fenótipos podem se sobrepor na apresentação clínica, mas o curso clínico e as opções de tratamento são diferentes. As crianças com DM1 também podem ter excesso de peso, e aquelas com DM2 se apresentar com cetose ou cetoacidose. A dosagem de autoanticorpos do diabete pode ser necessária para o diagnóstico diferencial do DM1 e DM2 na criança.
- O DM2 com início na infância está mais associado ao risco de complicações microvasculares e macrovasculares, em comparação com o DM1 de início na infância.

- O DM1 possui apresentação bimodal, com o primeiro pico de incidência entre 5 e 9 anos de idade e o segundo entre 10 e 14 anos. Aproximadamente 45% das crianças diabéticas são diagnosticadas antes dos 10 anos.

CLASSIFICAÇÃO

- A classificação do diabete é feita através da sua etiologia, como mostra o Quadro 1.

QUADRO 1 Classificação do diabete.

Características/complicações
Diabete tipo 1: ▪ Imunomediado ▪ Idiopático
Diabete tipo 2
Diabete gestacional
Outros tipos de diabete
Defeitos monogênicos na função das células beta pancreáticas ▪ MODY ▪ Diabete neonatal transitório ou permanente ▪ Diabete mitocondrial
Defeitos genéticos na ação da insulina ▪ Síndrome de resistência à insulina tipo A ▪ Leprechaunismo ▪ Síndrome de Rabson-Mendenhall ▪ Diabete lipoatrófico
Doenças do pâncreas exócrino ▪ Pancreatite ▪ Trauma ou pancreatectomia ▪ Neoplasia pancreática ▪ Fibrose cística ▪ Hemocromatose ▪ Pancreatopatia fibrocalculosa

(continua)

QUADRO 1 Classificação do diabete. (*continuação*)

Características/complicações
Associado a endocrinopatias ▪ Acromegalia ▪ Síndrome de Cushing ▪ Glucagonoma ▪ Feocromocitoma ▪ Hipertireoidismo ▪ Somatostatinoma ▪ Aldosteronoma
Secundário a drogas (quimicamente induzido): ▪ Vacor (Piriminil – raticida com potencial para destruir célula beta) ▪ Pentamidina ▪ Ácido nicotínico ▪ Glicocorticoides ▪ Hormônio de tireoide ▪ Diazóxido ▪ Agonista beta-adrenérgico ▪ Tiazídicos ▪ Difenil-hidantoína ▪ Interferon Y
Secundário a infecções ▪ Rubéola congênita ▪ Citomegalovírus
Formas incomuns de DM imunomediado ▪ Síndrome da pessoa rígida ▪ Síndrome de resistência à insulina tipo B (por anticorpos antirreceptor de insulina)
Outras síndromes genéticas associadas ao DM ▪ Síndrome de Down ▪ Síndrome de Klinefelter ▪ Síndrome de Turner ▪ Síndrome de Wolfram ▪ Síndrome de Prader-Willi ▪ Ataxia de Friedreich ▪ Coreia de Huntington ▪ Síndrome de Laurence-Moon-Biedl ▪ Distrofia miotônica ▪ Porfiria

MODY: mature-onset diabetes of the young; DM: diabete melito.
Fonte: SBD, 2022.

DIAGNÓSTICO

- Manifestações clínicas do diabete melito (DM):
  - Poliúria.
  - Noctúria, enurese recorrente.
  - Polidipsia.
  - Polifagia.
  - Perda de peso.
  - Cetoacidose diabética (30% dos casos): dor abdominal, vômitos recorrentes, desidratação, fraqueza e letargia.
- Exames laboratoriais na investigação do DM:
  - Glicemia de jejum.
  - Glicemia aleatória.
  - Hemoglobina glicada (HbA1c).
  - Teste de tolerância oral à glicose (TTOG).
  - Insulina.
  - Autoanticorpos:
    - Anti-insulina (IAA).
    - Anti-ilhota (ICA).
    - Antidescarboxilase do ácido glutâmico (anti-GAD65).
    - Anticorpos antitirosina-fosfatases (IA-2 e IA-2B).
    - Antitransportador de zinco (ZNT8).
- Os critérios diagnósticos para DM1 são bem estabelecidos na literatura e estão descritos nas Tabelas 1 e 2.

TABELA 1 Critérios diagnósticos para diabete melito tipo 1.

Diabete melito tipo 1
▪ Glicemia de jejum aleatória > 200 mg/dL associada a sintomas de hiperglicemia
▪ Glicemia de jejum (8 horas) > 126 mg/dL em pelo menos duas ocasiões
▪ Glicemia > 200 mg/dL após 2 horas da sobrecarga de glicose 1,75 g/kg (máximo 75 g)
▪ HbA1c > 6,5%*

* Um valor de HbA1c < 6,5% não exclui o diagnóstico de diabete. O uso isolado desse critério em crianças é controverso.
HbA1c: hemoglobina glicada.

TABELA 2 Critérios laboratoriais para diagnóstico de normoglicemia, pré-diabete e diabete melito, adotados pela Sociedade Brasileira de Diabetes.

	Glicose em jejum (mg/dL)	Glicose após 2 horas da sobrecarga com 75 g de glicose (mg/dL)	Glicose ao acaso (mg/dL)	HbA1c (%)	Observações
Normoglicemia	< 100	< 140	-	$< 5,7\%$	OMS emprega valor de corte de 110 mg/dL para normalidade da glicose em jejum
Pré-diabete ou risco aumentado para DM	≥ 100 e $<$ 126*	≥ 140 e < 200**	-	$\geq 5,7$ e $< 6,5$	Positividade de quaisquer dos parâmetros confirma diagnóstico de pré-diabete
Diabete estabelecido	≥ 126	≥ 200	≥ 200 com sintomas inequívocos de hiperglicemia	$\geq 6,5$	Positividade de quaisquer dos parâmetros confirma diagnóstico de DM. Método de HbA1c deve ser o padronizado. Na ausência de sintomas de hiperglicemia, é necessário confirmar o diagnóstico pela repetição de testes

* Categoria também conhecida como glicemia de jejum alterada.
** Categoria também conhecida como intolerância oral à glicose.
DM: diabete melito; HbA1c: hemoglobina glicada; OMS: Organização Mundial da Saúde.
Fonte: SBD, 2019.

- Além de confirmar o diagnóstico de diabete, é necessário diferenciar qual é o seu tipo. O Quadro 2 auxilia na diferenciação entre DM1 e DM2, as formas mais comuns de diabete.

QUADRO 2 Características clínicas do diabete melito tipo 1 e diabete melito tipo 2 em crianças e adolescentes.

	DM1	DM2
Genética	Poligênica	Poligênica
Idade de início	> 6 a 12 meses	Usualmente puberdade (ou depois)
Apresentação clínica	Maioria das vezes rápida/aguda	Variável: de lenta, leve (insidiosa) a grave
Associações/comorbidades		
Autoimunidade	Sim	Não
Cetoacidose	Comum	Rara
Obesidade	Frequência populacional	Frequência aumentada
Acantose *nigricans*	Não	Sim
Frequência (% de todos os diabete em crianças)	Usualmente > 90%	Maioria dos países <10%
Pais com diabete	2-4%	80%

DM1: diabete melito tipo 1; DM2: diabete melito tipo 2.
Fonte: adaptado de Mayer-Davis EJ et al., 2018.

TRATAMENTO

- Uma vez confirmado o diagnóstico de diabete melito (DM) tipo 1, está indicado o início imediato da insulinoterapia, associado à alimentação adequada e atividade física.
- Acompanhamento multiprofissional para ajudar a criança e a família a lidarem com esta doença crônica: pediatra, endocrinologista pediátrico, nutricionista, educador físico, psicólogo e assistente social.
- Atividade física:
  - 60 minutos por dia de atividade física aeróbica de intensidade moderada a vigorosa, diariamente.
  - Fortalecimento ósseo e muscular no mínimo 3 x/semana.

- A atividade física aumenta a secreção da insulina.

- Alimentação:
  - Deve ser orientada de forma individualizada e, de preferência, com acompanhamento de nutricionista com experiência no atendimento de crianças com DM1.
  - Os princípios da alimentação nessa população incluem:
    - Necessidades calóricas e de nutrientes essenciais com o objetivo de manter o peso corporal ideal, otimizar o crescimento e desenvolvimento e ajudar a prevenir complicações crônicas.
    - Distribuição de macronutrientes a depender da avaliação individual, mas podem-se ter como base 45-50% de carboidratos, < 35% de gorduras (< 10% de gorduras saturadas) e 15-20% de proteínas.
    - Preferir carboidratos de baixo índice glicêmico.
    - Ingerir 5 porções de legumes e verduras por dia.
    - Se possível, ajustar a dose de insulina de acordo com a contagem de carboidratos da refeição (utilizando tabelas e rótulos dos produtos).

Insulinoterapia

- A reposição de insulina deve ser o mais fisiológica possível, tentando atingir as metas glicêmicas de acordo com a Tabela 3.

TABELA 3 Recomendações de metas glicêmicas no diabete melito.

	NICE	ISPAD	ADA
HbA1c	≤ 6,5%	< 7%	< 7,5%
G pré-refeição	70-126 mg/dL	70-130 mg/dL	90-130 mg/dL
G pós-refeição	90-162 mg/dL	90-180 mg/dL	
G antes de dormir	70-126 mg/dL	80-140 mg/dL	90-150 mg/dL

ADA: American Diabetes Association; G: glicemia; HbA1c: hemoglobina glicada; ISPAD: International Society for Pediatric and Adolescent Diabetes; NICE: National Institute for Health and Care Excellence. Fonte: adaptado de DiMeglio LA et al., 2018.

- A monitorização da glicemia capilar deve ser realizada de 6 a 10 vezes ao longo do dia nas seguintes ocasiões:
  - Antes das refeições e lanches.
  - De 2 a 3 horas após a alimentação.
  - Em associação a atividade física rigorosa (antes, durante ou horas após).

  - Ao dormir.
  - Durante a madrugada (especialmente quando em ajuste de dose).
- As formas mais fisiológicas de se oferecer insulina são a bomba de infusão contínua de insulina, com uso exclusivo, e insulina ultrarrápida, e o esquema basal-*bolus* (Tabela 4), com múltiplas doses de insulina e diferentes tipos de ação.
- A dose de insulina depende de vários fatores:
  - Idade.
  - Peso corporal.
  - Estadiamento puberal.
  - Duração e fase do diabete.
  - Estado do local de aplicação da insulina (presença de lipodistrofias).
  - Ingestão de alimentos e sua distribuição.
  - Automonitoramento e HbA1c.
  - Rotina diária.
  - Prática e intensidade da atividade física.
  - Intercorrências (infecções, dias de doença ou procedimentos cirúrgicos).
- Reforçando que a prescrição de insulina deve ser individualizada, seguindo um guia prático para doses diárias de insulina nas diferentes fases do diabete (Tabela 5).

TABELA 4 Formulações disponíveis de insulinas para uso basal e *bolus*.

Insulina	Início da ação (h)	Pico da ação (h)	Duração da ação (h)	Posologia no esquema basal-*bolus*
Bolus				
Insulina regular	0,5-1,0	2-4	5-8	30 minutos antes das principais refeições
Insulinas de ação rápida: Asparte Glulisina Lispro	0,15-0,35	1-3	3-5	15 minutos antes das principais refeições
Insulina ultrarrápida: Fiasp®	0,1-0,2	1-3	3-5	2 minutos antes das principais refeições ou até 20 minutos após o término delas

(continua)

TABELA 4 Formulações disponíveis de insulinas para uso basal e *bolus*. (*continuação*)

Insulina	Início da ação (h)	Pico da ação (h)	Duração da ação (h)	Posologia no esquema basal-*bolus*
Basal				
NPH	2-4	4-12	12-24	2-4 x/dia. Opções: (I) antes do desjejum e ao deitar-se (II) antes do desjejum, no almoço e ao deitar-se ou (III) antes do desjejum, no almoço, no jantar e ao deitar-se
Glargina	2-4	8-12	22-24	1 x/dia. Opções: (I) antes do desjejum (II) no almoço (III) no jantar ou (IV) ao deitar-se
Detemir	1-2	4-7	20-24	1-2 x/dia. Antes do desjejum e/ou no jantar e/ou ao deitar-se
Glargina U300 (> 18 anos)	2-6	Mínimo	30-36	1 x/dia. Opções: (I) antes do desjejum (II) no almoço (III) no jantar ou (IV) ao deitar-se
Degludeca	0,5-1,5	Mínimo	> 42	1 x/dia. Opções: (I) antes do desjejum (II) no almoço (III) no jantar ou (IV) ao deitar-se

H: horas; NPH: Neutral Protamine Hagedorn.

TABELA 5 Doses totais diárias de insulina nas diferentes fases do diabete.

Fase	Dose (U/kg/dia)
Ao diagnóstico ou após cetoacidose diabética	0,5-1,0
Fase de remissão parcial ("lua de mel")	< 0,5 (até < 0,3)
Crianças pré-púberes	0,7-1,0
Puberdade	1,0-2,0

- A dose diária de insulina deve ser dividida em: 30-50% de insulina basal e 50-70% na forma de *bolus* de correção e de refeição.
- O *bolus* de refeição corresponde à quantidade de insulina regular ou rápida necessária para cobrir a quantidade de carboidrato que será ingerido na refeição. A relação insulina- carboidrato (RIC) pode variar de acordo com idade e peso do paciente e horário do dia.
- RIC = 500/dose total diária de insulina U/G (U de insulina/g de carboidrato).
  - Exemplo: dose diária total de insulina = 25 UI → 500/25 = 20, ou seja, o paciente precisará de 1 U de insulina para cada 20 g de carboidrato da refeição.
- O *bolus* de correção (BC) corresponde à quantidade de insulina regular ou rápida necessária para corrigir um estado de hiperglicemia e atingir as metas glicêmicas do paciente. Para isso, utiliza-se o fator de sensibilidade (FS).
  - Fator de sensibilidade [FS (insulina regular)] = 1.500/dose total diária de insulina.
  - Fator de sensibilidade [FS (análogo ultrarrápido)] = 1.800/dose total diária de insulina.
  - Exemplo: dose diária total de 20 UI → 1.800/20 = 90, ou seja, o paciente precisará de 1 U de insulina para reduzir a glicemia em 90 mg/dL.
- Para calcular o BC, utiliza-se a seguinte fórmula: BC = [(glicemia atual – glicemia alvo)/fator de sensibilidade (FS)].
- Importante: antes das refeições, a criança deve realizar a automonitorização da glicemia capilar e aplicar o *bolus* de insulina somando o valor do BC com o *bolus* de refeição, de acordo com a quantidade de carboidrato que será ingerida naquela refeição.

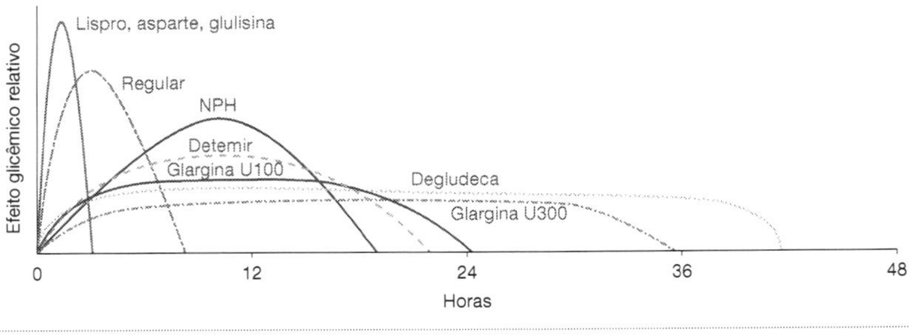

FIGURA 1
Perfis de ação das diferentes insulinas e análogas de insulinas.
Fonte: SBD, 2017.

- A aplicação da insulina deve ser realizada por via subcutânea, através de seringas ou canetas, nos braços, nas coxas, no abdome e nos glúteos, conforme a Figura 2.

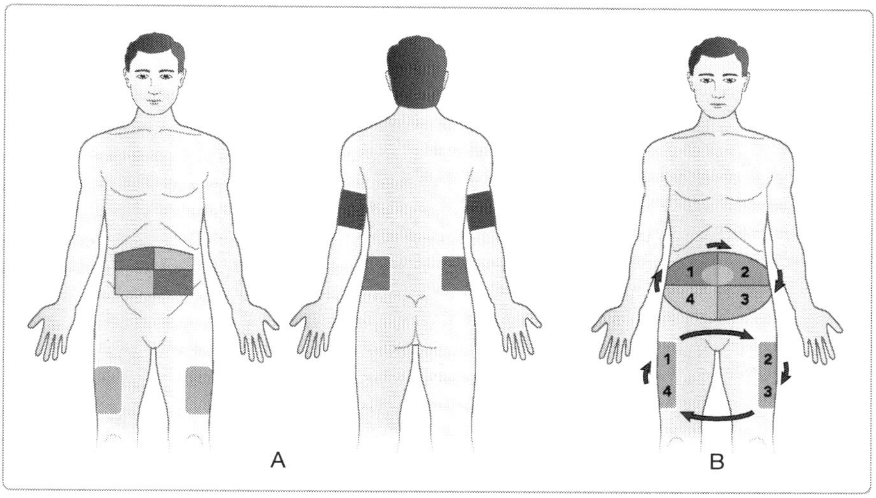

FIGURA 2

Locais mais apropriados para a injeção de insulina (A). Detalhamento de recomendação de rodízio sequencial em diferentes quadrantes da superfície cutânea (B).

Fonte: SBD, 2017.

- A velocidade de absorção da insulina varia de acordo com o sítio de aplicação:
  - Abdome: aproximadamente 15 minutos.
  - Braços: aproximadamente 20 minutos.
  - Coxas e glúteos: aproximadamente 30 minutos.

Complicações

- Hipoglicemia.
- Hiperglicemia.
- Desidratação.
- Cetoacidose.
- Estresse (físico e emocional).

PRESCRIÇÃO NA PRÁTICA

Exemplo de prescrição (cada caso deve ser avaliado individualmente e a decisão deve ser tomada pelo médico responsável pelo caso).

- Paciente de 5 anos, sexo feminino, branca, recém-diagnosticada com diabete melito tipo 1 (DM1) após quadro de cetoacidose diabética leve, veio para consulta ambulatorial após a alta hospitalar.
- Antecedentes pessoais: recém-nascida de termo (38 semanas), adequada para idade gestacional. Nega comorbidades prévias ao DM1, nega alergias medicamentosas.
- Antecedentes familiares:
  - Mãe hígida, com 160 cm de estatura, menarca aos 13 anos.
  - Pai: hígido, com 175 cm de estatura.
- Exame físico geral sem alterações, peso 18 kg, estatura 110 cm, IMC 14,87 kg/m^2 (eutrófica), Tanner M1P1.
- Trouxe alguns exames relevantes solicitados durante a internação:
  - Glicemia de jejum 356 mg/dL.
  - HbA1c 9,5%.
  - Anticorpos anti-insulina (IAA) e anti-ilhota (ICA) positivos.
- Atualmente, em uso de insulina glargina e lispro, na dose total média de 16 U/dia (0,88 U/kg/dia), sendo 7 U de glargina pela manhã e a insulina lispro, feita de acordo com dextro para correção de hiperglicemia.
- Para otimizar o tratamento, optou-se por separar a lispro em BC e *bolus* de refeição. Mãe bem orientada e com bom entendimento sobre contagem de carboidratos.
- Considerando dose total diária de média de 16 U:
  - RIC: 500/16 = 31,25, ou seja, 1 U de insulina lispro para cada 30 g de carboidrato na refeição.
  - FS: 1.800/16 = 112,5; para facilitar, 1 U de insulina lispro para reduzir 100 mg/dL de glicemia.
- Prescrição para casa:
  - Nome da paciente, 5 anos.
  - Peso: 18 kg.
  - Uso contínuo:
    - Insulina glargina 100 U/mL: seringas/canetas.

(continua)

(continuação)

  - » Aplicar 7 UI, por via subcutânea, ao acordar, todos os dias.
- Insulina lispro 100 U/mL: seringas/canetas:
  - » Aplicar, por via subcutânea, antes das refeições, de acordo com a contagem de carboidratos, com relação de 1 U para cada 30 g de carboidratos.
  - » Aplicar, por via subcutânea, para correção de hiperglicemias de acordo com dextro.
- FS 100 e meta glicêmica de 100 mg/dL.

REFERÊNCIAS

1. American Diabetes Association. 13. Children and adolescents: Standards of Medical Care in Diabetes-2021. Diabetes Care. 2021;44(Suppl. 1):S180-S199.
2. Botto N, Aligieri D, Pititto BA, Mello KFS. Procedimentos de dispensação de medicamentos e insumos para diabetes pelo SUS. In: Diretriz Oficial da Sociedade Brasileira de Diabetes. 2023. https://diretriz.diabetes.org.br/procedimentos-de-dispensacao-de-medicamentos-e-insumos-para-diabetes-pelo-sus/.
3. Brasil. Ministério da Saúde. Protocolo Clínico e Diretrizes Terapêuticas do Diabetes Melito Tipo 1. Portaria conjunta nº 17 de 12 de novembro de 2019. Brasília, DF; 2019.
4. Cobas R, Rodacki M, Giacaglia L, Calliari L, Noronha R, Valerio C, et al. Diagnóstico do diabetes e rastreamento do diabetes tipo 2. In: Diretriz Oficial da Sociedade Brasileira de Diabetes. 2022. https://diretriz.diabetes.org.br/diagnostico-e-rastreamento-do-diabetes-tipo-2/.
5. DiMeglio LA, Acerini CL, Codner E, Craig ME, Hofer SE, Pillay K, et al. ISPAD Clinical Practice Consensus Guidelines 2018: Glycemic control targets and glucose monitoring for children, adolescents, and young adults with diabetes. Pediatr Diabetes. 2018;19(Suppl. 27):105-14.
6. Jackson S, Creo A, Al Nofal A. Management of Type 1 Diabetes in Children in the Outpatient Setting. Pediatr Rev. 2022;43(3):160-70.
7. Mantovani RM, Puñales M, Chen SV, Gabbay MAL. Peculiaridades do tratamento da criança com DM1. In: Diretriz Oficial da Sociedade Brasileira de Diabetes. 2023. https://diretriz.diabetes.org.br/peculiaridades-do-tratamento-da-crianca-com-dm1/.
8. Mayer-Davis EJ, Kahkoska AR, Jefferies C, Dabelea D, Balde N, Gong CX, et al. ISPAD Clinical Practice Consensus Guidelines 2018: Definition, epidemiology, and classification of diabetes in children and adolescents. Pediatr Diabetes. 2018;19(Suppl. 27):7-19.
9. Michou P, Gkiourtzis N, Christoforidis A, Kotanidou EP, Galli-Tsinopoulou A. The efficacy of automated insulin delivery systems in children and adolescents with type 1 diabetes Mellitus: A systematic review and meta-analysis of randomized controlled trials. Diabetes Res Clin Pract. 2023;199:110678.

10. National Institute for Health and Care Excellence. Diabetes (type 1 and type 2) in children and young people: diagnosis and management. NICE guideline. Published: 1 August 2015. Last update 16 December 2020. National Institute for Health and Care Excellence; 2020.
11. Phelan H, Lange K, Cengiz E, Gallego P, Majaliwa E, Pelicand J, et al. ISPAD Clinical Practice Consensus Guidelines 2018: Diabetes education in children and adolescents. Pediatr Diabetes. 2018; 19(Suppl. 27):75-83.
12. Rodacki M, Teles M, Gabbay M, Montenegro R, Bertoluci M. Classificação do diabetes. In: Diretriz Oficial da Sociedade Brasileira de Diabetes. 2022. https://diretriz.diabetes.org.br/classificacao-do-diabetes/#citacao.
13. Smart CE, Annan F, Higgins LA, Jelleryd E, Lopez M, Acerini CL. ISPAD Clinical Practice Consensus Guidelines 2018: Nutritional management in children and adolescents with diabetes. Pediatr Diabetes. 2018;19(Suppl. 27):136-54.
14. Sociedade Brasileira de Diabetes. Diretrizes da Sociedade Brasileira de Diabetes 2017-2018. São Paulo: Clannad; 2017.
15. Sociedade Brasileira de Diabetes. Diretrizes da Sociedade Brasileira de Diabetes 2019-2020. São Paulo: Clannad; 2019.
16. Sociedade Brasileira de Diabetes. Recomendações sobre o tratamento injetável do diabetes: insulinas e incretinas. Posicionamento Oficial SBD nº 01/2017. https://profissional.diabetes.org.br/wp-content/uploads/2021/09/posicionamento-oficial--sbd-01-2017.pdf.
17. Sociedade Brasileira de Pediatria (SBP). Diabetes melito tipo 1 na criança e no adolescente: Orientações para o pediatra. Departamento Científico de Endocrinologia. Documento Científico. Nº 37, 20 de Janeiro de 2023. https://www.sbp.com.br/fileadmin/user_upload/23796c-DC_DMelito_tipo1_em_crc_e_adl_OrientPediatra.pdf.
18. Tatovic D, Narendran P, Dayan CM. A perspective on treating type 1 diabetes mellitus before insulin is needed. Nat Rev Endocrinol. 2023;19(6):361-70.

11

Dislipidemias em Pediatria: diagnóstico e tratamento

Larissa Kallas Curiati

Filumena Maria da Silva Gomes

Maria Helena Valente

INTRODUÇÃO

- As dislipidemias são determinadas por fatores ambientais e genéticos.
- A epidemia de obesidade pediátrica resultou em uma grande população de crianças e adolescentes com dislipidemia secundária combinada, sendo esse o padrão hiperlipidêmico predominante na infância, caracterizado por elevação moderada a grave de triglicérides (TG) e de colesterol de lipoproteína de alta densidade (não-HDL-C), e ainda com redução do colesterol de lipoproteína de alta densidade (HDL-C).
- A detecção e o controle precoce das dislipidemias são importantes para diminuir os riscos cardiovasculares.

CLASSIFICAÇÃO E ETIOLOGIA DAS DISLIPIDEMIAS

- As dislipidemias primárias são de transmissão genética, monogênicas ou poligênicas. As mais frequentes na faixa etária pediátrica são a hipercolesterolemia familiar heterozigótica e a hiperlipidemia familiar combinada.
- As dislipidemias secundárias geralmente ocorrem em consequência a uma doença de base ou ao uso crônico de medicações.
- As dislipidemias podem ser classificadas em primárias ou secundárias, conforme os Quadros 1 e 2.

QUADRO 1 Dislipidemias primárias.

Distúrbio da LP	Análise da LP	Lípides séricos	Defeito genético
Hipercolesterolemia familial	↑↑ LDLc	↑↑ Colesterol	Receptor de LDL
Hipercolesterolemia autossômica recessiva	↑↑ LDLc	↑↑ Colesterol	LDLRAP
Hipercolesterolemia autossômica dominante	↑↑ LDLc	↑↑ Colesterol	PCSK9
Defeito familial de Apo-B100	↑↑ LDLc	↑↑ Colesterol	Apo-B100
Sitosterolemia	↑ LDLc	↑ Colesterol	ABCG5 ou ABCG8
Hiperlipidemia familial combinada	↓ VLDLc , ↑ HDLc	↑ Colesterol, ↑ TG	Desconhecido
Hipertrigliceridemia familiar	↑ LDLc	↑ TG	Desconhecido
Síndrome da quilomicronemia familial	↓ VLDLc ↑ HDLc	↑↑ TG	LPL, Apo C-II, Apo
Hipoalfalipoproteinemia	↑↑ Quilomícrons	Normal	A-V, GP1HBP1
Disbetalipoproteinemia	↑ VLDLc	↑↑ Colesterol	Apo A-1
	↓ HDLc ↑↑ Remanesc. QM ↑↑ IDLc	↑↑ TG	Apo E

ABCG5 e ABCG8: transportadores que devolvem esteróis absorvidos à luz intestinal, limitando sua absorção; Apo: apolipoproteína; GP1HBP1: glicosilfosfatidilinositol ancorada à proteína ligadora de HDL – função de hidrolisar QM e TG associados ao VLDL; HDLc: colesterol-lipoproteína de alta densidade; IDLc: colesterol-lipoproteína intermediária densidade; LDL: lipoproteína de baixa densidade; LDLc: colesterol-lipoproteína de baixa densidade; LDLRAP: proteína adaptadora ao receptor de LDL; LP: lipoproteína; LPL: lipase lipoproteica; PCSK9: pró-proteína convertase subtilisina-kexina tipo 9; Remanesc. QM: remanescentes de quilomícrons; TG: triglicérides; VLDLc: colesterol-lipoproteína de muito baixa densidade.
Fonte: Damiani D; Cominato L, 2021.

DIAGNÓSTICO

Diagnóstico clínico

- Em geral, as crianças com dislipidemia são assintomáticas.
- Em casos mais exuberantes, podem-se observar:

QUADRO 2 Dislipidemias secundárias.

Distúrbio	Alterações lipídicas
Secundárias a doenças	
Obesidade/síndrome metabólica	↑ TG, ↓ HDL
Anorexia	↑ CT
Diabete melito	↑ TG e CT, ↓ HDL
Hipotireoidismo	↑ TG, CT e LDL
Deficiência de hormônio de crescimento	↑ CT e LDL
Síndrome de Cushing	↑ CT e TG
Síndrome nefrótica	↑ CT e LDL
Insuficiência renal crônica	↑ TG e CT, ↓ HDL
Infecção por HIV	↑ TG, ↓ HDL
Hepatopatia colestática	↑ CT e LDL
Medicamentos	
Diuréticos	↑ TG, ↓ HDL
Betabloqueadores	↑ TG, ↓ HDL
Corticoides	↑ CT e TG
Antirretrovirais	↑ CT e TG
Sequestradores de sais biliares	↑ TG
Contraceptivos orais hormonais	↑ CT e TG

CT: colesterol total; HDL: lipoproteína de alta densidade; LDL: lipoproteína de baixa densidade; TG: triglicérides.

- Xantomas:
  - Eruptivos.
  - Tuberosos.
  - Tendinosos.
  - Palmares.
- Xantelasmas.
- Arco córneo.
- Pancreatite (triglicérides > 1.000 mg/dL).

Diagnóstico laboratorial

- A triagem de dislipidemia deve ser realizada de acordo com a idade do paciente e seus fatores de risco, conforme o Quadro 3.

QUADRO 3 Indicação de triagem lipídica em crianças e adolescentes.

Faixa etária (anos)	Triagem
< 2	Não há indicação de triagem
2 a 8	Triagem seletiva, crianças com fatores de risco como: ▪ História familiar de infarto agudo do miocárdio, acidente vascular cerebral e doença arterial periférica em homens abaixo de 55 anos e mulheres abaixo de 65 anos ▪ História familiar de hipercolesterolemia (colesterol total > 240 mg/dL) ou história familiar desconhecida ▪ Outros fatores de risco cardiovascular como hipertensão, diabete melito, tabagismo passivo ou obesidade (IMC > 95%)
9 a 11	Triagem universal
12 a 16	Triagem seletiva: caso ocorra história familiar positiva, ou um novo fator de risco, recomenda-se a dosagem de dois perfis lipídicos em jejum (com pelo menos 2 semanas de intervalo entre as dosagens, mas em menos de 12 semanas entre uma dosagem e outra) e realizar uma média com os valores
17 a 21	Triagem universal

IMC: índice de massa corporal.
Fonte: Sociedade Brasileira de Pediatria, 2020.

- A Tabela 1 mostra a comparação dos valores usados como critério diagnóstico de dislipidemia na infância.

TABELA 1 Valores de lipoproteínas aceitáveis, limítrofe e altos, na faixa etária pediátrica.

Avaliação Colesterol (mg/dL)	Aceitável	Limítrofe*	Alto**
Colesterol total (mg/dL)	< 170	170-199	≥ 200
LDLc	< 110	110-129	≥ 130
Não HDLc	< 120	120-144	≥ 145
HDLc	> 45	45-40	< 40 (baixo)***
Triglicérides (mg/dL)			
0-9 anos	< 75	75-99	≥ 100
10-19 anos	< 90	90-129	≥ 130

* Percentil 75; ** percentil 95; *** percentil 10.
HDLc: colesterol-lipoproteína de alta densidade; LDLc: colesterol-lipoproteína de baixa densidade.
Fonte: Damiani D; Cominato L, 2021.

- O diagnóstico de hipercolesterolemia familiar em Pediatria pode ser feito de acordo com os critérios do Quadro 4.

QUADRO 4 Critérios diagnósticos para hipercolesterolemia familiar em Pediatria.

O diagnóstico fenotípico da hipercolesterolemia familiar deve ser suspeitado na presença de história familiar de doença coronariana precoce + elevação de LDL-C
As alterações do perfil lipídico que sugerem HF, excluindo causas secundárias, são: ▪ LDL-C > 190 mg/dL em duas ocasiões, após 3 meses de dieta ▪ LDL-C > 160 mg/dL, associado à história de doença coronariana precoce (< 55 anos em homens e < 60 anos em mulheres) em familiar de primeiro grau ▪ LDL-C > 130 mg/dL com um dos pais tendo diagnóstico genético ▪ LDL-C > 160 mg/dL em um dos genitores
Testes genéticos para investigar mutações (LDL-R, Apo-B, PCSK9) são indicados nas seguintes situações: ▪ Detecção de mutação genética em um dos pais ▪ Morte de um dos genitores por doença arterial coronariana precoce

Apo: apolipoproteína; LDLc: colesterol LDL; HF: hipercolesterolemia familiar; PCSK9: pró-proteína convertase subtilisina-kexina tipo 9.
Fonte: Sociedade Brasileira de Pediatria, 2020.

TRATAMENTO

Modificações do estilo de vida

- As mudanças de estilo de vida devem ser realizadas por 3 a 6 meses antes do início da terapia medicamentosa, a depender da gravidade do quadro (Quadro 5).

Tratamento medicamentoso

- Os critérios para iniciar a terapia farmacológica para o tratamento da dislipidemia englobam a gravidade da alteração do perfil lipídico e a presença de fatores de risco para doença cardiovascular, conforme os Quadros 6 e 7.

QUADRO 5 Mudanças no estilo de vida para tratamento de dislipidemia e síndrome metabólica na faixa etária pediátrica.

Abordagem	Orientação	Comentários
Atividade física	Aeróbica de intensidade moderada a vigorosa	60 minutos por dia, 5 x/semana
Tempo de telas	< 2 horas por dia	
Alimentação saudável	▪ Redução da ingesta de gorduras saturadas, gorduras trans, carboidratos simples e sal ▪ Aumento da ingesta de fibras solúveis, grãos integrais (ao menos 100 g/dia), gorduras poli e monoinsaturadas ▪ Ingesta de 4 a 5 porções de frutas/vegetais por dia	▪ Gorduras < 30% do valor calórico diário (gorduras saturadas < 10% e colesterol < 300 mg) ▪ Fibras 5 g/dia + idade da criança em anos até o máximo de 20 g/dia aos 15 anos ▪ Sódio: < 1.500 mg/dia ▪ Açúcar: < 5% da ingestão diária de calorias ▪ Bebidas açucaradas: < 450 kcal/semana ▪ Peixes: 2 ou mais porções por semana

QUADRO 6 Indicações de tratamento em casos de hipercolesterolemia na faixa etária pediátrica.

Elevação do LDLc
LDLc ≥ 190 mg/dL: ▪ Mudança de estilo de vida por 6 meses (pode ser abreviada) ▪ Considerar estatina após os 10 anos de idade ou após Tanner 2 em meninos, pós-menarca em meninas
LDLc ≥ 130-189 mg/dL sem história familiar de fatores ou condições de risco: ▪ Mudança de estilo de vida ▪ Reavaliar a cada 6 a 12 meses
LDLc ≥ 160-189 mg/dL com história familiar ou 1 fator ou condição de alto risco ou 2 ou mais fatores ou condições de risco moderado: ▪ Mudança de estilo de vida 6 a 12 meses ▪ Considerar estatina após os 10 anos de idade ou após Tanner 2 em meninos ou pós-menarca em meninas

(continua)

QUADRO 6 Indicações de tratamento em casos de hipercolesterolemia na faixa etária pediátrica. (*continuação*)

Elevação do LDLc
LDLc ≥ 130-159 mg/dL com doença cardiovascular clínica ou 2 fatores/condições de alto risco ou 1 fator/condição de alto risco + 2 fatores/condições de risco moderado: ▪ Mudança de estilo de vida por 6 a 12 meses ▪ Considerar estatina após os 10 anos ou após Tanner 2 em meninos ou pós-menarca em meninas

LDLc: colesterol LDL.
Fonte: Damiani D; Cominato L, 2021.

QUADRO 7 Indicações de tratamento das hipertrigliceridemias na faixa etária pediátrica.

Aumento de triglicérides
TG ≥ 500 mg/dL: ▪ Mudança de estilo de vida ▪ Informar sobre risco de pancreatite ▪ Encaminhar a um especialista ▪ Óleo de peixe/fibrato/outra medicação
TG ≥ 200-499 mg/dL: ▪ Mudança de estilo de vida ▪ Considerar óleo de peixe/ômega 3 ▪ Encaminhar a um especialista, especialmente se o alvo de LDLc foi atingido
TG ≥ 100-200 mg/dL (< 10 anos) ou ≥ 130-200 (> 10 anos): ▪ Mudança de estilo de vida por 6 a 12 meses ▪ Aumentar a quantidade de peixe na dieta ▪ Dosagem de lípides a cada 6 meses
TG < 100 mg/dL (< 10 anos) ou TG < 130 mg/dL (> 10 anos): ▪ Continuar com as modificações de estilo de vida ▪ Dosagem de lípides uma vez por ano

LDLc: colesterol LDL; TG: triglicérides.
Fonte: Damiani D; Cominato L, 2021.

Condições e fatores de alto risco para doença cardiovascular

- Condições de alto risco:
  - Diabete melito tipo 1 ou tipo 2.
  - Doença renal crônica ou doença renal em estágio terminal.

- Após transplante renal.
- Após transplante cardíaco.
- Doença de Kawasaki com aneurisma.

- Fatores de alto risco:
  - Hipertensão arterial (> P99 + 5 mmHg) requerendo medicação.
  - Tabagismo.
  - IMC > P97.
  - Presença de uma condição de alto risco.

Condições e fatores de médio risco para doença cardiovascular

- Condições de risco moderado:
  - Doença inflamatória crônica.
  - Lúpus eritematoso sistêmico.
  - Artrite inflamatória idiopática.
  - Doença de Kawasaki (aneurisma coronariano com regressão).
  - Síndrome nefrótica.
  - Síndrome da imunodeficiência adquirida (aids).
- Fatores de risco moderado:
  - Hipertensão arterial que não requer medicação.
  - IMC entre P95 e 97.
  - Colesterol LDL < 40 mg/dL.
  - Presença de uma condição de risco moderado.
- As estatinas são a medicação de escolha para o tratamento da hipercolesterolemia, e os fibratos são a medicação de escolha para o tratamento de hipertrigliceridemia em crianças.
- A Tabela 2 resume as principais apresentações e posologia das medicações disponíveis para tratamento de dislipidemias em Pediatria.
- Alguns cuidados devem ser tomados antes e durante o tratamento com estatinas:
  - Coletar TGO, TGP e CPK prévios ao tratamento.
  - Iniciar com a menor dose possível.
  - Recoletar TGO, TGP, CPK e perfil lipídico 4-8 semanas após o início do tratamento a cada 3 a 6 meses.
  - Se enzimas hepáticas aumentadas três vezes acima do valor de referência ou CPK 10 vezes acima do limite superior da normalidade, suspender a medicação.

TABELA 2 Apresentação comercial e posologia dos principais hipolipemiantes.

Medicamento	Apresentação comercial	Podologia (via oral)
Estatinas		
Atorvastatina	Citalor®, Lipitor®, Lipistat®, Lipigram®, Ateroma® (comp. 10, 20, 40 e 80 mg)	Dose inicial: 5-10 mg, 1 x/dia Dose máxima: 40 mg, 1 x/dia Uso em maiores de 10 anos
Fluvastatina	Lescol® (comp. 20, 40 e comp. XL 80 mg)	Dose inicial: 10-20 mg, 1 x/dia Dose máxima: 80 mg, 1 x/dia Uso em maiores de 10 anos
Lovastatina	Lovax®, Mevacor®, Neolipid®, Reducol® (comp. 10, 20 e 40 mg)	Dose inicial: 5-10 mg, 1 x/dia Dose máxima: 40 mg, 1 x/dia Uso em maiores de 10 anos
Pravastatina	Mevalotin®, Pravacor® (comp. 10, 20 e 40 mg)	Dose inicial: 5-10 mg, 1 x/dia Dose máxima: 40 mg, 1 x/dia Uso em maiores de 8 anos
Rosuvastatina	Crestor®, Vivacor® (comp. 10 e 20 mg)	Dose inicial: 5 mg, 1 x/dia Dose máxima: 20 mg, 1 x/dia Uso em maiores de 10 anos
Sinvastatina	Androlip®, Lovacor®, Vaslip®, Zocor® (comp. 5, 10, 20, 40 e 80 mg)	Dose inicial: 5 mg, 1 x/dia Dose máxima: 40 mg, 1 x/dia Doses ≥ 80 mg/dia causam miopatia Uso em maiores de 10 anos
Pitavastatina	Livalo® (comp. 2 e 4 mg)	Dose inicial: 1 mg/dia Dose máxima: 4 mg/dia
Sequestrantes de ácidos biliares		
Colestiramina	Questran Light® (envelopes com 4 g)	Dose inicial: 0,25-0,5 g/kg/dia, a cada 8 ou 12 horas Dose máxima: 8 g/dia
Inibidores da absorção do colesterol		
Ezetimiba	Ezetrol®, Zetia® (comp. 10 mg)	Dose inicial: 10 mg, 1 x/dia Dose máxima: 10 mg, 1 x/dia
Fibratos		
Bezafibrato	Cedur Retard® (comp. 400 mg)	Dose inicial: 200 mg, 1 x/dia Dose máxima: 400 mg, 1 x/dia
Ciprofibrato	Lipless®, Oraxadin® (comp. 100 mg)	Dose usual: 100 mg, 1 x/dia
Fenofibrato	Lipanon®, Lipidil® (cáps. 200 e 250 mg)	Dose usual: 250 mg, 1 x/dia
Ezetimiba + estatina		
Ezetimiba + sinvastatina	Vytorin®, Zetsim® (4 apresentações: 10/10; 10/20; 10/40; 10/80 mg)	Dose inicial: 10/10 mg Dose máxima: 10/40 mg
Ezetimiba + atorvastatina	Liptruzet®, Orvatez® (4 apresentações: 10/10; 10/20; 10/40; 10/80 mg)	Dose inicial: 10/10 mg Dose máxima: 10/80 mg

Fonte: Sociedade Brasileira de Pediatria, 2020.

- A Figura 1 traz um algoritmo que resume as indicações terapêuticas de acordo com valores de colesterol LDL e presença de fatores de risco, considerando a Etapa 1 mudança de estilo de vida, com atividade física e dieta, e Etapa 2, tratamento medicamentoso.

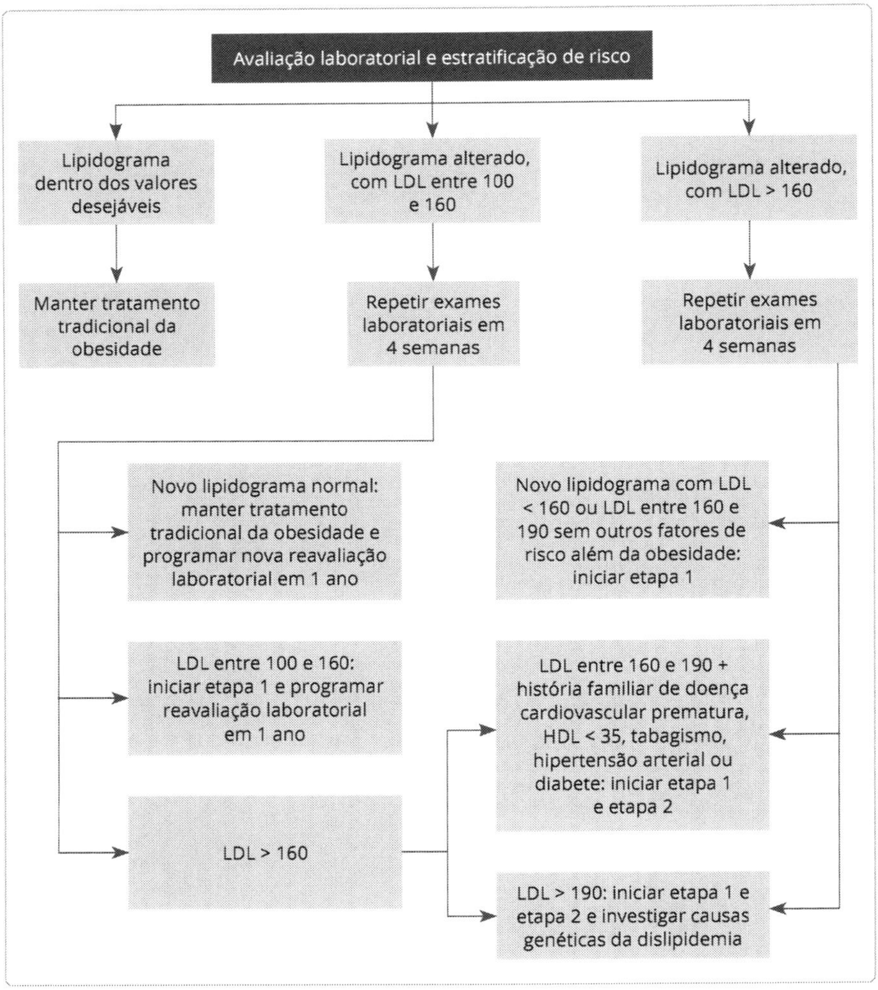

FIGURA 1

Etapas da opção terapêutica de acordo com valores de colesterol LDL e presença de fatores de risco (LDL expresso em mg/dL).

HDL: lipoproteína de alta densidade; LDL: lipoproteína de baixa densidade.
Fonte: Nogueira-de-Almeida et al., 2020.

PRESCRIÇÃO NA PRÁTICA

Exemplo de prescrição (cada caso deve ser avaliado individualmente e a decisão deve ser tomada pelo médico responsável pelo caso).

- Paciente de 10 anos, sexo feminino, branca, com ganho de peso progressivo nos últimos 3 anos. Pela orientação de triagem universal de dislipidemia na faixa etária, além do fator de risco da obesidade, o pediatra havia solicitado perfil lipídico de rotina: CT 230 mg/dL, LDL 180 mg/dL, HDL 35 mg/dL, VLDL 15, colesterol não HDL 195 mg/dL e triglicérides 85.
- Na ocasião, o pediatra orientou mudanças de estilo de vida, com atividade física regular e alimentação saudável, com boa adesão. Hoje retorna com novos exames: CT 220 mg/dL, LDL 165 mg/dL, HDL 40 mg/dL, VLDL 15, colesterol não HDL 180 mg/dL, triglicérides 80, TGO, TGP e CPK normais.
- Antecedentes pessoais: recém-nascida de termo (38 semanas), adequada para idade gestacional, sem comorbidades ou uso contínuo de medicações.
- Antecedentes familiares:
  - Mãe: obesa, dislipidêmica em uso de medicação contínua, com 160 cm de estatura, menarca aos 12 anos.
  - Pai: obeso e hipertenso, com 175 cm de estatura.
  - Irmão de 8 anos: sobrepeso.
  - Avô materno: falecido por infarto agudo do miocárdio com 50 anos.
  - Tio materno: acidente vascular cerebral com 52 anos.
- Exame físico geral sem alterações, peso 60 kg, estatura 150 cm, IMC: 26,66 kg/m^2 (obesidade), Tanner M3P3.
- Hipóteses diagnósticas: dislipidemia e obesidade.
- História familiar de doença cardiovascular precoce.
- Conduta: reforço de mudança de estilo de vida, encaminhamento para nutricionista e para endocrinologista pediátrico. Iniciar terapia com estatina e coletar exames em 4-8 semanas.
- Prescrição para casa:
  - Nome do paciente.
  - Uso contínuo:
    - Rosuvastatina 10 mg: tomar meio comprimido, via oral, à noite, todos os dias.
  - Próxima consulta após exames, em 4-8 semanas.

(continua)

(continuação)

- Exames para próxima consulta:
  - Nome do paciente.
  - Solicitar: TGO, TGP, CPK.

REFERÊNCIAS

1. Damiani D, Cominato L. Dislipidemia e Síndrome Metabólica. In: Schvartsman BGS. Cardiologia Pediátrica. 2. ed. Barueri: Manole; 2021.
2. de Ferranti SD, Steinberger J, Ameduri R, Baker A, Gooding H, Kelly AS, et al. Cardiovascular risk reduction in high-risk pediatric patients: a scientific statement from the American Heart Association. Circulation. 2019;139(13):e603-e634.
3. Eckel RH, Jakicic JM, Ard JD, de Jesus JM, Houston Miller N, Hubbard VS, et al. 2013 AHA/ACC guideline on lifestyle management to reduce cardiovascular risk: a report of the American College of Cardiology/American Heart Association Task Force on Practice Guidelines [published corrections appear in Circulation. 2014;129(suppl 2):S100–S101 and Circulation. 2015;131:e326]. Circulation. 2014; 129(suppl 2):S76–S99.
4. Faludi AA, Izar MCO, Saraiva JFK, Chacra APM, Bianco HT, Afiune Neto A, et al. Atualização da Diretriz Brasileira de Dislipidemia e Prevenção de Aterosclerose – 2017. Arq Bras Cardiol. 2017;109(2 Supl 1):1-76.
5. Jellinger PS, Handelsman Y, Rosenblit PD, Bloomgarden ZT, Fonseca VA, et al. American Association of Clinical Endocrinologists and American College of Endocrinology Guidelines for Management of Dyslipidemia and Prevention of Cardiovascular Disease. Endocr Pract. 2017;23(Suppl 2):1-87.
6. Kavey REW. Combined Dyslipidemia in Children and Adolescents. 2023. In: Feingold KR, Anawalt B, Blackman MR, Boyce A, Chrousos G, Corpas E, et al, editors. Endotext [Internet]. South Dartmouth (MA): MDText.com, Inc.; 2000.
7. Mach F, Baigent C, Catapano AL, Koskinas KC, Casula M, Badimon L, et al. 2019 ESC/EAS guidelines for the management of dyslipidaemias: lipid modification to reduce cardiovascular risk. Eur Heart J. 2020;41(1):111-88.
8. Nogueira-de-Almeida CA, Hirose TS, Zorzo RA, Malta Vilanova KC, Ribas-Filho D. Critério da Associação Brasileira de Nutrologia para diagnóstico e tratamento da síndrome metabólica em crianças e adolescentes. Int J Nutrol. 2020;13:54-68.
9. Sociedade Brasileira de Pediatria. Dislipidemia na criança e no adolescente: orientações para o pediatra. Departamento Científico de Endocrinologia (2019-2021), Sociedade Brasileira de Pediatria; 2020.
10. Sociedade Brasileira de Pediatria. Manual de orientação de obesidade na infância e adolescência. 3. ed. São Paulo: SBP; 2019.
11. Tropeano A, Corica D, Li Pomi A, Pepe G, Morabito LA, Curatola SL, et al. The metabolic syndrome in pediatrics: do we have a reliable definition? A systematic review. Eur J Endocrinol. 2021;185(2):265-78.

12

Hipotireoidismo adquirido em crianças e adolescentes: diagnóstico e tratamento

D&T

Larissa Kallas Curiati

Filumena Maria da Silva Gomes

Maria Helena Valente

INTRODUÇÃO

- O hipotireoidismo (HT) é uma das anormalidades endócrinas mais comuns, afetando 5,3% da população. A prevalência aumenta com a idade, e é duas vezes mais presente no sexo feminino.
- O HT nas crianças pode ter efeitos deletérios no crescimento, no desenvolvimento puberal e no desempenho escolar.
- Parentes de probandos afetados têm risco nove vezes maior de desenvolver HT em comparação com a população em geral.
- O hipotireoidismo adquirido pode ser classificado em:
  - Primário: causado por alterações na própria tireoide.
  - Secundário: causado pela deficiência do hormônio tireotrófico (TSH) por alterações hipofisárias.
  - Terciário: causado pela deficiência do hormônio liberador de tireotrofina (TRH) por alterações hipotalâmicas.

ETIOLOGIA

- As causas do hipotireoidismo adquirido (HA) em crianças são semelhantes às dos adultos e variam de acordo com a classificação do hipotireoidismo (HT), como mostra o Quadro 1.

QUADRO 1 Etiologia de hipotireoidismo adquirido.

Classificação	Etiologia	Diagnóstico
Primário	Autoimune	Tireoidite de Hashimoto
		Síndrome poliendócrina autoimune
	Iodo	Deficiência de iodo (bócio endêmico)
		Excesso de iodo (por exemplo, amiodarona, expectorantes, suplementos nutricionais)
	Medicamentos	Lítio, iodo, fenitoína, fenobarbital, alfainterferona, inibidores da tirosinoquinase
	Iatrogênica	Tireoidectomia total ou parcial
		Doses elevadas de drogas antitireoidianas (metimazol, propiltiouracila)
		Ablação tireoidiana com iodo radioativo
		Irradiação/radioterapia de cabeça e pescoço
	Doenças infiltrativas	Hemocromatose, cistinose, histiocitose de células de Langerhans, linfoma, esclerodermia, sarcoidose
	Alimentos bociogênicos	Mandioca, pinhão, babaçu
Secundário e terciário	Lesões de sistema nervoso central	Tumores (craniofaringioma)
		Trauma
		Cirurgia
		Radioterapia
		Doenças infiltrativas
		Hipofisite linfocítica
		Sela vazia
	Medicamentos	Dopamina, dobutamina

- A causa mais comum de HA nas crianças e nos adolescentes é a tireoidite autoimune; no entanto, aproximadamente 5% das crianças (6-11 anos) apresentam deficiência de iodo (excreção de iodo na urina < 50 mg/L).
- É incomum que as crianças tenham HT secundário e ainda mais raro ter HT de consumo.

DIAGNÓSTICO

Diagnóstico clínico

- A apresentação clínica do hipotireoidismo adquirido é insidiosa e variável, e a história clínica e o exame físico completos são ferramentas auxiliares na suspeita e no diagnóstico (Quadro 2).

QUADRO 2 Anamnese e exame físico da criança e adolescente com hipotireoidismo adquirido.

Fator	Setor	Descrição/sinais
História clínica	Antecedentes pessoais	▪ Uso de medicamentos (amiodarona, lítio) ▪ Consumo de alimentos bociogênicos (mandioca, pinhão, babaçu) ▪ Doenças autoimunes (vitiligo, diabetes, alopecia, doença celíaca) ▪ Lesões do sistema nervoso central (meningite, tumores, malformações, trauma, cirurgia) ▪ Síndromes associadas a alterações tireoidianas (síndrome de Down, síndrome de Williams, Síndrome de Di George, síndrome de Prader-Willi, síndrome de Turner)
	Antecedentes familiares	▪ História familiar de hipotireoidismo
Manifestações clínicas	Manifestações clássicas	▪ Baixa estatura/diminuição da velocidade de crescimento ▪ Atraso no desenvolvimento dentário ▪ Queda do rendimento escolar (algumas crianças podem ter melhora do rendimento escolar por ficarem menos ativas e se distraírem menos) ▪ Atraso puberal ▪ Distúrbios menstruais ▪ Diminuição da sudorese ▪ Intolerância ao frio ▪ Diminuição do apetite ▪ Constipação ▪ Ganho de peso (em geral associado a retenção hídrica) ▪ Sonolência, astenia, fadiga ▪ Mialgia, câimbra, fadiga muscular

(continua)

QUADRO 2 Anamnese e exame físico da criança e adolescente com hipotireoidismo adquirido. (*continuação*)

Fator	Setor	Descrição/sinais
Manifestações clínicas	Manifestações atípicas	▪ Cistos ovarianos ▪ Puberdade precoce (síndrome de Van Wyk-Grumbach) ▪ Pseudo-hipertrofia muscular ▪ Síndrome de Hoffman
		▪ Hiperplasia pituitária ▪ Hipotermia ▪ Insuficiência cardíaca congestiva ▪ Derrame pleural ou pericárdico ▪ Íleo paralítico ▪ Coagulopatia (doença de von Willebrand) ▪ Distúrbios neuropsíquicos (depressão, psicose, ataxia) ▪ Hiperprolactinemia
Exame físico		▪ Bócio ▪ Pele fria, seca e pálida ▪ Cabelos e unhas frágeis ▪ Madarose, edema periorbital ▪ Rouquidão, voz arrastada ▪ Bradicardia, hipotensão ▪ Hiporreflexia ▪ Baixa estatura
Alterações laboratoriais associadas		▪ Anemia normocítica ▪ Dislipidemia (aumento de triglicérides e redução de colesterol HDL) ▪ Hiponatremia ▪ Hiper-homocisteinemia

Diagnóstico do hipotireoidismo subclínico

- O hipotireoidismo subclínico (HS) é definido como uma leve elevação do TSH sérico (geralmente < 10 mIU/l), T4L normal e poucos ou nenhum sinal ou sintoma clínico. Clinicamente, é um quadro difícil de diagnosticar, uma vez que os sinais e sintomas são inespecíficos. As causas mais comuns são hipotireoidismo e medicamentos (amiodarona, antirretrovirais, fenobarbitais, fenitoína, carbamazepina). Os mecanismos são mal compreendidos, mas os efeitos são transitórios e o TSH normaliza quando os medicamentos são descontinuados. Em crianças saudáveis que não possuem anticorpos antitireoidianos, o HS é considerado benigno e com bom prognóstico. Efeitos em longo prazo do HS no crescimento e nos desfechos cardiovasculares ainda estão sendo estudados. O HS leve está associado ao crescimento linear normal, saúde óssea e neurodesenvolvimento adequados.

Diagnóstico laboratorial

- Exames iniciais para confirmação do hipotireoidismo (HT):
  - Hormônio tireoestimulante (TSH) e T4 livre (T4L).
- O indicador mais sensível de HT primário é a elevação do nível sérico de TSH acima da faixa de referência para a idade. O hipotireoidismo adquirido pode ser subdividido em clínico (TSH > 10 mU/L) e subclínico (TSH 5,5 a 10 mU/L) (Quadro 3).
- Interpretação dos resultados:
  - TSH elevado com T4L baixo: TSH > 10 mU/L com T4L baixo diagnostica HT primário evidente. Discretas elevações de TSH sérica (5 a 10 mU/L) indicam a necessidade de repetir o exame para decisão da terapêutica. Crianças com HT secundário (central) podem apresentar discreta elevação do TSH, apesar de a maioria dos pacientes com HT central apresentar TSH normal ou diminuído.
  - TSH elevado com T4 L normal: elevação persistente de TSH com T4 L normal faz a suspeita de "HT subclínico". Quando o TSH sérico é > 10 mU/L em duas ou mais ocasiões, sugere-se iniciar o tratamento para hipotiroidismo, principalmente se o TSH estiver aumentado. Elevações discretas do TSH (5 a 10 mU/L) indicam a necessidade de realizar avaliação e monitoramento adicionais de observar se a elevação do TSH persiste e se ocorre HT clinicamente importante. O TSH geralmente se normaliza em testes repetidos. É mandatório incluir testes de anticorpos antiperoxidase e anticorpos antitireoglobulina. Quando anticorpos antitireoidianos forem positivos ou quando houver achados clínicos suspeitos, recomenda-se tratamento; principalmente se o TSH sérico repetido estiver na faixa de 5 a 10 mU/L.
  - TSH sérico normal ou baixo com T4L baixo: esses achados indicam HT central, particularmente se os testes de função tireoidiana foram obtidos

em um cenário clínico suspeito de HT central. Nesse caso, o TSH sérico não é mais considerado para o diagnóstico ou tratamento. O objetivo da terapia é manter a tiroxina livre sérica (T4L) na metade superior da faixa de referência para a idade. Nesse caso, deve-se observar o risco de deficiências adicionais de hormônios hipofisários, garantir a produção adequada de cortisol e/ou iniciar a reposição de hidrocortisona 24 horas antes do início do T4L.

QUADRO 3 Interpretação dos exames laboratoriais e classificação do hipotireoidismo.

Classificação do hipotireoidismo		
Hipotireoidismo primário	**Hipotireoidismo secundário ou terciário (central)**	**Hipotireoidismo subclínico**
▪ TSH aumentado. ▪ T4 livre baixo.	▪ TSH normal ou baixo ▪ T4 livre baixo	▪ TSH aumentado ▪ T4 livre normal

TSH: hormônio tireotrófico; T4 livre: tiroxina livre sérica.

- Outros exames:
  - Nos casos de HT primário, para avaliar etiologia autoimune:
    - Antitireoperoxidase (anti-TPO).
    - Antitireoglobulina (anti-TG).
  - Nos casos de HT central, para avaliar função do eixo hipotálamo-hipófise:
    - Cortisol.
    - Prolactina.
    - IGF-1, IGFBP-3.
    - LH, FSH, estradiol/testosterona.
- Alterações laboratoriais possivelmente associadas:
  - Anemia normocítica.
  - Dislipidemia (aumento de triglicérides e redução de colesterol HDL).
  - Hiponatremia.
  - Hiper-homocisteinemia.

Diagnóstico por imagem

- Ultrassonografia Doppler de tireoide está indicada nos seguintes casos:

  - Bócio.
  - Nódulo palpável.
  - Anticorpos negativos.
  - Hipotireoidismo (HT) subclínico.
- Ressonância magnética de sela túrcica e sistema nervoso central:
  - HT secundário ou terciário.

TRATAMENTO

- O T4L, ajustado para manter um nível normal de TSH, é o método de seguimento preferido para o acompanhamento do tratamento do hipotireoidismo (HT) na maioria das crianças. Embora isso seja geralmente aplicável, existem algumas crianças para as quais o diagnóstico e o tratamento do HT sejam problemáticos. Medições seriadas da função tireoidiana ajudam a identificar casos em que a doença é transitória ou pode exigir preparações alternativas de hormônio tireoidiano.
- O tratamento do hipotireoidismo adquirido é feito com levotiroxina, em dose única diária de 100 mcg/m^2/dia, pela manhã em jejum (intervalo de 30 a 60 minutos antes da refeição). A dose inicial também varia de acordo com a faixa etária, conforme a Tabela 1.

TABELA 1 Reposição de levotiroxina de acordo com a faixa etária.

Faixa etária	Dose (mcg/kg/dia)	Dose média (mcg/dia)
Recém-nascido < 3 meses	10-15	25-50
3 a 12 meses	6-10	50-75
1 a 3 anos	4-6	50-75
3 a 10 anos	3-5	75-100
10 a 16 anos	2-4	75-100
≥ 16 anos	1,6-2	75-100

Obs.: em pacientes com HT crônico ou cardiopatia, iniciar com 1/2 a 1/4 da dose inicial e aumentar gradativamente, a cada 1 a 6 semanas, até atingir a dose plena. Se houver deficiência de ACTH associada (nos casos de HT central), a levotiroxina deve ser iniciada somente após 1 semana do início da reposição com glicocorticoide, para evitar o desencadeamento de uma crise adrenal.
Fonte: Alves CAD, 2019.

Quando tratar o hipotireoidismo subclínico?

- TSH > 10 mIU/L.
- TSH entre 5 e 10 mil/L considerar tratar se (controverso):
  - Presença de bócio.
  - Sintomas de hipotireoidismo.
  - Autoanticorpos antitireoidianos positivos.
  - Dislipidemia.
  - Redução da velocidade de crescimento.

ACOMPANHAMENTO

- TSH e T4 livre a cada 4 a 6 semanas após o início do tratamento e após cada mudança de dose da levotiroxina.
- TSH e T4 livre semestral a anual da função tireoidiana.
- Avaliação anual da idade óssea.
- Monitoramento do crescimento e desenvolvimento frequentes.

PRESCRIÇÃO NA PRÁTICA

Exemplo de prescrição (cada caso deve ser avaliado individualmente, e a decisão deve ser tomada pelo médico responsável pelo caso).

- Paciente de 8 anos e 2 meses, sexo feminino, parda, com queixa de baixa velocidade de crescimento, queda do rendimento escolar, constipação, pele ressecada, cabelos e unhas quebradiços.
- Antecedentes pessoais: recém-nascida de termo (39 semanas), adequada para idade gestacional, diabética tipo I desde os 5 anos, em uso contínuo de insulina. Nega alterações ou infecções de sistema nervoso central.
- Antecedentes familiares:
  - Mãe: hipotireoidismo, com 160 cm de estatura, menarca aos 9 anos.
  - Pai: doença celíaca, com 175 cm de estatura.

(continua)

(continuação)

- Exame físico geral sem alterações, peso 28 kg, estatura 135 cm, IMC 15,36 kg/m^2 (eutrófica), Tanner M1P1, sem alterações à palpação da tireoide. Frequência cardíaca 65 bpm, pressão arterial 90 x 60 mmHg.
- Trouxe exames solicitados por outro pediatra:
  - TSH = 15,36 mUI/L (referência para idade: 0,6-5,4); T4 livre = 0,4 ng/dL (referência para idade: 0,6-1,1).
  - Anti-TPO e anti-TG: positivos.
  - Radiografia de punho (idade óssea): 7 anos.
  - Ultrassonografia Doppler de tireoide: tireoide de dimensões normais, com sinais de tireoidite e sem nódulos.
- Após repetir e confirmar os resultados de TSH e T4 livre, foi feita a hipótese diagnóstica de hipotireoidismo adquirido primário de origem autoimune, foi iniciado tratamento com levotiroxina, e foi solicitada coleta de TSH e T4 livre 6 semanas após o início da medicação.
- Prescrição para casa:
  - Nome do paciente, 8 anos e 2 meses.
  - Peso: 28 kg.
  - Uso contínuo: levotiroxina 88 mcg – tomar um comprimido, por via oral, em jejum, todos os dias. Aguardar de 30 a 60 minutos para fazer a refeição.

REFERÊNCIAS

1. Alves CAD. Hipotireoidismo adquirido. In: Alves CAD. Endocrinologia pediátrica. 1st ed. Barueri: Manole; 2019.
2. Brenta G, Vaisman M, Sgarbi JA, Bergoglio LM, Andrada NC de, Bravo PP, et al. Clinical practice guidelines for the management of hypothyroidism. Arq Bras Endocrinol Metabol. 2013;57(4):265-91.
3. Comité Nacional de Endocrinología de la Sociedad Argentina de Pediatría. Alteraciones tiroideas en la infancia y en la adolescencia. Parte 2: hipotiroidismo [Thyroid disorders in childhood and adolescence. Part 2: Hypothyroidism]. Arch Argent Pediatr. 2021;119(1):s8-s16.
4. Gyuricsko E. The "slightly" abnormal thyroid test: What is the pediatrician to do? Curr Probl Pediatr Adolesc Health Care. 2020;50(3):100770.
5. Hanley P, Lord K, Bauer AJ. Thyroid Disorders in Children and Adolescents – a review. JAMA Pediatr. 2016;170(10):1008-19.

6. Jonklaas J, Bianco AC, Bauer AJ, Burman KD, Cappola AR, Celi FS, et al. Guidelines for the Treatment of Hypothyroidism: Prepared by the American Thyroid Association Task Force on Thyroid Hormone Replacement. Thyroid. 2014;24(12):1670-751.
7. Khan L. Thyroid Disease in Children and Adolescents. Pediatr Ann. 2021;50(4): e143-e147.
8. Leung AC, Leung KC. Evaluation and management of the child with hypothyroidism. World J Pediatr. 2019;15(2):124-34.
9. Marui S, Brito LP. Tireoide. In: Gomes FMS, Silva CAA, Carneiro-Sampaio M, editors. Carneiro-Sampaio M, Sumita NM, Slhessarenko N, Duarte AJS, coordinators. Medicina laboratorial em pediatria. Santana do Parnaíba: Manole; 2023. p. 235-49.
10. Menezes Filho HC, Bedin MR, Della Manna T. Hipo e hipertireoidismo. In: Damiani D, editor. Endocrinologia na Prática Pediátrica. 3rd ed. Barueri: Manole; 2016.
11. Nogueira CR, Kimura ET, Carvalho GA, Sgarbi JA, Ward LS, Maciel LMZ, et al. Diretrizes Clínicas na Saúde Suplementar. Hipotireoidismo: diagnóstico. Sociedade Brasileira de Endocrinologia e Metabolismo, Sociedade Brasileira de Medicina de Família e Comunidade, Associação Brasileira de Psiquiatria; 2011.
12. Rodriguez L, Dinauer C, Francis G. Treatment of hypothyroidism in infants, children and adolescents. Trends Endocrinol Metab. 2022;33(7):522-32.
13. Ward LS, Maciel LMZ, editors. Arquivos Brasileiros de Endocrinologia e Metabologia: Edição Especial Consensos em Tireoide. Sociedade Brasileira de Endocrinologia e Metabologia; 2013.

13

Obesidade em crianças e adolescentes: diagnóstico e tratamento

D&T

Larissa Kallas Curiati

Filumena Maria da Silva Gomes

Maria Helena Valente

INTRODUÇÃO

- A obesidade infantil é definida como o excesso de peso às custas do aumento da adiposidade corporal de etiologia multifatorial, com interação de fatores genéticos, metabólicos, nutricionais, psicossociais, ambientais e de estilo de vida.
- A obesidade e má nutrição na infância é um dos principais fatores de risco para o desenvolvimento de doenças crônicas e de perdas de anos saudáveis da população.
- Crianças obesas têm cinco vezes mais probabilidades de se tornarem obesos na vida adulta, e 80% dos adolescentes obesos vão permanecer obesos na vida adulta.
- Segundo o Ministério da Saúde, 2 em cada 10 crianças menores de 5 anos, e 3 em cada 10 crianças entre 5 e 9 anos, apresentam excesso de peso, enquanto suas mães (biológicas) apresentam cerca de 50% de excesso de peso.

DIAGNÓSTICO

Diagnóstico clínico

- O diagnóstico clínico é baseado nos parâmetros a seguir:
  - Peso.

- Estatura (altura/comprimento).
- Índice de massa corpórea (IMC).
- Circunferência abdominal.
- Avaliação de pregas cutâneas.
- Relação circunferência abdominal/estatura.

- A medida adequada da circunferência abdominal é uma forma indireta de avaliação da gordura visceral e é realizada através da colocação da fita métrica inextensível no ponto médio entre a décima costela e a borda superior da crista ilíaca (Figura 1, Tabela 1).
- O estado nutricional deve ser classificado de acordo com o IMC (IMC = peso [kg]/estatura^2 [m^2]), utilizando-se os referenciais da Organização Mundial da Saúde (OMS) – Figuras 2, 3, 4 e 5). Os valores do IMC estão distribuídos em percentis e escores z, de acordo com sexo e idade (0 a 19 anos), conforme a Tabela 2.

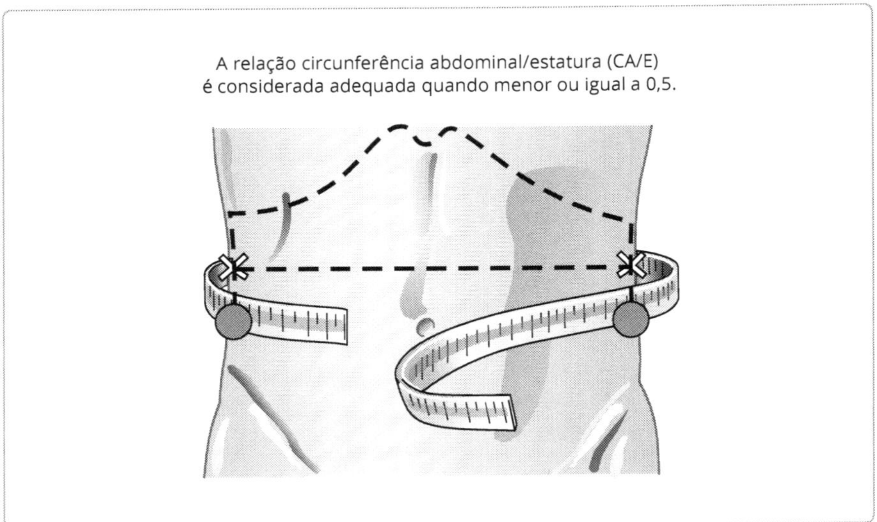

FIGURA 1
Aferição da circunferência abdominal.
Fonte: Sociedade Brasileira de Pediatria, 2019.

TABELA 1 Distribuição em percentis de circunferência abdominal segundo sexo e idade (de 5 a 13 anos) da criança e do adolescente.

Idade (anos)	Brancos				Negros			
	Meninos		Meninas		Meninos		Meninas	
	Percentil				Percentil			
	50	90	50	90	50	90	50	90
5	52	59	51	57	52	56	52	56
6	54	61	53	60	54	60	53	59
7	55	61	54	64	56	61	56	67
8	59	75	58	73	58	67	58	65
9	62	77	60	73	60	74	61	78
10	64	88	63	75	64	79	62	79
11	68	90	66	83	64	79	67	87
12	70	89	67	83	68	87	67	84
13	77	95	69	94	68	87	67	81
14	73	99	69	96	72	85	68	92
15	73	99	69	88	72	81	72	85
16	77	97	68	93	75	91	75	90
17	79	80	66	86	78	101	41	105

Fonte: Freedman, 1999.

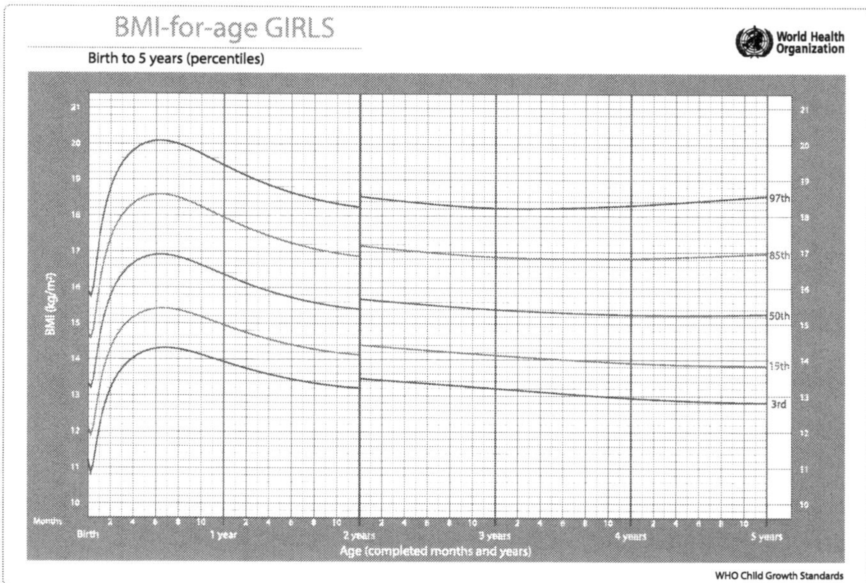

FIGURA 2

Curvas de índice de massa corpórea para meninas de 0 a 5 anos.

Fonte: Organização Mundial da Saúde (OMS).

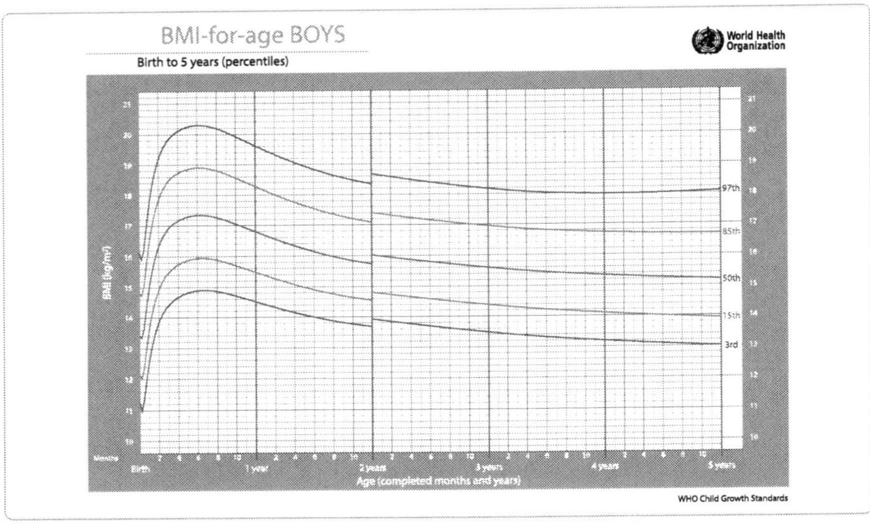

FIGURA 3

Curvas de índice de massa corpórea para meninos de 0 a 5 anos.

Fonte: Organização Mundial da Saúde (OMS).

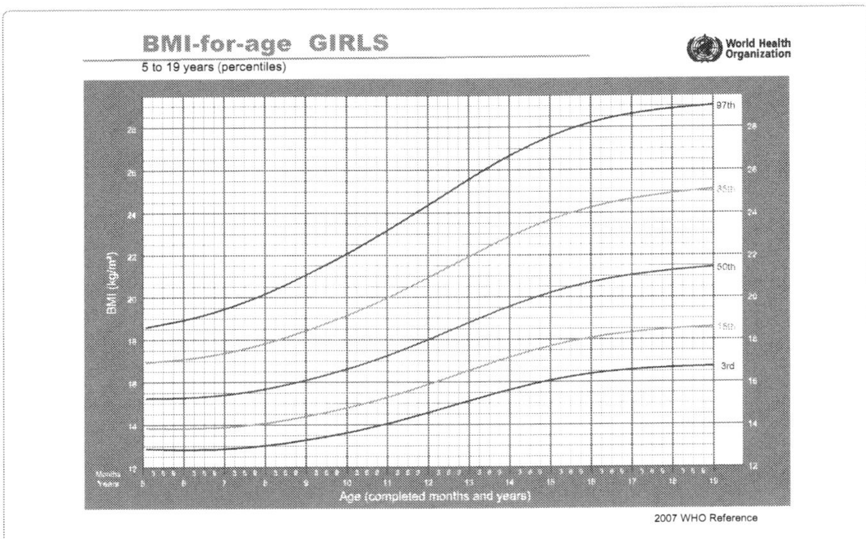

FIGURA 4

Curvas de índice de massa corpórea para meninas de 5 a 19 anos.

Fonte: Organização Mundial da Saúde (OMS).

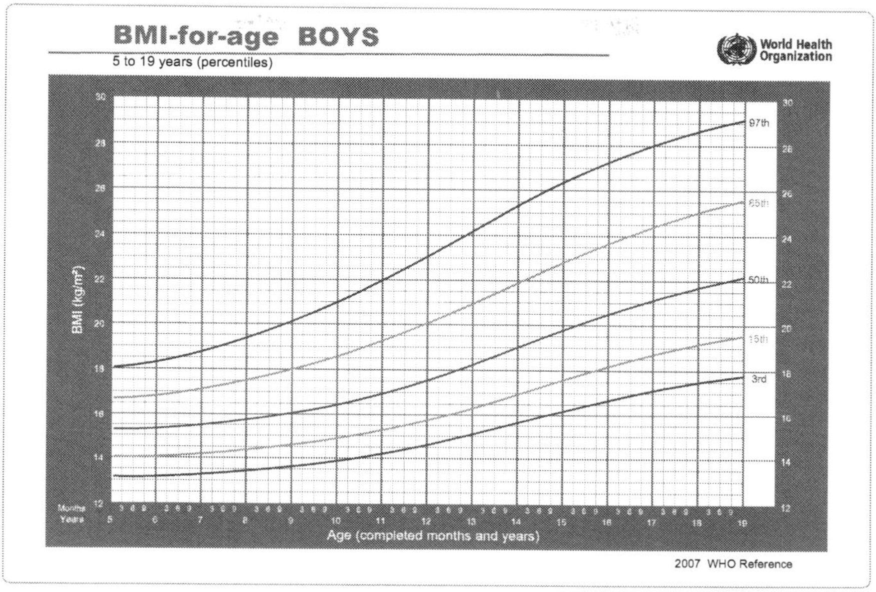

FIGURA 5
Curvas de índice de massa corpórea para meninos de 5 a 19 anos.
Fonte: Organização Mundial da Saúde (OMS).

TABELA 2 Classificação do estado nutricional de acordo com índice de massa corpórea/idade por escore z e percentil.

Escore z do IMC	Percentil do IMC	Idade 0 a 5 anos	Idade 5 a 19 anos
> +1 e ≤ + 2	> 85 e ≤ 97	Risco de sobrepeso	Sobrepeso
> +2 e ≤ +3	> 97 e ≤ 99,9	Sobrepeso	Obesidade
> +3	> 99,9	Obesidade	Obesidade grave

IMC: índice de massa corpórea.
Fonte: Sociedade Brasileira de Pediatria, 2019.

Diagnóstico laboratorial

- Exames complementares devem ser solicitados de forma individualizada, visando ao diagnóstico das complicações metabólicas mais comuns da obesidade, como dislipidemia, alterações do metabolismo glicêmico, hipertensão arterial, doença hepática gordurosa não alcoólica, síndrome da apneia

obstrutiva do sono e síndrome dos ovários policísticos (sinais clínicos de hiperandrogenismo). Exames indicados inicialmente:
- Glicemia de jejum.
- TGO/TGP (transaminases).
- Perfil lipídico (colesterol total e frações e triglicérides).

TRATAMENTO

- O tratamento da obesidade e do sobrepeso visa restabelecer a melhor qualidade de vida da criança e do adolescente.

Alimentação

- Redução da ingesta de alimentos ricos em gorduras, açúcares e sódio (sal).
- Redução da ingesta de bebidas adoçadas e açucaradas, refrigerantes e sucos processados.
- Redução da ingesta de alimentos processados, ultraprocessados e *fast food*.
- Incentivo à ingesta de cinco porções de frutas, verduras e legumes por dia.
- Controle da quantidade de comida ingerida de forma adequada para cada idade – redução de porções gradativamente.
- Horários regulares para realizar as refeições.

Atividade física

- Limitar horas de tela para 2 por dia, no máximo, em maiores de 2 anos. A menores de 2 anos é contraindicado o uso de telas.
- Participar de exercícios divertidos e adequados para a idade – pelo menos 1 hora por dia, todos os dias:
  - Crianças: a atividade física deve ser lúdica.
  - Adolescentes: exercícios de resistência (10 a 15 repetições), intensidade moderada, combinados com atividades aeróbicas.
- Aumentar a intensidade, frequência e duração das atividades físicas gradualmente e de acordo com a tolerância.

Sono noturno

- De 10 a 13 horas para pré-escolares.
- De 8 a 10 horas para adolescentes.

Medicamentos

- Devem ser prescritos para adolescentes apenas pelo médico especialista, após falha de perda de peso com mudanças de estilo de vida e em casos selecionados (Tabela 3, Figura 6).

TABELA 3 Medicamentos usados em adolescentes com obesidade.

Medicação	Mecanismo de ação	Dose/posologia	Idade
Orlistate	Inibição da ação da lípase pancreática, reduzindo a absorção de até 30% da gordura ingerida	120 mg, via oral, 2 a 3 x/dia (antes do café da manhã, almoço e jantar)	Aprovado pelo FDA para uso a partir dos 12 anos
Sibutramina	Inibição da recaptação da serotonina	10 a 15 mg/dia, via oral. Dose única diária	Liberada pela Anvisa a partir de 16 anos
Liraglutida	Agonista do receptor de GLP-1	0,6 a 3,0 mg/dia, via subcutânea, 1 x/dia. Iniciar com a dose de 0,6 e realizar incrementos semanais de 0,6 mg até a dose máxima de 3,0 mg/dia	Liberada pela Anvisa a partir de 12 anos
Sertralina	Inibição da recaptação da serotonina Indicado na obesidade associada a compulsão alimentar	Dose inicial de 25 mg/dia, via oral, com incrementos de 50 mg/dia, até a dose máxima de 200 mg/dia Dose única diária	Liberada pela Anvisa a partir de 6 anos
Fluoxetina	Inibição da recaptação da serotonina Indicada na obesidade associada a depressão	10 mg/dia, via oral Dose única diária	Liberada pela Anvisa a partir de 8 anos

FDA: Food and Drug Administration.

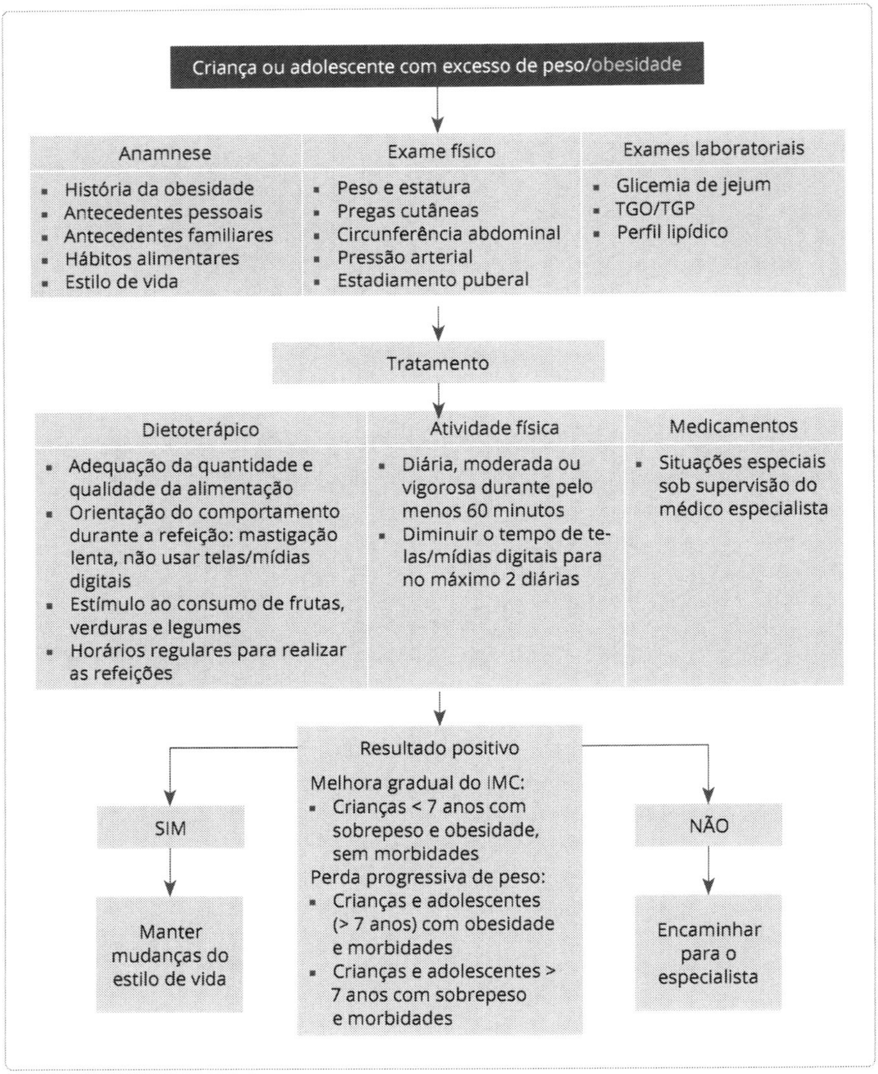

FIGURA 6

Algoritmo para diagnóstico e tratamento da obesidade infantil.

IMC: índice de massa corpórea.

Cirurgia bariátrica

- Pode ser considerada em situações bastante especiais, somente em centros especializados de excelência e com cirurgião experiente nas seguintes condições:
  - Estágio 4 ou 5 de classificação do desenvolvimento puberal conforme Tanner.
  - Próximo da estatura final na puberdade.
  - IMC acima de 40, ou acima de 35 associado a comorbidades importantes.
  - Falha na perda de peso com tratamento tradicional por pelo menos 6 meses.
  - Realizar avaliação psicológica antes da indicação de cirurgia.

PRESCRIÇÃO NA PRÁTICA

Exemplo de prescrição (cada caso deve ser avaliado individualmente, e a decisão deve ser tomada pelo médico responsável pelo caso).

- D.M.A., 8 anos, hígida, consulta de rotina, sem queixas ou intercorrências desde a última consulta.
  - Antecedentes pessoais: recém-nascida de termo (38 semanas), grande para a idade gestacional (4,2 kg). Aleitamento materno exclusivo até os 2 meses.
  - Sem comorbidades, sem uso de medicações contínuas ou alergias.
  - Alimentação: ingesta de alimentos industrializados em grande quantidade, especialmente bolachas recheadas e chocolates, além de suco de caixinha e refrigerantes. Não come frutas, verduras ou legumes. Come frituras pelo menos 3 x/semana.
  - Atividade física: educação física do colégio 1 x/semana, 50 minutos.
  - Uso de telas e mídias digitais: cerca de 5 horas por dia.
  - Sono: dorme das 23 h às 6 h; ronca muito.
  - Vacinação: em dia.
  - Desenvolvimento neuropsicomotor: normal para a idade.
  - Exame físico: geral sem alterações, exceto pela presença de acantose *nigricans* leve na região cervical.

(continua)

(continuação)

- Medidas antropométricas:
  - Peso: 40 kg (percentil >> 97).
  - Estatura: 1,30 m (percentil 50-85).
  - IMC: 23,66 (percentil >> 97).
  - Cintura abdominal: 0,68 m.
  - PA: 110 x 73 mmHg.
  - Relação CA/E = 0,52 (se > 0,5, apresenta risco de adiposidade central).
- Diagnósticos:
  - Obesidade.
  - Acantose *nigricans*.
  - Alimentação inadequada.
  - Atividade física inadequada.
  - Sono inadequado.
  - Estadio puberal de Tanner = M1P1.

- Prescrição médica para a paciente D.M.A:
  - Mudança de estilo de vida!
    - Reduzir atividades sedentárias: tempo de telas e mídias digitais para no máximo 2 horas ao dia.
    - Atividade física diária: 60 minutos por dia, todos os dias.
    - Alimentação:
      - » Comer pelo menos 1 fruta por dia.
      - » Comer salada no almoço, antes do prato principal.
      - » Trocar suco de caixinha por suco natural sem açúcar.
      - » Reduzir fritura e refrigerante apenas 1 x/semana.
    - Sono: dormir das 20 às 6 horas.
  - Exames solicitados:
    - Glicemia de jejum.
    - Teste de tolerância oral à glicose (TTOG) 2 horas após 75 g de glicose.
    - Perfil lipídico (jejum de 12 horas) (colesterol total e frações, triglicérides).
    - Alanina aminotransferase (ALT ou TGP).
  - Retorno em 30 dias para avaliar adesão às mudanças de estilo de vida, resultados de exames e progredir com as orientações.

REFERÊNCIAS

1. Associação Brasileira para o estudo da Obesidade e Síndrome Metabólica (Abeso). Posicionamento sobre o tratamento nutricional do sobrepeso e da obesidade. Departamento de Nutrição da Associação Brasileira para o Estudo da obesidade e da síndrome metabólica. 1st ed. São Paulo: Abeso; 2022.
2. Brasil. Ministério da Saúde. Secretaria de Atenção Primária à Saúde. Departamento de Promoção da Saúde. PROTEJA: Estratégia Nacional para Prevenção e Atenção à Obesidade Infantil: orientações técnicas. Brasília, DF: Ministério da Saúde; 2022. http://189.28.128.100/dab/docs/portaldab/publicacoes/orienta_proteja.pdf.
3. Cominato L, Sumita NM. Obesidade infantil. In: Carneiro-Sampaio M, Sumita NM, Slhessarenko N, Duarte AJS, coordenadores. Medicina Laboratorial em Pediatria. Santana de Parnaíba: Manole; 2023. p. 830-39).
4. Freedman DS, Serdula MK, Srinivasan SR, Berenson GS. Relation of circumferences and skinfold thicknesses to lipid and insulin concentrations in children and adolescents: the Bogalusa Heart Study. Am J Clin Nutr. 1999;69(2):308-17.
5. Halpern B, Mancini MC, de Melo ME, Lamounier RN, Moreira RO, Carra MK, et al. Proposal of an obesity classification based on weight history: an official document by the Brazilian Society of Endocrinology and Metabolism (SBEM) and the Brazilian Society for the Study of Obesity and Metabolic Syndrome (ABESO). Arch Endocrinol Metab. 2022;66(2):139-51.
6. Jebeile H, Kelly AS, O'Malley G, Baur LA. Obesity in children and adolescents: epidemiology, causes, assessment, and management. Lancet Diabetes Endocrinol. 2022;10(5):351-65.
7. Nagpal N, Messito MJ, Katzow M, Gross RS. Obesity in Children. Pediatr Rev. 2022; 43(11):601-17.
8. Organização Mundial da Saúde (OMS). The Who Child growth standards. BMI-for-age. The WHO Child Growth Standards. https://www.who.int/toolkits/child-growth-standards.
9. Programa Mundial de Alimentos. Ministério da Saúde. Policy brief obesidade infantil: estratégias para prevenção e cuidado (em nível local). Projeto de Cooperação Sul-Sul para o Enfrentamento da Múltipla Carga da Má Nutrição em Escolares, ou Nutrir o Futuro. Brasília, DF; 2021. https://centrodeexcelencia.org.br/wp-content/uploads/2021/05/Policy-Brief-Obesidade-pt.pdf.
10. Sociedade Brasileira de Pediatria. Departamento de Nutrologia. Obesidade na infância e adolescência: manual de orientação. 3rd ed. São Paulo: SBP; 2019. 236 p.
11. Sociedade Brasileira de Pediatria. Gráficos de Crescimento. https://www.sbp.com.br/departamentos/endocrinologia/graficos-de-crescimento/.
12. Universidade Federal do Rio de Janeiro. Estado Nutricional Antropométrico da Criança e da Mãe: Prevalência de indicadores antropométricos de crianças brasileiras menores de 5 anos de idade e suas mães biológicas: ENANI 2019. Documento eletrônico. Rio de Janeiro: UFRJ; 2022. 96 p.
13. Xi B, Zong X, Kelishadi R, Litwin M, Hong YM, Poh BK, et al. International Waist Circumference Percentile Cutoffs for Central Obesity in Children and Adolescents Aged 6 to 18 Years. J Clin Endocrinol Metab. 2020;105(4):e1569-83.

14

Puberdade precoce central e puberdade precoce periférica: diagnóstico e tratamento

D&T

Larissa Kallas Curiati

Filumena Maria da Silva Gomes

Maria Helena Valente

INTRODUÇÃO

- Definições importantes para discussão relacionada à puberdade:
  - Telarca: início do desenvolvimento das glândulas mamárias.
  - Pubarca: início do desenvolvimento de pelos pubianos.
  - Adrenarca: início da produção de androgênios pelas suprarrenais.
  - Gonadarca: maturação do eixo hipotálamo-hipófise-gônadas.
  - Puberdade central: dependente de GnRH (hormônio hipotalâmico estimulador da secreção de gonadotrofinas).
  - Puberdade periférica/não central: independente de GnRH.
  - Puberdade isossexual: mudanças de acordo com o sexo.
  - Puberdade heterossexual: mudanças discordantes do sexo.
  - Hirsutismo: desenvolvimento de pelos dependente de androgênios, seguindo um padrão masculino.
  - Hipertricose: desenvolvimento de pelos sem um padrão sexual.
  - Virilização: masculinização.
  - Ginecomastia: desenvolvimento de glândulas mamárias em indivíduos do sexo masculino.
  - Telarca precoce: desenvolvimento mamário isolado. Ocorre em duas idades: no período neonatal (desaparecendo antes dos 6 meses de vida) e em meninas com idade entre 0,5 e 3 anos. Neste segundo caso, pode desaparecer ou não até os 4 anos de idade.

- Adrenarca precoce: presença de pelos pubianos, sem níveis elevados de androgênios e sem um avanço importante da idade óssea.

DEFINIÇÃO DE PUBERDADE PRECOCE

- A puberdade precoce é definida pelo aparecimento de caracteres sexuais secundários no sexo feminino antes dos 8 anos e no sexo masculino antes dos 9 anos.

CLASSIFICAÇÃO DA PUBERDADE PRECOCE

- A puberdade precoce pode ser dividida em três grupos:
  - Puberdade precoce central (PPC) ou dependente de gonadotrofinas (80% dos casos): causada pela maturação precoce do eixo hipotalâmico-hipofisário-gonadal. É sempre isossexual e mimetiza o desenvolvimento sexual normal, porém com início precoce, com surgimento sequencial de mamas e pelos pubianos em meninas e aumento do volume testicular maior ou igual a 4 mL e pelos pubianos nos meninos.
  - Puberdade precoce periférica (PPP) ou independente de gonadotrofinas: causada pela secreção autônoma de esteroides sexuais das gônadas ou glândulas adrenais, pela exposição exógena a esteroides sexuais ou produção ectópica de gonadotropina. Nesses casos, a puberdade precoce pode ser isossexual ou heterossexual, com virilização de meninas e feminilização de meninos, dependendo da etiologia. Na PPP em meninos, costuma ocorrer virilização sem aumento testicular ou pode ocorrer aumento testicular unilateral.
  - Puberdade mista ou combinada: puberdade que se inicia perifericamente e evolui com ativação central do eixo hipotalâmico-hipofisário-gonadal devido ao avanço de idade óssea.

ETIOLOGIA DA PUBERDADE PRECOCE

- Existem várias causas para o desenvolvimento puberal precoce e que podem diferir de acordo com a classificação da puberdade precoce e o sexo do paciente (Quadro 1).

QUADRO 1 Etiologia da puberdade precoce.

Tipo de puberdade precoce	Características

Puberdade precoce central (ambos os sexos)	▪ Genética
	▪ Alterações de SNC:
	  ▪ Infecção
	  ▪ Irradiação
	  ▪ Trauma
	  ▪ Cirurgia
	  ▪ Tumor
	  ▪ Malformação
	▪ Idiopática

Puberdade precoce periférica (ambos os sexos)	▪ Exposição hormonal exógena ▪ Exposição aos disruptores endócrinos ▪ Síndrome de McCune-Albright ▪ Hipotireoidismo primário ▪ Hiperplasia adrenal congênita ▪ Tumor adrenal virilizante ▪ Resistência periférica aos glicocorticoides
Puberdade precoce periférica (sexo masculino)	▪ Tumor das células de Leydig ▪ Tumor de células germinativas produtores de hCG ▪ Testotoxicose (mutação ativadora do receptor de LH)
Puberdade precoce periférica (sexo feminino)	▪ Cisto ovariano ▪ Tumor ovariano

SNC: sistema nervoso central; hCG: gonadotrofina coriônica humana.

DIAGNÓSTICO

Diagnóstico clínico

- A história clínica e o exame físico completo são fundamentais para o diagnóstico da puberdade precoce (Quadro 2).

QUADRO 2 Anamnese e exame físico do paciente com puberdade precoce.

Anamnese	Setor	Descrição/sinais
História clínica	Cronologia do aparecimento dos caracteres sexuais secundários	▪ Idade do início ▪ Velocidade de progressão ▪ Ordem de aparecimento
	Antecedentes pessoais	▪ Perinatais ▪ Alterações de SNC ▪ Exposição exógena a esteroides sexuais ▪ Aceleração da velocidade de crescimento ▪ Alterações cutâneas ▪ História de fraturas ▪ Doença crônica de base ▪ Sintomas associados
	Antecedentes familiares	▪ Idade do início da puberdade e estatura dos pais e irmãos
Exame físico	Ambos os sexos	▪ Peso, estatura, IMC ▪ Velocidade de crescimento ▪ Estágio de Tanner (Figuras 1 e 2) ▪ Pelos axilares, acne, excesso de oleosidade e odor axilar ▪ Papiledema ▪ Manchas café com leite ▪ Massa abdominal/pélvica
	Sexo masculino	▪ Tamanho do pênis ▪ Volume, simetria e consistência testicular ▪ Massa testicular
	Sexo feminino	▪ Diferenciar lipomastia de glândula mamária

SNC: sistema nervoso central; IMC: índice de massa corporal.

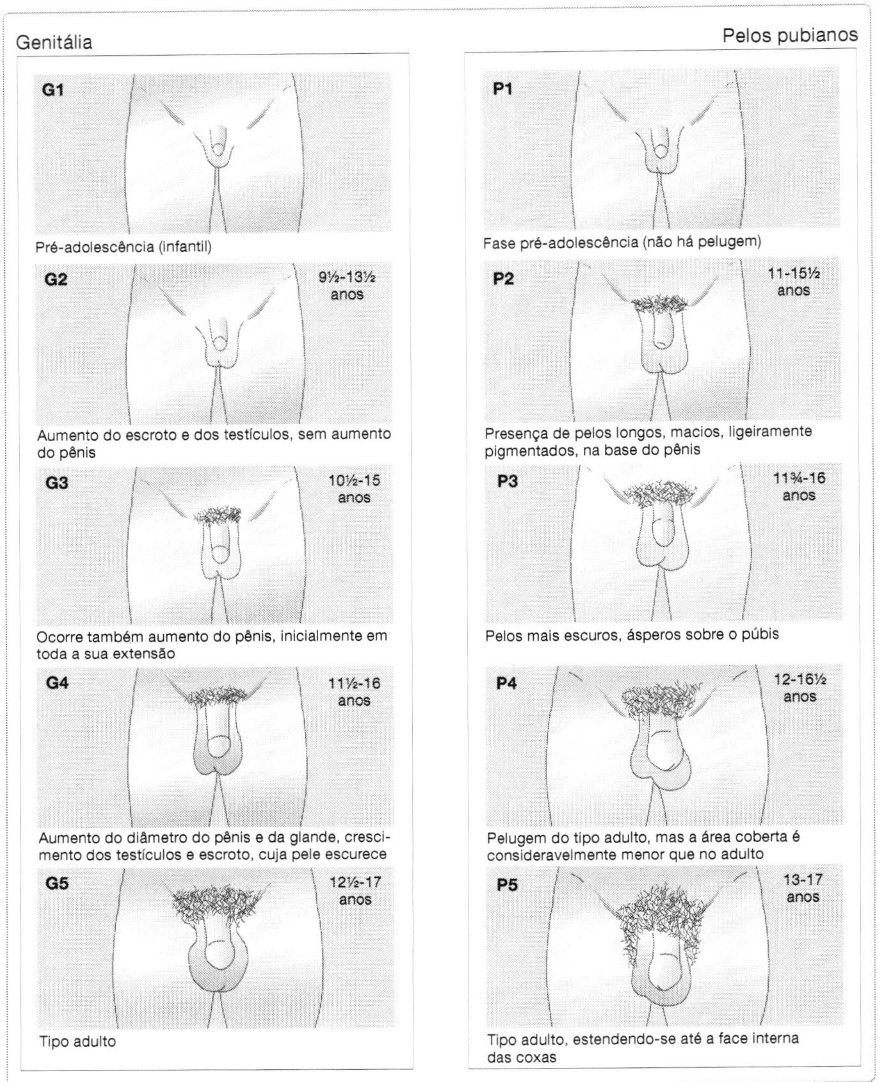

FIGURA 1

Estadiamento puberal no sexo masculino.

Fonte: adaptada de Tanner JM, 1962.

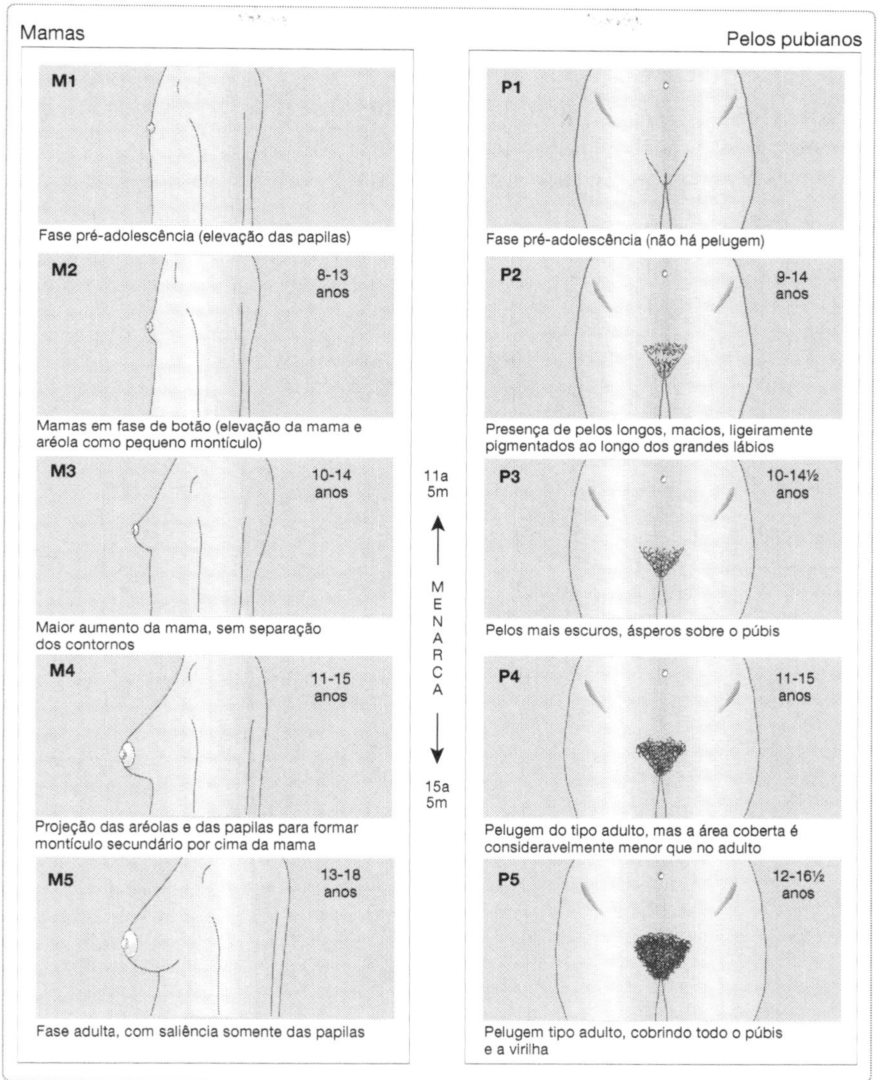

FIGURA 2
Estadiamento puberal no sexo feminino.
Fonte: adaptada de Tanner JM, 1962.

Diagnóstico laboratorial

- Investigação inicial para diferenciar puberdade precoce central (PPC) de puberdade precoce periférica (PPP) (Figura 3):
  - Hormônio luteinizante (LH) e hormônio folículo-estimulante (FSH) basais.
  - Estradiol (meninas).

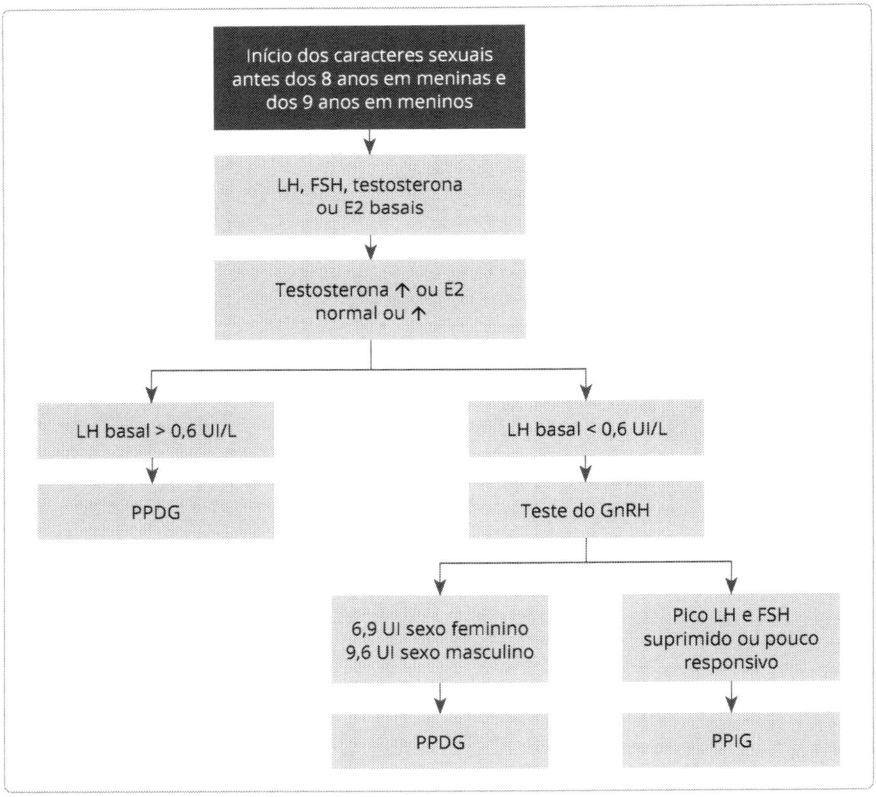

FIGURA 3

Algoritmo de investigação laboratorial para o diagnóstico diferencial da puberdade precoce (valores hormonais correspondem ao método imunofluorométrico).

E2: estradiol; FSH: hormônio folículo-estimulante; GnRH: hormônio hipotalâmico estimulador da secreção de gonadotrofinas; LH: hormônio luteinizante; PPDG: puberdade precoce dependente de gonadotrofinas; PPIG: puberdade precoce independente de gonadotrofinas.
Fonte: Steinmetz L, et al., 2016.

- Testosterona (meninos).
- Valores de corte para o diagnóstico laboratorial de PPC:
  - LH basal > 0,3 UI/L (método de imunoquimioluminiscência - ICMA) ou 0,6 UI/L (método imunofluorimétrico - IFMA).
  - LH 2 horas após a administração de 3,75 mg de leuprorrelina intramuscular: > 8 UI/L (ICMA) ou > 10 UI/L (IFMA).
- Outros exames laboratoriais podem ser solicitados nos casos de PPP ou de puberdade precoce mista, a depender da suspeita etiológica:
  - 17 OHP, DHEAS, DHEA, androstenediona: suspeita de causa adrenal.
  - hCG: suspeita de causa tumoral em meninos.
  - TSH, T4 livre: suspeita de hipotireoidismo primário.

Diagnóstico por imagem

Radiografia de mão e punho

- Utilizada para a avaliação da idade óssea segundo método de Greulich-Pyle. Considera-se idade óssea avançada quando há pelo menos 1 ano ou 2 desvios-padrão acima da idade cronológica.

Ultrassonografia pélvica em meninas

- Características ultrassonográficas sugestivas de puberdade precoce central:
  - Tamanho uterino > 35 mm de comprimento.
  - Volume do útero > 2 ou 4 mL (dependendo da referência).
  - Aspecto do útero: piriforme.
  - Aumento da espessura endometrial.
  - Ovários com volume > 1 a 2 cm^3 (dependendo da referência).
- Características ultrassonográficas sugestivas de puberdade precoce periférica:
  - Cisto ou tumor ovariano.

Ressonância magnética de sistema nervoso central

- Todos os meninos com puberdade precoce central (PPC).
- Meninas com PPC antes dos 6 anos.
- Meninas com PPC entre 6 e 8 anos quando houver suspeita de alteração de SNC.

Ultrassonografia testicular em meninos com puberdade precoce periférica

- Em ambos os sexos com puberdade precoce periférica e suspeita de etiologia adrenal.

Ultrassonografia ou tomografia de adrenais

- Em ambos os sexos com puberdade precoce periférica e suspeita de etiologia adrenal.

TRATAMENTO

Tratamento da puberdade precoce central

- O tratamento de escolha da puberdade precoce central é feito com análogos de GnRH, que atuam na hipófise suprimindo a secreção das gonadotrofinas pelo mecanismo de *down regulation*, isto é, com a redução do número de receptores de GnRH (Tabela 1).

TABELA 1 Análogos de GnRH disponíveis no Brasil.

Medicamento	Apresentação	Posologia
Leuprorrelina	3,75 mg	1 ampola, IM, a cada 28 dias
Leuprorrelina	7,5 mg	1 ampola, IM, a cada 28 dias
Leuprorrelina	11,25 mg	1 ampola, IM, a cada 3 meses
Leuprorrelina	45 mg	1 ampola, SC, a cada 6 meses
Triptorrelina	3,75 mg	1 ampola, IM, a cada 28 dias
Triptorrelina	11,25 mg	1 ampola, IM, a cada 3 meses
Gosserelina	3,6 mg	1 ampola, SC, a cada 28 dias
Gosserelina	10,8 mg	1 ampola, SC, a cada 3 meses

IM: intramuscular; SC: subcutânea; GnRH: hormônio hipotalâmico estimulador da secreção de gonadotrofinas.

- O tratamento pode ser iniciado tanto com a leuprorrelina IM na dose de 3,75 mg a cada 28 dias ou 11,25 mg a cada 3 meses (Figura 4).

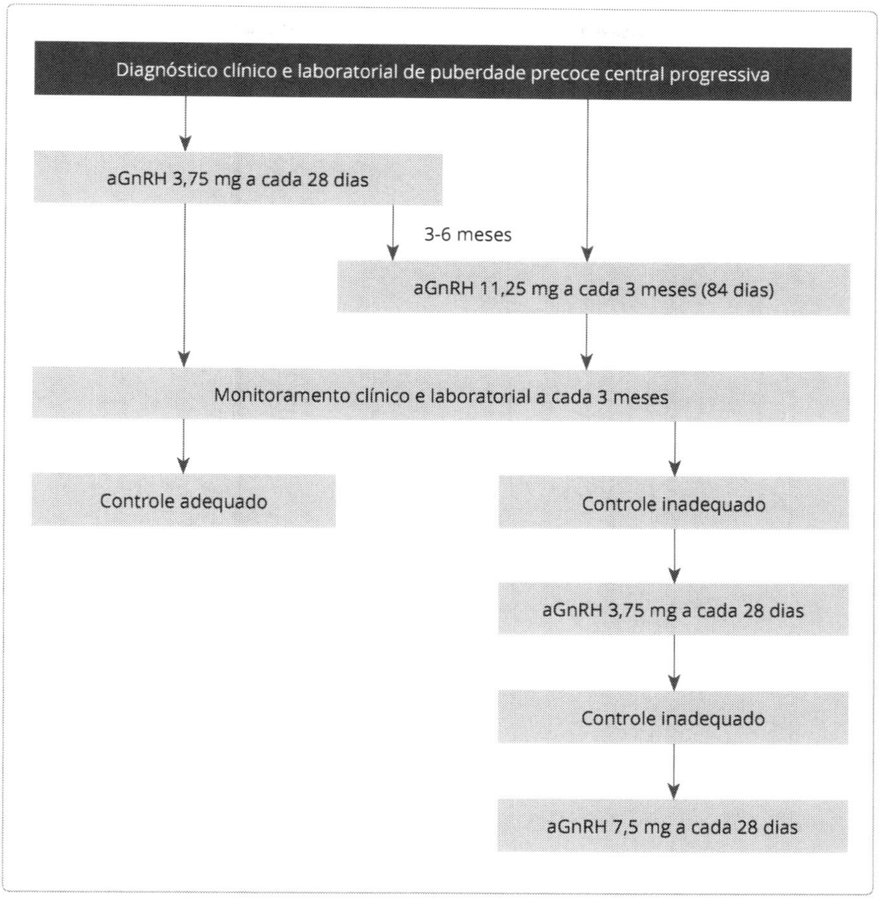

FIGURA 4
Algoritmo de tratamento da puberdade precoce central com análogo de GnRH.
aGnRH: agonista do hormônio hipotalâmico estimulador da secreção de gonadotrofinas.
Fonte: adaptada de Steinmetz L et al., 2016.

Tratamento da puberdade precoce periférica

- O tratamento de escolha da puberdade precoce periférica depende da etiologia e baseia-se no tratamento da causa de base pelo especialista, conforme a Tabela 2.

TABELA 2 Tratamento da puberdade precoce central de acordo com a etiologia.

Doença	Tratamento
Tumor de células de Leydig	Orquiectomia de testículo acometido
Tumor produtor de hCG	Cirurgia, quimioterapia e radioterapia
Tumor adrenal	Cirurgia
Cistos ovarianos	Observação/laparoscopia/laparotomia
Exposição hormonal exógena	Remoção da fonte
Hiperplasia adrenal congênita	Reposição de glicocorticoide: ▪ Acetato de hidrocortisona 10-15 mg/m²/dia, 3 x/dia
Hipotireoidismo primário	Reposição com levotiroxina: ▪ Dose média: 4 mcg/kg/dia pela manhã em jejum
Síndrome de McCune Albright	Opções terapêuticas em meninas: ▪ Anastrozol (1 mg, VO, 1 x/dia) ▪ Letrozol (2,5 mg, VO, 1 x/dia) ▪ Tamoxifeno (10-20 mg, VO, 1 x/dia) Opções terapêuticas em meninos: ▪ Cetoconazol (3-6 mg/kg/dia, VO, 1 x/dia) ▪ Espironolactona (1-3 mg/kg/dia, VO, a cada 12 horas) ▪ Bicalutamida (25-50 mg, VO, 1 x/dia)
Testotoxicose	Opções terapêuticas: ▪ Espironolactona (7,5 mg/kg/dia) + anastrozol (1 mg/dia) ▪ Cetoconazol (10-20 mg/kg/dia) + anastrozol (1 mg/dia) ▪ Ciproterona (70 mg/m²/dia) + anastrozol (1 mg/dia) ▪ Bicalutamida (25-50 mg/dia) + anastrozol (1 mg/dia)

hCG: gonadotrofina coriônica humana; VO: via oral.
Fonte: adaptada de Alves CAD, 2019.

PRESCRIÇÃO NA PRÁTICA

Exemplo de prescrição (cada caso deve ser avaliado individualmente, e a decisão deve ser tomada pelo médico responsável pelo caso).

- Paciente de 7 anos e 9 meses, sexo feminino, negra, relata aparecimento de mamas e aumento da velocidade de crescimento há 6 meses. Nega pubarca, odor axilar, acne ou menarca. Sem outras queixas.
- Antecedentes pessoais: nascimento a termo (38 semanas), adequada para idade gestacional, sem comorbidades ou uso contínuo de medicações. Nega alterações ou infecções de sistema nervoso central.
- Antecedentes familiares:
  - Mãe hígida, com 160 cm de estatura, menarca aos 9 anos.
  - Pai: hígido, com 175 cm de estatura, relata ter desenvolvido a puberdade na mesma época dos colegas da escola.
- Exame físico geral sem alterações; 28 kg; 135 cm de altura; IMC: 15,36 kg/m^2 (eutrófica); Tanner M2P1.
- Apresenta exames solicitados por outro pediatra:
  - LH: 0,9 UI/L (ICMA), FSH 4,0 UI/L, estradiol 35 pg/mL.
  - Radiografia de idade óssea: 10 anos.
  - Ultrassonografia pélvica com útero de 5 cm^3, ovário direito 2,3 cm^3 e ovário esquerdo 2,1 cm^3.
- A hipótese diagnóstica de puberdade precoce central idiopática foi realizada, com escolha por iniciar tratamento com agonista do GnRH.

Prescrição para casa

- Acetato de leuprorrelina 3,75 mg, IM: aplicar 1 ampola a cada 28 dias.
- Realizar a consulta seguinte após realização dos exames.

Exames para a consulta seguinte

- LH, FSH, estradiol.
- Coletar 2 horas após a terceira dose de leuprorrelina.

REFERÊNCIAS

1. Alves CAD. Puberdade precoce. In: Alves CAD. Endocrinologia pediátrica. Barueri: Manole; 2019.
2. Bradley SH, Lawrence N, Steele C, Mohamed Z. Precocious puberty. BMJ. 2020;368:l6597.
3. Brasil. Ministério da Saúde. Secretária de Atenção à Saúde. Protocolo Clínico e Diretrizes Terapêuticas da Puberdade Precoce Central. Ministério da Saúde, Portaria n. 3, de 8 de junho de 2017.
4. Calcaterra V, Magenes VC, Hruby C, et al. Links between Childhood Obesity, High-Fat Diet, and Central Precocious Puberty. Children (Basel). 2023;10(2):241.
5. Faienza MF, Urbano F, Moscogiuri LA, Chiarito M, De Santis S, Giordano P. Genetic, epigenetic and enviromental influencing factors on the regulation of precocious and delayed puberty. Front Endocrinol (Lausanne). 2022;13:1019468.
6. Fuqua JS. Treatment and outcomes of precocious puberty: an update. J Clin Endocrinol Metab.2013;98(6):2198-207.
7. Moise-Silverman J, Silverman LA. A review of the genetics and epigenetics of central precocious puberty. Front Endocrinol (Lausanne). 2022;13:1029137.
8. Shi L, Jiang Z, Zhang L. Childhood obesity and central precocious puberty. Front Endocrinol (Lausanne). 2022;13:1056871.
9. Steinmetz L, Aragão LFF, Brito VN, Latrônico AC. Puberdade precoce. In: Damiani D. Endocrinologia na prática pediátrica. 3rd ed. Barueri: Manole; 2016 p. 215-26.

D&T InforMed Pediatria

SEÇÃO IV

GINECOLOGIA

15

Anticoncepção na adolescência: quando iniciar e métodos

Ana Beatrice Bonganha Zanon

Filumena Maria da Silva Gomes

Maria Helena Valente

INTRODUÇÃO

- A taxa de fecundidade no Brasil entre meninas de 15 a 19 anos é de 62 a cada mil nascidos vivos, acima da média mundial, de 44 a cada mil (segundo o boletim de 2019 da UNFPA/ONU – United Nations Population Fund/ Fundo de População das Nações Unidas).
- O aconselhamento sobre métodos anticoncepcionais e prevenção de infecções sexualmente transmissíveis (IST) deve ser orientado a todas as adolescentes que já têm vida sexual ativa ou que desejam iniciá-la.
- Durante a consulta ginecológica, o sigilo médico deve ser mantido, oferecendo à adolescente o direito à confidencialidade, privacidade, individualidade e autonomia.
- A gravidez na adolescência (de 10 a 19 anos) leva a maior risco de eclâmpsia, endometrite puerperal e infecções sistêmicas do que em mulheres de 20 a 24 anos, e recém-nascidos de mães adolescentes apresentam risco aumentado de baixo peso ao nascer, parto prematuro e condições neonatais graves.
- A prevenção da gravidez na adolescência é fundamental para alcançar melhorias na saúde em longo prazo e para alcançar os Objetivos de Desenvolvimento Sustentável (ODS) de saúde materna e neonatal.

DIAGNÓSTICO

- Idealmente, os métodos anticoncepcionais devem ser introduzidos em consulta pré-concepcional, já que a partir da coitarca existe o risco de engravidar e de contrair IST.
- Durante a consulta, é importante avaliar as comorbidades da paciente que podem contraindicar o uso de algum método anticoncepcional e, também, o uso de medicações que possam interagir com o método (Quadros 1 e 2).

QUADRO 1 Contraindicações gerais aos métodos contraceptivos.

Estrogênios
Hipercoagulação Hipertensão arterial Aumento de triglicérides Agravamento de neoplasias de mama e endométrio Metabolização prejudicada na insuficiência hepática Interação medicamentosa com certos antiepilépticos e antirretrovirais
Progestagênios
Obesidade Dislipidemia (↑ colesterol total, LDL-c e triglicérides) Diabete melito
Dispositivos intrauterinos
Condições locais: inflamações infecciosas e neoplásicas e deformações da cavidade uterina; restrições hormonais devido ao hormônio progestagênio
Esterilizações
Quesitos legais e questões de operabilidade
Demais métodos
Considerar riscos e benefícios representados pelo menor número de contraindicações em relação às menores taxas de efetividade

Fonte: Araújo FF et al., 2019.

QUADRO 2 Interações medicamentosas com anticoncepcional combinado.

Medicações	Efeito – diminuição da ação anticoncepcional
Anticonvulsivantes	Barbitúricos (incluindo fenobarbital e primidona) Carbamazepina e oxcarbazepina felbamato Fenitoína Topiramato Vigabatrina
Anti-infecciosos	Rifampicina

Fonte: Fernandes CE, de Sá MFS, 2019.

TRATAMENTO

- Os métodos contraceptivos se dividem em métodos comportamentais, métodos de barreira, hormonais combinados, hormonais apenas com progestagênicos, contraceptivos reversíveis de longa duração e contraceptivos de emergência.

Métodos comportamentais

- Tipos: variação da temperatura corporal basal, características do muco cervical, cálculos do período fértil baseados na duração do ciclo menstrual.
- Contraindicados na adolescência, pelo alto risco de falha.
- Por um período de cerca de 2 anos após a menarca, a menina apresenta ciclos anovulatórios e irregulares; desse modo, não é possível prever quando será o período fértil.

Métodos de barreira

Preservativos

- Único método capaz de prevenir contra IST. Assim, deve ser utilizado em toda relação sexual, independentemente da introdução de outro método anticoncepcional.
- Preservativo masculino:
  - Método anticoncepcional mais utilizado no Brasil (Figura 1).
  - Distribuição gratuita pelo Sistema Único de Saúde (SUS).
  - A taxa de falha varia de 2% a 15%; essa variação se deve a erros durante o uso do método.

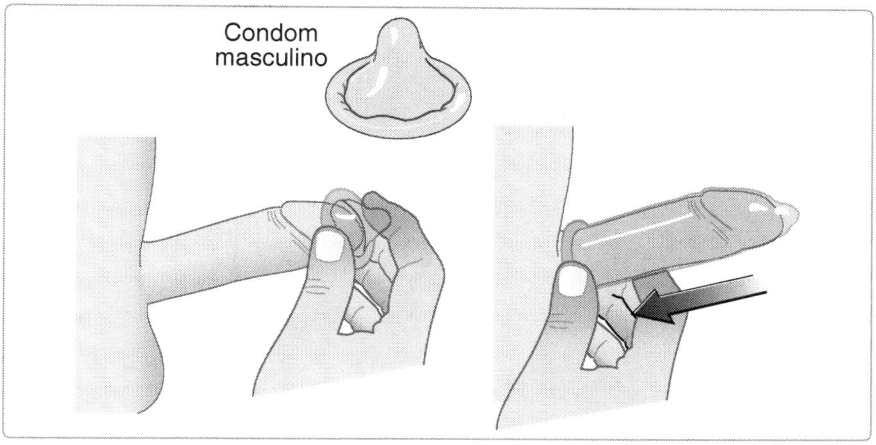

FIGURA 1
Condom masculino.
Fonte: Araújo FF et al., 2019.

- Preservativo feminino:
  - Mais caro e de distribuição mais limitada.
  - Protege também a genitália externa contra IST (Figura 2).
  - A taxa de falha varia de 5% a 21%.

Outros métodos de barreira

- Diafragma:
  - Capuz côncavo de borracha que cobre o colo uterino e impede a ascensão dos espermatozoides na cavidade uterina (Figura 3).
  - Pode ser utilizado juntamente com espermicidas.
  - É reutilizável, com duração de cerca de 3 a 5 anos.
  - O tamanho é específico para cada paciente e deve ser avaliado pelo médico no exame físico (a distância entre o fundo de saco posterior e a subdivisão corresponde ao diâmetro do diafragma).
  - A taxa de falha do diafragma associado ao espermicida varia de 6% a 16%.

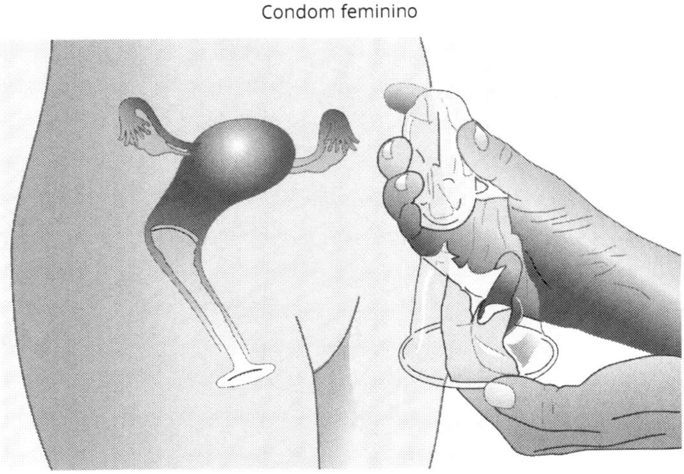

FIGURA 2
Condom feminino.
Fonte: Araújo FF et al., 2019.

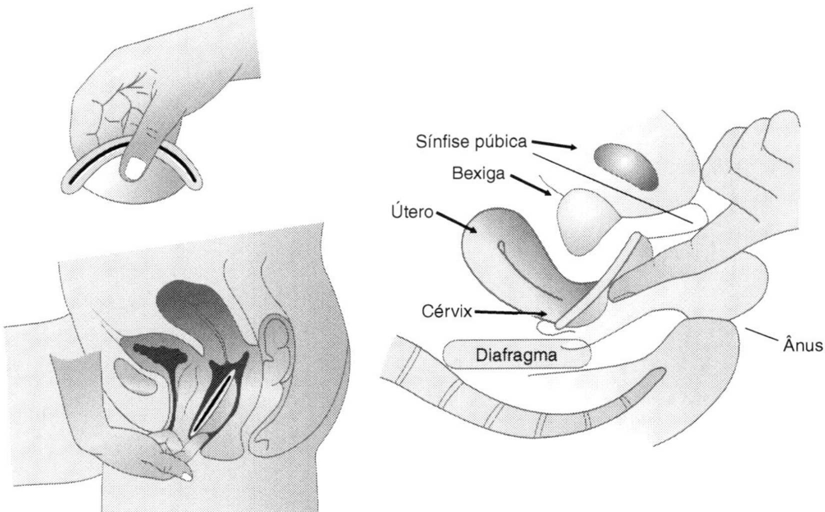

FIGURA 3
Diafragma.
Fonte: Araújo FF et al., 2019.

Anticoncepcional hormonal combinado

- Além do benefício anticoncepcional, os combinados podem auxiliar na dismenorreia, regularização do ciclo, diminuição do fluxo, melhora da tensão pré-menstrual, melhora da acne e do hirsutismo.
- O uso pode ser iniciado a partir da menarca, sem repercussões no desenvolvimento do sistema reprodutor.
- Pode interferir no ganho de massa óssea.
- Vias de administração: oral, vaginal, transdérmica e injetável.

Oral

- Múltiplas formulações com uso de etinilestradiol (15, 30 a 50 ug) e diferentes tipos de progestagênicos (como desogestrel, gestodeno, drospirenona, levonorgestrel, ciproterona, clormadinona, noretisterona).
- Há diversas apresentações: 21 comprimidos diários com pausa 7 dias; 24 comprimidos diários com pausa de 4 dias; 24 comprimidos diários com 4 comprimidos placebos; e comprimidos de uso contínuo.
- Pode auxiliar no tratamento de acne e hirsutismo com o uso de progestagênios menos androgênicos (acetato de ciproterona, clormadinona, drospirenona, desogestrel).
- Sua taxa de continuidade de uso é baixa, pois necessita de uso regular, com taxa de falha de cerca de 8%, devido ao uso incorreto (Figuras 4 e 5 e Tabela 1).

Anel vaginal

- Libera diariamente 15 mcg de etinilestradiol e 120 mcg de etonogestrel, inserido e retirado pela paciente.
- Mantido na vagina por 3 semanas, com 1 semana de intervalo quando ocorre a menstruação (Figura 6).
- Não interfere na relação sexual.

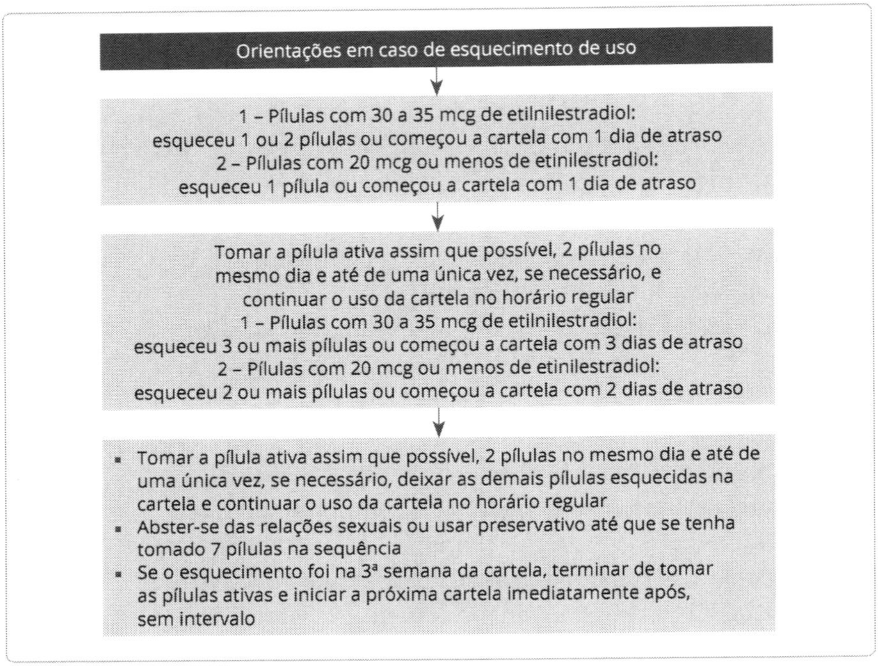

FIGURA 4

Como proceder após o esquecimento de uso dos comprimidos anticoncepcionais.

Fonte: Hirata AM et al., 2017.

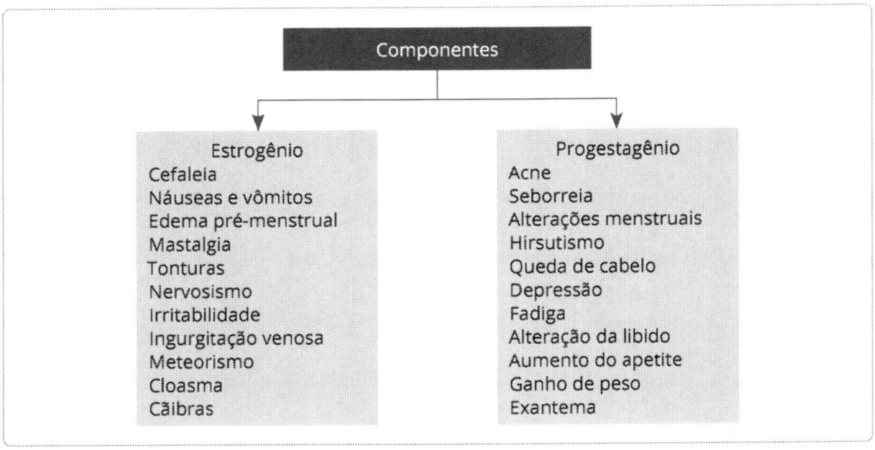

FIGURA 5

Principais efeitos colaterais dos anticoncepcionais.

Fonte: Melo NR, Pompei LM, 2016.

TABELA 1 Anticoncepcionais combinados disponíveis no Brasil.

Nomes	Estrogênio (EEE2)	µg/mg	Progestagênio	µg/mg	Apresentação	Dose
Adoless®, Alexa®, Lizzy®, Minesse®, Mínima®, Mirelle®, Siblima®, Tantin®		15	DSG	60		Muito baixa
Allestra®, Diminut®, Femiane®, Ginesse®		20	GTD	75		Muito baixa
Dioless®, Femina®		20	DSG	150		Muito baixa
Iumi®, Ludy®, Niki®, Yaz®		20	DPN	3 mg		Muito baixa
Malu®, Mercilon®, Minian®, Primera 20®		20	GTD	75		Muito baixa
Harmonet®, Micropil®, Previane®, Tamisa 20®		20	GTD	75		Muito baixa
Level®, Miranova®		20	LNG	100		Muito baixa
Aixa®, Belara®, Clarisa®		30	Ac CLN	2 mg		Baixa
Artemidis 35®, Diane 35®, Ciclovulon®, Diclin®, Duelle®, Ferane 35®, Lydian®, Selene®, Tess®		30	Ac CPT	200		Baixa
Dalyne®, Dina®, Elani 28®, Elani ciclo®, Liara®, Lyllas®, Molieri 30®, Yang 30®, Yazmin®		30	DPN	3 mg		Baixa
Microdiol®, Desodiol®, Primera 30®		30	DSG	150		Baixa

(continua)

TABELA 1 Anticoncepcionais combinados disponíveis no Brasil. (*continuação*)

Nomes	Estrogênio (EEE2)	µg/mg	Proges- tagênio	µg/mg	Apresentação	Dose
Fertinon®, Ginesse®, Gynera®, Minulet®, Tamisa 30®		30	GTD	75		Baixa
Gestinol®		30	GTD	75	28 c	Baixa
Concepnor®, Gestrelan®, Levogen®, Ciclo 21®, Ciclofemme®, Microvlar®, Nociclin®, Nordette®		30	LNG	150		Baixa
Ovoresta®		37,5	LNT	750		Baixa
Qlaira®	Val E2	2 x 3 mg; 5 x 2 mg; 17 x 2 mg; 2 x 1 mg; 2 x 0 mg	DNG	2 x 0 mg; 5 x 2 mg; 17 x 3 mg; 2 x 0 mg; 2 x 0 mg		Baixa
Mercilon Conti®		21 x 20 µg; 5 x 10 µg; 2 x P	DSG	150		Baixa
Trinovum®		21 x 35 µ	LNG	7 x 500 µ; 14 x 750; 7 x 1000		Baixa
Trinordiol®, Levordiol®		6 x 30 µg; 5 x 40; 10 x 30	LNG	6 x 50 µg; 5 x 75; 10 x 125		Baixa

(*continua*)

TABELA 1 Anticoncepcionais combinados disponíveis no Brasil. (*continuação*)

Nomes	Estrogênio (EEE2)	µg/mg	Proges- tagênio	µg/mg	Apresentação	Dose
Gracial®		7 x 40 µg; 15 x 30	DSG	7 x 25 µg; 15 x 125		Baixa
Anfertil®		50	LNG	500		Média
Evanor®, Lovellhe®, Neovlar®, Normamor®, Primovlar®		50	LNG	250		Média
Anacyclin®	Mestranol	100	LNT	100		Média
Biofin®	Mestranol	80	NET	2.000		Média
Megestran®	Mestranol	100	NET	500		Média
Adijet®, Daiva®, Perlutan®, Uno-ciclo®	EN E2	10 mg	Af AGT	150 mg	1 amp/m	
Ciclofemina®, Depomês®	Cip E2	5 mg	DMPA	25 mg	1 amp/m	
Mesigyna®, Noregyna®	Val E2	5 mg	EN NET	50 mg	1 amp/m	
Evra®	E2	60 mg: 20 µg/d	NGTM	6 mg: 150 µg/d	3 adesivos	Muito baixa
Nuvaring®	EE2	2,7 mg: 15 µg/d	ETG	11,7 mg: 120 µg/d	1 anel vaginal	Muito baixa

Ac: acetato; Amp/m: ampola/mês; Af AGT: acetofenido de algestona; CLN: clormadinona; CIP: cipionato; CPT: ciproterona; DMPA: acetato de medroxiprogesterona; DNG: dienogeste; DPN: drospirenona; DSG: desogestrel; E2: estradiol; EE2: etinilestradiol; EN E2: enantato de estradiol; EN NET: enantato de noretisterona; ETG: etonogestrel; GTD: gestodeno; LNG: levonorgestrel; LNT: linestrenol; NET: noretisterona; NNG: nomegestrol; NGTM: norelgestromina; NGT: norgestrel; VAL: valerato.

Fonte: Araújo FF et al., 2019.

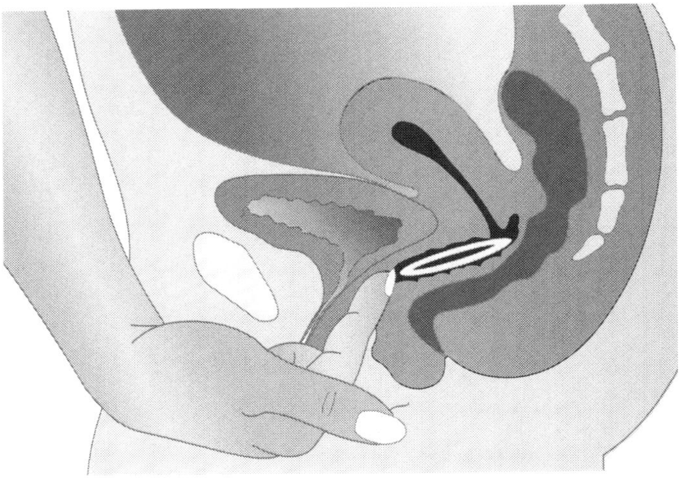

FIGURA 6
Anel vaginal.
Fonte: Araújo FF et al., 2019.

Transdérmico (adesivo)

- Adesivo fino de 20 cm^2/libera diariamente 20 mcg de etinilestradiol e 150 mcg de norelgestromina.
- Um adesivo por semana por 3 semanas, com 1 semana de pausa quando ocorre a menstruação.
- Pode ser aplicado no abdômen, nádega, parte superior do braço, parte superior do tronco, sobre pele limpa, seca, sem cremes.
- Eficácia diminui se peso corpóreo > 90 kg (Figura 7).

Injetável

- Disponíveis no mercado: enantato de noretisterona 50 mg + valerato de estradiol 5 mg ou acetato de medroxiprogesterona 25 mg + cipionato de estradiol 5 mg.
- Aplicação intramuscular, de preferência até o quinto dia do ciclo menstrual, e após reaplicar a cada 30 dias.
- Boa opção para as adolescentes que não conseguem aderir ao uso diário de anticoncepcional ou apresentam intolerância gastrointestinal com a via oral.

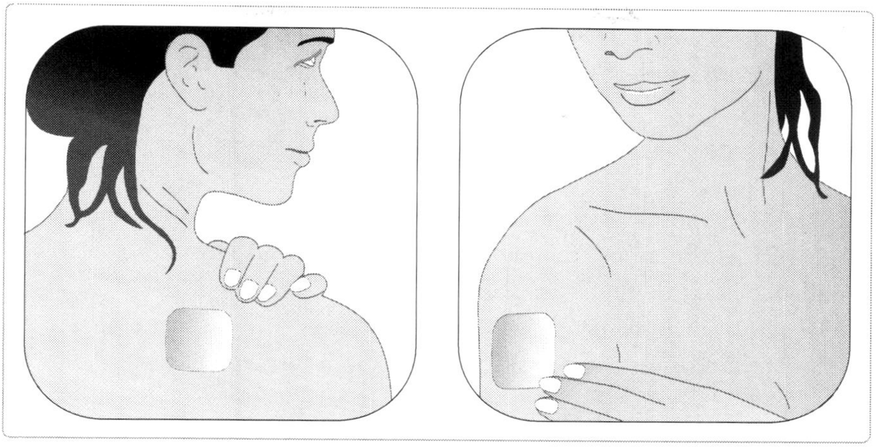

FIGURA 7
Adesivo transdérmico anticoncepcional.
Fonte: Araújo FF et al., 2019.

Anticoncepcionais hormonais apenas com progestagênios

- Podem ser utilizados durante a amamentação e em pacientes com contraindicações aos estrogênios.

Oral

- Minipílulas: levonorgestrel 30 mcg, noretisterona 0,35 mg, linestrenol 0,5 mg.
- Desogestrel 75 mcg.
- Ambas devem ser tomadas continuamente, sem pausa entre as cartelas.
- Podem ser utilizadas durante a amamentação.

Injetável

- Acetato de medroxiprogesterona 150 mg.
- Uso intramuscular a cada 90 dias (trimestral).
- Disponível na rede pública.
- Está associado a perda de massa óssea, que tende a se recuperar após cessar o uso da medicação. Por esse motivo, não está indicado para menores de 16 anos. Durante seu uso, orientar dieta rica em cálcio e prática de exercício físico.

- Tem, como efeitos colaterais, sangramento irregular, amenorreia (cerca de 55% das pacientes após 1 ano de uso) e ganho de peso.

Métodos contraceptivos reversíveis de longa duração

- Também conhecidos como *Long Acting Reversible Contraception* (LARC).
- Podem ser utilizados em nulíparas, embora a inserção seja um pouco mais difícil e a taxa de expulsão, maior.
- Método vantajoso para adolescentes, pois tem alta eficácia e altas taxas de continuidade e não depende da participação ativa da paciente.

DIU (dispositivos intrauterinos)

- Os DIU também podem ser inseridos no pós-parto, em até 48 horas após o parto, ou em até 4 semanas após.
- Os DIU são contraindicados na doença inflamatória pélvica, ou cervicite purulenta aguda ou nos últimos 3 meses.
- DIU de cobre:
  - Duração de 5 ou 10 anos, a depender do tipo de DIU.
  - Pode provocar o aumento do volume menstrual e aumento da dismenorreia.
  - Disponibilizado pelo SUS.
  - Formatos e tamanhos diversos.
- DIU de levonorgestrel:
  - O de 52 mg libera 20 mcg de levonorgestrel por dia.
  - Apresentações de 52 e 19,5 mg de levonorgestrel.
  - Duração de 5 anos.
  - Bom controle de dismenorreia e menorragia.
  - Não disponibilizados pelo SUS.

Implante subdérmico

- 68 mg de etonogestrel, liberando 65 ug diariamente.
- Exige treinamento específico para inserção e retirada.
- Duração por 3 anos (Figura 8).
- Retorno imediato à fertilidade após retirada.
- Pode causar alterações no fluxo menstrual, como amenorreia (21% das mulheres no primeiro ano de uso) ou irregularidade menstrual.

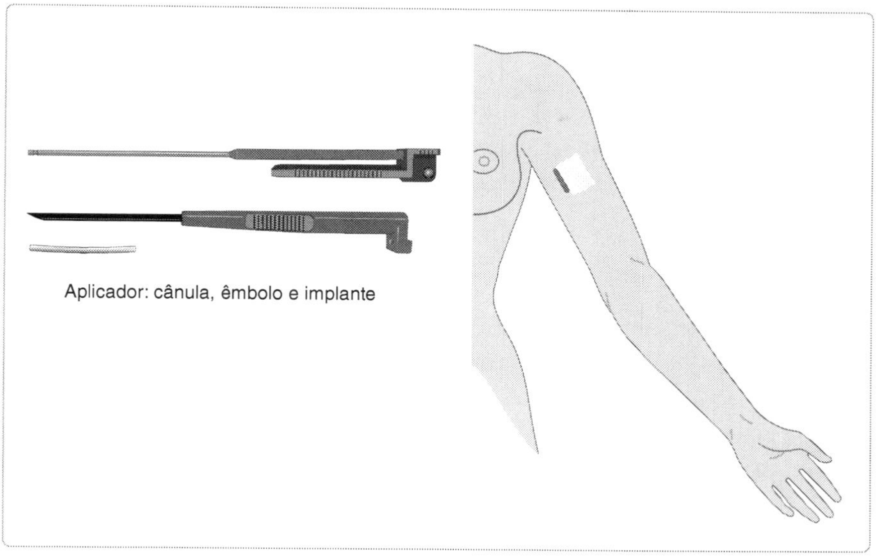

FIGURA 8
Implante subdérmico.
Fonte: Araújo FF et al., 2019.

Anticoncepção de emergência

- Indicações: relação sem proteção, falha potencial de um método utilizado, abuso sexual.
- Pílula contendo apenas progestagênio: 1,5 mg de levonorgestrel em dose única ou dividido em duas doses com intervalo de 12 horas.
- Pílula combinada (método de Youspe): etinilestradiol 100 mcg + levonorgestrel 0,5 mg em duas doses com intervalo de 12 horas.
- Podem ser utilizados até 5 dias após a relação sexual. Quanto mais cedo, maior a eficácia.
- Não deve ser utilizada como rotina pois podem causar sangramento irregular e diminuição da ação contraceptiva.

Casos em que a anticoncepção de emergência pode ser usada

- Falta de uso de contraceptivo durante o coito.
- Falha mecânica do preservativo masculino (rotura, deslizamento ou vazamento).

- Deslocamento, rotura ou uso incorreto do diafragma, do capuz cervical ou da camisinha feminina.
- Falha do comprimido ou do espermaticida em dissolver antes da relação.
- Erro na prática do coito interrompido.
- Esquecimento de contraceptivos orais (qualquer esquecimento de 2 pílulas consecutivas).
- Esquecimento de contraceptivos orais contendo apenas progestagênio (um ou mais).
- Expulsão total ou parcial de um dispositivo intrauterino.
- Exposição a agente teratogênico potencial (como isotretinoína ou talidomida se não estiver usando contraceptivo).
- Atraso na aplicação de um contraceptivo injetável (> 2 semanas para uma formulação contendo apenas progestagênio, como o acetato de medroxiprogesterona de depósito) ou > 3 dias para injetáveis combinados com estrogênio e progesterona.
- Violência sexual.

TAXA DE FALHA DOS MÉTODOS ANTICONCEPCIONAIS

- Todo método anticoncepcional apresenta uma taxa de falha.
- A taxa de uso correto pode ser distinta da taxa de uso habitual, pois muitos métodos dependem do uso correto e consistente da paciente (Tabela 2).

TABELA 2 Eficácia dos métodos anticoncepcionais – taxa de gravidez não desejada por 100 mulheres no primeiro ano de uso.

Método anticoncepcional	Uso correto (número de gestações por 100 mulheres)	Uso habitual (número de gestações por 100 mulheres)
Implante subdérmico	0,05	0,05
DIU de levonorgestrel	0,2	0,2
DIU de cobre	0,6	0,8
Injetáveis mensais	0,05	3
Injetável trimestral	0,3	3
Combinados orais	0,3	8

(continua)

TABELA 2 Eficácia dos métodos anticoncepcionais – taxa de gravidez não desejada por 100 mulheres no primeiro ano de uso. (*continuação*)

Método anticoncepcional	Uso correto (número de gestações por 100 mulheres)	Uso habitual (número de gestações por 100 mulheres)
Progestagênios orais	0,3	8
Adesivo combinado	0,3	8
Anel vaginal	0,3	8
Preservativo masculino	2	15
Diafragma com espermicida	6	16
Preservativo feminino	5	21
Métodos comportamentais	-	25
Coito interrompido	4	27

DIU: dispositivo intrauterino.
Fonte: Trussel J, 2008.

CONCLUSÃO

- O uso de métodos duplos de anticoncepção, como preservativos em combinação com métodos anticoncepcionais, é o mais eficaz para proteger contra IST e gravidez indesejada, sendo esta a prática anticoncepcional ideal para adolescentes.

REFERÊNCIAS

1. Araújo FF, Bella ZIKJ, Haiek DB. Planejamento familiar e contracepção. In: Girão MJBC, Lima GR, Baracat EC, Sartori MGF, Nazário ACP. Ginecologia. 2nd ed. Barueri: Manole; 2019.
2. Bachrach LK. Hormonal Contraception and Bone Health in Adolescents. Front Endocrinol (Lausanne). 2020;11:603.
3. CDC. Reproductive Health:Teen Pregnancy. Contraceptive and Reproductive Health Services for Teens. https://www.cdc.gov/teenpregnancy/practitioner-tools-resources/contraceptive-reproductive-services.html.
4. Curtis KM, Nguyen A, Reeves JA, Clark EA, Folger SG, Whiteman MK. Update to U.S. Selected Practice Recommendations for Contraceptive Use: Self-Administration of

Subcutaneous Depot Medroxyprogesterone Acetate. MMWR Morb Mortal Wkly Rep. 2021;70(20):739-43.

5. Duranteau L. Contraception dans le contexte de l'adolescente [Contraception for adolescent women]. Med Sci (Paris). 2021;37(10):873-81.
6. Fernandes CE, de Sá MFS. Tratado de Ginecologia Febrasgo. 1st ed. Rio de Janeiro: Elsevier; 2019.
7. Guazelli CAF, Barbieri M. Anticoncepção na adolescência. In: Urbanetz. Ginecologia e Obstetrícia Febrasgo para o médico residente. 1st ed. Barueri: Manole; 2016.
8. Hirata AM, Nogueira KT, Reato LFN. Gravidez e contracepção na adolescência. In: Burns DAR, Júnior DC, Silva LR, Borges WG, Blank D. Tratado de Pediatria: Sociedade Brasileira de Pediatria. 4th ed. Barueri: Manole; 2017.
9. Lopez FA, Giribela FEG, Konstantyner T. Contracepção de emergência na adolescência. In: Lopez FA, Giribela FEG, Konstantyner T. Terapêutica em Pediatria. 3rd ed. Barueri: Manole; 2018.
10. Lubianca JN, Machado RB. Anticoncepção nos extremos reprodutivos: adolescência e Perimenopausa. In: Fernandes CE, de Sá MFS. Tratado de Ginecologia Febrasgo. 1st ed. Rio de Janeiro: Elsevier; 2019.
11. Melo NR, Pompei LM. Anticoncepção. In: Martins MA, Carrilho FJ, Alves VAF, Castilho EA, Cerri GG. Clínica médica: volume 1. 2nd ed. Barueri: Manole; 2016.
12. Sedgh G, Finer LB, Bankole A, Eilers MA, Singh S. Adolescent pregnancy, birth, and abortion rates across countries: levels and recent trends. J Adolesc Health. 2015;56(2):223-30.
13. Steiner RJ, Pampati S, Kortsmit KM, Liddon N, Swartzendruber A, Pazol K. Long-Acting Reversible Contraception, Condom Use, and Sexually Transmitted Infections: A Systematic Review and Meta-analysis. Am J Prev Med. 2021;61(5):750-60.
14. Todd N, Black A. Contraception for Adolescents. J Clin Res Pediatr Endocrinol. 2020;12(Suppl 1):28-40.
15. Trussel J. Contraceptive efficacy. In: Trussell J, Nelson AL, Cates W Jr, Stewart FH, Kowal D, editores. Contraceptive technology. 19h ed. Nova Iorque: Ardent Media; 2008. p. 343-60.
16. United Nations Children's Fund. Towards Ending Child Marriage: Global trends and profiles of progress. 2021. https://data.unicef.org/resources/towards-ending-child-marriage/.
17. World Health Organization. Adolescent pregnancy.https://www.who.int/news-room/fact-sheets/detail/adolescent-pregnancy.

16

Vulvovaginites na infância: diagnóstico e tratamento

Ana Beatrice Bonganha Zanon

Filumena Maria da Silva Gomes

Maria Helena Valente

INTRODUÇÃO

- A vulvovaginite inespecífica é a queixa ginecológica mais prevalente nas meninas pré-púberes.
- Os fatores que aumentam o risco de vulvovaginite em crianças pré-púberes incluem:
  - Falta de desenvolvimento labial.
  - Mucosa fina devido à falta de estrogênio.
  - pH mais alcalino (pH 7) do que em meninas/mulheres pós-menarca.
  - Má higiene.
  - Banhos de espuma, xampus, sabonetes desodorantes ou outros irritantes.
  - Obesidade.
  - Escolha de roupas apertadas (collants e jeans).
  - Atividade de masturbação crônica ou manipulação de genitais.
  - Corpos estranhos, principalmente papel higiênico.
  - Abuso sexual.

DIAGNÓSTICO

História clínica

- Caracterizar o corrimento (cor, odor, duração, quantidade, sangramento associado).
- Questionar sobre fatores comportamentais: higiene perineal, uso de fraldas, roupas apertadas, roupas sintéticas e uso de sabonetes/xampus/cremes que possam irritar a pele.
- Diferenciar episódio agudo de episódio recorrente.
- Questionar sobre tratamentos prévios utilizados.
- Questionar sobre infecções respiratórias e gastrointestinais prévias, pois patógenos respiratórios e gastrointestinais podem provocar vulvovaginites.

Principais sintomas

- Corrimento vaginal (62% a 92%).
- Hiperemia vulvar (82%).
- Dor perineal (74%).
- Prurido genital (45% a 58%).
- Disúria (19%).
- Sangramento (5% a 10%).

Quadro clínico e classificação

Leucorreia fisiológica

- Ocorre em recém-nascidos e em meninas no período pré-menarca, devido à ação estrogênica.
- Presença de secreção fluida e esbranquiçada (contudo, ao se depositar em roupas íntimas, pode se tornar mais amarelada e confundir o diagnóstico).
- Ausência de sintomas associados, como prurido, hiperemia e odor.
- Na bacterioscopia, é possível observar bacilos de Döderlein.

Vulvovaginite inespecífica (vestibulite)

- Causa mais comum de vulvovaginite na infância (75% dos casos).
- Corrimento amarelado e de odor fétido.

- Causada por bactérias da flora intestinal como Escherichia coli, Enterococcus e difteroides anaeróbios.
- Na bacterioscopia, apresenta flora mista, leucócitos e outros detritos.
- A vulvovaginite inespecífica geralmente se apresenta com queixas de secreção mucoide inespecífica, coceira, eritema, erupção cutânea e/ou odor. História prévia de vulvovaginite inespecífica associada a infecções respiratórias superiores pode ser descrita em algumas crianças.
- Ao exame físico, a vulva pode estar eritematosa devido a fraldas oclusivas ou outros irritantes, dermatoses da pele, como dermatite atópica ou psoríase, ou infecção perianal estreptocócica.
- Irritação vulvar e, ocasionalmente, espessamento do capuz do clitóris secundário a coceira crônica/coçagem ou masturbação também podem estar presentes. Sinais de má higiene genital, como pedaços de papel higiênico e matéria fecal ao redor do ânus, introito e/ou vagina podem ser observados. O diagnóstico deve ser realizado com base nesses achados clínicos.

Vulvovaginites específicas

- *Streptococcus* beta-hemolítico do grupo A (*Streptococcus pyogenes*), *Haemophilus influenzae*, *Staphylococcus aureus*, *Streptococcus pneumoniae* – patógenos respiratórios: costumam causar secreção purulenta, grandes processos inflamatórios vulvares e vaginais e sangramento vaginal.
- *Shigella*: secreção vaginal purulenta ou sanguinolenta, associada a diarreia.
- *Enterobius vermicularis* (oxiúros): associado a prurido vulvar e anal.
- Candida: secreção esbranquiçada e grumosa, associada a prurido e hiperemia vulvar. Mais frequente com o uso de fralda, corticoides e antibióticos.
- *Gardnerella vaginalis*: corrimento amarelado com odor amínico, associado a prurido e hiperemia. Não define abuso sexual.
- *Trichomonas vaginalis*: secreção esverdeada e bolhosa, associada a prurido. Não define abuso sexual, porém é altamente suspeito.
- *Neisseria gonorrhoeae* e *Chlamydia trachomatis*: assintomática ou secreção mucopurulenta, associada a prurido e disúria. Pode ser contraída pelo canal de parto; contudo, após 2 anos de idade, é definida como abuso sexual.
- Corpo estranho: secreção purulenta com odor e sangramento vaginal.
- Ureter ectópico: irritação crônica e umidade perineal. Ecografia e pielografia auxiliam no diagnóstico.

- Líquen escleroatrófico: prurido, ardência, disúria, sangramento e fissuras na região perineal de origem desconhecida. Entretanto, diferentemente dos casos em adultos, na infância não parece ter associação com malignidade.
- Úlceras vulvares.

Exames complementares

Amostra de secreção vaginal

- Indicações: sintomas recorrentes mesmo após tratamento, vulvite intensa acompanhada de lesões de pele, corrimento e suspeita de abuso sexual.
- Coleta com *swab* de algodão e também de *swab* uretral.
- Exame direto da secreção vaginal, bacterioscopia (Gram) e culturas (Quadro 1).

QUADRO 1 Exames complementares que auxiliam o diagnóstico das vulvovaginites.

Exame complementar	O que pode ser visto
Exame direto da secreção vaginal	*Clue cells* (*Gardnerella*), hifas e esporos (Cândida), tricomoníase, leucócitos
Gram na secreção vaginal	Bacilos, cocos, fungos, *clue cells*
Bacteriológico na secreção vaginal	Bacilos de Döderlein (leucorreia fisiológica)
Cultura específica na secreção vaginal	Clamídia, gonococo, *Shigella*, *S. pyogenes*
PCR na secreção vaginal	Clamídia
Parasitológico de fezes e/ou *swab* anal	Oxiúros
Coprocultura	*Shigella*
Vaginoscopia	Corpo estranho

Fonte: Herter LD, 2017.

Outros exames laboratoriais

- Parasitológico de fezes (pesquisa de oxiúros) e coprocultura.
- Cultura de urina.
- Vaginoscopia (nos casos de corpo estranho).
- Nos casos suspeitos de abuso sexual, também coletar sorologias (HIV, sífilis, hepatite B e hepatite C).

TRATAMENTO

Medidas comportamentais

- Banho de assento com água morna por 10 a 15 minutos, 2 x/dia de 7 a 10 dias. Nos casos de extensa inflamação, pode-se associar permanganato de potássio 6% (diluir 1 comprimido ou 1 sachê em 2 L de água), benzidamina (1 envelope em 2 L de água) ou chá de camomila (2 sachês em uma caneca e diluí-los em 2 L de água).
- Higiene vulvar, sempre de frente para trás, após toda micção, defecação e banho.
- Uso de sabonetes com pH entre 4,7 e 5,5.
- Uso de roupas de algodão e arejadas.
- Higiene de roupas íntimas com sabão neutro.
- Urinar com os joelhos abertos, para a urina não refluir para a vagina.
- Manter as unhas curtas e limpas.
- Manter a vulva limpa e seca.

Tratamentos tópicos

- Tratamento das vulvovaginites causadas por agentes inespecíficos refratárias a medidas comportamentais.
- Uso de pomadas que associam metronidazol, nistatina e benzalcônio aplicados no vestíbulo 2 x/dia por 10 dias.
- Outra opção de tratamento tópico é a associação de netilmicina e cloreto de benzalcônio (colírio): aplicar 2 a 3 gotas por dia na vagina, por 5 dias.
- Para alívio dos sintomas e profilaxia, pode-se fazer uso de emolientes (vitamina A+D, ácidos graxos essenciais, benzalcônio e cetrimônio).

Tratamentos sistêmicos

- Vulvovaginites inespecíficas: uso excepcional, apenas para as refratárias a medidas comportamentais e tratamentos tópicos, com secreção purulenta importante e exclusão de agentes etiológicos específicos. Devido à flora mista, é preconizado o uso de antibióticos de amplo espectro como amoxicilina e clavulanato 20-40 mg/kg/dia, por via oral, a cada 8 horas, por 10 dias.

- Vulvovaginites específicas: a antibioticoterapia é definida de acordo com o agente etiológico (Tabela 1).

TABELA 1 Antibioticoterapia sistêmica indicada para os agentes etiológicos mais comuns em vulvovaginites na infância.

Agentes etiológicos específicos	Antibiótico
Streptococcus pyogenes *Streptococcus pneumoniae*	Penicilina V oral ▪ < 12 anos: 25 a 80 mg/kg/dia, via oral, a cada 6 ou 8 horas, por 10 dias ▪ > 12 anos: 250 a 500 mg/dose, via oral, a cada 6 horas, por 10 dias
Staphylococcus aureus *Streptococcus pyogenes* *Streptococcus pneumoniae* *Haemophilus influenzae*	Amoxicilina 400 + clavulanato 57 mg/5 mL ▪ 20-40 mg (amoxicilina)/kg/dia, via oral, a cada 8 ou 12 horas, por 10 dias
Shigella flexneri	Trimetoprima + sulfametoxazol ▪ 8 mg/40 mg/kg/dia, via oral, a cada 12 horas, por 5 dias
Chlamydia trachomatis *Ureaplasma urealyticum* *Micoplasma hominis*	Azitromicina 10 mg/kg/dia, via oral, em dose única ▪ < 8 anos: eritromicina 50 mg/kg/dia, via oral, a cada 6 ou 8 horas, por 10 dias ▪ > 8 anos: doxiciclina 100 mg 2 x/dia, via oral, a cada 7 a 14 dias
Trichomonas vaginalis *Gardnerella vaginalis* *Giardia lamblia*	Metronidazol ▪ 15 mg/kg/dia, via oral, a cada 12 horas, por 7 dias
Neisseria gonorrhoeae	Ceftriaxona ▪ < 45 kg: 125 mg, via intramuscular, dose única ▪ > 45 kg: 250 mg, via intramuscular, dose única
Candida albicans Demais cândidas	Nistatina ou miconazol tópico ▪ < 16 anos: fluconazol 1 a 2 mg/kg, via oral, dose única ▪ > 16 anos: fluconazol 150 mg, via oral, dose única

(continua)

TABELA 1 Antibioticoterapia sistêmica indicada para os agentes etiológicos mais comuns em vulvovaginites na infância. (*continuação*)

Agentes etiológicos específicos	Antibiótico
Enterobius vermicularis	Mebendazol 100 mg, via oral, 2 x/dia, por 3 dias, repetido após 2 semanas ▪ > 2 anos: pamoato de pirvínio, 10 mg/kg, via oral, dose única

Fonte: Cabral ZAF, 2014.

PROGNÓSTICO

- Ao entrar na puberdade, os principais fatores de risco (anatômicos e comportamentais) são eliminados, favorecendo o bom prognóstico das vulvovaginites inespecíficas.

PRESCRIÇÃO NA PRÁTICA

Exemplo de prescrição (cada caso deve ser avaliado individualmente e a decisão deve ser tomada pelo médico responsável pelo caso).

- Paciente de 10 anos, 30 kg, apresenta, ao exame físico, corrimento vaginal purulento em grande quantidade e sangramento vaginal, acompanhado de hiperemia extensa de vulva. Realizada análise de secreção vaginal com cultura positiva para *S. pyogenes*.
  - Uso tópico: permanganato de potássio 6%: diluir 1 comprimido ou 1 sachê (pó) em 2 L de água e realizar banho de assento de 15 minutos, 2 x/dia, por 10 dias.
  - Uso oral: amoxicilina 400 + clavulanato 57/5 mL: tomar 5 mL a cada 8 horas, por 10 dias (40 mg de amoxicilina x 30 kg = 1.200; 1.200 mg/dia divididos em 3 doses = 400 mg de amoxicilina a cada 8 horas = 5 mL a cada 8 horas).

REFERÊNCIAS

1. Almeida JAM. Vulvovaginites na infância e na puberdade. In: Lopez FA, Giribela FEG, Konstantyner T. Terapêutica em Pediatria. 3rd ed. Barueri: Manole; 2018.
2. Baka S, Demeridou S, Kaparos G, Tsoutsouras K, Touloumakos S, Dagre M, et al. Microbiological findings in prepubertal and pubertal girls with vulvovaginitis. Eur J Pediatr. 2022;181(12):4149-55.
3. Beyitler İ, Kavukcu S. Clinical presentation, diagnosis and treatment of vulvovaginitis in girls: a current approach and review of the literature. World J Pediatr. 2017;13(2):101-5.
4. Cabral ZAF. Manual de Ginecologia Infanto-Juvenil. São Paulo: Federação Brasileira das Associações de Ginecologia e Obstetrícia (FEBRASGO); 2014.
5. Herter LD. Vulvovaginite na infância. In: Burns DAR, Júnior DC, Silva LR, Borges WG, Blank D, organizadores. Tratado de Pediatria: Sociedade Brasileira de Pediatria. 4th ed. Barueri: Manole; 2017. p. 2193-6.
6. Vehapoglu A, Kıyak MC. Clinical symptoms and microbiological findings in prepubescent girls with vulvovaginitis. J Pediatr Adolesc Gynecol. 2022;35(6):629-33.

D&T InforMed Pediatria

SEÇÃO V

HEMATOLOGIA

17

Câncer em Hematologia Pediátrica: sinais de alarme, diagnóstico e tratamento

Gabriela de Toledo Passos Candelaria

Filumena Maria da Silva Gomes

Maria Helena Valente

INTRODUÇÃO

- O Instituto Nacional de Câncer (INCA) estima, para cada ano do triênio 2020/2022, que diagnosticaremos no Brasil 8.460 casos novos de cânceres em crianças e adolescentes (porcentagem similar para sexo feminino e masculino).
- Atualmente, mais de 80% das crianças com câncer têm sobrevida de 5 anos ou mais.
- Aproximadamente 3% de todos os cânceres ocorrem na faixa etária infantojuvenil.
- Leucemia: câncer mais incidente (30%) em Pediatria, seguido dos linfomas e tumores do sistema nervoso central (SNC). Diferentemente dos adultos, que apresentam maior incidência de carcinomas.
- Demais cânceres incidentes na faixa etária pediátrica: neuroblastoma, tumores renais incluindo Wilms, tumores hepáticos, osteossarcoma, sarcoma de Ewing, tumores de células germinativas, retinoblastoma, carcinoma de tireoide, melanoma.
- Pico de incidência dos 2-4 anos e novo pico na adolescência.
- Portaria do Ministério da Saúde nº 874 instituiu a Política Nacional para a Prevenção e Controle do Câncer, estabelecendo sua importância epidemiológica e necessidade de redução da mortalidade e da incapacidade causadas por ele, por meio de ações de promoção da saúde, prevenção, detecção precoce e tratamento:

- Cabe ao pediatra e demais membros da equipe de saúde atenção aos sinais e sintomas característicos e/ou suspeitos de câncer, solicitar exames para diagnóstico e/ou realizar o encaminhamento, garantindo o diagnóstico precoce e início de terapia dirigida.

DIAGNÓSTICO

Diagnóstico clínico

- O quadro clínico da leucemia, o câncer pediátrico mais frequente, depende do grau de infiltração medular e da extensão da doença extramedular e da presença de anemia, plaquetopenia e neutropenia. A dor óssea é frequente, principalmente em membros inferiores, podendo tornar-se intensa e impedir a deambulação. Artralgias e eventualmente artrites, resultantes de infiltrações articulares, podem ser confundidas com doenças reumatológicas.
- Os sinais e sintomas do câncer infantil são, em sua maioria, inespecíficos (febre, sintomas musculoesqueléticos, dor, fadiga, palidez, hematomas, sangramentos, cefaleia, adenopatias, perda de apetite, vômitos, perda de peso etc.). Impõem a necessidade de atenção aos sinais de alarme:
  - Maior suspeita de câncer: sintomas múltiplos, persistentes ao longo do tempo e que levam à procura frequente pelo serviço de saúde.
  - Linfadenopatia > 2 cm (especialmente se não móvel, indolor, endurecida, na região supraclavicular).
  - Vômitos matinais (especialmente se associados a cefaleia ou demais sintomas neurológicos).
  - Oscilações de visão.
  - Edemas (articulares, ósseos, de partes moles) não associados a dor.
  - Febre associada a palidez ou febre persistente associada a sudorese noturna.
  - Massas abdominais, ósseas, escrotais, de tecido subcutâneo.
  - Retenção urinária (especialmente se associada a fraqueza ou flacidez de membros inferiores) (Quadros 1 e 2).

QUADRO 1 Diagnósticos e quadros mais frequentes no atendimento de crianças com o diagnóstico inicial de câncer, no pronto-socorro de hospital pediátrico.

Sistema	Queixa
Hematológico	Anemia, trombocitopenia, leucocitose/leucopenia
Sistema nervoso central	Convulsões, vômitos em jato, paralisia de nervos cranianos, déficits neurológicos focais, ataxia, perda visual, paresia
Cardiovascular	Derrame pericárdico, pericardite
Endócrino	Puberdade precoce, diabete *insipidus*
Metabólico	Hiponatremia, desidratação, icterícia
Gastrointestinal/geniturinário	Hematúria, massas abdominais
Musculoesquelético	Claudicação, dor osteoarticular

Fonte: adaptado de Kundra M et al., 2009.

QUADRO 2 Queixas clínicas sugestivas de câncer pediátrico.

Apresentações clínicas sugestivas de malignidade
▪ Torcicolo fora do período neonatal e persistente mais que 2-3 dias
▪ Massa ou inchaço incomum
▪ Perda de peso inexplicável com duração de várias semanas
▪ Lombalgia em criança sem lesão específica ou trauma
▪ Dor de cabeça com êmese se: – A êmese ocorre pela manhã ou – Sem história pessoal ou familiar de enxaqueca ou – Associado a alterações da visão
▪ Sintomas constitucionais se: – Duração além do esperado para uma doença viral (2-3 semanas) – Palidez – Hematomas – Associado a anormalidades no hemograma completo que persistem em verificações semanais por 2-3 semanas
▪ Dor musculoesquelética se: – Grave e nenhuma lesão específica – Não responde ao manejo conservador
▪ Dor abdominal e distensão que não respondem à terapia de rotina para constipação
▪ Palidez ou fadiga inexplicável que persiste

Fonte: Carberry AR et al., 2018.

Diagnóstico laboratorial

- Hemograma completo com diferencial de leucócitos + reticulócitos » avaliação de citopenias ou disfunções medulares.
- Tempos de coagulação, transaminases, albumina, ureia, creatinina.
- Painel metabólico (eletrólitos, lactato desidrogenase, ácido úrico) » são dosagens inespecíficas de turnover celular.
- Estudos radiológicos (radiografia de tórax, ultrassonografia abdominal, exames de tomografia ou ressonância magnética).
- Demais, a depender do quadro clínico.

Diagnóstico diferencial

- Como os sinais e sintomas são inespecíficos, devemos realizar os diagnósticos diferenciais para os sinais e sintomas frequentes (Quadro 3).

QUADRO 3 Diagnósticos diferenciais de sintomas potencialmente relacionados a câncer.

Sinais e sintomas	Câncer	Diagnóstico diferencial
Febre	Leucemia, linfoma, sarcoma de Ewing, neuroblastoma	Infecções, doenças autoimunes
Vômitos	Massa abdominal, tumor do sistema nervoso central	Infecções, intoxicações, doença do refluxo gastroesofágico
Constipação	Massa abdominal	Erro alimentar, doenças funcionais, neuropatias
Tosse	Massa mediastinal	Pneumonia, bronquiolite, infecção das vias aéreas superiores, alergias
Dor osteomuscular	Leucemia, tumor ósseo, neuroblastoma	Lesão musculoesquelética, infecção viral
Cefaleia	Tumor do sistema nervoso central	Infecção, cefaleia tensional, enxaqueca
Adenomegalia	Leucemia, linfoma, doença metastática	Infecção, linfadenites, doenças autoimunes

(continua)

QUADRO 3 Diagnósticos diferenciais de sintomas potencialmente relacionados a câncer. (*continuação*)

Sinais e sintomas	Câncer	Diagnóstico diferencial
Hematúria	Tumor de Wilms	Infecção do trato urinário, glomerulonefrite
Hematomas	Leucemia, neuroblastoma	Trombocitopenia imune, doença de von Willebrand, maus-tratos
Leucocoria	Retinoblastoma	Retinopatia da prematuridade, doença de Coats, toxocaríase, toxoplasmose, hiperplasia primária do vítreo

Fonte: adaptado de INCA, 2015.

- Sintomas que podem sugerir hemograma para avaliação inicial: palidez cutâneo-mucosa, fadiga, irritabilidade, sangramentos sem causa definida, febre, dor óssea ou articular, hepatoesplenomegalia, linfadenomegalias (Figura 1):
  - Mais de 50% das crianças com leucemia apresentam ao diagnóstico: hepatoesplenomegalia, palidez, febre ou hematomas.
  - Anorexia, perda de peso, dor e distensão abdominal, além de dor em membros, também são comuns.
  - Crianças com sintomas inespecíficos e/ou inexplicados merecem avaliação clínica cuidadosa » história, exame físico que inclua palpação atenta abdominal, de cadeias linfonodais e de pele e mucosas » múltiplos sinais e sintomas devem ser considerados sinais de alarme para leucemia.
- Características suspeitas das adenomegalias, quando descartadas causas infecciosas:
  - Associadas a sintomas como febre, perda de peso, sudorese noturna.
  - Alteração em séries do hemograma (vermelha, branca, plaquetária).
  - Associada a hepatoesplenomegalias.
  - Sorologias negativas (toxoplasmose, rubéola, HIV, citomegalovírus, vírus Epstein-Barr, sífilis).
  - Persistência da adenomegalia acima de 6 semanas.
  - Aumento progressivo em duas semanas de observação.
  - Adenomegalia supraclavicular.

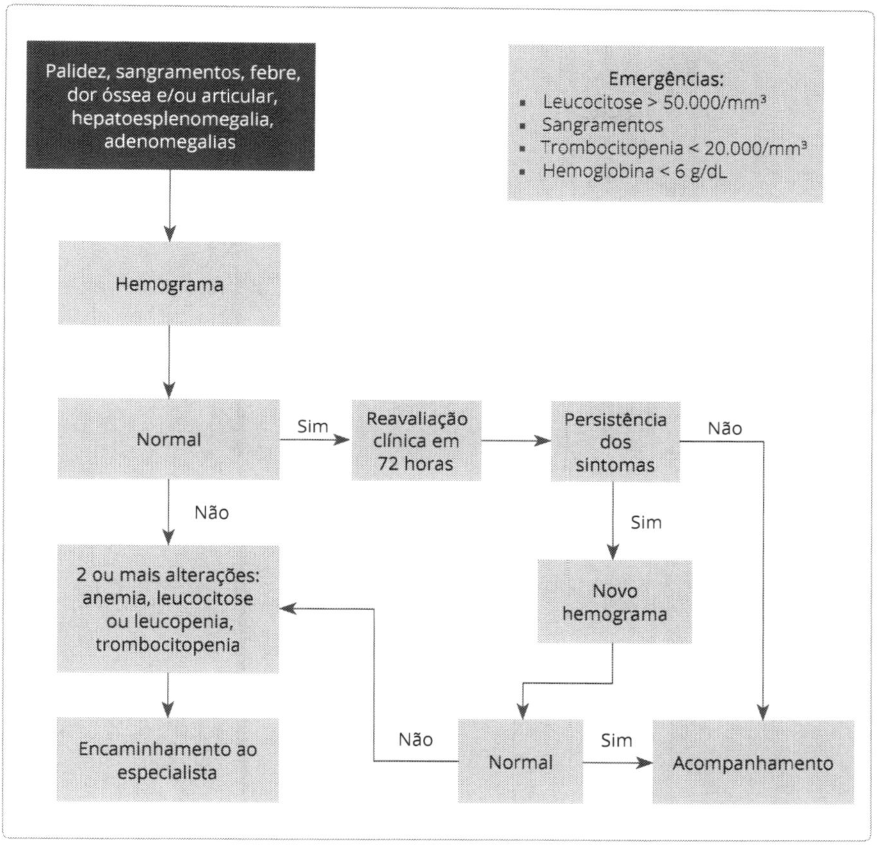

FIGURA 1
Algoritmo sobre os sinais de alerta para as leucemias.
Fonte: adaptado de INCA, 2015.

- Adenomegalia axilar e epitroclear sem sinais de porta de entrada de infecção ou dermatite.
- Adenomegalia endurecida, indolor, aderida a planos profundos.

- Tumores que se manifestam como massas abdominais: neuroblastomas, tumores renais de Wilms (nefroblastomas), linfomas não Hodgkin (tipo Burkitt), hepatoblastomas e tumores de células germinativas:
  - Suspeita diagnóstica:
    - Dor abdominal crônica recorrente.
    - Massa abdominal suspeita, com dificuldade de exame físico.

    - Associação a palidez, dor generalizada, perda de peso, febre, adenomegalias, hematomas.
    - Hematúria.
    - Hipertensão arterial.
    - Virilização, síndrome de Cushing.
    - Constipação, incontinência fecal, retenção ou incontinência urinária.
    - Aumento de volume testicular.
- A maior parte de tumores do SNC: localizados na fossa posterior » obstrução liquórica com sintomas de hidrocefalia e hipertensão intracraniana:
  - Cefaleia, náuseas e vômitos.
  - Olhar em sol poente, em lactentes.
  - Alterações oculares (papiledema).
  - Abaulamento de fontanela.
  - Demais sintomas suspeitos: crises convulsivas, anormalidades da marcha, regressão do desenvolvimento neuropsicomotor, alterações comportamentais; sonolência.

Fatores associados

- Algumas condições estão associadas a maior risco de surgimento de neoplasias específicas. Seguem exemplos:
  - Trissomia do 21 (síndrome de Down): leucemia.
  - Neurofibromatose: tumores do SNC e sarcomas.
  - Síndrome de Beckwith-Wiedemann: tumor de Wilms.
  - Doença de von Hippel-Lindau: tumores do SNC.
  - Anemias de Fanconi e de Blackfan-Diamond: leucemia.
  - Xeroderma pigmentoso: tumores cutâneos, tumores oculares, leucemia.

TRATAMENTO

- O tratamento do câncer pediátrico abrange cirurgia, quimioterapia, radioterapia, imunoterapia e transplante de medula óssea. Necessita de envolvimento de toda a família e equipe multidisciplinar, inclusive podendo implicar aumento de risco de neoplasias secundárias no futuro. O tratamento pode ser acompanhado de toxicidades e complicações, muitas vezes infecciosas, as quais merecem atenção individualizada, buscando otimização da qualidade de vida.

CONCLUSÃO

- Por serem patologias tempo-sensíveis, as doenças neoplásicas devem fazer parte do diagnóstico diferencial de crianças com sintomas por vezes inespecíficos, devendo o pediatra estar ciente dos principais sinais de alarme e atuar de forma diagnóstica e/ou realizar o encaminhamento para o especialista no momento da suspeição clínica.

REFERÊNCIAS

1. Brasil. Ministério da Saúde. Portaria GM/MS nº 874, de 16 de maio de 2013. Brasília, DF: Ministério da Saúde; 2013.
2. Câncer infantojuvenil. Instituto Nacional de Câncer, 4 de março de 2021. https://www.inca.gov.br/tipos-de-cancer/cancer-infantojuvenil.
3. Carberry AR, Hanson K, Flannery A, Fischer M, Gehlbach J, Diamond C, Wald ER. Diagnostic Error in Pediatric Cancer. Clin Pediatr (Phila). 2018;57(1):11-8.
4. Clarke RT, Van den Bruel A, Bankhead C, Mitchell CD, Phillips B, Thompson MJ. Clinical presentation of childhood leukaemia: a systematic review and meta-analysis. Arch Dis Child. 2016;101(10):894-901.
5. Feliciano SVM, Santos MO, Pombo-de-Oliveira MS. Incidência e Mortalidade por Câncer entre Crianças e Adolescentes: uma Revisão Narrativa. Rev Bras Cancerol. 2018;64(3):389-96.
6. Instituto Nacional de Câncer José Alencar Gomes da Silva (Brasil). Diagnóstico precoce do câncer na criança e no adolescente. 2nd ed. Rio de Janeiro: Inca; 2015.
7. Kentsis A. Why do young people get cancer? Pediatr Blood Cancer. 2020;67(7):e28335.
8. Kundra M, Stankovic C, Gupta N, Thomas R, Hamre M, Mahajan P. Epidemiologic findings of cancer detected in a pediatric emergency department. Clin Pediatr (Phila). 2009;48(4):404-9.
9. Nazemi KJ, Malempati S. Emergency department presentation of childhood cancer. Emerg Med Clin North Am. 2009;27(3):477-95.
10. Sociedade Brasileira de Pediatria (SBP). Atuação do pediatra: epidemiologia e diagnóstico precoce do câncer pediátrico. Documento Científico Departamento Científico de Oncologia. Nº 1, Março de 2017. https://www.sbp.com.br/fileadmin/user_upload/publicacoes/C-Doc-Cientifico-Oncologia-Epidemiol-30-mar-17.pdf.

18

Deficiência de ferro e as implicações na saúde da criança e adolescente: diagnóstico e tratamento

Maria Helena Valente

Filumena Maria da Silva Gomes

INTRODUÇÃO

- Deficiência de ferro (DF), ou doença ferropênica, é o quadro que precede a anemia por deficiência de ferro (ADF) e que causa problemas de saúde na criança mesmo antes de a anemia se estabelecer.
- A DF é a carência nutricional mais comum em todo o mundo.
- O ferro participa de funções fisiológicas essenciais no organismo humano, como transporte de oxigênio, regulação gênica, síntese de DNA, reparo do DNA e função cerebral. A depleção e/ou incapacidade de usar o ferro interrompem tais vias e causam múltiplas morbidades.
- A ADF pode determinar sequelas bem conhecidas, mas a DF em si, antes da microcitose e da anemia, também tem implicações negativas para a saúde da criança.
- A DF sem ADF pode afetar as funções fisiológicas e o desenvolvimento neuropsicomotor do organismo em desenvolvimento.
- A DF na dieta se apresenta como uma carga global significativa, com muitas crianças que não são rastreadas e muitas outras que não são tratadas.
- A ADF entre 0 e 4 anos de idade está presente em 20,1% das crianças nos países industrializados e em 39% das crianças nos países não industrializados. Curiosamente, a prevalência de ADF caiu de 1990 a 2010, mas aumentou no subgrupo dos menores de 5 anos. Por sua vez, na atualidade, a DF afeta 2,3 bilhões de pessoas em todo o mundo, das quais 50% são crianças e adolescentes.

- As causas de DF derivam principalmente da dieta. Monotonia alimentar na infância, em particular a ingesta de leite de vaca não fortificado, dieta nutricionalmente inadequada e consumo de alimentos que interferem na absorção de ferro (chá, farelo, fibra, antiácidos, fosfatos, cálcio) podem ter um papel importante na ingesta ferropênica.

O FERRO NO ORGANISMO HUMANO

- O ferro é absorvido principalmente no duodeno e no jejuno.
- Uma dieta com 10 a 20 mg de ferro se relaciona com aproximadamente 1 mg de absorção de ferro.
- O ferro da dieta pode ser:
  - Ferro heme (ingestão de carne): aproximadamente 1/3 do ferro da dieta, mas contribui para 2/3 do ferro corporal. Preferencialmente absorvido porque é solúvel no pH intestinal.
  - Em contraste, a forma alimentar mais comum, o ferro férrico ou ferro Fe^{3+}, deve ser quelado no ambiente ácido do estômago e permanecer nessa forma até que seja absorvido pela via β3 da integrina e mobilferrina; sem essa quelação, o ferro é insolúvel no intestino pelo pH mais alcalótico do intestino delgado, pelo qual não pode ser absorvido.
  - Ferro ferroso, ou Fe^{2+}, é a forma reduzida do ferro férrico que é absorvido por um caminho diferente das formas mencionadas anteriormente. A vitamina C (ácido ascórbico) facilita a redução do ferro férrico.
  - O ferro de fontes não heme é mais difícil de absorver pelo corpo humano (por se tornar insolúvel e requerer quelação) comparado com o ferro heme (solúvel no pH duodenal normal).
  - A reguladora central do ferro é a hepcidina, que afeta o trato gastrointestinal, o fígado e os macrófagos contribuem para a homeostase do ferro. A hepcidina regula a atividade do exportador de ferro, ferroportina, localizado na membrana basolateral dos enterócitos, hepatócitos e macrófagos.
  - A ligação da hepcidina com a ferroportina leva à internalização de ferroportina, reduzindo a quantidade de ferro disponível no plasma. Altos

níveis de hepcidina, portanto, levam ao sequestro de ferro, reduzindo a quantidade disponível para funções como eritropoese e síntese de DNA.
- Fatores que influenciam a liberação de ferro do fígado incluem níveis intracelulares e extracelulares de ferro, inflamação e demandas eritropoéticas de ferro. Altos níveis de ferro e inflamação aumentam a produção de hepcidina, enquanto um sinal eritropoético diminui a regulação da hepcidina para disponibilizar mais ferro para a medula óssea.
- Nas células, o ferro é processado como ferro ligado à transferrina ou ferro não ligado à transferrina; ambos contribuem para o *pool* de ferro lábil.
- A ferritina é a principal proteína de armazenamento intracelular de ferro; porém, quando a reserva de ferro é muito grande, outro caminho se torna disponível; o ferro livre produz radicais livres. Esse estresse oxidativo pode danificar organelas e prejudicar a função celular.

CLASSIFICAÇÃO

- Os déficits de ferro podem ser divididos em quatro categorias:
  - Depleção de ferro: o baixo nível de ferro afeta as vias não hematológicas (cérebro, músculo); assim, não se observa anemia microcítica classicamente descrita na anemia por deficiência de ferro (ADF).
  - Eritropoese com restrição de ferro: aplicada ao estado em que há algum comprometimento da função hematológica sem evidências de anemia ou microcitose.
  - ADF: representa o quadro clínico com diminuição do nível de hemoglobina, no ponto em que as funções musculoesqueléticas e do neurodesenvolvimento já foram comprometidas.
  - Deficiência funcional de ferro: define o estado em que os estoques de ferro são adequados, mas indisponíveis para uso biológico.
  - Achados de cada fase se encontram no Quadro 1.

QUADRO 1 Classificação das deficiências de ferro e achados laboratoriais.

Achados laboratoriais	Depleção de ferro	Eritropoese/ restrição de ferro	Anemia por deficiência de ferro	Deficiência funcional de ferro
Concentração de hemoglobina	Normal	Normal	Reduzida	Normal
Volume corpuscular médio	Normal	Normal ou reduzida	Reduzida	Reduzida
Concentração sérica de ferro	Normal	Reduzida	Reduzida	Normal
Concentração sérica de ferritina	Reduzida	Reduzida	Reduzida	Normal ou elevada
Capacidade de ligação total do ferro	Normal	Aumentada	Aumentada	Aumentada
Receptor transferrina solúvel	Normal	Aumentada	Aumentada	Aumentada
Conteúdo de hemoglobina nos reticulócitos	Normal	Reduzida	Reduzida	Reduzida
Hepcidina	Reduzida	Reduzida	Reduzida	Elevada

Fonte: Tong S, Vichinsky E, 2021.

Causas da deficiência de ferro

QUADRO 2 Causas da deficiência de ferro.

Causas	Exemplos
Ingesta inadequada pela dieta	▪ Monotonia alimentar na infância, leite de vaca não fortificado ▪ Dieta, jejum, desnutrição (o ferro é mais bem absorvido de carnes *versus* vegetais (30% *versus* 10%) ▪ Dieta contendo inibidores da absorção de ferro: chá, farelo, fibra, fosfatos, cálcio, antiácidos

(continua)

QUADRO 2 Causas da deficiência de ferro. (*continuação*)

Causas	Exemplos
Situações em que o desenvolvimento aumenta requisitos de ferro	▪ Prematuridade, restrição de crescimento intrauterino, filho de mãe diabética ▪ Recém-nascidos amamentados após 4 meses, sem suplemento de ferro ▪ Adolescentes entre 13 e 17 anos ▪ Menstruação, gravidez
Situações específicas com aumento dos requisitos de ferro	▪ Adolescentes com sobrepeso/obesos ▪ Atletas adolescentes
Aumento das perdas de ferro	▪ Menorragia ▪ Sangramento gastrointestinal/geniturinário ▪ Hemossiderinúria de hemólise intravascular ▪ Infecções parasitárias ▪ Relacionado ao exercício ▪ Hemossiderose pulmonar
Diminuição da absorção de ferro	▪ Doença celíaca, doença inflamatória intestinal ▪ Gastrite atrófica autoimune ▪ Infecção por *Helicobacter pylori* ▪ Anemia por deficiência de ferro resistente a ferro (hereditária) ▪ Inflamação crônica
Mutações celulares localizadas alteram a absorção de ferro ou transporte mitocondrial	▪ Síndrome das pernas inquietas

Fonte: Tong S, Vichinsky E, 2021.

Situações de risco

- Bebês prematuros: 80% dos depósitos de ferro ocorrem no terceiro trimestre da gravidez. Os bebês prematuros perdem essa oportunidade de armazenar ferro.
- Mães que tiveram anemia por deficiência de ferro (ADF): bebês tiveram prejuízo no desenvolvimento mental avaliado através do índice de desenvolvimento mental aos 12, 18 e 24 meses de idade.

- Clampeamento tardio do cordão, superior a 2 minutos: leva a níveis elevados de ferritina no bebê de até 6 meses de idade em comparação com o cordão umbilical clampeado entre 5 e 10 segundos.
- Meninas adolescentes têm risco de desenvolver ADF, especialmente aquelas com menorragia, definida como perda de sangue maior de 80 mL por ciclo, que pode ser avaliado através de várias escalas, como a troca de absorventes em menos de 2 horas ou sangramento nas roupas ou coágulos sanguíneos maiores que 2,5 cm de diâmetro.
- Atletas são grupo de risco: possibilidade de mecanismos de perdas de sangue por lesões microscópicas nos sistemas gastrointestinal/geniturinário secundários às mudanças na circulação durante o exercício e sequestro de ferro no contexto de aumentos induzidos pela inflamação com hepcidina.
- Corredores do ensino médio: na atualidade, a deficiência de ferro aumentou, com a reposição de ferro associada à melhoria no desempenho do exercício, medida pelo consumo de oxigênio.
- O Comitê Olímpico Internacional (COI) recomenda hemograma completo para todas as atletas femininas e teste de hemoglobina e ferritina para todos os atletas de esportes de resistência.
- Obesidade também foi associada à ADF em adolescentes; tanto aqueles com sobrepeso como aqueles obesos.

CONSEQUÊNCIAS

- A deficiência de ferro (DF) compromete várias funções fisiológicas.
- História pregressa de DF na infância é associada a efeitos de longa duração com consequências sobre o neurodesenvolvimento, descritos como:
  - Pior performance em testes de quociente de inteligência, aritmética e leitura na vida acadêmica.
  - Fracasso para concluir o ensino médio, presença de distúrbios neuropsiquiátricos, incluindo emoções negativas, distanciamento e baixa autoavaliação de saúde emocional.
  - Transtorno de déficit de atenção e hiperatividade (TDAH) e síndrome das pernas inquietas (SPI).
  - Déficits visuais e auditivos.
  - Consequências da DF foram mediadas pela hipomielinização neuronal e diminuição da função de neurotransmissor.

   - Em ratos, ocorreram encurtamento dos ramos neuronais e redução do número de dendritos primários no hipocampo.
- A DF também compromete:
   - A função do sistema imunológico evidenciada pela diminuição dos níveis das citocinas como a interleucina-6, pela atividade fagocítica diminuída e pelo prejuízo da atividade de "explosão oxidativa".
   - Metabolismo muscular prejudicado pela diminuição da difusão do oxigênio e redução da capacidade oxidativa mitocondrial.
   - Atrofia gástrica, acloridria, duodenite crônica e atrofia vilosa.
   - Mulheres anêmicas tiveram níveis mais baixos de tiroxina e triiodotironina provavelmente mediados pela diminuição da peroxidase da tireoide no contexto de DF.
   - A DF pode contribuir para a fadiga crônica, especialmente em mulheres na pré-menopausa.

Metabolismo do ferro e transtornos do sistema nervoso central

- A deficiência de ferro (DF) tem sido associada ao TDAH e SPI, determinando mudanças na expressão do receptor de dopamina.
- TDAH e SPI também foram considerados como comorbidade: dos pacientes com TDAH, 44% tinham sintomas de SPI, e dos pacientes com SPI 26% tinham sintomas de TDAH. SPI tem prevalência de aproximadamente 5% em pacientes pediátricos, a maioria dessas crianças com história familiar. Sintomas incluem distúrbios do sono, inquietação e incapacidade de controlar os movimentos dos membros. A terapia com ferro intravenoso com dextrana de baixo peso molecular demonstrou melhora em pacientes com DF e SPI. Discute-se sobre a correlação do ferro cerebral com o ferro periférico, ferro dextrana, ferro isomaltosídeo ou carboximaltose férrica, com sua incorporação pelos macrófagos, podendo permitir maior disponibilidade de ferro para o cérebro.
- O TDAH afeta cerca de 11% das crianças; dados demonstram níveis diminuídos de ferro no putâmen, núcleo caudado e tálamo em pacientes com TDAH.

DIAGNÓSTICO

Características clínicas da deficiência de ferro

- A deficiência de ferro (DF) leve a moderada, não associada à anemia, pode ser assintomática ou levar à fadiga e/ou baixa tolerância ao exercício. A apresentação clínica típica da DF moderada a grave inclui os sinais usuais de anemia, como palidez e fadiga. Mais especificamente, podem ocorrer SPI, lesões tróficas mucosas (estomatite, glossite), pica, infecções frequentes, distúrbios do humor e do comportamento com declínio no desempenho escolar. A sideropenia durante a infância tem sido relacionada a deficiências neurocognitivas permanentes, capacidade de aprendizagem reduzida e capacidade motora alterada.

Laboratorial

- Pode ser realizada por:
  - Concentração de hemoglobina.
  - Volume corpuscular médio (VCM).
  - Dosagem de hemoglobina reticulocitária.
  - Concentração de ferro sérico.
  - Nível sérico de ferritina.
  - Capacidade total de ligação de ferro.
  - Receptor de transferrina solúvel.
  - Nível de protoporfirina.
  - RDW (*red cell distribution width*).
- O quadro clássico na anemia revela microcitose e hipocromia (Hb reduzida, VCM, MCH, RDW elevado) com contagem reduzida de reticulócitos. Ferritina baixa, sideremia, saturação de transferrina e alta transferrina sérica insaturada são observadas. Normalmente, a ferritina é o teste de referência para avaliar o estado do depósito de ferro; no entanto, os limites inferiores variam de acordo com a idade e o sexo. Níveis falsos de normal a alto de ferritina são típicos do estado inflamatório ou infeccioso. Portanto, todas essas questões prejudicam a utilidade da ferritina como um marcador preciso do status de ferro. A protoporfirina eritrocitária livre aumenta na anemia por deficiência de ferro, mas é um parâmetro inespecífico (Tabela 1).

TABELA 1 Pontos de corte de acordo com a idade para indicadores de ferro hematimétricos.

Idade	Hb (g/dL)	VCM (fL)	Ferro sérico (µg/dL)	SF (ng/mL)	Tfs (%)	TIBC (µg/dL)	Hep (nmol/L)
Recém-nascido	< 13,2	< 100	< 63	< 6	< 30	> 285	
6-24 meses	< 11,3	< 68-72	< 35	< 6	< 10	> 434	1,1-7,3 (M) 0,9-7,5 (F)
2-6 anos	< 11,5	< 75	< 22	< 6	< 7	> 441	1,0-3,3 (M) 1,1-3,8 (F)
6-12 anos	< 12	< 77	< 39	< 10	< 17	> 508	0,9-3,4 (M) 0,9-3,9 (F)
12-18 anos	< 13 (M) < 12 (F)	< 78		< 23 (M) < 6 (F)	< 6	> 470 (M) > 564 (F)	0,3-1,8 (M) 0,5-2,2 (F)

SF: ferritina sérica; Tfs: saturação de transferrina; TIBC: capacidade total de ligação do ferro; Hep: hepcidina; Hb: hemoglobina; VCM: volume corpuscular médio; M: masculino; F: feminino.
Fonte: Orkin SH et al., 2019.

Comentários

- A concentração de ferritina é a única a estar reduzida no cenário de depleção de ferro sem anemia, enquanto mudanças na faixa do normal podem ser observadas em todos os parâmetros na anemia por deficiência de ferro (ADF). Valores séricos do "*cutoff*" da ferritina de 30 ng/mL (30 mg/L) apresentaram sensibilidade de 93%, sendo considerados o "verdadeiro" indicador do estado do ferro.
- Na eritropoese com restrição de ferro, a concentração de hemoglobina e o VCM podem ser normais, mas outros parâmetros se encontram comprometidos, como a diminuição da concentração da hemoglobina reticulocitária (CHr).
- A anemia microcítica pode ser tanto ADF quanto por anemia por doença crônica; nesses casos, marcadores inflamatórios podem ser úteis na diferenciação.
- Na anemia por doença crônica, níveis de citocina, hepcidina e ferritina tendem a ser elevados, com aumento do conteúdo de ferro nos macrófagos da medula óssea.
- Níveis de transferrina geralmente são normais na anemia por doença crônica. No entanto, tanto a anemia por doença crônica como a ADF se apresentam com diminuição do ferro plasmático.
- O ferro oral pode ajudar na diferenciação da deficiência de ferro (DF). Após dose de ferro oral, o pico de ferro sérico é mais elevado naqueles com DF em comparação com aqueles com ferro suficiente.
- Nas doenças inflamatórias intestinais, a absorção de ferro é menor em pacientes com doença ativa do que naqueles com doença inativa. O meio inflamatório diminui a absorção de ferro, o que reforça a importância de diferenciar ADF e anemia crônica pela resposta diferencial à intervenção terapêutica.

Quando e quais exames

- Na Pediatria, a avaliação de risco para deficiência de ferro (DF) com foco específico na história da dieta é realizada aos 4, 15, 18, 24 e 30 meses, e depois anualmente.
- Testes de laboratório são rotineiramente realizados entre 9 e 12 meses e aos 18 meses em bebês de alto risco, durante um surto de crescimento e durante

a menstruação (13 a 17 anos). Esses períodos de triagem devem ser revistos para indivíduos de alto risco: atletas, veganos, pacientes com menorragia, doenças crônicas e obesos.

- Testes laboratoriais de triagem recomendados pela American Academy of Pediatrics: hemograma completo, contagem de reticulócitos, VCM, RDW, nível de ferritina, níveis de proteína C reativa e concentração de hemoglobina reticulocitária (CHr).
- Investigações diagnósticas recentes incluem o receptor de transferrina solúvel (sTFRC), que se encontra aumentado na presença de anemia por deficiência de ferro (ADF). A DF induz a expressão do receptor de membrana da transferrina, que, por sua vez, determina a concentração do receptor sérico solúvel (sTFRC). A concentração de sTFRC não é influenciada por processos inflamatórios ou infecciosos, portanto é muito útil para fins de diagnóstico. A proporção de sTFRC para ferritina, baixa na ADF e alta na anemia por doença crônica, é útil no diagnóstico diferencial entre as duas condições.
- Outro marcador do metabolismo do ferro é a hepcidina sérica, cujos níveis estão significativamente reduzidos na ADF (uma vez que a absorção de ferro não deve ser inibida neste contexto), elevados na anemia de doença crônica e na obesidade (em resposta a estímulos inflamatórios, mediados por interleucina-6, hepcidina é liberada pelos hepatócitos) e inadequadamente normal ou elevada na ADF geneticamente determinada (Figura 1).
- A hepcidina, peptídeo produzido no fígado que desempenha papel crucial no metabolismo do ferro, regulando seu transporte celular. O conteúdo celular de ferro depende da quantidade presente na circulação transportada pela proteína plasmática transferrina. É liberado na circulação por enterócitos que no duodeno absorvem o ferro introduzido com alimentos, macrófagos que o adquirem de eritrócitos senescentes e reservas hepáticas. A liberação de ferro na circulação por esses elementos celulares é mediada pelo único exportador de ferro conhecido, a ferroportina (FPN). FPN é uma molécula de proteína expressa nos níveis duodenal, hepático, esplênico e placentário. A hepcidina, ao se ligar ao FPN e induzir a internalização e degradação, inibe a liberação de ferro das células, impactando negativamente a absorção de ferro do duodeno e sua liberação dos macrófagos do fígado e baço.

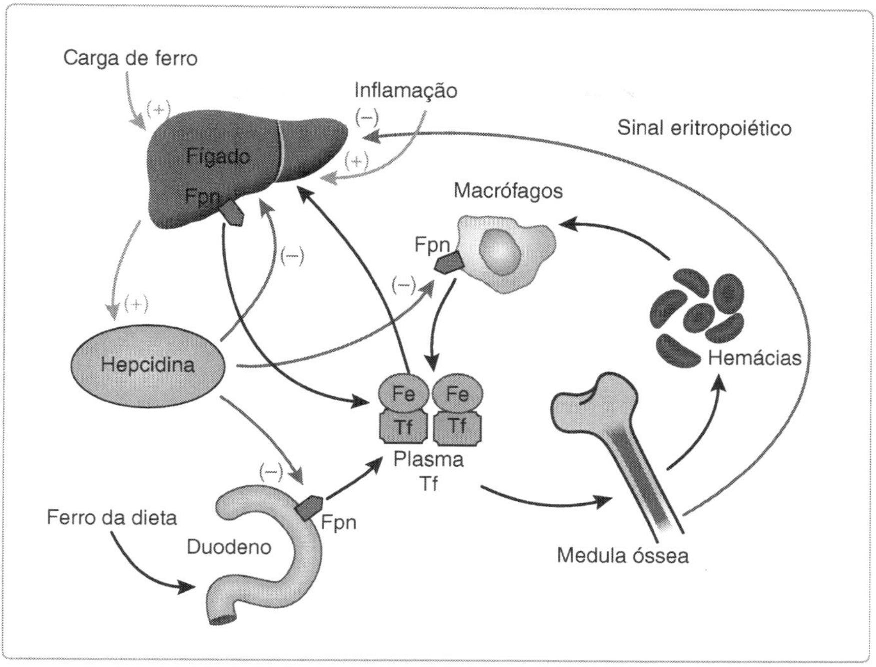

FIGURA 1

Papel da hepcidina na homeostase do ferro.

Fpn: ferroportina; Fe: ferro; Tf: saturação de transferrina.
Fonte: Moscheo C et al., 2022.

- Infelizmente, a medição de sTFRC e hepcidina não são comumente oferecidas e pois são muito onerosas, e atualmente são usadas quase exclusivamente para fins de pesquisa.
- Na diminuição funcional nos depósitos de ferro, o conteúdo de hemoglobina reticulocitária é deficiente. Considerando-se o curto tempo de maturação dos reticulócitos, a CHr reflete com mais precisão a incorporação de ferro na sua formação. CHr representa um teste mais recente, considerado indicador precoce da DF antes da anemia, e supera o VCM e a ferritina como indicador quando VCM maior de 100 fL é excluído. O valor da CHr tende a aumentar dentro de 2 a 3 dias após o início da terapia com ferro. Valores normais de CHr são tipicamente maiores que 28 pg. A dosagem do CHr tem baixo índice de variação e pode ser incorporada à prática clínica, mas na atualidade tem disponibilidade restrita, não permitindo seu uso de rotina.

- O padrão-ouro para ADF é o teste terapêutico com ferro, quando os pacientes são reavaliados 1 mês após iniciar o ferro oral para observar mudanças na contagem do hemograma completo.

TRATAMENTO

- Intervenções dietéticas para melhorar a ingestão de ferro devem ser enfatizadas. Alimentos ricos em ferro geralmente incluem carnes (produtos de origem animal, como carnes vermelhas e de porco), legumes (feijão, lentilha), frutas secas (ameixas, passas, damascos) e cereais fortificados com ferro.
- Reduzir o consumo de bebidas como café ou chá, que comprometem a absorção de ferro.
- Em lactentes, limitar o consumo de leite de vaca diariamente para menos de 700 mL, e oferecer, preferencialmente, uma fórmula láctea.
- Intervenção dietética pode não ser a abordagem mais prática para a deficiência de ferro (DF) leve.
- Nível de ferritina sérica aumenta com suplementação oral de ferro.
- As preparações orais de sal de ferro são amplamente utilizadas para anemia por deficiência de ferro (ADF) (Quadro 3).
- Revisão recente da Cochrane sugeriu que a suplementação de ferro para mulheres menstruadas reduz o risco de DF e anemia, reduz a fadiga e melhora o desempenho do exercício. A suplementação de ferro se relaciona com efeitos adversos gastrointestinais. Contudo, em baixas doses (< 30 mg de ferro elementar diariamente), pode fornecer benefícios e reduzir o risco de efeitos adversos.
- A ingestão adequada de ferro para um recém-nascido até 6 meses de idade é de 0,27 mg/dia.
- Estoques de ferro para bebês a termo são suficientes até a idade de 3 meses, a partir do que se sugere dose profilática de suplementação de ferro de 1 mg/kg por dia em bebês amamentados exclusivamente até a dieta incluir fontes suficientes e mais ricas em ferro.
- As recomendações para tratamento com ferro em Pediatria são, normalmente, de 3 a 6 mg/kg por dia de ferro elementar administrado diariamente.
- Algumas situações exigem maiores requisitos nutricionais de ferro: prematuridade, restrição de crescimento intrauterino, bebês de mães diabéticas,

idade de 13 a 17 anos, pacientes amamentados após os 4 meses de idade sem acréscimo de sais de ferro, menstruação e gravidez. Bebês prematuros necessitam de 2 mg/kg por dia de ingestão de ferro até 1 ano de idade.

- Pacientes tratados por ADF devem retornar em 4 a 8 semanas para repetir a dosagem de hemoglobina. Os cursos de tratamento devem durar pelo menos 3 meses, e mesmo após a descontinuação da terapia com ferro é razoável revisar e encorajar o consumo de alimentos ricos em ferro.
- Existem várias preparações de ferro diferentes, com sais ferrosos: sulfato ferroso, gluconato ferroso, fumarato ferroso.
- O complexo polissacarídeo é considerado mais palatável, mas estudo em crianças com ADF mostrou melhor resposta nos níveis de hemoglobina nos pacientes em uso de sulfato ferroso *versus* complexo de polissacarídeo.
- Várias preparações intravenosas estão disponíveis, seguras e eficazes. Originalmente, o ferro dextrana de alto peso molecular tem sido usado com relato de muitos efeitos adversos, em particular, anafilaxia.
- A mais recente geração de ferro parenteral, que inclui dextrana de baixo peso molecular, gluconato férrico e sacarose de ferro, têm efeitos adversos com perfil favorável em cerca de 1% dos pacientes, com apenas 1 em 200 mil com efeito adverso grave. Pacientes com múltiplas alergias a medicamentos devem ser monitorados para sintomas de anafilaxia com ferro parenteral.
- Novas formas de ferro parenteral de terceira geração (ferumoxitol, carboximaltose férrico) também estão disponíveis. A sacarose de ferro é a mais comumente utilizada.
- A terapia com ferro é segura, e as formulações parenterais mais recentes têm raros efeitos adversos, semelhantes a qualquer medicamento usado em contexto clínico correto.

QUADRO 3 Formulações de ferro disponíveis para prescrição pediátrica.

Formulação de ferro	Dosagem recomendada	Indicações	Efeitos colaterais	Observação
Sulfato de ferro Gluconato de ferro	2-6 mg/kg/dia	▪ Tratamento padrão ▪ Boa absorção intestinal ▪ Baixo custo	▪ Gastroentéricos em 15% a 32% dos casos ▪ Gosto desagradável	▪ Uma dosagem baixa, ou seja, 2 mg/kg/dia, tem sido proposta como esquema ainda eficaz e mais bem tolerado
Glicinato de ferro	0,45 mg/kg/dia	▪ Boa absorção intestinal ▪ Efeitos colaterais limitados ▪ Formulação em gotas disponível		
Ferro lipossomal	1,4 mg/kg/dia	▪ Excelente palatabilidade ▪ Sem efeitos colaterais ▪ Formulação em gotas disponível	▪ Possível resposta menos rápida à terapia	
Gluconato de ferro IV	Dose total a ser calculada com base na hemoglobina inicial e no peso	▪ Eficácia independente da absorção gastroentérica ▪ Efeitos colaterais gastroentéricos muito baixos	▪ Hospitalização necessária ▪ Múltiplas infusões	
Ferro carboximaltose IV	Dose a ser calculada com base na hemoglobina inicial e no peso	▪ Eficácia independente da absorção gastroentérica ▪ Administração única	▪ Hospitalização necessária	▪ Indicação para adolescentes ≥ 14 anos

IV: intravenoso.
Fonte: Moscheo C et al., 2022.

REFERÊNCIAS

1. Hanif N, Anwer F. Chronic Iron Deficiency. 2022 Sep 10. In: StatPearls [Internet]. Treasure Island (FL): StatPearls Publishing; 2023.
2. Lal A. Iron in Health and Disease: An Update. Indian J Pediatr. 2020;87(1):58-65.
3. Mattiello V, Schmugge M, Hengartner H, von der Weid N, Renella R; SPOG Pediatric Hematology Working Group. Diagnosis and management of iron deficiency in children with or without anemia: consensus recommendations of the SPOG Pediatric Hematology Working Group. Eur J Pediatr 2020;179(4):527-45.
4. McCarthy EK, Murray DM, Kiely ME. Iron deficiency during the first 1000 days of life: are we doing enough to protect the developing brain? Proc Nutr Soc. 2022;81(1):108-18.
5. McWilliams S, Singh I, Leung W, Stockler S, Ipsiroglu OS. Iron deficiency and common neurodevelopmental disorders-A scoping review. PLoS One. 2022;17(9):e0273819.
6. Moscheo C, Licciardello M, Samperi P, La Spina M, Di Cataldo A, Russo G. New Insights into Iron Deficiency Anemia in Children: A Practical Review. Metabolites. 2022;12(4):289.
7. Orkin SH, Nathan DG, Ginsburg D, Look AT, Fisher DE, Lux S. Nathan and Oski's Hematology and Oncology of Infancy and Childhood. 7th ed. Elsevier; 2009.
8. Sociedade Brasileira de Pediatria. Departamentos de Nutrologia e Hematologia-Hemoterapia. Diretrizes. Consenso sobre anemia ferropriva: mais que uma doença, uma urgência médica! São Paulo: Sociedade Brasileira de Pediatria; 2018.
9. Tang C, King K, Ross B, Hamad N. Iron deficiency in women: clearing the rust of silence. Lancet Haematol. 2022;9(4):e247-e248.
10. Tong S, Vichinsky E. Iron Deficiency: Implications Before Anemia. Pediatr Rev. 2021;42(1):11-20.
11. WHO guideline on use of ferritin concentrations to assess iron status in individuals and populations. Genebra: World Health Organization; 2020.

19

Hepatoesplenomegalias na criança e no adolescente: diagnóstico e tratamento

Rayra Maia Alvarez

Filumena Maria da Silva Gomes

Maria Helena Valente

INTRODUÇÃO

- A avaliação do fígado e do baço durante o exame físico de um paciente pediátrico é imprescindível, porque alterações no tamanho e/ou consistência desses órgãos podem indicar doenças sistêmicas potencialmente graves.
- Na grande maioria das vezes, a visceromegalia é um achado médico e não uma queixa relatada pelos pais, o que reforça a importância de um exame detalhado. A ampla gama de condições que leva a essas alterações exige que o pediatra identifique as doenças e saiba distinguir entre as causas benignas e autolimitadas e as com pior prognóstico e que precisarão de acompanhamento precoce e especializado.
- A investigação e o diagnóstico serão guiados por sinais e sintomas associados e por dados na anamnese que direcionem para a etiologia do quadro.

DIAGNÓSTICO

Avaliação inicial

- Diante de um paciente com hepatomegalia e/ou esplenomegalia, torna-se mandatória a realização de anamnese e exame físico detalhados.

Anamnese

- Tempo de evolução do quadro.
- Sinais e sintomas associados: febre, exantema, lesões cutâneas, manifestações respiratórias, perda de peso, queda do estado geral, hematomas, sangramentos, dor óssea, artralgia.
- Histórico de viagens recentes – questionar visitas a áreas endêmicas (malária, doença de Chagas, leishmaniose).
- Histórico vacinal (avaliar principalmente vacinação prévia para hepatite A e B).
- Uso de drogas injetáveis.
- Histórico de transfusão sanguínea.
- Contato com cães doentes em áreas endêmicas para leishmaniose.
- Ingestão de alimentos crus ou lácteos não pasteurizados (brucelose).

Exame físico geral

- É importante caracterizar estado geral, identificar sinais de palidez cutânea, icterícia e desidratação, além de classificar o peso do paciente para detectar síndromes consumptivas.
- A busca ativa por linfonodos aumentados é imprescindível, uma vez que a associação de linfonodomegalias e visceromegalia pode ser sinal de alerta para quadros malignos.
- Alterações cutâneas, como exantemas (característico de infecções virais), podem auxiliar no diagnóstico.

Exame físico específico

Hepatomegalia

- Hepatomegalia é o aumento do fígado maior que o valor normal para determinada idade.
- Os valores normais do tamanho do fígado variam com a idade:
  - Recém-nascido: 5,6 a 5,9 cm.
  - 2 anos de idade: 6,5 cm.
  - 4 anos de idade: 7,5 cm.
  - 12 anos de idade: 9 cm.

- A estimativa do tamanho do fígado deve ser realizada por meio de palpação e percussão do órgão na linha hemiclavicular direita. Além da dimensão, é importante definir consistência, característica das bordas e sensibilidade ao toque. A presença de bordas com consistência firme e endurecida pode representar acometimento crônico do órgão.
- No recém-nascido, valores de ≥ 3,5 cm abaixo do rebordo costal direito são considerados hepatomegalia.
- Em crianças abaixo de 24 meses de idade, a palpação do fígado pode ser normal até 3,0 cm abaixo do rebordo costal direito; no entanto, se > 2 cm, exames complementares ou encaminhamento podem ser indicados.
- Em crianças acima de 2 anos de idade, a palpação do fígado pode ser normal até 2 cm abaixo do rebordo costal direito; valores de > 2 cm abaixo do rebordo costal direito são considerados aumentados.

Esplenomegalia

- Na avaliação do baço, o examinado deve posicionar-se à direita do paciente e, com a mão direita em forma de garra, buscar sentir o polo esplênico inferior próximo ao rebordo costal esquerdo, durante a inspiração profunda. A percussão pode auxiliar na mensuração da víscera, principalmente nos casos de aumento.
- O baço geralmente não é palpável e, quando é palpado, deve ser sempre considerado aumentado.

Causas de hepatomegalia e/ou esplenomegalia na Pediatria

- Existe grande número de condições que determinam aumento do fígado e/ou do baço na criança e no adolescente. A faixa etária do paciente, os sinais e sintomas associados, o tempo de evolução e os dados epidemiológicos são essenciais para a identificação da etiologia.
- A hepatomegalia ocorre por vários mecanismos: inflamação, infiltração, depósito acumulado, congestão ou obstrução.
- A esplenomegalia pode ser devida a agentes infecciosos, congestão, estimulação antigênica excessiva, ou pode ocorrer como manifestação clínica de várias etiologias, incluindo a destruição de células sanguíneas anormais e infiltração neoplásica.

- A diferenciação entre quadros infecciosos ou não infecciosos pode direcionar a investigação diagnóstica e o manejo terapêutico. No Quadro 1, estão resumidas as principais causas infecciosas de hepatomegalia e/ou esplenomegalia, assim como os agentes causadores, quadro clínico da doença e os métodos diagnósticos.
- As causas não infecciosas de hepatoesplenomegalia (listadas no Quadro 2) merecem avaliação cuidadosa, porque podem ser doenças malignas com prognóstico reservado.

Diagnóstico radiológico

- A ultrassonografia é o exame de escolha para avaliar a estrutura e dimensões do fígado e do baço.

TRATAMENTO

Quando encaminhar?

- De acordo com Bricks et al., os pacientes com hepatoesplenomegalia podem ser classificados em dois grupos:
  - Crianças com pequeno aumento do fígado e/ou baço, sem sinais e sintomas de doenças graves e com tempo de evolução inferior a 2 meses.
  - Crianças com aumento substancial de volume ou alterações na consistência do fígado e/ou baço, com sinais de alarme ou sintomas sugestivos de doença crônica.
- No primeiro grupo, que corresponde à maioria dos casos, em um contexto ambulatorial, as principais condições associadas à hepatoesplenomegalia são anemia ferropriva e doenças infecciosas, passíveis de identificação e manejo pelo pediatra geral, a partir de exames iniciais simples. O autor alerta, no entanto, que não se pode excluir a associação entre essas duas condições como causa de hepatoesplenomegalia em um mesmo paciente, o que exige avaliação cuidadosa do caso, e retorno precoce para seguimento da evolução da visceromegalia.
- Por outro lado, ainda segundo Bricks et al., recomenda-se que os pacientes incluídos no segundo grupo sejam referenciados com urgência para servi-

QUADRO 1 Causas infecciosas de hepatomegalia e/ou esplenomegalia em Pediatria.

Doença	Agente/transmissão	Quadro clínico	Diagnóstico
Leishmaniose visceral (calazar)	▪ Protozoários do gênero *Leishmania* ▪ Área urbana: cão é a principal fonte de infecção ▪ Transmissão através de vetores: mosquito-palha	▪ Suspeita: febre irregular e prolongada; esplenomegalia com ou sem hepatomegalia ▪ Amplo espectro clínico de gravidade ▪ Pode haver comprometimento do estado geral, emagrecimento, palidez, edema de membros inferiores, ascite, anasarca, icterícia, hemorragia	▪ Identificação do parasita em tecidos (aspirado de linfonodo, medula óssea ou baço) ▪ Métodos sorológicos ▪ Exames inespecíficos: hemograma, VHS, creatinina, ureia, TGO, TGP, coagulograma, albumina, fosfatase alcalina, BTF, amilase, hemocultura, análise de urina, urocultura, radiografia de tórax, ECG, teste de HIV
Malária	▪ Parasitas do gênero *Plasmodium* ▪ No Brasil: *Plasmodium falciparum*, *Plasmodium vivax* e *Plasmodium malarie* ▪ Transmissão via vetorial: picada do mosquito do gênero *Anopheles*	▪ Febre elevada, precedida de calafrio e seguida de sudorese. A febre pode ser periódica (a cada 48 ou 72 horas) ▪ A presença de febre, cefaleia e calafrio caracteriza a tríade malárica ▪ Sinais de palidez (anemia), icterícia, hepatoesplenomegalia, manifestações respiratórias (tosse e sensação de falta de ar), gastrointestinais (dor abdominal, náuseas, vômitos, diarreia) e acometimento de sistema nervoso central	▪ Pesquisa de plasmódio em gota espessa ▪ Hemograma (anemia, plaquetopenia) ▪ Bilirrubina total e frações (aumento de bilirrubina indireta) ▪ Transaminases (normais ou discretamente elevadas)
Febre tifoide	▪ Causada por um bacilo Gram-negativo *Salmonella* entérica soro tipo *typhi* ▪ Transmissão indireta (principal): ingestão de água e alimentos contaminados com fezes ou urina de paciente ou portador crônico ▪ Transmissão direta	▪ Febre alta, cefaleia, mal-estar geral, dor abdominal, inapetência, bradicardia relativa (dissociação pulso-temperatura), esplenomegalia, manchas rosadas no corpo (roséolas tíficas), diarreia (mais frequente nas crianças), tosse seca ▪ Complicações: hemorragia gastrointestinal, perfuração intestinal	▪ Hemocultura (positividade de 60% nas primeiras duas semanas de evolução) ▪ Coprocultura (segunda semana até a quinta semana de evolução) ▪ Mielocultura (90% de sensibilidade); urocultura tem valor diagnóstico limitado

(continua)

QUADRO 1 Causas infecciosas de hepatomegalia e/ou esplenomegalia em Pediatria. (*continuação*)

Doença	Agente/transmissão	Quadro clínico	Diagnóstico
Brucelose	▪ Zoonose causada por bactérias Gram-negativas do gênero *Brucella sp* ▪ Transmissão: – Ingestão de produtos contaminados (lácteos não pasteurizados, carne sem cocção adequada) – Inalação de bactérias – Contato de material contaminado (sangue, urina etc.) com pele lesionada ou conjuntiva	▪ Fase aguda – Tríade: febre intermitente (quadro clássico), associada a sudorese profusa e dor (artralgia, mialgia, cefaleia) – Hepatomegalia em 35% dos pacientes e esplenomegalia em 20% dos casos ▪ Fase crônica – Comprometimento osteoarticular é característico	▪ Teste de triagem: soroaglutinação com antígeno brucélico corado pelo Rosa Bengala ▪ Cultura e PCR
Doença de Chagas aguda	▪ Causada pelo *Trypanosoma cruzi* ▪ Principal vetor transmissor: *Triatoma infestans* ▪ Transmissão via transfusão sanguínea, via vertical (mãe-filho), alimentos contaminados	▪ Fase aguda – Assintomática (maioria) ▪ Sinais sistêmicos: febre, linfadenomegalia, hepatoesplenomegalia e miocardite aguda ▪ Sinais de porta de entrada (vetor): edema bipalpebral e chagoma de inoculação – lesão maculonodular eritematosa e pouco dolorosa	▪ Fase aguda ▪ Testes parasitológicos diretos: exame de sangue a fresco ▪ Anticorpos IgM anti-*Trypanosoma cruzi*
Tuberculose miliar	▪ Disseminação hematogênica do *Mycobacterium tuberculosis*	▪ Febre de origem indeterminada e hepatoesplenomegalia são apresentações comuns	▪ Seguir protocolo proposto pelo Ministério da Saúde para diagnóstico de acordo com a idade ▪ Investigar acometimento de sistema nervoso central, pulmonar e oftalmológico

(*continua*)

QUADRO 1 Causas infecciosas de hepatomegalia e/ou esplenomegalia em Pediatria. (*continuação*)

Doença	Agente/transmissão	Quadro clínico	Diagnóstico
Esquistossomose	▪ Trematódeo *Schistosoma mansoni* ▪ Transmissão ativa pela penetração das cercarias pela pele ▪ Hospedeiro intermediário: caramujo	▪ Fase aguda – Dermatite cercariana, febre irregular, toxemia aguda, exantema urticariforme, diarreia, dor abdominal, broncoespasmo com pneumonite eosinofílica (síndrome de Löffler) ▪ Fase crônica – Forma hepatointestinal é a mais comum (90%): disenteria e hepatoesplenomegalia pelo fluxo retrógrado dos ovos com fibrose portal	▪ Exame microscópico das fezes à procura do parasito por meios qualitativos (positividade nas fezes ocorre cerca de 30 dias após a infecção) ▪ Métodos sorológicos ▪ Exames de imagem podem auxiliar
Toxocaríase	▪ Zoonose parasitária causada pelo nematódeo *Toxocara canis* ▪ Transmissão: ingestão de água ou alimentos contaminados pelos ovos contendo larvas em estágio infectante ▪ Hospedeiro definitivo: cão	▪ Suspeita: febre, palidez, hepatomegalia, tosse e dispneia, associadas a alterações oculares (perda progressiva da visão)	▪ Testes sorológicos (Elisa) ▪ Avaliação complementar: – Hemograma (leucocitose de até 100.000/mm^3, com eosinofilia muito importante), hipoalbuminemia, fator reumatoide (positivo em até 50% dos casos), fundo de olho, radiografia de tórax, biópsia hepática
Dengue	▪ Vírus de genoma RNA, do gênero *Flavivirus*, família *Flaviviridae*, com 4 sorotipos [DENV] 1, 2, 3 e 4 ▪ Transmissão: através de picadas de mosquitos fêmeas do gênero *Aedes* ▪ No Brasil: *Aedes aegypti* é o principal vetor	▪ Doença exantemática febril aguda, com amplo espectro clínico ▪ 3 fases clínicas: – Febril (2-7 dias), febre alta (39-40°C), exantema (50%), cefaleia, artralgia, mialgia, dor retro-orbitária. A maioria evolui com melhora dos sintomas em 7-10 dias – Crítica: início com a defervescência da febre e aparecimento de sinais de alarme (hepatomegalia, dor abdominal intensa, vômitos persistentes, acúmulo de líquidos (ascite, derrame pleural, derrame pericárdico),	▪ Diagnóstico virológico: amostra de sangue nos primeiros 5 dias da doença (fase aguda); indicada técnica RT-PCR ▪ NS1 (glicoproteína não estrutural): marcador para diagnóstico precoce ▪ Diagnóstico sorológico ▪ Exames inespecíficos: hemograma – obrigatório em todos os pacientes com fator de risco ou prova do laço positiva

(*continua*)

QUADRO 1 Causas infecciosas de hepatomegalia e/ou esplenomegalia em Pediatria. (*continuação*)

Doença	Agente/transmissão	Quadro clínico	Diagnóstico
Dengue		hipotensão postural e/ou lipotímia, sangramento de mucosa, letargia e/ou irritabilidade, aumento progressivo do hematócrito) – Recuperação: estabilização do estado hemodinâmico	▪ A critério clínico, avaliar: – Albumina, perfil hepático, coagulograma, função renal e exames de imagem
Hepatites virais agudas	▪ Processos inflamatórios difusos do tecido hepático decorrentes da resposta imunológica ▪ Causadas por 5 tipos de vírus hepatotrópicos (A, B, C, D, E), sendo os 3 primeiros os mais frequentes no Brasil	▪ Suspeita clínica (independente da etiologia): febre, náuseas e vômitos, inapetência, diarreia, acolia fecal, colúria, icterícia ▪ Na doença aguda sintomática (associada principalmente aos vírus A e B) pode ocorrer fase ictérica, na qual há hepatomegalia dolorosa, com ocasional esplenomegalia	▪ Elevação de transaminases (valores ultrapassam de 10 a 100 vezes os valores normais) ▪ Elevação de BTF (à custa da fração direta) ▪ Marcadores virais ▪ Hepatite A: anti-HAV IgM na infecção aguda ou IgG a partir de 8 semanas dos sintomas
Hepatites virais agudas			▪ Hepatite B: HBsAg, HBeAg, DNA-HVB, anti-HBs, anti-HBe, anti-HBc IgM e IgG ▪ Hepatite C: anti-HCV, PCR ▪ Hepatite D: anti-HDV IgM ▪ Hepatite E: anti-HVE IgM e PCR (infecção aguda) anti-HVE IgG (curada)
Síndrome da mononucleose	▪ Agentes mais frequentemente envolvidos são: – Vírus epstein-barr – Citomegalovírus – Vírus da imunodeficiência humana – Vírus da hepatite A – Toxoplasma *gondii*	▪ Quadro febril associado a linfonodomegalia cervical, hepatoesplenomegalia, tonsilofaringite exsudativa e exantema maculopapular	▪ O diagnóstico etiológico é feito pela sorologia, que detectará o agente específico ▪ Exames inespecíficos: hemograma (leucocitose e linfocitose, com presença de linfócitos atípicos)

BTF: bilirrubina total e frações; VHS: velocidade de hemossedimentação; TGO: transaminase oxalacética ou AST: aspartato aminotransferase; TGP: transaminase pirúvica ou ALT: alanina aminotransferase; ECG: eletrocardiograma; PCR: proteína C reativa; RNA: ácido ribonucleico; RT-PCR: reação em cadeia da polimerase em tempo real.

QUADRO 2 Causas não infecciosas de hepatomegalia e/ou esplenomegalia na Pediatria.

Doença	Agente/transmissão/ fisiopatologia	Quadro clínico	Diagnóstico
Leucemia/linfoma	▪ Neoplasias da linhagem linfo-hematopoiética	▪ Sinais de alerta ▪ Palidez; sangramentos; febre; dor óssea; dor articular; hepatoesplenomegalia; linfonodomegalias ▪ Observação: é essencial o encaminhamento precoce ao oncologista/hematologista pediátrico na vigência de sinais de alerta e alteração no hemograma	▪ Exames inespecíficos (avaliação inicial): hemograma, DHL, ácido úrico, creatinina, ureia, transaminases, eletrólitos, coagulograma ▪ Mielograma
Artrite idiopática juvenil – forma sistêmica	▪ Doença crônica multissistêmica, de causa desconhecida	▪ Forma sistêmica ▪ Febre alta, com picos diários, geralmente acompanhada de eritema macular evanescente, com coloração salmão; associada a artrite e comprometimento visceral: hepatoesplenomegalia, serosites, linfadenopatia	▪ Diagnóstico clínico baseado nos critérios do American College of Rheumatology ▪ Exames laboratoriais podem auxiliar na exclusão de diagnósticos diferenciais
Anemia falciforme	▪ Hemoglobinopatia de caráter hereditário autossômico recessivo – homozigose para Hb S (Hb SS)	▪ Suspeita clínica: – Dactilite; infecções de repetição; palidez; astenia; fraqueza; comprometimento ponderoestatural	▪ Triagem neonatal ▪ Eletroforese de hemoglobina ▪ Exames inespecíficos: hemograma; reticulócitos; bilirrubina total e frações; esfregaço de sangue periférico

(continua)

QUADRO 2 Causas não infecciosas de hepatomegalia e/ou esplenomegalia na Pediatria. (*continuação*)

Doença	Agente/transmissão/ fisiopatologia	Quadro clínico	Diagnóstico
Anemia falciforme		▪ Crise vasoclusiva (isquemia microvascular); crise aplástica; crise de hiper-hemólise; (icterícia) ▪ Sequestro esplênico: esplenomegalia abrupta, palidez súbita, instabilidade hemodinâmica ▪ Osteomielite, priapismo, síndrome torácica aguda	
Erros inatos do metabolismo com comprometimento hepático (hepatomegalia ou hepatoesplenomegalia)	▪ Galactosemia; tirosinemia tipo 1; intolerância hereditária à frutose; deficiência de alfa-1-antitripsina; doença de Wilson; doença de Niemann-Pick; doença de Gaucher; doenças de depósito lipossomal; doenças do depósito de glicogênio; distúrbios congênitos da glicosilação	▪ Variável ▪ Suspeita de erros inatos do metabolismo: história familiar positiva para distúrbio genético; mortes anteriores inexplicadas ou súbitas em irmãos; abortos de repetição; consanguinidade; acometimento de meninos na família da mãe; retardo do desenvolvimento; episódios recorrentes de doenças clínicas; vômitos intermitentes	▪ Exames iniciais – Sangue: gasometria; eletrólitos; ânion gap; glicemia; lactato; piruvato; amônia; hemograma; transaminases; colesterol total e triglicérides; ácido úrico; ferritina; corpos cetônicos – Urina: pesquisa de ácidos orgânicos, substâncias redutoras, corpos cetônicos – Outros: esfregaço sanguíneo, liquor, eletrocardiograma, ecocardiograma, mielograma, biópsia hepática, de músculo e de pele

DHL: desidrogenase láctica.

ços pediátricos ou de especialidades pediátricas, uma vez que o atraso no diagnóstico e tratamento pode piorar o prognóstico do quadro.

- A seguir estão os critérios de hospitalização na hepatoesplenomegalia pediátrica para investigação e tratamento:
  - Aparência doentia.
  - Anorexia persistente, vômitos e dor abdominal.
  - Falência ponderoestatural.
  - Alterações da consciência, confusão mental.
  - Hepatopatia induzida por toxinas conhecidas.
  - Piora da ascite.
  - Anormalidades de coagulação TP/TPT ou do INR.
  - Níveis de amônia elevados.
  - Níveis de bilirrubinas acima de 20 mg/dL.
  - Níveis de transaminases acima de 2.000 unidades/L.
  - Hipoglicemia.
  - Acidose metabólica.
  - Exames radiológicos com evidência de colecistite, colangite, abscesso hepático, trauma, neoplasia, ou doenças anatômicas como atresia biliar ou fibrose hepática.

PRESCRIÇÃO NA PRÁTICA

Exemplo de prescrição (cada caso deve ser avaliado individualmente e a decisão deve ser tomada pelo médico responsável pelo caso).

- Paciente de 13 anos, sexo masculino, iniciou há 72 horas febre de até 39 °C associada a dor de garganta. Nega perda de peso, porém relata redução do apetite desde o início do quadro. Procurou pronto-socorro há 2 dias, onde foi levantada hipótese de amigdalite estreptocócica, sendo prescrita amoxicilina por via oral (cultura de orofaringe coletada no serviço inicial encontra-se parcialmente negativa). Relata aparecimento de manchas vermelhas no corpo 12 horas após início da medicação.
- Paciente nega comorbidades ou alergias medicamentosas (já fez uso de amoxicilina previamente); refere vacinação atualizada, sem histórico de viagens recentes; nega vida sexual ativa.

(continua)

(continuação)

- Ao exame físico, observa-se adolescente em bom estado geral, com edema de pálpebras superiores, faringite exsudativa, exantema morbiliforme principalmente em tronco, linfonodomegalia cervical e baço palpável a 3 centímetros do rebordo costal esquerdo. Sinais vitais estáveis.
- Hipótese diagnóstica: síndrome da mononucleose (agente principal: vírus Epstein-Barr).
- Resumo: paciente com quadro febril agudo, associado a faringite exsudativa, linfonodomegalia cervical, edema palpebral (sinal de Hoagland), esplenomegalia e exantema morbiliforme com início após a introdução de amoxicilina.
- A realização de exames laboratoriais não é obrigatória, porém evidencia alterações sugestivas do diagnóstico no momento inicial, uma vez que a confirmação por sorologia pode demorar alguns dias. É frequente a observação de leucocitose com linfocitose e a presença de linfócitos atípicos no hemograma, além da elevação discreta de transaminases.
- Prescrição:
  - Nome do paciente, 13 anos. Peso: 45 kg.
  - Uso oral: dipirona 500 mg/comprimido; 1 cartela. Tomar 1 comprimido, a cada 6 horas, se dor ou febre.
  - Uso oral: cetoprofeno 100 mg/comprimido; 1 frasco. Tomar 1 comprimido, a cada 8 horas, por 3 dias.
- Orientações:
  - Suspender amoxicilina.
  - Retornar ao serviço se piora do estado geral, dificuldade para engolir, dificuldade para respirar e/ou aparecimento de novos sintomas.
  - Manter repouso durante o quadro febril.
  - Aguardar liberação médica para a prática de atividades esportivas.
  - Reavaliação de esplenomegalia e adenomegalia em até 30 dias.

REFERÊNCIAS

1. Amatya P, Shah D, Gupta N, Bhatta NK. Clinical and ultrasonographic measurement of liver size in normal children. Indian J Pediatr. 2014;81(5):441-5.
2. Bom APK, Córdoba JC. Leucemias. In: Sociedade Brasileira de Pediatria. Tratado de Pediatria. 5th ed. Barueri: Manole; 2022.
3. Brandow AM, Camitta BM. Splenomegaly. In: Nelson Textbook of Pediatrics. Vol 2. 21st ed. Philadelphia: Elsevier; 2020.
4. Bricks LF, Cocozza AM, Resegue R, Sucupira AC, Rodrigues D, Kobinger ME, et al. Experience in the evaluation of children with hepatosplenomegaly at a teaching ambulatory, São Paulo, Brazil. Rev Inst Med Trop São Paulo. 1998;40(5):269-75.
5. Calle-Toro JS, Back SJ, Viteri B, Andronikou S, Kaplan SL. Liver, Spleen, and Kidney Size in Children as Measured by Ultrasound: A Systematic Review. J Ultrasound Med. 2020;39(2):223-30.
6. Roberts I, Fordham NJ, Rao A, Bain BJ. Neonatal leukaemia. Br J Haematol. 2018;182(2):170-84. Erratum in: Br J Haematol. 2019;186(1):196.
7. Silva DB, Loggetto SR, Braga JAP et al. Hemoglobinopatias. In: Sociedade Brasileira de Pediatria. Tratado de Pediatria. 5th ed. Barueri: Manole; 2022.
8. Squires JE, Balistreri WF. Manifestations of liver disease. In: Nelson Textbook of Pediatrics. Vol 2. 21st ed. Philadelphia: Elsevier; 2020.
9. Waelti S, Fischer T, Wildermuth S, Leschka S, Dietrich T, Guesewell S, Mueller P, Ditchfield M, Markart S. Normal sonographic liver and spleen dimensions in a central European pediatric population. BMC Pediatr. 2021;21(1):276.
10. Wolf AD, Lavine JE. Hepatomegaly in neonates and children. Pediatr Rev. 2000;21(9):303-10.

SEÇÃO VI

INFECTOLOGIA

20

Covid-19 em crianças e adolescentes: diagnóstico e tratamento

Maria Helena Valente

Filumena Maria da Silva Gomes

INTRODUÇÃO

- Os coronavírus passaram a ter mais destaque em 2003, com a síndrome respiratória aguda grave do coronavírus 1 (SARS-CoV-1); em 2012, com o vírus causador da síndrome respiratória do Oriente Médio (MERS-CoV); e em 2019, com a síndrome respiratória aguda grave do coronavírus 2 (SARS-CoV-2).
- O SARS-CoV-2 é um RNA vírus, transmitido principalmente através de gotículas respiratórias, contato ou aerossóis de pessoas infectadas, descrito em dezembro de 2019, durante a pandemia de Covid-19.
- A detecção do SARS-CoV-2 no sangue materno, líquido amniótico, fragmentos de placenta, urina e/ou fezes de gestantes e recém-nascidos (RN), em *swab* de orofaringe de RN, com pesquisa de IgM positiva, indicam a transmissão vertical do SARS-CoV-2 em qualquer trimestre da gestação.
- A transmissão vertical de Covid-19 é incomum nos RN de gestantes com a infecção. Cerca de 70% das infecções neonatais pelo SARS-CoV-2 são devidas à transmissão ambiental (horizontal, pós-natal precoce).
- A Organização Mundial da Saúde (OMS), os Centers for Disease Control and Prevention (CDC) dos Estados Unidos e o Ministério da Saúde (MS) se posicionaram no sentido de preservar e estimular o aleitamento materno de mães com suspeita de infecção ou infecção confirmada de Covid-19, e ainda desestimulam a separação dos binômios de mães-bebês, pois não existem evidências, até o momento, da transmissão do vírus pelo leite humano.

- Fatores de risco para doença grave na faixa etária pediátrica são: menores de 1 ano de idade, sexo masculino, presença de comorbidade (obesidade) e presença de sintomas de trato respiratório inferior na admissão hospitalar.
- Lactentes jovens, menores de 1 ano (10,6%), são a proporção maior de casos graves de Covid-19 em crianças. A frequência de casos graves por outras faixas etárias é cerca de 7,3% entre 1 e 5 anos de idade, 4,2% nos de 6 a 10 anos, 4,1% nos de 11 a 15 anos e 3% nos maiores de 16 anos.
- O principal padrão de transmissão na faixa etária pediátrica foi a transmissão intrafamiliar (family cluster), de pessoa a pessoa, por meio de gotículas respiratórias transmitidas por pessoas infectadas, principalmente ao tossir, por fômites infectados ou objetos contaminados pelo indivíduo infectado. A proporção de casos com história de contato conhecida foi estimada em 72%. Quando há pessoa do núcleo familiar com diagnóstico de Covid-19, a criança deve ser investigada.
- O período de incubação da Covid-19 vai de 5 a 6 dias. O período de incubação médio é de 4,8 dias (com intervalo de confiança de 95% de 4,2 a 5,4 dias).
- Em 95% dos pacientes, observa-se algum sintoma em até 12,5 dias após a exposição. A resolução do quadro é de 1 a 2 semanas.
- É responsabilidade de todos prevenir a disseminação de Covid-19 através do distanciamento social. Durante a pandemia, muitos dos indivíduos infectados eram assintomáticos, por isso, o uso de máscaras e de álcool 70% em gel, a lavagem de mãos e o distanciamento social foram a conduta orientada.

DIAGNÓSTICO

Diagnóstico clínico

- Para o diagnóstico, consideram-se o momento epidemiológico, a situação familiar e os sinais e sintomas clínicos.
- Mais de 90% dos casos pediátricos de Covid-19 são assintomáticos e/ou desenvolvem doença leve ou moderada.
- Os CDC referem 4,4% de crianças infectadas assintomáticas, 50,9% com sintomas leves, 38,8% com sintomas moderados e 5,8% com doença grave ou crítica.
- Os sintomas clínicos mais frequentes de Covid-19 pediátrica são febre, coriza e tosse, mas são menos comuns do que nos adultos.

- As manifestações clínicas mais observadas nas crianças foram: febre em 51%, tosse 41%, dor de garganta 16%, taquicardia 12%, rinorreia 14%, congestão nasal 17%, taquipneia 9%, diarreia 8%, vômitos 7%, mialgia ou fadiga 12%, hipoxemia 3% e dor torácica 3%. Sintomas gastrointestinais, como vômitos e diarreia, podem ocorrer em até 57% dos casos, sendo mais comuns em crianças do que em adultos. Manifestações em outros órgãos e sistemas podem ser observados em até 50% dos casos.
- Lactentes e pacientes imunodeprimidos podem apresentar apenas febre como sintoma clínico.
- Dermatopatias têm sido descritas, como erupções cutâneas e vasculopatias.
- Dispneia é sinal de alerta para casos graves e críticos.
- Sabe-se que cerca de 55% dos neonatos infectados desenvolveram Covid-19; os sintomas mais comuns foram febre (44%), manifestações gastrointestinais (36%), respiratórias (52%) e neurológicas (18%).
- Cerca 90% das crianças com teste positivo para infecção por SARS-CoV-2 relataram algum tipo de sintomas. Os mais fortemente associados a um resultado positivo de RT-PCR para SARS-CoV-2 foram anosmia/ageusia, náuseas/vômitos, cefaleia e febre.
- A partir de abril/2020, passaram a ser descritos casos inflamatórios sistêmicos graves em crianças e adolescentes relacionados à infecção pelo SARS-CoV-2, denominados de síndrome inflamatória multissistêmica pediátrica, temporalmente associada à Covid-19 (SIM-P).
- O envolvimento cardíaco pode ser encontrado em alta proporção na SIM-P, que podem se apresentar com disfunção ventricular, dilatação da artéria coronariana ou aneurisma e arritmias. As crianças com Covid-19 aguda com internação hospitalar devem ser submetidas a uma avaliação cardíaca, além de monitoramento cardiovascular, para identificar e tratar em tempo hábil complicações cardíacas com risco de vida.

Diagnóstico laboratorial

- Exames laboratoriais devem ser colhidos nos casos moderados a graves.
- Hemograma: leucócitos normais ou reduzidos. Leucopenia, principalmente às custas de linfopenia, foi a anormalidade laboratorial mais comum nos casos graves.

- Enzimas hepáticas normais ou elevadas.
- Enzimas musculares normais ou elevadas.
- Mio-hemoglobina normal ou elevada.
- Proteína C reativa (PCR) e velocidade de hemossedimentação (VHS) elevadas.
- Procalcitonina normal ou elevada.
- D-dímero elevado em casos graves.
- Fibrinogênio elevado em casos graves.
- Tempo de protrombina e tempo de tromboplastina parcial normais ou elevados na doença leve, e reduzidos nas formas graves.
- Painel de vírus respiratórios na nasofaringe: para descartar outros agentes etiológicos associados.
- Peptídio natriurético tipo B (BNP) e seu fragmento inativo NT-proBNP, ferritina e troponina cardíaca podem estar aumentados na SIM-P associada ao Covid-19.

Diagnóstico etiológico

- Ver Quadro 1.
- A detecção de ácido nucleico do SARS-CoV-2 em *swab* de secreção de nasofaringe e/ou orofaringe, usando RT-PCR para Covid-19, é o método de eleição para confirmação diagnóstica, e também pode ser coletado de lavado broncoalveolar, saliva, fezes ou sangue.
- Melhor momento de coleta de *swab* de nasofaringe e/ou orofaringe: entre o 4º e 6º dias do início dos sintomas, quando a carga viral em vias aéreas está em seu pico (Figura 1).
- RT-PCR para Covid-19 exige coleta apropriada, com *swab* de Rayon de haste flexível. Não utilizar *swab* contendo alginato ou com haste de madeira, pois inibem os vírus e alteram RT-PCR.
- Sorologia: a mais utilizada é a detecção de anticorpos IgM e IgG do hospedeiro contra proteína S da espícula do SARS-CoV-2, importante para o diagnóstico da fase tardia da infecção (após 10 a 15 dias do início dos sintomas, quando a carga viral em secreções de vias aéreas está em redução), para traçar estratégias de isolamento social, e determinar número de infectados na população. Há baixa soroconversão na primeira semana do início dos sintomas. Existem outras sorologias que testam IgA e IgG. A sensibilidade dos testes sorológicos é menor do que 40% quando coletada nos

QUADRO 1 Avaliar se a criança está com Covid-19.

RT-PCR em amostras respiratórias	RT-PCR na saliva	Teste molecular rápido	Teste rápido de antígeno (não molecular)
▪ 1ª escolha para diagnóstico de Covid-19 ▪ Mais sensível ▪ Sensibilidade: igual em sintomáticos e assintomático ▪ *Swab* de naso e orofaringe, lavado broncoalveolar, escarro e secreção traqueal ▪ Maioria dos protocolos de prevenção de transmissão Coleta: ▪ Sintomáticos: 3º ao 10º dia após início dos sintomas ▪ Expostos: 5º ao 6º após última exposição ▪ Prevenção: conforme protocolos ▪ Sensibilidade e especificidade: 100% ▪ Coleta gera desconforto ▪ Sensibilidade varia: com dia da coleta, tipo de amostra, técnica de coleta ▪ Graves: colher amostras mais profundas ▪ Valor preditivo negativo decrescente a partir do 7º dia após o início dos sintomas: redução da carga viral e excreção intermitente ▪ Detecta RNA subgenômico por tempo indeterminado sem correlação com presença de partículas virais infectantes	▪ Maior comodidade e conforto na coleta *versus swab* de nasofaringe ▪ Protocolos de prevenção, conforme cenário epidemiológico em face da menor sensibilidade Coleta: ▪ Sintomáticos: 3º ao 10º dia após início dos sintomas ▪ Expostos: 5º ao 6º após a última exposição ▪ Prevenção: conforme protocolos ▪ Sensibilidade de 94% em relação à RT-PCR (naso e orofaringe) e especificidade de 100% ▪ Volume de saliva: 1,5 mL em sintomáticos na 1ª semana de sintomas ▪ Assintomáticos não avaliados ▪ Requer preparo anterior e tem melhor sensibilidade se a saliva for colhida pela manhã	▪ Método molecular de alta sensibilidade ▪ Resultado rápido ▪ Protocolos de prevenção de transmissão Coleta: ▪ Apenas material de naso e orofaringe, não podendo ser saliva, escarro e lavados ▪ Até 7º dia de sintomas: preferencialmente do 3º ao 7º dia ▪ Sensibilidade e especificidade: 100% ▪ Teste menos sensível se mais de 7 dias de sintomas ou em assintomáticos ▪ Em casos com resultado negativo e persistência da suspeita clínica, considerar nova coleta para análise por RT-PCR tradicional	▪ Vale pedir um teste de antígeno em lugar do molecular? Vale, sim, teste ideal para pacientes sem gravidade ▪ Coleta e confirmação diagnóstica rápidas no ambulatório ▪ Imunocromatografia ▪ Maior agilidade de resultado, na fase precoce da doença Coleta: ▪ Apenas amostra respiratória (*swab* de nasofaringe) ▪ Colher até 5º dia de sintomas, de preferência do 3º ao 4º dia ▪ Sensibilidade de 96% em relação à RT-PCR em naso e orofaringe e 100% de especificidade ▪ Maior sensibilidade quando mais de 5 dias de sintomas ▪ Não recomendado para assintomáticos ▪ Em casos negativos e persistência da suspeita, considerar nova coleta para análise por RT-PCR

RT-PCR: reação em cadeia de polimerase de transcrição reversa.
Fonte: Lázari CS et al., 2021.

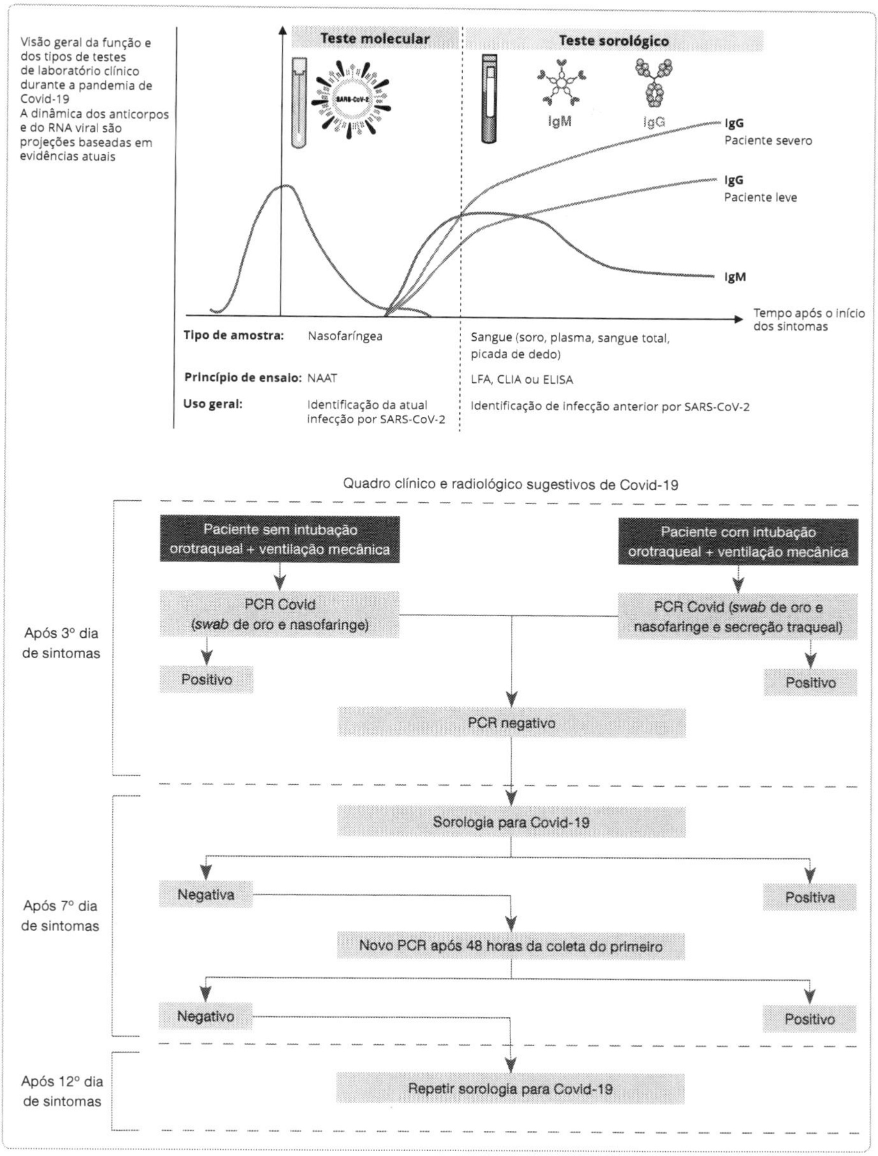

FIGURA 1

Investigação etiológica na suspeita de infecção por SARS-CoV-2, de acordo com o tempo de sintomas.

CLIA: ensaio quimioluminescente; ELISA: ensaio de imunoabsorção enzimática; IgG: imunoglobulina G; IgM: imunoglobulina M; LFA: ensaio de fluxo lateral; NAAT: teste de amplificação de ácido nucleico; PCR: proteína C reativa.
Fonte: adaptada de Instituto da Criança e do Adolescente do Hospital das Clínicas da Faculdade de Medicina da Universidade de São Paulo, 2021.

7 primeiros dias do início dos sintomas e varia de 79,8% a 88,9% para a detecção de IgG quando coletada após 15 dias do início dos sintomas.

- Teste de detecção de antígeno do SARS-CoV-2: baixa sensibilidade.
- Cultura de células: não recomendada, pelo risco de contaminação laboratorial.
- Testes rápidos podem ser: sorologia, PCR-RT ou mesmo detecção de antígeno. É importante saber o tipo de teste, pois suas sensibilidades são diferentes.

Diagnóstico por imagem

- Exames de imagem das crianças infectadas por Covid-19 mostraram que 41% tinham exames de imagem normais, 36% com opacidade de "aspecto de vidro fosco", 26% com velamento localizado irregular, 28% com velamento irregular bilateral e 2% com derrame pleural.
- Radiografia de tórax: infiltrado intersticial e pequenas condensações esparsas.
- Tomografia computadorizada (TC) de tórax: imagens de infiltrado intersticial e pequenas condensações esparsas na periferia do tórax, posteriormente "aspecto de vidro fosco" e condensações extensas nos casos graves.
- Na prática, a TC é indicada a casos graves com forte suspeita clínica e RT-PCR negativo e no acompanhamento de casos graves hospitalizados.

Definição de caso

- Caso suspeito: qualquer caso com história epidemiológica e algum sintoma clínico.
- História epidemiológica: contato nos últimos 14 dias com caso de Covid-19; criança de área de epidemia Covid-19; RN de gestantes com infecção confirmada por Covid-19.
- Caso confirmado: amostra positiva de RT-PCR para Covid-19 na secreção respiratória.

Classificação clínica de gravidade dos casos

- Ver Quadro 2.

Resumo da classificação clínica de gravidade dos casos

- Assintomático: sem quaisquer sintomas clínicos.

- Leve: aqueles com febre, fadiga, mialgia e sintomas de infecções agudas do trato respiratório.
- Moderado: pneumonia, febre e tosse, sibilância, mas sem hipoxemia.
- Grave: febre, tosse, taquipneia, saturação de oxigênio (SpO_2) < 92%, sonolência.
- Crítico: progresso rápido para a SRAG ou insuficiência respiratória.

QUADRO 2 Classificação clínica da gravidade da Covid-19 em crianças e adolescentes.

Quadro moderado (infecção de vias aéreas baixas sem hipoxemia)
▪ Tosse, dificuldade respiratória com taquipneia, mas sem sinais de gravidade clínica ou pneumonia grave ▪ Critérios de taquipneia (rpm): – < 2 meses: ≥ 60 – 2-11 meses: ≥ 50 – 1-5 anos: ≥ 40 – Adolescentes e adultos: > 30 – Saturação em ar ambiente > 92% – Pode ou não haver febre
Quadro grave (infecção de vias aéreas baixas com hipoxemia)
▪ Tosse ou dificuldade respiratória e pelo menos um dos seguintes: – Cianose central ou SpO_2 < 92% (< 90% em recém-nascidos prematuros) – Desconforto respiratório grave: gemido, batimento de asa de nariz, retração supraesternal, retração intercostal intensa ou balancim – Incapacidade ou dificuldade na alimentação – Diminuição do estado de consciência, letargia ou perda de consciência ou convulsões – Taquipneia acentuada (rpm): ≥ 70 em crianças menores de 1 ano; ≥ 50 em mais de 1 ano – PaO_2 < 60 mmHg, $PaCO_2$ > 50 mmHg O diagnóstico é clínico. As imagens de radiografia de tórax podem excluir complicações (atelectasia, infiltrados, derrame)
Outras manifestações graves
Distúrbios da coagulação (tempo prolongado de protrombina e elevação do D-dímero), dano do miocárdio (aumento das enzimas do miocárdio, alterações de ST-T no eletrocardiograma, cardiomegalia e insuficiência cardíaca), insuficiência renal, disfunção gastrointestinal, elevação de enzimas hepáticas e rabdomiólise

(continua)

QUADRO 2 Classificação clínica da gravidade da COVID-19 em crianças e adolescentes. (*continuação*)

Síndrome respiratória aguda grave
▪ Critérios clínicos do quadro respiratório grave ▪ Inicialmente: imagem radiológica nova ou piora da imagem dos 10 dias anteriores ▪ Radiografia, US ou TC de tórax ou ECO: novo(s) infiltrado(s) uni/bilateral(ais) compatível(eis) com envolvimento agudo do parênquima pulmonar ▪ Origem do edema pulmonar: insuficiência respiratória na ausência de outra etiologia, como insuficiência cardíaca (descartada pela ecocardiografia) ou sobrecarga de volume ▪ Oxigenação (OI = índice de oxigenação; OSI = índice de oxigenação usando SpO_2): – VNI de dois níveis ou CPAP ≥ 5 cm H_2O através de uma máscara facial: PaO_2/FiO_2 ≤ 300 mmHg ou SpO_2/FiO_2 ≤ 264 – SDRA leve (ventilação invasiva): 4 ≤ OI < 85 ≤ OSI < 7,5 – SDRA moderada (ventilação invasiva): 8 ≤ OI <167,5 ≤ OSI < 12,3 – SDRA grave (ventilação invasiva): OI ≥16 e OSI ≥ 12,3
Sepse
1. Infecção suspeita ou comprovada e ≥ 2 critérios SIRS, dos quais um deve ser temperatura anormal ou contagem de glóbulos brancos anormais (os outros 2 critérios são taquipneia e taquicardia ou bradicardia em < 1 ano) 2. É grave se houver disfunção cardiovascular, SDRA ou disfunção ≥ 1 dos outros órgãos
Choque séptico
3. Suspeita de infecção (pode ter hipotermia ou hipertermia) e apresentar sinais de hipoperfusão periférica, como hipotensão (PAS 2 DP abaixo do normal para a idade) ou 2-3 dos seguintes: estado mental alterado; taquicardia ou bradicardia (FC 160 bpm em bebês e FC 150 bpm em crianças); enchimento capilar lentificado (> 2 segundos) ou evidência de vasodilatação com pele quente e pulsos amplos; taquipneia; pele manchada ou erupção petequial ou purpúrica; aumento de lactato, oligúria 4. Se forem necessárias drogas vasoativas para manter a pressão sanguínea e a perfusão adequadas após uma expansão correta do volume
SIM-P
Crianças e adolescentes de 0 a 19 anos com as manifestações clínicas de: 1. Febre ≥ 3 dias (medida ou referida) e

(*continua*)

QUADRO 2 Classificação clínica da gravidade da COVID-19 em crianças e adolescentes. (*continuação*)

SIM-P
2. Dois dos seguintes sinais e sintomas clínicos: – Erupção cutânea ou conjuntivite não purulenta bilateral ou sinais de inflamação mucocutânea (oral, mãos ou pés) – Hipotensão ou choque – Características de disfunção miocárdica, pericardite, valvulite ou anormalidades coronárias (incluindo achados de ecocardiografia ou troponina/NT-proBNP elevada) – Evidência de coagulopatia (por PT, PTT, dímeros-D elevados) – Manifestações gastrointestinais agudas (diarreia, vômito ou dor abdominal) e 3. Marcadores elevados de inflamação, como PCR ou VHS e 4. Excluídas outras causas infecciosas, como sepse bacteriana, síndromes de choque estafilocócico ou estreptocócico (de forma comprovada) e 5. Evidência de: infecção pelo SARS-CoV-2 (RT-PCR, teste de antígeno ou sorologia positiva) ou contato provável com pacientes com Covid-19

bpm: batimento por minuto; CPAP: pressão positiva contínua nas vias aéreas; ECO: ecocardiograma; FC: frequência cardíaca; FiO_2: fração inspirada de oxigênio; NT-proBNP: fragmento N-terminal do peptídio natriurético tipo B; OI: índice de oxigenação; OSI: índice de oxigenação usando SpO_2; PaO_2: pressão arterial de oxigênio; $PaCO_2$: pressão parcial de gás carbônico; PAS 2 DP: pressão arterial sistólica de dois desvios-padrões; PCR: proteína C reativa; PT: tempo de protrombina; PTT: tempo de tromboplastina parcial ativada; rpm: respirações por minuto; RT-PCR: reação em cadeia de polimerase de transcrição reversa; SDRA: síndrome do desconforto respiratório agudo; SIM-P: síndrome inflamatória multissistêmica pediátrica; SIRS: síndrome da resposta inflamatória sistêmica; SpO_2: oximetria de pulso; TC: tomografia computadorizada; US: ultrassonografia; VHS: velocidade de hemossedimentação; VNI: ventilação não invasiva.
Fonte: Gobierno de España, 2020; Instituto da Criança e do Adolescente do Hospital das Clínicas da Faculdade de Medicina da Universidade de São Paulo, 2021.

- Sinais de gravidade: tosse ou dificuldade respiratória e pelo menos um dos seguintes:
  - Cianose central ou $SpO_2 < 92\%$ (em RN prematuros $SpO_2 < 90\%$), avaliada pela oximetria de pulso.
  - Desconforto respiratório.
  - Taquipneia acentuada.
  - Incapacidade ou dificuldade na alimentação.
  - Diminuição do nível de consciência.
  - Letargia ou perda de consciência ou convulsões.

Pacientes de risco

- São considerados fatores de risco para Covid-19 grave:
  - Menores de 1 ano de idade.
  - Portadores de cardiopatias.
  - Portadores de pneumopatias.
  - Portadores de hemoglobinopatias.
  - Portadores de neuropatias.
  - Portadores de nefropatias.
  - Portadores de hepatopatias.
  - Imunodeprimidos (doenças congênitas ou adquiridas).
  - Diabéticos.
  - Gestantes e puérperas.
  - Obesos.

Diagnóstico precoce em pacientes de risco

- Pacientes pediátricos de risco são os portadores de doenças crônicas (cardiopatias congênitas, hipoplasia bronquial pulmonar, anomalias de trato respiratório, desnutrição grave etc.) ou imunocomprometidos nas seguintes condições:
  - Dispneia: frequência respiratória > 50 rpm entre 2 e 12 meses de idade; > 40 rpm entre 1 e 5 anos de idade; > 30 rpm nos maiores de 5 anos de idade.
  - Febre persistente elevada por 3 a 5 dias.
  - Alteração de estado mental, letargia, distúrbios de consciência.
  - Enzimas hepáticas alteradas ou enzimas cardíacas ou desidrogenase láctica alterados.
  - Acidose metabólica inexplicada.
  - Alterações radiológicas com infiltrações bilaterais ou multilobares, efusão pleural ou piora radiológica rápida.
  - Menores de 3 meses de idade.
  - Complicações extrapulmonares.
  - Coinfecção com outras viroses ou bactérias.

Diagnóstico diferencial

- *Influenza* vírus A ou B.
- Parainfluenza.
- Adenovírus.
- Vírus sincicial respiratório.
- Rinovírus.
- Metapneumovírus humano.
- *Mycoplasma pneumoniae.*
- *Chlamydia pneumoniae.*
- Pneumonias bacterianas.

TRATAMENTO

- Uso de equipamentos de proteção individual (EPI) pelos profissionais, pois o atendimento da suspeita de Covid-19 requer cuidados de precauções de contato, de gotículas e eventualmente de aerossóis.

Recomendações gerais

- Orientar as medidas de isolamento e cuidados domiciliares, caso o paciente tenha condições de tratamento domiciliar.
- Informar quais são os sinais e sintomas de agravamento e orientar procedimentos de reavaliação.
- Realizar diagnóstico diferencial com outras infecções virais respiratórias, pneumonias bacterianas e com outras doenças da infância, como síndrome de Kawasaki, doenças gastrointestinais e histiocitose linfocitária (HLH).
- A indicação da internação será definida caso a caso, conforme critérios clínicos, laboratoriais, radiológicos e comorbidades do paciente.
- Durante a internação, manter a condição de isolamento enquanto houver forte suspeita de infecção por SARS-CoV-2.

Tratamento dos casos assintomáticos ou leves

- Realizar avaliação inicial de sinais vitais não invasivos: oximetria de pulso, dor, frequência respiratória (FR), frequência cardíaca (FC), pressão arterial (PA) e temperatura.
- Os casos leves e sem fatores de risco devem ser direcionados para a rede de Atenção Básica de Saúde.
- Coletar *swab* de nasofaringe/orofaringe de todo paciente com fatores de risco e com suspeita de Covid-19.
- Orientar as medidas de isolamento e cuidados domiciliares, caso o paciente tenha condições de tratamento domiciliar.
- Informar de forma enfática os sinais e sintomas de agravamento e orientar procedimentos de reavaliação.

Tratamento dos casos moderados

- Realizar avaliação inicial de sinais vitais não invasivos: oximetria de pulso, dor, FR, FC, PA e temperatura.
- Coletar *swab* de nasofaringe/orofaringe de todo paciente com fatores de risco e com suspeita de Covid-19.
- Nos casos moderados, avaliar caso a caso a necessidade de hospitalização. Para a decisão, considerar:
  - Fatores de risco, como as doenças de base.
  - Faixa etária.
  - Presença de complicações: hematológicas, pulmonares (atelectasia, derrame pleural).
  - Possibilidade de reavaliação clínica.
  - Capacidade da família em reconhecer piora clínica e chegar ao hospital.
- Nos casos moderados, é fundamental descartar complicações. O exame físico deve ser realizado pelo médico mais experiente da equipe.
- Solicitar exames complementares, a depender da condição clínica: hemograma (HMG), PCR, hemocultura (HMC), enzimas hepáticas, ureia e creatinina (U/C), gasometria, sódio (Na), potássio (K), cálcio/cálcio ionizado (Ca/Cai), fósforo (P), magnésio (Mg), coagulograma, D-dímero, troponina, creatinofosfoquinase (CPK), desidrogenase láctica (DHL), ferritina e outros, a depender da condição clínica; radiografia de tórax (posteroante-

rior e perfil); ultrassom de tórax; considerar TC de tórax de ultrabaixa dose, caso a caso (a resolução é melhor do que a da radiografia convencional).

- Não prescrever corticoide ou imunoglobulina (Ig).
- Administrar antibiótico apenas se houver suspeita de coinfecção bacteriana.
- Orientar sintomáticos, preferencialmente dipirona e/ou paracetamol.
- Teleconsulta/videoconferência ou reavaliação ambulatorial são excelentes ferramentas para o acompanhamento dos pacientes que não requerem internação imediata.

Tratamento dos casos graves ou críticos

- Indicar internação.
- Coletar *swab* de nasofaringe/orofaringe e/ou sorologia, se disponível, de todo paciente com suspeita de Covid-19 grave ou crítico.
- Solicitar exames complementares: HMG, PCR, HMC, enzimas hepáticas, U/C, gasometria, Na, K, Ca/Cai, P, Mg, coagulograma, D-dímero, troponina, CPK, CPK fração MB (CPK-MB), DHL, ferritina e outros, a depender da condição clínica; radiografia de tórax (posteroanterior e perfil) e/ou ultrassom de tórax; considerar TC de tórax de ultrabaixa dose, caso a caso (a resolução é melhor do que a da radiografia convencional).
- Realizar terapias de suporte ventilatório, reposição volêmica e medicações vasoativas quando necessário.
- Administrar antibiótico intravenoso quando houver choque séptico ou quando for considerada a coinfecção bacteriana.
- Prescrever corticoide: ciclos de 3 a 10 dias de metilprednisolona (1 mg/kg/dia, máximo 40 mg) ou dexametasona (0,15 mg/kg/dia, máximo 6 mg) podem reduzir o processo inflamatório e apresentam poucos eventos adversos.
- Avaliar o uso de enoxaparina/heparina conforme protocolos (ver anticoagulantes).
- Uso de imunoglobulina humana intravenosa (IgIV), corticoide e ácido acetilsalicílico nos quadros de SIM-P.

Considerações sobre tratamento de Covid-19

- O tratamento para a maioria dos casos de Covid-19 na faixa etária pediátrica se constitui em orientações e medicação sintomática. Já os casos moderados a graves serão tratados em ambiente hospitalar (Quadro 3).

QUADRO 3 Considerações sobre o tratamento da Covid-19 em Pediatria.

Quadro clínico	Tratamento
Sintomas leves, sem sintomas respiratórios	▪ Sintomáticos e acompanhamento clínico
Quadro leve, ultrassonografia/ radiografia de tórax normal, sem fatores de risco	▪ Sintomáticos e acompanhamento clínico
Quadro leve, ultrassonografia/ radiografia de tórax normal, paciente com fatores de risco	▪ Sintomáticos ▪ Avaliar caso a caso necessidade de internação ▪ Acompanhamento rigoroso ▪ Iniciar oseltamivir (até resultado de *influenza*)
Quadro moderado (pneumonia sem hipoxemia), paciente com ou sem fatores de risco	▪ Avaliar caso a caso necessidade de internação ▪ Iniciar oseltamivir (até resultado de *influenza*) ▪ Administrar antibiótico só se houver suspeita de coinfecção bacteriana ▪ 1ª escolha: amoxicilina ou azitromicina ▪ Avaliar a necessidade de cefalosporina de 3ª geração ou levofloxacino só em pacientes com imunodeficiências ou doença pulmonar crônica
Quadro grave (pneumonia com hipoxemia ou outras manifestações de gravidade)	▪ Internação ▪ Suporte respiratório ▪ Iniciar oseltamivir (até resultado de *influenza*) ▪ Avaliar necessidade de antibióticos intravenosos ▪ Metilprednisolona (1 mg/kg/dia, máximo 40 mg) ou dexametasona (0,15 mg/kg/dia, máximo 6 mg), por 3 a 10 dias ▪ Avaliar indicação de profilaxia antitrombótica
Choque séptico ou falência de órgãos ou outros sinais de comprometimento extrapulmonar grave	▪ Internação em UTI ▪ Suportes respiratório e hemodinâmico ▪ Iniciar oseltamivir (até resultado de *influenza*) ▪ Antibióticos conforme protocolo de choque séptico ▪ Metilprednisolona (1 mg/kg/dia, máximo 40 mg) ou dexametasona (0,15 mg/kg/dia, máximo 6 mg), por 3 a 10 dias ▪ Avaliar indicação de profilaxia antitrombótica

(continua)

QUADRO 3 Considerações sobre o tratamento da Covid-19 em Pediatria. (*continuação*)

Quadro clínico	Tratamento
Síndrome inflamatória multissistêmica pediátrica	▪ Internação, preferencialmente em UTI ▪ Suporte respiratório e hemodinâmico ▪ Antibióticos conforme protocolo de choque ▪ Drogas vasoativas e/ou cardiotônicos conforme protocolo de choque ▪ Avaliar indicação de profilaxia antitrombótica ▪ Gamaglobulina 2g/kg precoce ▪ Metilprednisolona: casos moderados: 2 mg/kg/dia, 5 dias; casos graves: pulsoterapia de 30 mg/kg/dia por 3 dias, com máximo de 1 g/dia, seguida de 2 mg/kg/dia com máximo de 60 mg/dia, dividida em 2 doses, por 5 dias, e então iniciar redução da dose ao longo de 2-3 semanas ▪ Ácido acetilsalicílico em dose antiagregante plaquetária (3 a 5 mg/kg/dia, 1 x/dia) ▪ Avaliar e, se necessário, repetir gamaglobulina e uso de corticoide em caso de refratariedade à 1ª dose de gamaglobulina

UTI: unidade de terapia intensiva.
Fonte: Instituto da Criança e do Adolescente do Hospital das Clínicas da Faculdade de Medicina da Universidade de São Paulo, 2021.

COMPLICAÇÕES

Síndrome inflamatória multissistêmica associada à Covid-19

- A SIM-P é rara e pode acometer crianças e adolescentes, de 0 a 19 anos, com predominância entre 6 e 12 anos (Quadro 4).
- Pode surgir após dias ou até semanas da infecção pelo SARS-CoV-2, mesmo que a Covid-19 tenha sido assintomática. A apresentação clínica é variada.

QUADRO 4 Medicamentos usados em Pediatria nas internações por Covid-19.

Droga	Doses	Apresentação	Eventos adversos	Contraindicação e observação
Tratamento da SIM-P				
IgIV	▪ 1 g/kg/dia, por 2 dias, ou 400 mg/kg/dia por 5 dias 2 g/kg, dose única em 6 a 12 horas, na suspeita de SIM-P ▪ Usar com cuidado, pelo risco de disfunção renal induzida por Ig; descontinuar se função renal deteriorar durante tratamento ▪ Em pacientes com risco de disfunção renal ou lesão renal aguda, assegurar hidratação adequada antes da administração a dose, taxa de infusão e concentração da solução devem ser mínimas	▪ 1 g/frasco ▪ 2,5 g/frasco ▪ 5 g/frasco	▪ Dor de cabeça (incluindo dor de cabeça sinusal, enxaqueca, desconforto na cabeça, dor de cabeça por tensão), náusea, dor nas costas, dor nas extremidades, artralgia, dor no pescoço, dor facial, febre, nasofaringite, dor de garganta (dor faringolaríngea), aftas orofaríngeas, anemia hemolítica, leucopenia, hipersensibilidade, tontura, hipertensão, ruborização, hipotensão, dor abdominal, alterações nos exames de função hepática de rotina, urticária, prurido, erupção cutânea maculopapular, eritema, mialgia, incluindo câimbras e rigidez, e dor musculoesquelética ▪ Alterações nos exames de sangue de rotina, teste de Coombs (direto) positivo, aumento da alanina aminotransferase, aumento da aspartato aminotransferase, aumento da lactato desidrogenase, eventos tromboembólicos	▪ Hipersensibilidade a Ig ou qualquer componente da formulação, deficiência de IgA, hiperprolinemia, trombocitopenia grave ou outras desordens da coagulação em que injeções intramusculares são contraindicadas, hipersensibilidade ao milho, intolerância hereditária a frutose, hialuronidase e albumina humana

(continua)

QUADRO 4 Medicamentos usados em Pediatria nas internações por Covid-19. (*continuação*)

Droga	Doses	Apresentação	Eventos adversos	Contraindicação e observação
Tratamento da SIM-P				
Metilprednisolona: ou prednisona ou prednisolona	▪ Covid grave: Metilprednisolona (1 mg/kg/dia), 3 a 5 dias. SIM-P casos moderados: 2 mg/kg/dia ou prednisolona/prednisona (2 mg/kg/dia, com máximo de 60 mg/dia, em 2 doses por 5 dias e então diminuir a dose ao longo de 2-3 semanas) ▪ SIM-P casos graves: Pulsoterapia 30 mg/kg/dia por 3 dias, com máximo de 1 g/dia seguida de 2 mg/kg/dia, máximo de 60 mg/dia, em 2 doses por 5 dias, e então diminuindo a dose ao longo de 2-3 semanas	▪ Metilprednisolona: ampolas 125 mg, 500 mg, 1 g ▪ Prednisona: comprimidos 20 mg, 5 mg ▪ Prednisolona: solução oral de 3 mg/mL, solução oral de 1 mg/mL, comprimidos de 20 mg, 5 mg	▪ Síndrome de Cushing, hipopituitarismo, síndrome de abstinência de esteroide ▪ Intolerância à glicose, alcalose hipocalêmica, dislipidemia, aumento da necessidade de insulina (ou agentes hipoglicemiantes orais em pacientes diabéticos) ▪ Confusão, transtorno mental, ansiedade, insônia, irritabilidade. Hipertensão intracraniana benigna, convulsão, amnésia, transtorno cognitivo, tontura, cefaleia, lipomatose epidural. Hemorragia gástrica, perfuração intestinal, pancreatite, peritonite, esofagite ulcerativa, dor abdominal, diarreia, dispepsia, náusea. Atrofia muscular, miopatia, artralgia, mialgia, fraqueza muscular, fadiga. Aumento na alanina aminotransaminase (ALT, TGP), aumento na aspartato aminotransaminase (AST, TGO), aumento na fosfatase alcalina sanguínea	▪ Hipersensibilidade conhecida à metilprednisolona ou a qualquer componente da fórmula
Dexametasona	▪ 0,15 mg/kg/dia, 1 x/dia, por 3-10 dias	▪ Elixir: 0,5 mg/5 mL ▪ Comprimidos de 0,5 mg, 0,75 mg e 4 mg ▪ Solução injetável de 2 mg/1 mL ou 4 mg/2,5 mL		

(*continua*)

QUADRO 4 Medicamentos usados em Pediatria nas internações por Covid-19. (*continuação*)

Droga	Doses	Apresentação	Eventos adversos	Contraindicação e observação
Tratamento da SIM-P				
Ácido acetilsalicílico	▪ Dose anti-inflamatória: 30 a 50 mg/kg/dia a cada 6 horas ▪ Dose antiagregante plaquetária: 3 a 5 mg/kg/dia, 1 x/dia. Quando utilizada IgIV, usar a dose antiagregante plaquetária. Deve-se evitar uso da dose anti-inflamatória por aumentar os eventos adversos	Comprimidos de 100 mg	▪ Efeitos gastrointestinais: dor abdominal, azia, náusea, vômito, hemorragia gastrointestinal oculta ou evidente (hematêmese, melena) que pode causar anemia por deficiência de ferro, úlcera e perfuração gastroduodenal. Foram descritos casos isolados de aumento da transaminase. Efeitos sobre o sistema nervoso central: tontura e zumbido ▪ Efeitos hematológicos: associados a aumento do risco de sangramento	▪ Hipersensibilidade ao ácido acetilsalicílico ou a outros salicilatos. Histórico de crise de asma induzida pela administração de salicilatos ou outras substâncias de ação semelhante, especialmente anti-inflamatórios não esteroidais. Úlceras gastrointestinais agudas; diátese hemorrágica; insuficiência renal grave; insuficiência hepática grave; insuficiência cardíaca grave. Não deve ser utilizado concomitantemente ao metotrexato em doses iguais ou superiores a 15 mg/semana
Para tratamento de infecções concomitantes				
Oseltamivir	▪ < 1 ano: 1 a 3,5 mg/kg, 2 x/dia ▪ < 15 kg: 30 mg, 2 x/dia ▪ 15-23 kg: 45 mg, 2 x/dia ▪ 23-40 kg: 60 mg, 2 x/dia ▪ > 40 kg: 75 mg, 2 x/dia	▪ Cápsulas de 30, 45 ou 75 mg	▪ > 10%: vômito ▪ 1-10%: diarreia, náusea, dor abdominal, otite média, bronquite, pneumonia, sinusite, dermatite, asma, epistaxe, dor de ouvido, conjuntivite ▪ Raros: hepatite, distúrbios psiquiátricos	▪ Alergia ou hipersensibilidade ao fosfato de oseltamivir ou a qualquer substância contida neste medicamento

Ig: imunoglobulina; IgIV: imunoglobulina intravenosa; SIM-P: síndrome inflamatória multissistêmica pediátrica.
Fonte: Instituto da Criança e do Adolescente do Hospital das Clínicas da Faculdade de Medicina da Universidade de São Paulo, 2021.

Síndrome pós-recuperação e complicações em médio e longo prazos da Covid-19 pediátrica

- Nas crianças e nos adolescentes, a definição de fase aguda da Covid-19 é de até 3 a 4 semanas após a infecção inicial, período em que se pode identificar a presença de vírus em órgãos e sistemas.
- A definição de síndrome pós-recuperação da Covid-19 tem se estabelecido na Pediatria a partir da percepção da persistência dos sinais e/ou sintomas ou desenvolvimento de sequelas além de 4 semanas a partir do início dos sintomas agudos de Covid-19.
- Como nos pacientes adultos, a definição de síndrome pós-recuperação da Covid-19 é dividida na Pediatria em duas categorias: a (1) Covid-19 subaguda ou persistente, aquela com sintomas ou anormalidades presentes de 4 a 12 semanas após a Covid-19 aguda; e (2) a síndrome crônica ou pós-Covid-19, que inclui sinais e sintomas com anormalidades que persistem além de 12 semanas do início do Covid-19 aguda, não associada a outros diagnósticos.
- As principais morbidades variam segundo os órgãos comprometidos: sistemas respiratórios (dispneia progressiva, diminuição progressiva da capacidade aos exercícios, hipóxia), cardiovascular (palpitações, dispneia, dor no peito), eventos tromboembólicos, anormalidades psiquiátricas (fadiga, mialgia, cefaleia, disautonomia, comprometimento cognitivo, ansiedade, depressão).

CONCLUSÕES

- A pandemia de Covid-19 em 2020/2022 levou à diminuição de procura a serviços de saúde por outros problemas das crianças, adolescentes e suas famílias. Foi constatada sintomatologia mais avançada na apresentação das demais doenças pediátricas mais comuns.
- O fechamento de unidades de atenção primária à saúde levou ao atraso das vacinações infantis de rotina, o que ameaça a redução da imunidade coletiva e o ressurgimento de surtos de doenças infecciosas evitáveis por vacinas.
- O cancelamento das aulas escolares levou a maior insegurança alimentar para muitas crianças que dependem da alimentação escolar e à perda de um local seguro e de cuidados para crianças vulneráveis. O fechamento de

QUADRO 5 Avaliar se a criança teve Covid-19 e produziu anticorpos.

Anticorpos totais, IgM e IgG (proteína N do nucleocapsídeo) do vírus, e também a pesquisa de anticorpos neutralizantes, voltados contra a proteína S (*spike*) do SARS-CoV-2		
Pesquisa de anticorpos totais	**Pesquisa de anticorpos IgM e IgG**	**Pesquisa de anticorpos neutralizantes**
▪ Dois métodos diferentes: a ECLIA, que detecta anticorpos específicos, e a CLIA, que discrimina as classes IgG e IgM ▪ Verdadeiros positivos habitualmente são reagentes em ambas as metodologias Coleta: ▪ Pelo menos, 14 dias após o início dos sintomas ou 21 dias após a exposição de risco ▪ Sensibilidade de 96% em pacientes com doença sintomática confirmada por RT-PCR e, pelo menos, 14 dias de intervalo entre a coleta da RT-PCR e da sorologia. Especificidade de 100% ▪ 90% dos indivíduos desenvolvem anticorpos em até 28 dias após a infecção ▪ Resultados indeterminados e falsos positivos podem ocorrer eventualmente ▪ Em algumas situações, a elucidação do diagnóstico pode requerer seguimento sorológico ▪ Assintomáticos ou com sintomas leves, mesmo confirmada por RT-PCR, podem levar mais tempo para soroconversão ou nem produzir anticorpos perceptíveis com as técnicas utilizadas ▪ O exame não avalia resposta do organismo à vacina contra Covid-19 ▪ Considerar tipo de imunógeno presente no composto (vírus inativado, vetor viral ou ácido nucleico indutor de anticorpos anti-*spike*)	▪ Dois métodos diferentes: ECLIA, que detecta ac. específicos, e a CLIA, que discrimina as classes IgG e IgM ▪ Verdadeiros positivos habitualmente são reagentes em ambas as metodologias Coleta: ▪ Pelo menos 14 dias após o início dos sintomas ou 21 dias após a exposição de risco ▪ A sensibilidade varia conforme o tempo entre a infecção e a coleta, o tipo de exposição e a gravidade dos sintomas ▪ 90% dos indivíduos desenvolvem anticorpos em até 28 dias após a infecção ▪ Resultados indeterminados e falsos positivos eventualmente, sobretudo para IgM, razão pela qual, em algumas situações, a elucidação do diagnóstico requer seguimento sorológico ▪ Assintomáticos ou com sintomas leves, mesmo confirmada por RT-PCR, podem levar mais tempo para soroconversão ou nem produzir anticorpos perceptíveis com as técnicas utilizadas ▪ O exame não avalia resposta do organismo à vacina contra Covid-19 ▪ Considerar tipo de imunógeno presente no composto (vírus inativado, vetor viral ou ácido nucleico indutor de anticorpos anti-*spike*)	▪ Teste informa se há anticorpos protetores após infecção e vacinação ▪ Dois métodos diferentes: a ECLIA (detecta anticorpos antiproteína *spike*) e o imunoenzimático funcional, para amostras positivas na primeira etapa, o qual confirma e quantifica a função neutralizante Coleta: ▪ Para a pesquisa de infecção pregressa, a coleta tem de ser realizada, ao menos, 14 dias após o início dos sintomas ou 21 dias depois da exposição de risco; e, para avaliação de resposta vacinal, 30 dias após a última dose do imunizante ▪ Sensibilidade de 97% e especificidade em sintomáticos confirmados por RT-PCR e, pelo menos, 14 dias de intervalo entre a coleta da RT-PCR e da sorologia ▪ A sensibilidade varia conforme o tempo entre a infecção e a coleta, o tipo de exposição e a gravidade dos sintomas ▪ Cerca de 90% dos indivíduos desenvolvem anticorpos em até 28 dias após a infecção ▪ Infecção assintomática ou com sintomas leves, mesmo confirmada por RT-PCR, podem levar mais tempo para soroconversão ou nem produzir anticorpos perceptíveis com as técnicas utilizadas ▪ A existência de anticorpos contra outros epítopos do vírus e de anticorpos anti-*spike* sem função

(continua)

QUADRO 5 Avaliar se a criança teve Covid-19 e produziu anticorpos. (*continuação*)

Anticorpos totais, IgM e IgG (proteína N do nucleocapsídeo) do vírus, e também a pesquisa de anticorpos neutralizantes, voltados contra a proteína S (*spike*) do SARS-CoV-2		
Pesquisa de anticorpos totais	Pesquisa de anticorpos IgM e IgG	Pesquisa de anticorpos neutralizantes
		neutralizante pode resultar em divergência entre resultados de técnicas diferentes ▪ É possível que níveis altos de anticorpos neutralizantes precisem de mais de 21 dias para se estabelecer, podendo haver necessidade de seguimento sorológico ▪ Utilidade do teste para avaliação da resposta vacinal ainda precisa ser mais bem compreendida

CLIA: quimiluminescência; ECLIA: eletroquimiluminescência; IgM: imunoglobulina M; IgG: imunoglobulina G; RT-PCR: reação em cadeia de polimerase de transcrição reversa.
Fonte: Laboratório Fleury, 2021.

escolas também levou a transtornos na vida das famílias, pois os pais estão trabalhando em casa e têm dificuldades em propiciar as necessidades educacionais de seus filhos, de equilibrar as demandas de emprego e da escola, além de lidar com dificuldades financeiras.

- A necessidade de distanciamento social levou crianças e adolescentes a perderem interações sociais com outras pessoas, a ausência de uma rotina estruturada, e a menor atividade física. O tempo prolongado de telas agravou a dificuldade de concentração, tristeza e irritabilidade, levando a sintomas de depressão e ansiedade.
- Embora a Covid-19 grave seja menos comum em crianças e adolescentes, esse grupo demográfico experimentou uma alta carga de efeitos indiretos na sua saúde física, social e mental, relacionados à redução de cuidados de rotina e medidas gerais de controle da pandemia.

REFERÊNCIAS

1. Carlotti APCP, Carvalho WB, Johnston C, Rodriguez IS, Delgado AF. COVID-19 Diagnostic and Management Protocol for Pediatric Patients. Clinics (São Paulo). 2020;75:e1894.

2. De Luca D, Vauloup-Fellous C, Benachi A, Vivanti A. Transmission of SARS-CoV-2 from mother to fetus or neonate: What to know and what to do? Semin Fetal Neonatal Med. 2023;28(1):101429.
3. Egloff C, Roques P, Picone O. Impact of COVID-19 on pregnant women's health: Consequences in obstetrics two years after the pandemic. J Reprod Immunol. 2023;158:103981.
4. Galderisi A, Lista G, Cavigioli F, Trevisanuto D. Clinical features of neonatal COVID-19. Semin Fetal Neonatal Med. 2023;28(2):101430.
5. García-Salido A, de Carlos Vicente JC, Belda Hofheinz S, Balcells Ramírez J, Slöcker Barrio M, Leóz Gordillo I, et al. Severe manifestations of SARS-CoV-2 in children and adolescents: from COVID-19 pneumonia to multisystem inflammatory syndrome: a multicentre study in pediatric intensive care units in Spain. Crit Care. 2020;24(1):666.
6. Gobierno de España. Ministerio de Sanidad. Documento técnico. Manejo clínico de pacientes con enfermedad por el nuevo coronavirus. 2020. Espanha: Ministerio de Sanidad; 2020.
7. Heyward EB, Clark RH, Smith PB, Benjamin DK Jr, Zimmerman KO, Ahmad KA, et al. Trends in COVID-19 diagnoses and outcomes in infants hospitalized in the neonatal intensive care unit. J Perinatol. 2023.
8. Instituto da Criança e do Adolescente do Hospital das Clínicas da Faculdade de Medicina da Universidade de São Paulo. Consenso Institucional para o Manejo da Covid-19 em Crianças e Adolescentes. Documento elaborado por equipe multidisciplinar do Instituto da Criança e do Adolescente-HCFMUSP. São Paulo; 2021.
9. King JA, Whitten TA, Bakal JA, McAlister FA. Symptoms associated with a positive result for a swab for SARS-CoV-2 infection among children in Alberta. CMAJ. 2021;193(1):E1-E9.
10. Laboratório Fleury. Diagnóstico de Covid 19. https://cdn.cosmicjs.com/d6de77f0-867d-11eb-9605-bb13d512ca1a-Clique-aqui-e-faa-o-download-do-manual-de-exames-de-Covid-19.pdf.
11. Lázari CS, Granato CFH, Piotto DGP, Jarovsky D. Infecção por Sars-CoV-2 na população pediátrica. In: Algoritmos diagnósticos em pediatria. Silva BG, Piotto DGP, Nobre FA, Hadler MBN, Perachi OAB. Fleury: medicina e saúde. São Paulo; 2021. p. 112-35.
12. Ludwikowska KM, Moksud N, Tracewski P, Sokolski M, Szenborn L. Cardiac Involvement in Patients with Multisystem Inflammatory Syndrome in Children (MIS-C) in Poland. Biomedicines. 2023;11(5):1251.
13. Marques HHS, Carvalho WB, Silva CAA. COVID-19 em pediatria/neonatologia. 2nd ed. São Paulo: Editora dos Editores; 2023.
14. Miraglia Del Giudice M, Klain A, Dinardo G, D'Addio E, Bencivenga CL, Fontanella C, et al. Behavioral and Sleep Disorders in Children and Adolescents following COVID-19 Disease: A Case-Control Study. Children (Basel). 2023;10(7):1189.
15. Sousa BLA, Sampaio-Carneiro M, de Carvalho WB, Silva CA, Ferraro AA. Differences among severe cases of SARS-CoV-2, influenza, and other respiratory viral infections in pediatric patients: symptoms, outcomes and preexisting comorbidities. Clinics (São Paulo). 2020;75:e2273.
16. Xiao F, Tang M, Yan K, Zhou W. Clinical features of infants with SARS-CoV-2 infection: a systematic review and meta-analysis. Ann Palliat Med. 2022;11(11):3394-408.
17. Wang J, Dong W. COVID-19: the possibility, ways, mechanisms, and interruptions of mother-to-child transmission. Arch Gynecol Obstet. 2023;307(6):1687-96.

21

Dengue na criança e no adolescente: diagnóstico e tratamento

Maria Helena Valente

Filumena Maria da Silva Gomes

DEFINIÇÃO

- Doença febril causada por vírus da dengue, transmitida ao ser humano através da picada de mosquito, caracterizada por cefaleia intensa (dor retro-orbital), exantema, dor abdominal, náuseas e artralgias, e eventualmente por quadros de sangramentos e choque.
- Importância: arbovirose mais prevalente nas áreas tropicais e subtropicais do mundo. Metade da população mundial vive em regiões com risco de infecções por dengue (países tropicais e subtropicais).
- Incidência global dobrou nas últimas três décadas e deve crescer na América Latina, Ásia e África subsaariana, com maior carga em crianças, adolescentes e adultos jovens.
- Em 2019, as Américas notificaram mais de 3 milhões de casos de dengue (maior número já registrado) com maior proporção de casos graves e aumento da mortalidade na população pediátrica de crianças de 5 a 9 anos).
- Cada vez mais comum como etiologia da febre em viajantes internacionais com alta diversidade genética entre os genótipos de vírus da dengue 1-4 (DENV 1-4) circulantes dentro dos sorotipos, com implicações potenciais para o escape imunológico ou vacinal.

ETIOLOGIA

- Arbovírus (transmitido por artrópodes).
- Vírus RNA de fita simples, família Flaviviridae (como os vírus da febre amarela, encefalite japonesa, zika e hepatite C).
- A dengue é causada por quatro vírus intimamente relacionados, mas distintos, denominados de vírus da dengue 1-4 (DENV-1–4), e podem infectar quatro vezes uma mesma pessoa ao longo da vida.
- Diferentes flaviviroses encontradas em diferentes regiões geográficas determinam quadros clínicos diversos.

TRANSMISSÃO

- Transmitida ao homem pelas picadas das fêmeas dos mosquitos *Aedes aegypti* e *Aedes albopictus* infectadas. Humanos são os únicos reservatórios para dengue.
  - *Aedes*: mosquitos hematófagos endêmicos em áreas tropicais e subtropicais, Sul e Sudeste Asiático, América Central e do Sul e Austrália. São eficientes na transmissão da doença pela adaptação periurbana, nas casas e botando ovos em recipientes feitos pelo homem. A doença ocorre mais comumente na época das chuvas, com insetos capazes de colocar ovos em pequenos volumes de água, como uma colher de sopa de água. Com voos curtos, atacam durante o dia mais mulheres e crianças (ficam mais em casa). Pelo aquecimento global, têm expandido sua área de hábitat.
  - Pode haver circulação de um ou mais tipos de vírus em uma mesma região. Infecção por um sorotipo protege contra a reinfecção pelo mesmo sorotipo (homólogo), mas não confere proteção durável contra os outros sorotipos (heterólogos). Anticorpos produzidos contra um sorotipo (durante a infecção primária) podem dar reação cruzada com sorotipo heterólogo (durante a infecção secundária) e aumentar o risco de dengue grave (mecanismo de ampliação da infecção dependente de anticorpos).

FATORES DE RISCO

- Coleções de água como "criadouros" domésticos" nas residências, com água nos pratos de plantas, caixa d'agua sem tampa, pneus.
- Viajar para ou residir em área com surto ou região endêmica para dengue; exposição aos mosquitos *Aedes* spp.; infecção anterior pelo vírus da dengue (sorotipo diferente do circulante).

FISIOPATOLOGIA

- Vírus com tropismo por monócitos, macrófagos e células dendríticas. Invade as células e sequestra o maquinário celular para produzir mais vírus infecciosos.
- A ativação massiva da resposta inflamatória do hospedeiro pode levar ao quadro de dengue grave.
- A proteína não estrutural do vírus (NS1) também afeta diretamente o endotélio vascular, levando ao extravasamento do plasma.

CONDIÇÕES ASSOCIADAS

- Outras infecções tropicais e subtropicais, incluindo as transmitidas por mosquitos, como malária ou outros arbovírus.

DIAGNÓSTICO

Quando suspeitar de dengue?

- Paciente morar ou ter viajado para área de risco de dengue nos últimos 14 dias.
- Síndrome febril por 2 a 7 dias.
- Pelo menos dois dos seguintes sintomas: cefaleia ou dor retro-orbitária, mialgia e/ou artralgia, prostração, exantema, náuseas e/ou vômitos, petéquias, prova do laço positiva, leucopenia.
- Maioria das infecções é subclínica ou assintomática.

- Infecção pode evoluir assintomática ou com quadro clínico variável de doença viral febril inespecífica até quadros graves de dengue, como sangramento ou choque.

História

- Moradia ou viagem para área endêmica para dengue.
- Dengue é uma doença febril, como muitas outras que acometem frequentemente as crianças. Geralmente, se observam três fases, como mostrado na Figura 1.
- Após a infecção, a doença pode evoluir de forma assintomática ou sintomática com ampla gama de manifestações clínicas, incluindo doença febril leve até síndrome de choque com risco de vida.
- Fase febril (início abrupto com duração de 3 a 7 dias de febre alta persistente): além da febre, que costuma ser elevada e não persistir por mais de 7 dias, pode haver cefaleia intensa, principalmente retro-orbitária, astenia,

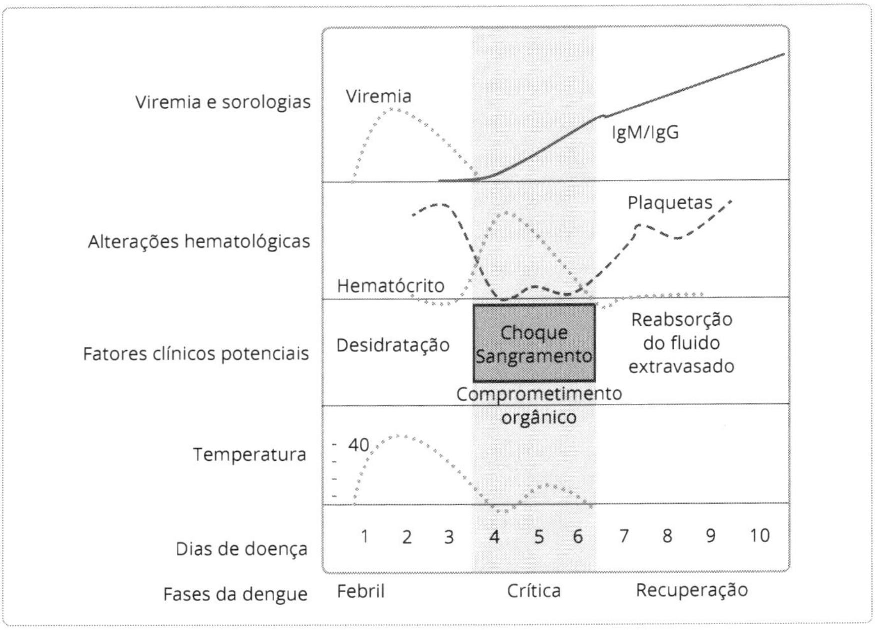

FIGURA 1
Fases da infecção por dengue.

prostração, mialgias, astenia, prostração, exantema, artralgias, dor abdominal, linfadenomegalia, vômitos e diarreia. Nos menores de 2 anos, a suspeita de dengue é mais difícil, com quadros de febre elevada e persistente, prostração, sonolência ou irritabilidade intensa, adinamia, choro fácil, como se estivesse com dor, e recusa alimentar. Erupção cutânea maculopapular na face, tronco e membros, que pode começar no início da febre ou 1 a 2 dias após o desaparecimento da hipertermia. Após resolução do exantema, observa-se prurido palmoplantar. O exantema maculopapular pode evoluir para petequial (geralmente após o 3º dia do início da febre), com sangramento de mucosa nasal ou gengival (mais em adultos).

- Fase crítica (duração de 2 a 3 dias), quando a febre começa a ceder: consiste em síndrome de extravasamento vascular, resultando em hipoproteinemia, ascite, derrame pleural ou choque hipovolêmico. Caracterizada por leucopenia e trombocitopenia.
- Fase de recuperação: crianças após fase crítica apresentam estabilização hemodinâmica, com diurese dos fluidos administrados durante a fase crítica, e com melhora clínica.

Exame físico

- O que avaliar?
  - Estado hemodinâmico, hidratação e presença de sinais de alarme: sempre verificar sinais vitais, prova do laço e nível de consciência (Glasgow).
  - Sangramento nasal ou gengival (mais em adultos do que em crianças), erupção cutânea maculopetequial, sensibilidade abdominal, hepatoesplenomegalia.
- Tendência hemorrágica a ser evidenciada por meio de:
  - Teste do laço positivo (80% dos casos de dengue):
    - Medir a pressão arterial (PA) e calcular a pressão média (PAM) pela fórmula PAM= (PAS + PAD)/2.
    - Insuflar o manguito até a PAM e manter por 3 minutos.
    - Contar o número de petéquias num quadrado de 2,5 cm de lateral. Quando maior de 10, a prova é positiva.
    - Observação: a prova do laço deve ser realizada mesmo sem hemorragia aparente e identifica hemorragia induzida. Não é patognomônica da dengue, mas é evidência indireta de fragilidade vascular.
  - Petéquias, equimoses ou púrpura.

  - Sangramento da mucosa, trato gastrointestinal, locais de injeção ou outros locais.
  - Hematêmese ou melena.
  - Trombocitopenia (100.000 células/mm^3 ou menos).
  - Evidência de vazamento de plasma pelo aumento da permeabilidade vascular manifestada por aumento no hematócrito, queda no hematócrito após reposição de volume, e sinais de derrame pleural, ascite e hipoproteinemia.
- Sinais de alerta (sinais e sintomas associados ao risco de desenvolver dengue grave):
  - A maioria dos sinais de alarme se deve ao aumento da permeabilidade vascular: dor ou sensibilidade abdominal intensa e contínua (relatada ou à palpação), vômitos persistentes, hipotensão postural, sonolência e/ou irritabilidade, hepatomegalia dolorosa, hemorragias (mucosas, hematêmese e/ou melena), queda abrupta de plaquetas, diminuição da diurese, aumento repentino do hematócrito, desconforto respiratório e acúmulo de fluido (ascite, derrame pleural, pericárdico).
- Dengue com sinais de gravidade:
  - Extravasamento grave de plasma: derrames cavitários.
  - De 5% a 30% com manifestações hemorrágicas (sangramento gengival, epistaxe, petéquias e raramente hematúria ou hematêmese). Dos pacientes com manifestação hemorrágica, 3% evoluem com aumento da permeabilidade vascular, podendo chegar ao choque.
  - Comprometimento de órgãos.

Critérios de risco

- Pacientes de alto risco: menores de 5 anos, especialmente as menores de 2 anos; gestantes, obesos ou com sobrepeso, maiores de 65 anos, portadores de doenças crônicas (hipertensão arterial, doença cardiovascular grave, diabete melito, doença pulmonar obstrutiva crônica, doenças hematológicas crônicas como doença falciforme, talassemia, deficiência de glicose-6-fosfato desidrogenase, doença renal crônica).
- Classificação de risco do Ministério da Saúde do Brasil: segundo abordagem clínica evolutiva, grupos A, B, C e D.

Classificação de risco e condutas do Ministério da Saúde do Brasil

- Ver Figura 2.
- Grupo A:
  - Paciente sem manifestação hemorrágica, sem comorbidades e sem sinais de alarme.
  - A confirmação sorológica deve ser realizada em período não epidêmico e por amostragem no não epidêmico, exceto em gestantes, crianças e idosos. Hemograma deve ser realizado, principalmente, para pacientes de risco.
  - Se hemograma normal: tratamento ambulatorial com hidratação oral, antitérmicos, analgésicos e antieméticos.
  - Evitar ácido acetilsalicílico.
  - Orientar sinais de alarme e reavaliação no primeiro dia afebril.
  - Caso a febre persista, retornar para reavaliação no quinto dia.
- Grupo B:
  - Pacientes com manifestação hemorrágica ou prova do laço positiva, sem repercussão hemodinâmica e sem sinais de alarme.
  - Realizar hemograma e outros exames se necessário.
  - Se Ht aumentado em mais 10% do basal ou, na ausência deste, Ht (hematócrito) > 36% (±4) em crianças de 1 a 2 anos de idade, > 37% (±4) nas crianças de 2 a 5 anos de idade, > 42% (±6) em mulheres e > 46% (±7) em homens e/ou plaquetopenia < 100.000 células/mm^3, o paciente deve ficar em observação e receber hidratação supervisionada, e sintomáticos.
  - Colher hemograma completo, albumina (nas crianças), transaminases, urina 1, radiografia de tórax e ultrassonografia de abdome.
  - Se após hidratação o paciente não melhora, colher eletrólitos e glicemia.
  - Após hidratação (2 a 4 horas), colher Ht e plaquetas.
- Grupo C:
  - Pacientes com algum sinal de alarme, com ou sem manifestação hemorrágica, mas com algum sinal de extravasamento plasmático (elevação de Ht, diminuição da albumina sérica e derrame cavitário) devem ser classificados como dengue grave.
  - Nesses casos, realizar imediatamente hidratação intravenosa.

  - Realizar hemograma, tipagem sanguínea, dosagem sérica de albumina, transaminases, ultrassonografia de tórax e abdome ou radiografia de tórax (posteroanterior, perfil e incidência de Laurel).
  - Se necessário, realizar gasometria, glicemia, eletrólitos, ureia, creatinina, coagulograma e ecocardiograma.
  - Exames para confirmar dengue são obrigatórios.
  - Colher PCR para vírus da dengue até o 5o dia de doença e sorologia após o 6º dia de doença.
- Grupo D:
  - No caso de choque, com ou sem hipotensão, sangramento grave ou disfunção orgânica, deve-se classificar como grupo D.
  - Avaliar continuamente e, se necessário, encaminhar para UTI.
  - Nos casos que não melhoram com hidratação, reavaliar hidratação e Ht. Se Ht em ascensão e choque, expandir com albumina. Se Ht em queda na presença de choque, investigar sangramento, hemorragia, coagulação intravascular disseminada e tratar com hemocomponentes.
  - Verificar disfunção miocárdica e necessidade de drogas vasoativas.
  - Não usar glicocorticoides no tratamento da dengue grave.
  - Nos grupos C e D, podem ocorrer edema generalizado e/ou derrames cavitários que aumentam com a hidratação e não indicam super-hidratação: seguir a reposição volêmica com Ht, diurese e sinais vitais.
  - Também podem ocorrer distúrbios metabólicos como hiponatremia, acidose metabólica e distúrbios da coagulação pela plaquetopenia e consumo.
- A infecção pelo vírus da dengue geralmente é autolimitada e na maioria dos casos tem bom prognóstico, desde que sejam realizados diagnósticos e tratamento precoces. Os óbitos ocorrem por choque, sangramento, coagulação intravascular disseminada, insuficiência hepática e insuficiência cardíaca.

Dengue grave

- Manifesta-se quando a febre inicial diminui. Nessa fase, ocorre extravasamento do plasma, com choque hipovolêmico e morte. Pode ser antecipada por sinais de alerta. Os sinais de alerta associados são importantes para determinar a necessidade de monitoramento e hidratação adicionais.

- Na criança: no 3º dia da doença ocorrem aumento permeabilidade vascular, plaquetopenia, desconforto respiratório e sinais de disfunção orgânica (rins, coração, fígado, sistema nervoso central).
- Quadros de dengue grave: choque após sinais de alarme, hemorragias graves e disfunções orgânicas (derrame pleural, ascite, derrame pericárdico, desconforto respiratório, encefalopatia, insuficiências renal e hepática).
- Crianças com sinais de alerta (dengue grave) devem ser referidas ao serviço de urgência rapidamente e internadas para tratamento hospitalar, com indicação de fluidos intravenosos, possibilidade de transfusões, monitoramento de hematócrito, perfusão periférica, débito urinário e glicemia.

Diagnóstico diferencial

- Influenza.
- Covid-19.
- Enterovírus.
- Sarampo.
- Rubéola.
- Mononucleose.
- Parvovírus.
- Septicemia.
- Meningococcemia.
- Chicungunha.
- Malária.
- Zika vírus.
- Febre amarela.
- Outras febres hemorrágicas virais: febre hemorrágica como vírus Ebola, vírus Marburg, vírus Lassa, vírus da febre amarela, febre hemorrágica da Crimeia-Congo, hantavírus (febre hemorrágica com síndrome renal) e febre grave com vírus da síndrome de trombocitopenia.

Diagnóstico diferencial dengue, zika e chicungunha

QUADRO 1 Diagnóstico diferencial dengue, zika e chicungunha.

Sinais/sintomas	Dengue	Zika	Chicungunha
Febre (duração)	2-7 dias	Sem febre ou febre baixa (≤ 38 °C) 1-2 dias subfebril	Febre alta (> 38,5 °C) 2-3 dias
Exantema	Surge do 3º ao 6º dia	Surge no 1º ou 2º dia	Surge do 2º ao 5º dia
Mialgias (frequência)	+++	++	++
Artralgia (frequência)	+	++	+++
Artralgia (intensidade)	Leve	Leve/moderada	Moderada/ intensa
Edema da articulação (frequência)	Raro	Frequente	Frequente
Edema da articulação (intensidade)	Leve	Leve	Moderado a intenso
Conjuntivite	Raro	50% a 90% dos casos	30%
Cefaleia	+++	++	++
Linfonodomegalia	+	+++	++
Discrasia hemorrágica	++	Ausente	+
Acometimento neurológico	+	+++	++
Leucopenia	+++	++	++
Linfopenia	Incomum	Incomum	Frequente
Trombocitopenia	+++	+	++

Fonte: adaptado de Brito; Cordeiro, 2016.

Diagnóstico laboratorial

Avaliação inicial

- Confirmação diagnóstica pela detecção do antígeno viral nos primeiros cinco dias da doença (enquanto febre ocorre viremia), através da pesquisa de: NS1, isolamento viral, PCR de transcriptase reversa (RT-PCR) para detectar RNA do vírus da dengue no sangue, ou imuno-histoquímica.

- Sorologia: no Brasil utiliza-se teste ELISA que detecta anticorpos IgM séricos contra o vírus da dengue.

Interpretação do teste

- Amostra de sangue positiva para RT-PCR faz diagnóstico de infecção aguda pelo vírus da dengue.
- IgM positivo antivírus da dengue sugere infecção primária aguda.
- IgG positivo antivírus da dengue durante fase febril aumenta a preocupação com infecção secundária pelo vírus da dengue, que está associada a maior risco de desenvolvimento de dengue grave.

TRATAMENTO

Critérios de internação

- Impossibilidade de acompanhamento ambulatorial, baixa ingestão de líquidos e alimentos, sangramento espontâneo, plaquetas ≤ 20.000 células/mm^3 e/ou hematócrito elevado, dor abdominal intensa e vômitos, desidratação com demanda de fluidos intravenosos, comprometimento respiratório (dor torácica, dispneia, diminuição de murmúrio vesicular), sinais de alarme e/ou choque (grupos C e D da Classificação de Risco do Ministério da Saúde).

Medidas gerais

- Identificar quaisquer sinais de alerta para dengue.
- Tratamento baseado na classificação da dengue da Organização Mundial da Saúde (OMS) (Quadro 2).

Medicamentos

Primeira linha

- Manter a hidratação.
  - Reidratação oral para dengue sem sinais de alerta.
  - Hidratação intravenosa para dengue com sinais de alerta ou para crianças menores de 1 ano.

QUADRO 2 Classificação e tratamento da dengue.

Classificação	Critérios	Conduta
Provável dengue	▪ Morar ou viajar para uma área endêmica de dengue ▪ Febre e pelo menos dois dos seguintes: náusea, vômito, erupção cutânea, leucopenia, artralgia, mialgia e prova do laço positiva	▪ Seguimento ambulatorial com monitoramento diário ▪ Soro oral em casa ▪ Tratamento da febre ▪ Não usar anti-inflamatórios não esteroides
Dengue sem sinais de alerta (dengue)	▪ Dengue com confirmação laboratorial ▪ Febre e pelo menos dois dos seguintes: náusea, vômito, erupção cutânea, leucopenia, artralgia, mialgia e prova do laço positiva	▪ Bebês: admissão hospitalar. Para maiores de 1 ano de idade: considerar tratamento ambulatorial com monitoramento diário ▪ Solução de reidratação oral se a criança aceitar ▪ Monitorar padrão de temperatura, equilíbrio de fluidos, produção de urina, sinais de alerta, hematócrito, glóbulos brancos e contagem de plaquetas
Dengue com sinais de alerta	▪ Dengue com confirmação laboratorial ▪ Febre e pelo menos dois dos seguintes: náusea, vômito, erupção cutânea, leucopenia, artralgia, mialgia e prova do laço positiva ▪ Qualquer um dos seguintes sinais de alerta: dor ou sensibilidade abdominal, vômitos persistentes, sobrecarga de volume (edema), sangramento de mucosa, letargia ou inquietação, hepatomegalia, hemoconcentração	▪ Soluções cristaloides intravenosas ▪ Transfusões de sangue, se necessário ▪ Monitorar hematócrito, sinais vitais, perfusão periférica, produção de urina, glicose no sangue e outras funções de órgãos
Dengue grave	▪ Dengue com confirmação laboratorial ▪ Um dos seguintes sinais: choque, sobrecarga de volume significativa com dificuldade respiratória, sangramento clínico grave, falência de órgãos	▪ Tratamento em unidade de terapia intensiva ▪ Soluções intravenosas cristaloides ou coloides ▪ Transfusão de sangue com concentrado de hemácias ou sangue total fresco ▪ Concentrados de plaquetas em caso de sangramento maciço

Fonte: adaptado de WHO, 2009.

Segunda linha

- Paracetamol.
- Evitar agentes anti-inflamatórios não esteroides, como o ibuprofeno.
- Para dengue com sinais de alerta ou dengue grave, monitorar:
  - Hematócrito.
  - Perfusão periférica.
  - Débito urinário.
  - Glicemia.
  - Podem ser necessárias transfusões de sangue ou plaquetas.
  - Monitorar sinais de alerta à medida que a febre diminui (geralmente do quarto ao quinto dia de doença).

Prognóstico

- A maioria dos pacientes com dengue sem sinais de alerta se recupera totalmente.
- No entanto, dengue grave apresenta alta mortalidade.

Complicações

- Insuficiência multissistêmica de órgãos e morte.

PREVENÇÃO

- Incentivar a prevenção do contato com o mosquito:
  - Usar roupas que cubram os braços e as pernas.
  - Proteger os bebês em carrinhos, ou berços, cobertos com "mosquiteiros". Não colocar o "mosquiteiro" diretamente na face do bebê.
  - Usar repelentes de insetos, como N,N-dietil-meta-toluamida (DEET); icaridina (chamada também de picaridina ou KBR3023); Ethylbutylacetylaminopropionate (EBAAP ou IR3535); ou outros. Importante verificar na embalagem a recomendação da idade para uso, além da necessidade de reaplicação.
  - Evitar recipientes abertos com água parada (criadouros de mosquitos).
  - Vacina tetravalente contra a dengue (Sanofi Pasteur™), licenciada na América Latina a partir de 2015. Sua administração é recomendada

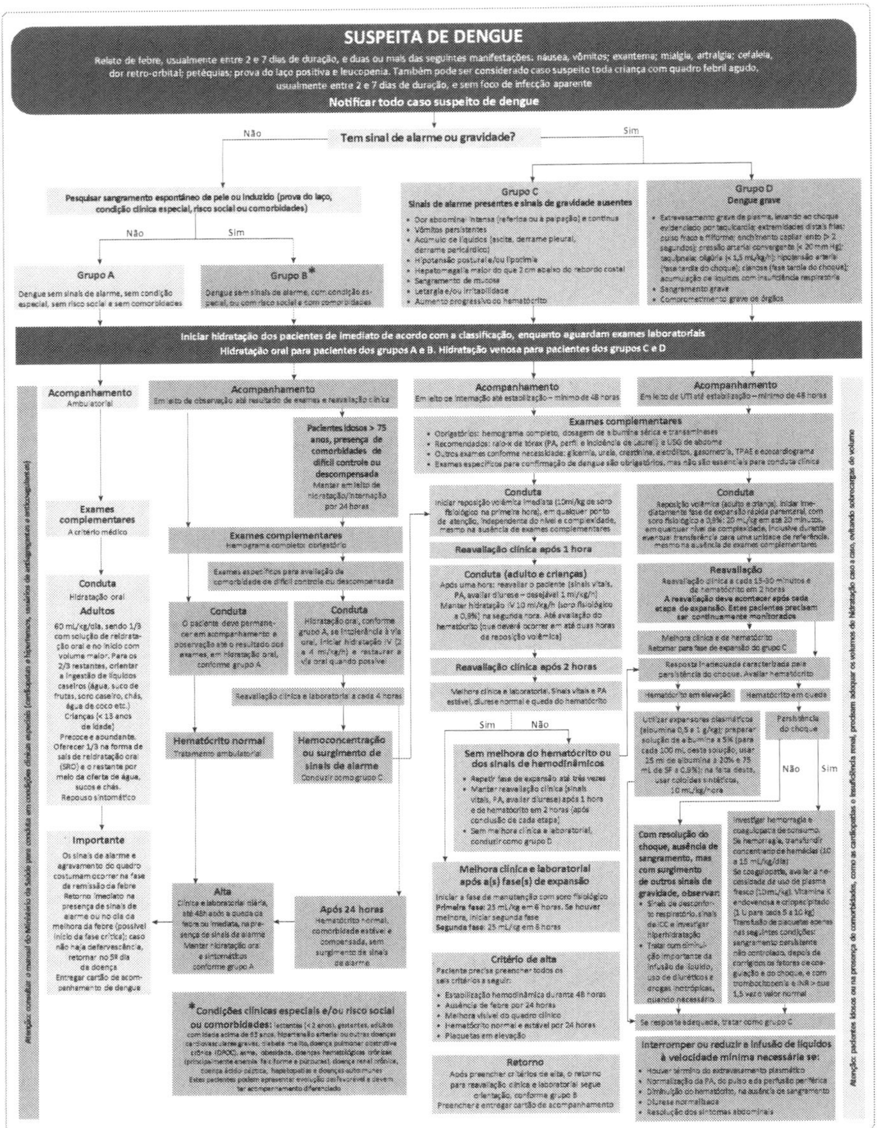

FIGURA 2

Algoritmo para a classificação de risco para dengue –SUS/Ministério da Saúde.

Fonte: Sistema Único de Saúde (SUS)/Ministério da Saúde do Brasil.

apenas para indivíduos previamente infectados com dengue, sendo eficaz e segura em indivíduos previamente infectados. Apresenta risco aumentado de dengue grave nos pacientes que tiveram sua primeira infecção natural por dengue após a vacinação. Na maioria dos países, a indicação de idade é de 9 a 45 anos.

PRESCRIÇÃO NA PRÁTICA

Exemplo de prescrição (cada caso deve ser avaliado individualmente e a decisão deve ser tomada pelo médico responsável pelo caso).

- Criança de 5 anos, 16 kg, moradora de São Paulo, em consulta no pronto-socorro com história de febre alta há 4 dias, cefaleia frontal, dor retro-orbitária, mialgia, prostração, exantema discreto. Presença de vários estrófulos.
- Ao exame físico: regular estado geral, sem meningismo, sem sinais de alarme. Eupneico, hidratado. Duas petéquias em tórax. Pressão arterial normal.
- Prova do laço positiva evidenciando fragilidade vascular.
- Colhidos: hemograma e exame de NS1 [pesquisa de antígeno NS1 (ensaio imunoenzimático – ELISA), para detecção do antígeno viral da dengue nos primeiros cinco dias da doença, enquanto tiver febre ocorre viremia]. Hemograma com leucopenia leve, plaquetas normais. NS1 foi positivo.
- Diagnóstico: dengue leve.
- Para o tratamento para casos leves de dengue, com quadro sintomático, recomenda-se:
  - Classificado como grupo B.
  - Repouso relativo, enquanto durar a febre.
  - Estímulo à ingestão de líquidos.
  - Administração de paracetamol ou dipirona em caso de dor ou febre.
  - Não administração de ácido acetilsalicílico.
  - Recomendação ao paciente para que retorne imediatamente ao serviço de saúde, em caso de sinais de alarme.
- Orientar sobre como acabar com "criadouros" de larvas de mosquito na residência.

REFERÊNCIAS

1. Brasil. Ministério da Saúde. Secretaria de Atenção à Saúde. Diretrizes para a organização dos serviços de atenção à saúde em situação de aumento de casos ou de epidemia por arboviroses. Brasília, DF: Ministério da Saúde; 2022.
2. Brasil. Ministério da Saúde. Secretaria de Vigilância em Saúde. Diretoria Técnica de Gestão. Dengue: diagnóstico e manejo clínico: adulto e criança. 5th ed. Brasília, DF: Ministério da Saúde; 2016. https://portalarquivos2.saude.gov.br/images/pdf/2016/janeiro/14/dengue-manejo-adulto-crianca-5d.pdf.
3. Brito CA, Cordeiro MT. One year after the Zika virus outbreak in Brazil: from hypotheses to evidence. Rev Soc Bras Med Trop. 2016;49(5):537-43.
4. Carvalho VEL, Anelli MC, Ribeiro LMO. Arboviroses. In: Silva CA, Gomes FM, Sampaio MC, editors. Schvartsman C, Farhat SC, Reis AG, Couto TB, coordinators. Pronto-socorro. 4rd ed. Santana do Parnaíba, SP; Manole, 2023. p 478-97.
5. Farhat SCL, Carvalho VEL. Arboviroses. In: Schvartzman C, Reis AG, Farhat SCL, organizadores. Pronto-socorro. 3rd ed. Barueri: Manole; 2018.
6. Lorenz C, Azevedo TS, Chiaravalloti-Neto F. COVID-19 and dengue fever: A dangerous combination for the health system in Brazil. Travel Med Infect Dis. 2020;35:101659.
7. Organización Panamericana de la Salud. Recomendaciones para la detección y el diagnóstico por laboratorio de infecciones por arbovirus en la Región de las Américas. Organization Mundial de la Salud; 2022.
8. PAHO Pan American Health Organization, World Health Organization. Epidemiological Update for Dengue, Chikungunya and Zika in 2022. Arbovirus Bulletin 2022.
9. Sociedade Brasileira de Pediatria. Guia Prático de Atualização. Departamento Científico de Dermatologia. Repelentes e outras medidas protetoras contra insetos na infância. Nº 7, Junho de 2020. https://www.sbp.com.br/fileadmin/user_upload/22479d-GPA_-_Repelentes_e_medidas_protet_insetos_na_inf.pdf.
10. World Health Organization. Dengue: Guidelines for Diagnosis, Treatment, Prevention, and Control—New Edition. Genebra: WHO; 2009. https://apps.who.int/iris/bitstream/handle/10665/44188/9789241547871_eng.pdf?sequence=1&isAllowed=y.
11. World Health Organization. Handbook for clinical management of dengue. Genebra: WHO; 2012. https://apps.who.int/iris/bitstream/handle/10665/76887/9789241504713_eng.pdf.

22

Infecções de pele em Pediatria – impetigo, ectima, celulite e erisipela: diagnóstico e tratamento

D&T

Rayra Maia Alvarez

Filumena Maria da Silva Gomes

Maria Helena Valente

INTRODUÇÃO

- A pele é um órgão complexo com funções importantes, como proteção do organismo contra agentes externos e contra os raios ultravioletas, participação na regulação da temperatura corporal e na percepção sensorial.
- A maturação funcional e estrutural da pele é um processo dinâmico, que começa ao nascimento e se estende ao longo da infância. Particularidades histológicas e fisiológicas do sistema tegumentar na faixa etária pediátrica elevam o risco de processos patológicos:
  - A pele é composta por três camadas: epiderme, derme e hipoderme. A camada mais superficial da epiderme, denominada estrato córneo, é a grande responsável pela função de barreira. Nas crianças, essa camada é mais fina, o que a torna mais suscetível à desidratação, às infecções e inflamações.
  - O pH ácido é considerado um mecanismo de defesa contra infecções porque influencia a composição da flora bacteriana cutânea e desempenha importante papel na maturação da barreira. No entanto, os níveis de pH da pele na infância são mais elevados do que os da pele adulta, principalmente nos primeiros dias de vida.
  - Por imaturidade estrutural, a pele das crianças apresenta menor coesão intercelular, o que explica a maior propensão à formação de vesículas e bolhas.

- Diferenças na microbiota da pele das crianças em relação aos adultos também podem favorecer a ocorrência de infecções cutâneas na faixa etária pediátrica.

- Entender as particularidades do sistema tegumentar na faixa etária pediátrica é importante para identificar e prevenir os fatores que levam aos quadros infecciosos e para instituir o manejo mais adequado na fase aguda do processo.
- As piodermites são infecções bacterianas da pele e anexos, causadas, principalmente, por germes gram-positivos como estafilococos ou estreptococos. Lesões cutâneas prévias, obesidade, tratamento com corticoides ou quimioterápicos, diabete, desnutrição e imunodeficiências adquiridas ou congênitas são fatores que favorecem a ocorrência dos quadros infecciosos cutâneos e devem sempre ser pesquisados no histórico do paciente.
- Segundo a Sociedade Brasileira de Pediatria, as infecções causadas por *Staphylococcus* são as predominantes atualmente no Brasil. Ainda não se sabe a real prevalência do *Staphylococcus aureus* resistente à oxacilina/meticilina (CA-MRSA) de perfil comunitário, mas estima-se que essa prevalência seja crescente e que se aproxime, nos próximos anos, da encontrada em países como os EUA, onde a bactéria CA-MRSA já representa cerca de 80% das causas de infecções cutâneas.

IMPETIGO

- Infecção bacteriana superficial da pele, altamente contagiosa, que se apresenta sob duas formas clínicas diferentes, crostoso e bolhoso (Quadro 1).

Diagnóstico clínico

QUADRO 1 Diagnóstico clínico dos quadros de impetigo crostoso e bolhoso.

Impetigo crostoso (não bolhoso)	Impetigo bolhoso
Forma mais frequente – 70% dos casos	–
Raro antes dos 2 anos de idade	Mais comum entre crianças de 2 a 5 anos de idade

(continua)

QUADRO 1 Diagnóstico clínico dos quadros de impetigo crostoso e bolhoso. (*continuação*)

Impetigo crostoso (não bolhoso)	Impetigo bolhoso
Staphylococcus aureus é o agente mais prevalente na forma isolada. Pode haver combinação com estreptococo beta-hemolítico do grupo A	O principal agente etiológico é o *Staphylococcus aureus* produtor de toxina epidermolítica
Forma primária: infecção ocorre na pele previamente saudável Forma secundária: impetiginização pode ocorrer sobre uma alteração cutânea prévia – dermatite atópica, dermatite de contato, picadas de inseto, pediculose, escabiose	Pode ocorrer no período neonatal, principalmente após a segunda semana de vida e pode estar presente ao nascimento, quando há ruptura prematura de membranas ovulares
Lesão característica: inicia-se com uma vesícula ou pústula sobre base eritematosa, que se rompe e dá origem a uma crosta aderente e amarelada, a chamada crosta "melicérica" (Figura 1) Mais frequente em áreas expostas e face (principalmente ao redor do nariz e da boca)	Lesão característica: tem início com vesículas, que se transformam em bolhas de paredes finas, de fácil rompimento. Sob a área da bolha rompida, permanece uma erosão rasa (Figura 2) A face é o local mais afetado, mas pode acometer qualquer parte do corpo
Pode haver a presença de linfadenopatia regional (mais sugestivo de infecção por *Streptococcus*)	A linfadenopatia regional não é comum
A ocorrência de febre indica complicação do quadro	A ocorrência de febre indica complicação do quadro

Fonte: Markus JR, Simoni AGP, 2017.

Tratamento

Medidas gerais

- Manter o local afetado limpo, lavando-o frequentemente com água corrente e sabão. Na vigência do quadro agudo, o uso de sabonetes antissépticos (como clorexidina) está indicado. No entanto, o uso desses sabonetes não é indicado na higiene de rotina, por alteração do pH da pele, seleção de microbiota e de cepas bacterianas resistentes na comunidade.

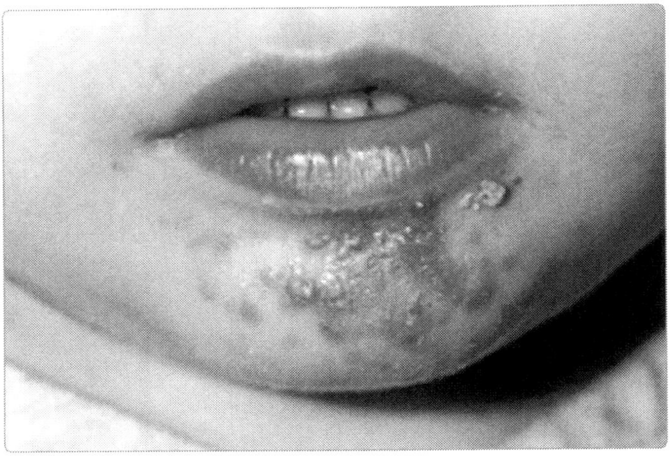

FIGURA 1
Impetigo crostoso localizado em face.
Fonte: Grassiotto CQ, 2023.

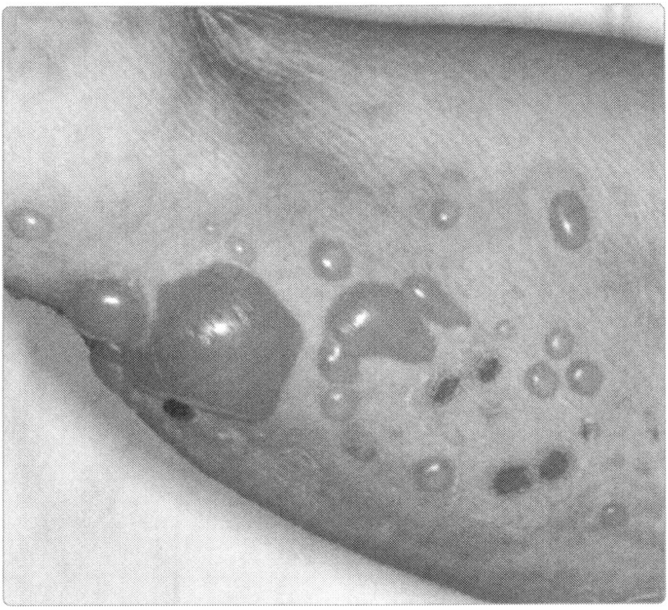

FIGURA 2
Impetigo bolhoso.
Fonte: Grassiotto CQ, 2023.

- O corte e a higiene das unhas também são importantes para evitar lesões por autoinoculação.
- As crostas e os restos das bolhas devem ser removidos para evitar que a doença se espalhe. Crostas aderidas devem ser umidificadas com compressas de água morna antes da retirada.
- Por ser uma doença contagiosa, recomenda-se o afastamento da criança das atividades de creches e escolas por, pelo menos, 24 horas após o início do tratamento.
- Orienta-se o início precoce da terapêutica para evitar complicações, como a glomerulonefrite pós-estreptocócica, que pode ocorrer em cerca de 5% dos casos das infecções pelo *Streptococcus pyogenes* beta-hemolítico do grupo A – (Tabela 1).

TABELA 1 Tratamento do impetigo em Pediatria.

Tratamento antimicrobiano tópico	Tratamento antimicrobiano sistêmico
Indicações ▪ Poucas lesões (menos de 5) ▪ Acometimento de apenas uma região topográfica	Indicações ▪ Lesões numerosas (mais de 5) ▪ Acometimento de mais de uma região topográfica ▪ Acometimento de estruturas mais profundas (tecido subcutâneo, fáscia muscular) ▪ Presença de febre e/ou linfadenomegalia ▪ Faringite associada ▪ Infecções próximas à cavidade oral (paciente pode retirar a medicação tópica com a boca) ▪ Acometimento do couro cabeludo (pela dificuldade de aplicação de pomadas no local)
Opções de tratamento com cobertura para *Streptococcus* e *Staphylococcus*	**Opções de tratamento ambulatorial com cobertura para *Streptococcus* e *Staphylococcus***
Mupirocina: 3 vezes ao dia, por 7 dias Ou Retapamulina: 2 vezes ao dia, por 5 dias	Cefalexina: 50 a 100 mg/kg, a cada 6 horas, por 7 dias Ou Amoxicilina associada a ácido clavulânico: 30 a 50 mg/kg, a cada 12 horas, por 7 dias

(continua)

TABELA 1 Tratamento do impetigo em Pediatria. (*continuação*)

Opções de tratamento com cobertura para *Streptococcus* e *Staphylococcus*	Opções de tratamento ambulatorial com cobertura para *Streptococcus* e *Staphylococcus*
	Ou Clindamicina: pode ser utilizada como segunda opção em casos de falha após terapêutica adequada ou conforme resultado de cultura, visando a cobrir bactéria CA-MRSA; esquema: 30-40 mg/kg/dia, a cada 8 horas, VO, por 7 dias Ou Macrolídeos: ▪ Azitromicina: 10 mg/kg no primeiro dia (dose única) e 5 mg/kg/dia (dose única) do segundo ao quinto dia de tratamento; Ou ▪ Claritromicina: 15 mg/kg/dia, a cada 12 horas, VO, por 7 a 10 dias; Ou ▪ Eritromicina: 40 mg/kg/dia, a cada 6 ou 8 horas, VO, por 7 a 10 dias ▪ Os macrolídeos podem ser utilizados a depender da sensibilidade bacteriana local a essa classe de antibióticos
Observações: A associação de neomicina e bacitracina não é recomendada por ser menos eficiente e estar mais relacionada com desenvolvimento de reações alérgicas	Observações: Em algumas literaturas norte-americanas, existe a recomendação do uso de sulfametoxazol + trimetoprima pela sensibilidade *in vitro* do CA-MRSA. Porém, segundo a Sociedade Brasileira de Pediatria (SBP), essa associação não deve ser utilizada como medicação de escolha no Brasil

CA-MRSA: *staphylococcus aureus* resistente à oxacilina/meticilina; VO: via oral.
Fonte: Markus JR; Simoni AGP, 2017; Stevens DL et al., 2014.

- Após instituição do tratamento, seja tópico ou sistêmico, é essencial reavaliar o paciente pelo risco de falha terapêutica, disseminação da infecção e para avaliar a possibilidade de diagnósticos diferenciais (Quadro 2) na ausência de melhora.

QUADRO 2 Diagnósticos diferenciais do impetigo, de acordo com a apresentação clínica.

Lesão de pele	Diagnóstico diferencial
Fase vesicular	Varicela Infecção por herpes simples
Fase bolhosa	Queimaduras Picadas de insetos Dermatoses bolhosas autoimunes
Fase crostosa	Dermatoses eczematosas Infecções fúngicas

Fonte: Kane KSM et al., 2009.

ECTIMA

- A ectima é uma infeção piogênica e ulcerada que acomete a pele de forma mais profunda, o que pode resultar na formação de cicatrizes permanentes. A principal bactéria associada é o *Streptococcus pyogenes*, sendo eventualmente causada pelo *Staphylococcus aureus*.

Diagnóstico

- As lesões de pele são pruriginosas e dolorosas, constituídas de uma placa eritematosa, sobre a qual se instala uma vesícula ou pústula, que rapidamente se rompe e dá origem a uma úlcera recoberta por crosta espessa e aderente. A lesão se estende até a derme e apresenta cicatrização lenta, o que pode ser prejudicado ainda mais por fatores como desnutrição e imunodeficiências (Figura 3).

Tratamento

- As medidas de higiene e limpeza locais são importantes para auxiliar o processo de cicatrização. Compressas mornas podem ser aplicadas para facilitar a retirada das crostas.
- Recomenda-se a prescrição de antibioticoterapia sistêmica por 10 dias, seguindo esquema utilizado para o impetigo, visando cobertura para *Streptococcus* e *Staphylococcus* (Tabela 1).

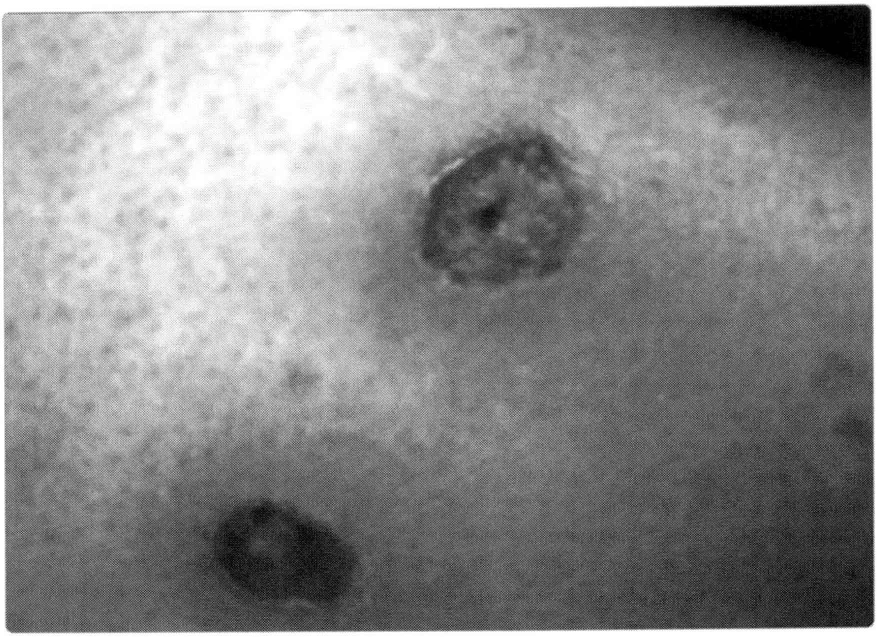

FIGURA 3
Ectima.
Fonte: Grassiotto CQ, 2018.

- Na ocorrência de falha do tratamento, orienta-se considerar internação hospitalar, coletar cultura da lesão e pesquisar diagnósticos diferenciais (Quadro 3).

QUADRO 3 Diagnósticos diferenciais do ectima.

Diagnósticos diferencias
Leishmaniose tegumentar
Úlceras de estase
Vasculites
Púrpura fulminante

Fonte: Kane KSM et al., 2009.

ERISIPELA E CELULITE

Diagnóstico clínico diferencial

QUADRO 4 Diagnóstico clínico diferencial entre a erisipela e a celulite.

	Erisipela	Celulite
Definição	Infecção da camada superior da derme e do tecido linfático superficial	Infecção da camada mais profunda da derme e da gordura subcutânea
Patogênese	Inoculação do patógeno através de ruptura da barreira cutânea (pequeno trauma, picada de inseto)	
Agente etiológico	*Streptococcus* do grupo A (quase a totalidade dos casos) *Streptococcus* dos grupos B, C, G; *Staphylococcus*	*Staphylococcus; Streptococcus* do grupo A Celulite de face: *Streptococcus pneumoniae*; *Haemophilus influenzae* tipo B (crianças não vacinadas)
Apresentação clínica	▪ Placa eritematosa, bem delimitada, quente, dolorosa (Figura 4) ▪ Geralmente surge de forma súbita, entre 2 e 5 dias depois da inoculação da bactéria ▪ Sinais e sintomas sistêmicos podem estar presentes: febre, calafrios, mal-estar, náuseas ▪ Acometimento de vasos linfáticos causa linfangite	▪ Placa eritematosa, de limites mal definidos, quente dolorosa, com edema importante (Figura 5) ▪ Principalmente em membros superiores e inferiores ▪ Sinais e sintomas sistêmicos podem estar presentes: febre, calafrios, mal-estar, náuseas ▪ Acometimento de vasos linfáticos causa linfangite
Abordagem diagnóstica	▪ O diagnóstico clínico é, na maioria das vezes, suficiente para iniciar o tratamento empírico ▪ A coleta de exames complementares – como hemograma, provas inflamatórias e culturas – está indicada nos casos com sinais de infecção sistêmica grave, nos pacientes imunodeprimidos ou nos casos de falha de antibioticoterapia empírica	

Fonte: Markus JR; Simoni AGP, 2017; Grassiotto CQ, 2023.

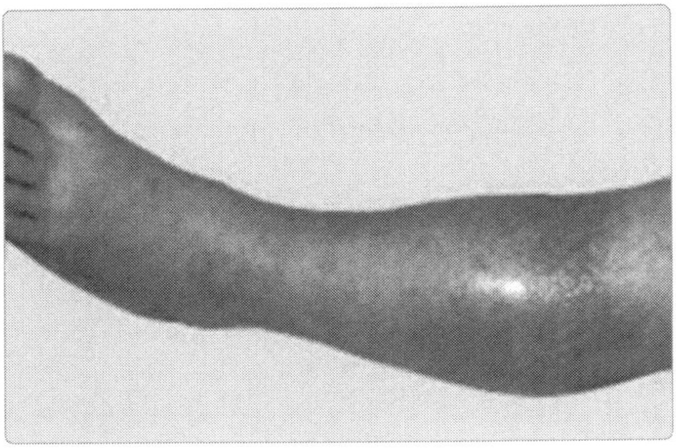

FIGURA 4
Erisipela.
Fonte: Grassiotto CQ, 2023.

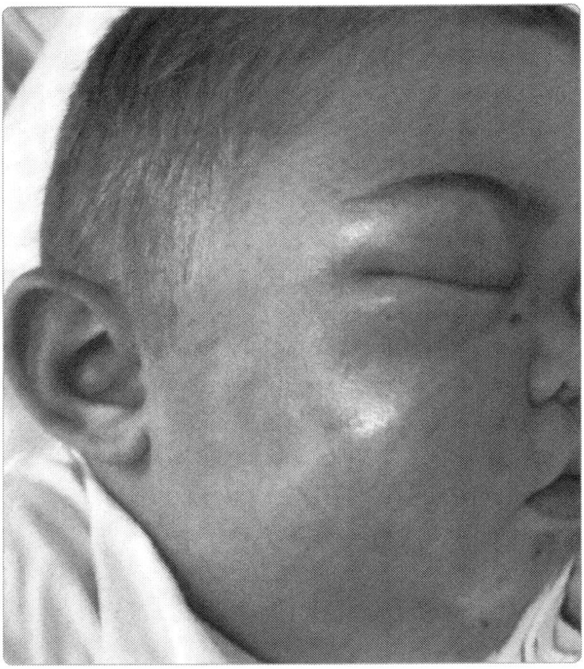

FIGURA 5
Celulite: eritema e edema na hemiface direita.
Fonte: Carvalho VO et al., 2020.

Tratamento

- Na abordagem dos quadros de celulite e erisipela, os cuidados com higiene local são importantes. Indica-se elevação do membro acometido, se possível, e repouso relativo.
- O tratamento com antibiótico de ambas as condições deve ser realizado com tratamento sistêmico. As indicações para internação hospitalar e tratamento por via parenteral estão listadas no Quadro 5.

QUADRO 5 Indicações de internação hospitalar e tratamento parenteral nos quadros de erisipela e celulite na faixa etária pediátrica.

Indicações
▪ Comprometimento sistêmico e/ou toxemia: febre, mal-estar, náuseas e vômitos, taquicardia, hipotensão
▪ Rápida progressão do eritema (recomenda-se delimitar área da lesão na admissão)
▪ Imunodepressão
▪ Falha de tratamento ambulatorial
▪ Incapacidade de tolerar medicação por via oral
▪ Infecção associada a dispositivo implantado
▪ Celulites de face
▪ Lactentes jovens

Fonte: Carvalho VO et al., 2020; Grassiotto CQ, 2023.

- O antibiótico de escolha deve oferecer cobertura para os germes mais prevalentes. Na Tabela 2 estão listados esquemas que podem ser inicialmente utilizados tanto para erisipela, quanto para celulite.
- Nos quadros leves, de acompanhamento ambulatorial, é de extrema importância garantir reavaliação clínica. A ausência de melhora pode ser critério de internação hospitalar e indica a necessidade de investigação de diagnósticos diferenciais, como os listados no Quadro 6.

TABELA 2 Antibioticoterapia empírica para tratamento dos quadros leves e graves de erisipela e celulite na faixa etária pediátrica.

Quadro leve (sem acometimento sistêmico)	Quadro graves (extensos e/ou com acometimento sistêmico)
Amoxicilina associada a ácido clavulânico: 30 a 50 mg de amoxacilina/kg/dia, VO, a cada 12 horas, por 5 a 10 dias (dependendo da melhora da lesão)	Oxacilina: 150 a 200 mg/kg/dia, IV (a cada 4 ou 6 horas) – dose máxima 12 g/dia, por 7 a 10 dias*
Cefalexina: 50 a 100 mg/kg/dia, a cada 6 horas, VO, por 5 a 10 dias (dependendo da melhora local)	Cefalosporina de primeira geração – cefazolina: 50 a 100 mg/kg/dia, IV (a cada 8 horas) – dose máxima 3 g/dia, por 7 a 10 dias*
	Cefalosporina de terceira geração – ceftriaxona: 50 a 100 mg/kg/dia, IV, (a cada 12 ou 24 horas) – dose máxima 4 g/dia, por 7 a 10 dias
	Clindamicina: 30-40 mg/kg/dia, IV, (a cada 6 ou 8 horas) – dose máxima 2,7 g/dia, por 7 a 10 dias*
	Vancomicina (suspeita de CA-MRSA): ▪ 40 mg/kg/dia, IV, a cada 6 horas OU ▪ 45 mg/kg/dia, IV, a cada 8 horas OU ▪ 60 mg/kg/dia, IV, a cada 6 horas (se doença grave ou instabilidade hemodinâmica), por 7 a 10 dias*

*O tempo de tratamento pode variar a depender da evolução clínica.
CA-MRSA: *staphylococcus aureus* resistente à oxacilina/meticilina; IV: intravenoso; VO: via oral.
Fonte: Markus JR; Simoni AGP, 2017; Stevens DL et al., 2014; Carvalho VO et al., 2020.

QUADRO 6 Diagnósticos diferenciais de erisipela e celulite.

Erisipela
Celulite
Lúpus eritematoso sistêmico
Queimadura solar
Dermatite de contato
Urticária
Dermatomiosite

(continua)

QUADRO 6 Diagnósticos diferenciais de erisipela e celulite. (*continuação*)

Celulite
Trombose venosa profunda
Infecções necrotizantes

Fonte: Kane KSM et al., 2009.

PRESCRIÇÃO NA PRÁTICA

Exemplo de prescrição (cada caso deve ser avaliado individualmente, e a decisão deve ser tomada pelo médico responsável pelo caso).

- Paciente de 4 anos, sexo masculino, iniciou há 48 horas quadro de pequenas bolhas e "espinhas" no rosto, ao redor do nariz. A mãe relata que o líquido das bolhas seca e fica com coloração amarelada. Nega quadros prévios, comorbidades, febre ou sintomas associados às lesões cutâneas.
- Ao exame físico, observam-se pequenas vesículas ao redor do nariz, algumas com crosta aderente e amarelada na superfície, não ultrapassando o número de cinco lesões.

Hipótese diagnóstica

- Impetigo crostoso pela característica das lesões com crostas "melicéricas".

Resumo

- Paciente previamente hígido, sem sintomas sistêmicos associados, com poucas lesões de impetigo crostoso em região nasal. Nesse caso, não há indicações de tratamento sistêmico.

Prescrição

- Mupirocina creme 2%: uso tópico. Aplicar diretamente nas lesões, a cada 8 horas, por 7 dias.
- Observação: antes da aplicação da mupirocina lavar a região com água e sabão. Procurar retirar as crostas antes da aplicação da medicação.

(*continua*)

(continuação)

Orientações

- Manter higiene frequente do local com água e sabão antisséptico, pelo menos três vezes ao dia, enquanto persistirem as lesões.
- Manter as unhas curtas e limpas.
- Realizar compressas com água morna para retirada das crostas, se necessário.
- Retorno ao serviço se persistência ou piora das lesões após 48 horas do tratamento ou se aparecimento de febre, náuseas, vômitos, queda do estado geral.

REFERÊNCIAS

1. Carvalho VO, Abagge KT, Cerqueira AMM. Celulite. In: Carvalho VO, Abagge KT, Cerqueira AMM, organizadores. Sociedade Brasileira de Pediatria: Manual de dermatologia para o pediatra. 1st ed. Barueri: Manole; 2020.
2. Corrêa PYSS, Ang PL. Características da pele da criança e do adolescente. In: Carneiro-Sampaio M, Gomes FMS, Rivitti-Machado MCM, editores. Dermatologia Pediátrica. 3rd ed. Barueri: Manole; 2022. p.12-6.
3. Grassiotto CQ, Moura BMH. Infecções de pele e partes moles. In: Schvartsman C, Farhat SCL, Reis AG, Couto TB, organizadores. Pronto-socorro. 4rd ed. Santana de Parnaíba: Manole; 2023. p. 526-32.
4. Hirayama ALS. Infecções bacterianas. In: Carneiro-Sampaio M, Gomes FMS, Rivitti--Machado MCM, editores. Dermatologia Pediátrica. 3rd ed. Barueri: Manole; 2022. p. 506-20.
5. Kane KSM, Lio PA, Stratigos AJ, Johnson RA. Cutaneous bacterial infections. In: Color Atlas & Synopsis of Pediatric Dermatology. 2nd ed. McGraw-Hill Professional Publishin; 2009. p. 352-87.
6. Machado LAP. Estrutura e fisiologia da pele. In: Carneiro-Sampaio M, Gomes FMS, Rivitti-Machado MCM, editores. Dermatologia Pediátrica. 3rd ed. Barueri: Manole; 2022. p. 2-11.
7. Markus JR, Simoni AGP. Piodermites. In: Burns DAR, Campos Júnior D, Silva LR, Borges WG, organizadores. Tratado de Pediatria: Sociedade Brasileira de Pediatria. 4rd ed. Barueri: Manole; 2017. p. 561-5.
8. Stevens DL, Bisno AL, Chambers HF, Dellinger EP, Goldstein EJ, Gorbach SL, et al; Infectious Diseases Society of America. Practice guidelines for the diagnosis and management of skin and soft tissue infections: 2014 update by the Infectious Diseases Society of America. Clin Infect Dis. 2014;59(2):e10-52.

23

Monkeypox (Mpox): diagnóstico e tratamento

D&T

Filumena Maria da Silva Gomes

Maria Helena Valente

INTRODUÇÃO

- A doença humana por Mpox (anteriormente conhecida como varíola dos macacos), também denominada *monkeypox*, é uma zoonose viral endêmica na África há mais de 50 anos.
- É causada pelo vírus da varíola *monkeypox* (MPXV), que pertence à família *Poxviridae*, subfamília *Chordopoxvirinae* e gênero *Orthopoxvirus*, que possui também os vírus da varíola humana (varíola) e da *vaccinia*.
- Descobertas recentes mostram que a epidemiologia da Mpox em países africanos endêmicos mudou, afetando predominantemente crianças menores de 10 anos para adultos entre 20 e 40 anos. Essa mudança também se aplica ao surto global, em que homens adultos de 18 a 44 anos que fazem sexo com homens são desproporcionalmente afetados. Além disso, a proporção de crianças afetadas no surto global é inferior a 2%, enquanto crianças menores de 18 anos constituem quase 40% dos casos nos países africanos. As taxas de mortalidade mais altas permanecem entre crianças e adultos nos países africanos.
- Antes de 2022, a infecção pelo MPXV em humanos raramente foi relatada fora das regiões africanas endêmicas. Atualmente, os casos estão ocorrendo em todo o mundo. A transmissão, os fatores de risco, a apresentação clínica e as sequelas dessa infecção ainda são pouco conhecidas. O atual surto global se iniciou em abril de 2022. Em 24.02.2023, foram confirmados 86.173 casos em 110 países; os três países com maior incidência são Estados Uni-

dos, com 30.012 casos; Brasil, com 10.825 casos; Espanha, com 7.496 casos confirmados.

- A infecção confirmada pela varíola *monkeypox* (VM) é definida por resultado positivo no exame da reação em cadeia da polimerase (PCR) do MPXV em uma amostra de qualquer local anatômico.
- A VM pode ser transmitida por meio do contato próximo com uma pessoa ou animal infectado, ou com material contaminado com o vírus. A VM é geralmente autolimitada, mas casos graves podem ocorrer, especialmente na gravidez, em crianças menores de 8 anos de idade e pacientes imunocomprometidos.
- As vacinas contra a varíola humana e VM podem ser usadas para profilaxia pré-exposição e pós-exposição contra a VM, mas ainda estão em oferta limitada. A vacina Jynneos/ImvanexTM e o antiviral tecovirimat foram liberados para uso no Brasil, em 26.08.2022, para casos indicados.

ETIOLOGIA

- O MPXV é um DNA vírus envelopado, de fita dupla, da família *Poxviridae*, subfamília *Chordopoxvirinae* e gênero *Orthopoxvirus*. Existem duas variações genéticas distintas do MPXV: a variação genética da África Central (bacia do Congo, com quadros mais graves e mais transmissíveis) e a da África Ocidental.

TRANSMISSÃO

- O MPXV se espalha por meio do contato próximo com alguém que tenha uma erupção de varíola *monkeypox* (VM). O contato próximo pode significar estar cara a cara (como falar, respirar ou cantar perto um do outro, o que pode gerar gotículas ou aerossóis de curto alcance); pele a pele (como toque ou sexo vaginal/anal); boca a boca (como beijo); ou contato boca e pele (como sexo oral ou beijo na pele). Vestimentas, roupas de cama, toalhas ou objetos como utensílios/pratos que foram contaminados com o vírus, pelo contato com uma pessoa infectada, também podem infectar outras pessoas.

- Possíveis mecanismos de transmissão pelo ar da VM ainda não são bem compreendidos e estudos estão em andamento. A transmissão sexual do MPXV por meio de fluidos genitais permanece sob investigação. A detecção de DNA viral em amostras de sêmen foi relatada em alguns casos na Itália e na Alemanha. Apesar disso, não há evidência sobre a infecciosidade desses vírus no sêmen.
- Segundo a Organização Mundial da Saúde (OMS), o MPXV pode se espalhar para as pessoas quando entram em contato físico com um animal infectado, como um primata, roedor terrestre, por meio de mordidas ou arranhões, durante atividades como caça, esfola, cozinhando ou brincando com carcaças. O vírus também pode ser transmitido ao se comer animais infectados se eles não forem bem cozidos. Reduz-se o risco evitando o contato desprotegido com animais selvagens, especialmente aqueles que estão doentes ou mortos (incluindo sua carne e sangue). Nos países onde os animais carregam a VM, todos os alimentos que contenham partes de animais ou carne devem ser bem cozidos antes de serem consumidos.
- A transmissão vertical pode ocorrer por meio da placenta da mãe para o feto (VM congênita), ou durante o contato próximo no parto e após o nascimento. A doença materna está associada a um risco aumentado de morbidade e mortalidade materna e perinatal, incluindo morte fetal, parto prematuro e aborto espontâneo. Os dados sobre a infecção por VM na gravidez são muito limitados. Na República Democrática do Congo, um estudo observacional relatou infecção materna em quatro mulheres: três destas tiveram morte fetal, e a quarta teve um recém-nascido saudável de termo. Duas tiveram abortos espontâneos no primeiro trimestre, e não foi realizado nenhum exame específico. A terceira mulher teve doença grave com 18 semanas de idade gestacional e morte fetal, que tinha características da infecção por VM e evidências virológicas, histológicas e sorológicas que sugeriam transmissão vertical. Todos esses dados são limitados a viés de relatos (Figura 1). A transmissão por perdigotos, ou grandes gotículas respiratórias durante o contato pessoal prolongado, torna profissionais de saúde, membros da família e parceiros sexuais grupos de maior risco para a doença. O declínio da imunidade em todas as comunidades, pela cessação da vacinação contra a varíola humana, pode funcionar como fator de risco para a VM. Já foram descritos alguns casos de contaminação de cachorros que residiam com indivíduos com a doença (Figura 2).

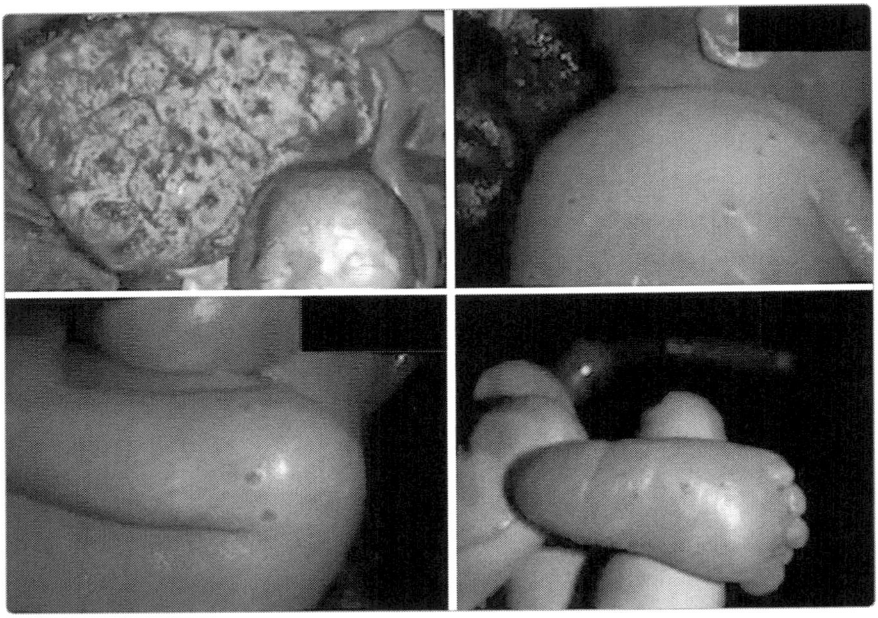

FIGURA 1
Lesões de varíola *monkeypox* em placenta e em pele de óbito fetal.
Fonte: Mbala PK et al., 2017.

- Dano direto: depois que o MPXV entra no corpo humano através da pele ou mucosa danificada, o vírus pode infectar células epiteliais da pele, trato respiratório e sistema vascular e alterar rapidamente a função metabólica dessas células, levando a distúrbios metabólicos celulares e líticos e morte. Numerosas partículas virais são então liberadas para fora da célula infectada, induzindo uma nova infecção. Enquanto isso, o MPXV pode causar linfadenopatia ao se espalhar para os tecidos linfoides e se replicar.
- Ocorre então viremia pelo MPXV, com o vírus atingindo a pele através da corrente sanguínea onde passa a se replicar. As manifestações patológicas incluem o inchaço das células epidérmicas formadoras de queratina na forma de vacúolos, balonismo e degeneração reticular, relaxamento da camada espinhal local ou formação de bolhas, pequenos corpos redondos de inclusão bem definidos na epiderme ao redor das bolhas, capilares dérmicos dilatados e infiltração de células mononucleares nas papilas dérmicas.

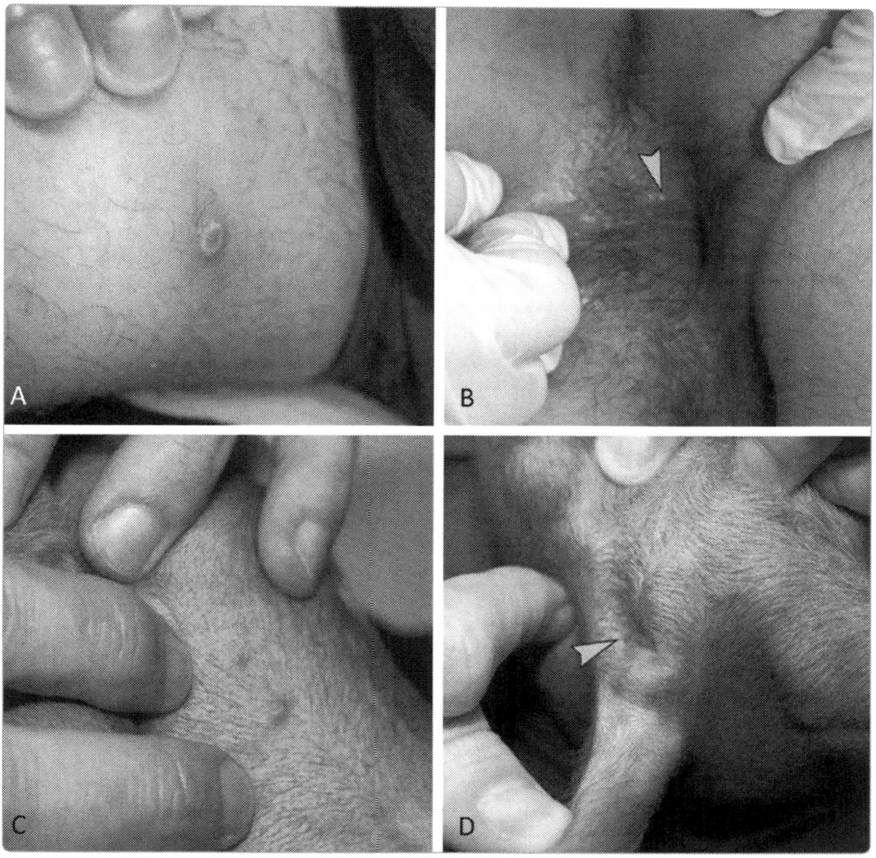

FIGURA 2
Lesões de pele da varíola *monkeypox* em dois indivíduos (A e B), e também no seu cachorro de estimação (C e D).

Fonte: Seang S et al., 2022.

- Inibição da resposta imune: o MPXV pode escapar para o sistema imunológico, bloqueando a síntese de proteínas quinases induzidas por interferon, inibindo a apresentação de antígenos de moléculas MHC-II e a via de sinalização NK-κB, e desenvolvendo uma variedade de proteínas imunomoduladoras.
- Passa a ocorrer uma tempestade de citocinas: a infecção por MPXV promove a ativação de grande número de células imunes inatas e células imunes específicas, e libera grande número de citocinas. Pode causar tempestade

de citocinas, levando a uma resposta inflamatória sistêmica, comprometimento das funções de órgãos multissistêmicos e até morte em casos graves.

MANIFESTAÇÕES CLÍNICAS

- O período de incubação (intervalo entre a infecção e o início dos sintomas) da varíola *monkeypox* é geralmente de 6 a 13 dias, mas pode variar de 5 a 21 dias (Figura 3). Alguns estudos observacionais caracterizaram parcialmente aspectos clínicos (Tabela 1), hospitalizações e mortes. A erupção cutânea com prurido, febre e linfadenopatia são achados clínicos críticos, mas agora, em conexão com a potencial transmissão sexual ou transmissão em decorrência do contato próximo durante o sexo, está mais associada no surto de 2022 com erupção na área pélvica e virilhas (75%), em comparação com a sua frequência em pacientes africanos (30%). A erupção também parece ser diferente entre a apresentação clínica na África e na Europa, com maior frequência em países endêmicos (100%), enquanto é relativamente baixa

TABELA 1 Manifestações clínicas em adultos.

Manifestações	%	IC 95%
Exantema	93%	80-100%
Febre	72%	30-99%
Prurido	65%	47-81%
Linfadenopatia	62%	30-99%
Fadiga	60%	32-85%
Dor de garganta	57%	36-77%
Dor de cabeça	50%	25-75%
Tosse	47%	38-57%
Mialgias	45%	16-76%
Fotofobia	32%	3-71%
Artralgia	26%	1-65%
Dificuldade respiratória	25%	3-58%
Conjuntivite	19%	9-32%
Náusea/vômito	19%	9-30%
Diarreia	4%	2-7%

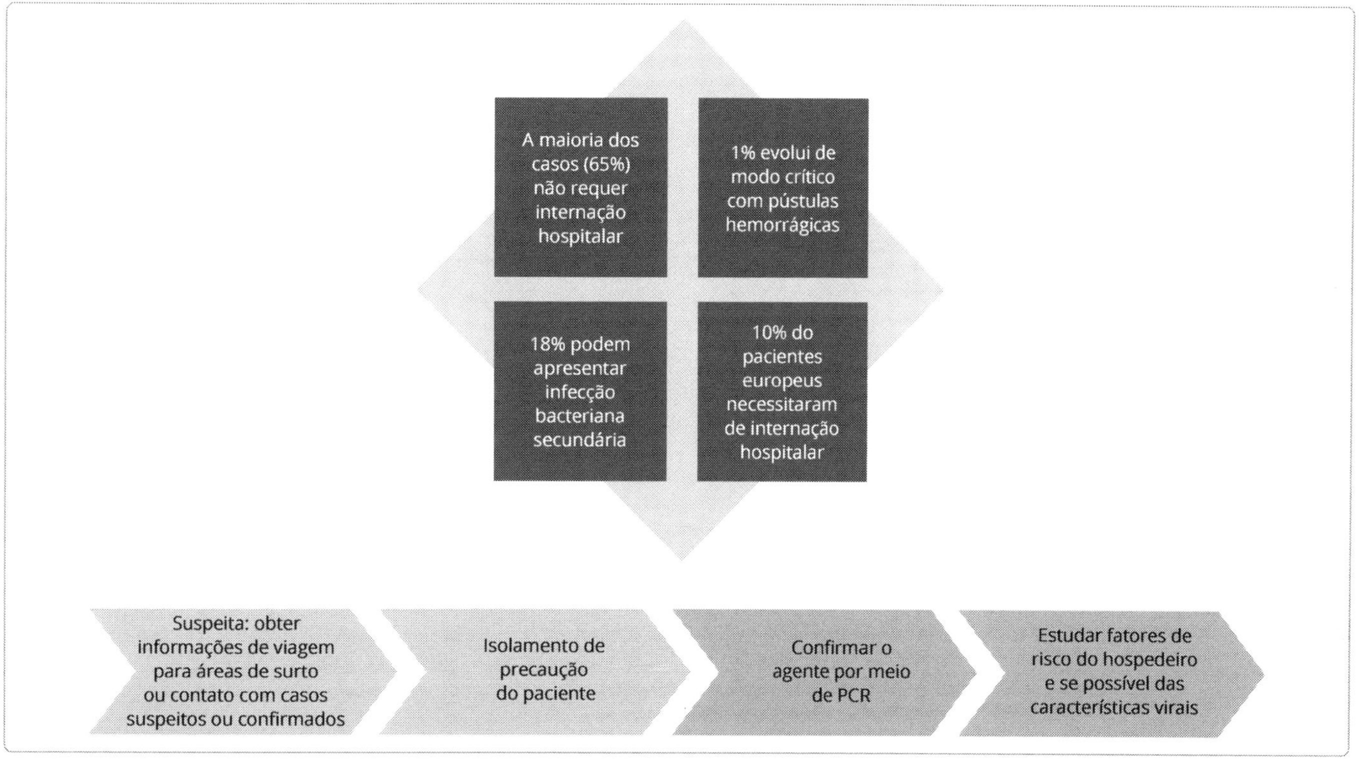

FIGURA 3
Varíola *monkeypox*.

PCR: reação em cadeia da polimerase.
Fonte: Benites-Zapata VA et al., 2022.

em pacientes europeus (22%). Em alguns casos, ainda a serem confirmados em séries de casos e estudos mais extensos, os pacientes podem apresentar lesões solitárias ou poucas.
- Dos doentes, 50% apresentam 100 ou mais lesões cutâneas, o que corresponde ao escore de gravidade de lesões cutâneas graves da OMS.

DIAGNÓSTICO

Diagnóstico clínico

- Definição de varíola *monkeypox* (VM), ver Quadro 1.
- Classificação dos casos de VM, ver Quadro 2.
- Sinais e sintomas de VM, ver Quadro 3.
- A infecção da VM pode ser dividida em dois períodos ou fases:
  - Período de invasão (dura entre 0 e 5 dias): caracterizado por febre, cefaleia intensa, linfadenopatia cervical, lombalgia, mialgia e astenia intensa. A linfadenopatia distingue a VM da varicela, do sarampo e da varíola humana.
  - Erupção cutânea, com início de 1 a 3 dias após o aparecimento da febre. A erupção se concentra mais na face e em extremidades do que no tronco. Afeta a face (em 95% dos casos), as palmas das mãos e as plantas dos pés (em 75% dos casos). Também são afetadas as mucosas orais, de genitália e conjuntivas, bem como a córnea. A erupção evolui sequencialmente como máculas, pápulas, vesículas, pústulas e crostas que secam e caem, com número de lesões variando de poucas a milhares. Nos casos graves, as lesões coalescem com grandes áreas de pele que se desprendem (Figura 4).
  - O quadro clínico tem duração de 2 a 4 semanas, é geralmente autolimitado e desaparece sem tratamento na maioria dos casos. As crianças são mais propensas do que adolescentes e adultos a terem sintomas graves. Casos graves entre crianças ocorrem pela extensão da exposição ao vírus, estado de saúde do paciente e natureza das complicações. O vírus também pode ser transmitido a um feto ou recém-nascido por meio do nascimento ou contato físico precoce. Deficiências imunológicas subjacentes podem levar a resultados piores.

QUADRO 1 Definição de caso clínico de varíola *monkeypox*, de acordo com a OMS, CDC e outras agências internacionais.

	OMS	ECDC	CDC	UKHSA	PHAC
Descrição do exantema	Um exantema agudo inexplicável ou uma ou mais lesões cutâneas agudas	Um exantema inexplicável em qualquer parte do corpo	Uma lesão profunda e bem circunscrita, muitas vezes com umbilicação central; progressão da lesão por meio de estágios sequenciais específicos – máculas, pápulas, vesículas, pústulas e crostas	Uma erupção cutânea inexplicável em qualquer parte do corpo	Uma erupção cutânea aguda inexplicável
Febre	> 38,3 °C	Febre (geralmente > 38,5 °C)	Não mencionado	> 38,5 °C	> 38,5 °C
Linfadenopatia	Linfadenopatia	Generalizada ou localizada	Não mencionada	Linfadenopatia	Linfadenopatia
Lesão de mucosa	Não mencionada	Não mencionada especificamente	Não mencionada	Não mencionada	Uma lesão (ou mais) inexplicável em genital, perianal ou oral aguda
Outros sintomas	Dor de cabeça intensa, dor nas costas, mialgia e astenia intensa	Dor de cabeça, dor nas costas e fadiga	Não mencionado	Calafrios, dor de cabeça, cansaço, mialgia (dores musculares e no corpo) Dor nas costas Astenia (fraqueza profunda)	Dor de cabeça, mialgia, dor nas costas, fraqueza

CDC: Centros de Controle e Prevenção de Doenças; ECDC: Centro Europeu para Prevenção e Controle de Doenças; OMS: Organização Mundial da Saúde; PHAC: Agência de Saúde Pública do Canadá; UKHSA: Agência de Segurança da Saúde do Reino Unido.
Fonte: adaptada de Thornhill JP et al., 2022.

QUADRO 2 Classificação dos casos de varíola *monkeypox*.

Tipo de caso	Definição
Suspeito	Início súbito de febre alta, seguido de erupção vesiculopustular que se manifesta predominantemente na face, palmas das mãos e plantas dos pés; ou a presença de pelo menos 5 crostas do tipo varíola
Confirmado	Caso suspeito com confirmação laboratorial (anticorpo IgM positivo, PCR ou isolamento de vírus)
Provável	Caso suspeito sem possibilidade de confirmação laboratorial, mas com vínculo epidemiológico com caso confirmado
Possível	▪ Erupção cutânea vesicular, pustulosa ou com crostas, não diagnosticada como varicela pela família ou pelo profissional de saúde ▪ História de febre e erupção cutânea vesicular ou crostosa ▪ O indivíduo preenchia um dos critérios epidemiológicos ou demonstrava níveis elevados de IgM específica para ortopoxvírus e apresentava erupção cutânea e febre inexplicáveis e ≥ 2 outros sinais ou sintomas dos critérios clínicos

PCR: reação em cadeia da polimerase.
Fonte: Bunge EM et al., 2022.

QUADRO 3 Sinais e sintomas da doença clássica da varíola *monkeypox*.

	Fase inicial (prodrômica)	Segunda fase
Manifestações comuns	Febre Dor de cabeça Dor nas costas Mialgia Mal-estar Linfadenopatia	▪ Erupção cutânea em evolução em estágios sequenciais – máculas, pápulas, vesículas, pústulas e umbilicação, antes da formação de crostas e descamação por um período de 2 a 3 semanas ▪ A erupção tende a ser centrífuga: inicia-se na face e progride em direção às mãos e aos pés, podendo envolver mucosas orais, conjuntiva, córnea e/ou genitália ▪ As observações do surto de 2022 descrevem lesão(ões) começando na área genital (muitas vezes com apenas uma única lesão observada) e uma predisposição para a erupção ocorrer sem uma fase prodrômica

(continua)

QUADRO 3 Sinais e sintomas da doença clássica da varíola *monkeypox*. (*continuação*)

	Fase inicial (prodrômica)	Segunda fase
Manifestações graves		▪ Infecções bacterianas da pele e tecidos moles (celulite, abscessos, necrosante de tecidos moles) ▪ Pneumonia grave ▪ Infecção da córnea que pode levar à perda de visão ▪ Vômitos e diarreia, que podem resultar em desidratação grave, anormalidades eletrolíticas e choque ▪ Sepse ▪ Encefalite

Fonte: adaptada de Huang YA et al., 2022.

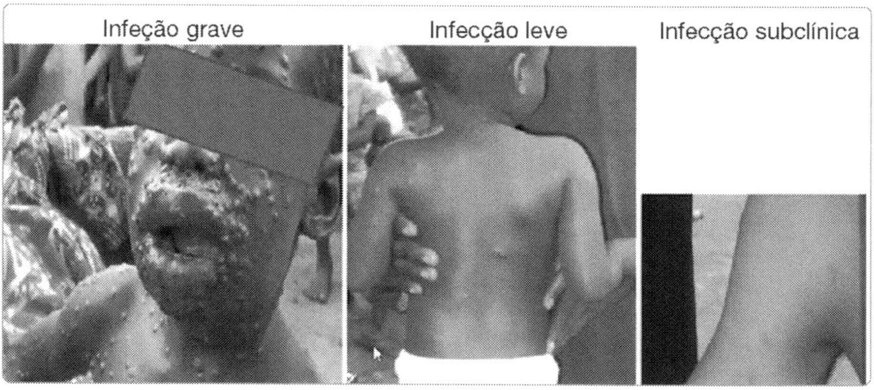

FIGURA 4

Classificação das lesões da varíola *monkeypox* de acordo com o número de lesões (grave, leve e subclínica).

Fonte: adaptada de WHO, 2022.

- O quadro clínico tem duração de 2 a 4 semanas, é geralmente autolimitado e desaparece sem tratamento na maioria dos casos.
- Casos graves entre crianças ocorrem pela extensão da exposição ao vírus, estado de saúde do paciente e natureza das complicações. O vírus também pode ser transmitido a um feto ou recém-nascido por meio do nascimento ou contato físico precoce. Deficiências imunológicas subjacentes podem levar a resultados piores.

Diagnóstico laboratorial

- Na suspeita clínica de varíola *monkeypox* (VM), deve-se coletar amostra apropriada com transporte seguro para laboratório adequado, em que a confirmação da VM depende do tipo e da qualidade da amostra e do tipo de teste laboratorial.
- Reação em cadeia da polimerase (PCR) é o teste de laboratório de escolha pela precisão e sensibilidade, com amostras diagnósticas ideais, que são as lesões de pele (a superfície ou o fluido de vesículas e pústulas) e crostas secas.
- A biópsia é uma opção, principalmente em casos de lesão única e pouco característica.
- Amostras da lesão devem ser armazenadas em um tubo seco e estéril, mantidas frias.
- Exames de PCR do sangue geralmente são inconclusivos pelo curto período de viremia, não devendo ser coletados de rotina.
- Como os ortopoxvírus são sorologicamente reativos, os métodos de detecção de antígenos e anticorpos não fornecem confirmação específica para VM. Assim, sorologia e detecção de antígenos não são recomendadas para o diagnóstico ou a investigação de casos.
- Vacinação recente ou remota com vacina à base de *vaccinia* (pessoa vacinada antes da erradicação da varíola ou vacinada recentemente como funcionário do laboratório de ortopoxvírus) pode levar a resultados falsos-positivos da PCR das lesões.
- Para interpretar os resultados do teste, é fundamental informações precisas do paciente: a) data de início da febre; b) data de início da erupção cutânea; c) data da coleta da amostra; d) estado atual do indivíduo (estágio da erupção cutânea); e) idade.

Diagnóstico diferencial

- O diagnóstico diferencial clínico deve considerar outras doenças exantemáticas, como varicela, sarampo, infecções bacterianas da pele, sarna, sífilis e outras doenças sexualmente transmissíveis, além de alergias associadas a medicamentos.
- A linfadenopatia é uma característica clínica que diferencia a varíola *monkeypox* (VM) da varicela ou da varíola humana.
- As erupções da VM podem se assemelhar a algumas doenças sexualmente transmissíveis, como herpes e sífilis, o que pode explicar por que vários dos casos, no surto atual, foram identificados entre homens que procuraram atendimento em clínicas de saúde sexual.

TRATAMENTO

- Os sintomas da varíola *monkeypox* (VM) em geral se resolvem por conta própria, sem a necessidade de tratamento específico.
- O tratamento sintomático da VM é o alívio de sintomas e a prevenção das complicações e sequelas. É importante cuidar da erupção, deixando as lesões secarem, ou cobrindo com curativo úmido para proteger a área, quando necessário. Evitar tocar feridas na boca ou nos olhos. Enxaguantes bucais e colírios podem ser usados desde que os produtos com glicocorticoides sejam evitados.
- A imunoglobulina *vaccinia* intravenosa (VIGIV) pode ser recomendada para casos graves. Infecções bacterianas secundárias devem ser tratadas conforme a indicação.
- Agentes antivirais (brincicofovir; tecovirimat, comercializado como TPOXX®) também foram desenvolvidos e aprovados para o tratamento da VM, mas ainda não estão amplamente disponíveis.

Complicações

- Podem incluir infecções secundárias, broncopneumonia, sepse, encefalite e infecção da córnea com consequente perda de visão. A extensão em que a infecção assintomática pode ocorrer é desconhecida (Figura 5).

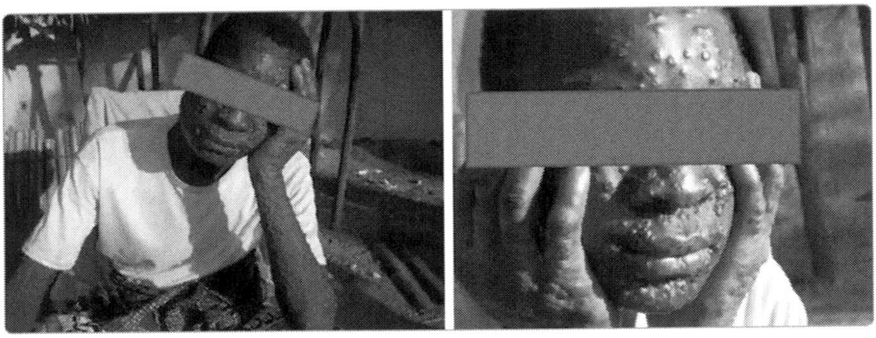

FIGURA 5
Lesões dermatológicas extensas pela varíola *monkeypox*.
Fonte: adaptada de WHO, 2022.

- A taxa de letalidade da varíola *monkeypox* varia de 0% a 11% na população em geral, sendo maior entre crianças pequenas. Nos últimos tempos, a taxa de mortalidade de casos foi de cerca de 3% a 6%.

VACINAÇÃO

- Dados históricos indicaram que a vacinação contra a varíola com o vírus *vaccinia* (outro ortopoxvírus) foi aproximadamente 85% protetora contra a varíola dos macacos. No entanto, após sua erradicação em 1980, a vacinação de rotina contra a varíola não era mais indicada, e já se passaram quatro décadas desde qualquer programa de vacinação do ortopoxvírus.
- Evidência de vacinação prévia contra a varíola: cicatriz na parte superior do braço esquerdo.
- Atualmente, vacinas de primeira e segunda geração são usadas somente em funcionários de laboratório ou profissionais de saúde que podem ter recebido vacina contra varíola *monkeypox* (VM) (proteção contra exposição ao ortopoxvírus).
- No momento, existem vacinas de terceira geração com efeitos colaterais discretos.
- A JYNNEOSTM ou ImvanexTM é uma vacina viral viva produzida a partir da *vaccinia* modificada Ankara-Bavarian Nordic (estirpe MVA-BN); é um ortopoxvírus atenuado e não replicante de terceira geração, que oferece

proteção cruzada para a VM. Foi licenciada pela Food and Drug Administration (FDA) dos Estados Unidos em 2019 e agora é indicada para a prevenção da doença da varíola e da VM em adultos com 18 anos ou mais com alto risco para infecção por varíola ou VM.

- A vacina ACAM2000® é de vírus *vaccinia* vivos, indicada para imunização ativa contra a doença da varíola para pessoas com alto risco de infecção por varíola.
- Existem várias diferenças entre JYNNEOSTM e ACAM2000®. A ACAM2000® é um vírus *vaccinia* competente para replicação, enquanto JYNNEOSTM é um vírus *vaccinia Ankara* modificado com deficiência de replicação, assim a ACAM2000® produz uma reação cutânea importante no local da inoculação, enquanto o JYNNEOSTM não. Com a ACAM2000® podem ocorrer eczema *vaccinatum* e *vaccinia* progressiva, em decorrência da replicação viral descontrolada em certos indivíduos. A *vaccinia* progressiva é geralmente observada em indivíduos imunocomprometidos, enquanto o eczema *vaccinatum* pode ocorrer em indivíduos com dermatite atópica ou eczema. As diretrizes recomendam evitar o ACAM2000® entre pessoas imunossuprimidas (p. ex., pessoas infectadas pelo HIV), tornando uma prática razoável evitar o ACAM2000® em populações com risco aumentado de HIV não conhecido. Além disso, a transmissão inadvertida pode ocorrer com vacinas de replicação competente, incluindo transmissão vertical resultando em *vaccinia* fetal, que pode ser fatal para o feto ou recém-nascido. Outros eventos adversos graves observados com mais frequência com ACAM2000® do que com JYNNEOSTM incluem miopericardite (que deve ocorrer em 5,7 por 1.000 vacinados primários com ACAM2000®) e encefalite pós-vacinal.
- Atualmente, nenhuma vacina contra a VM está aprovada para uso na gravidez.

PREVENÇÃO

- Para proteção e isolamento domiciliar ver Figura 6.
- Conscientizar sobre fatores de risco e redução à exposição ao vírus. Alguns países oferecem vacina a pessoas sob risco, como pessoal de laboratório e profissionais de saúde.

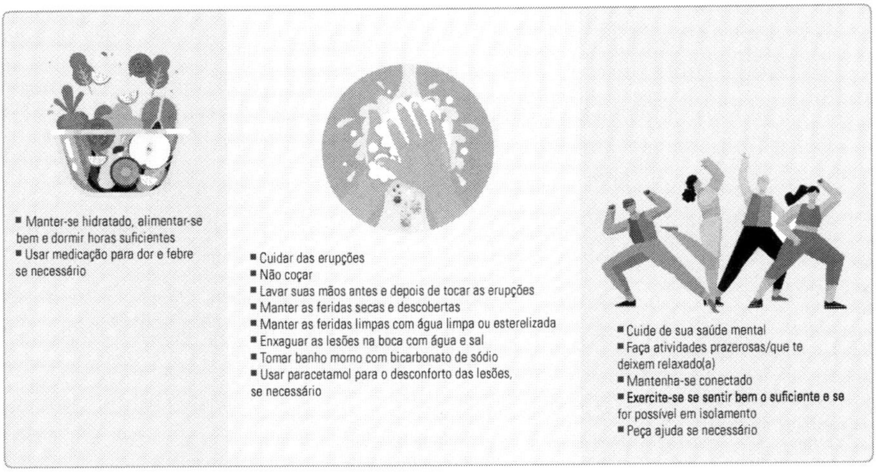
■ Manter-se hidratado, alimentar-se bem e dormir horas suficientes
■ Usar medicação para dor e febre se necessário
■ Cuidar das erupções
■ Não coçar
■ Lavar suas mãos antes e depois de tocar as erupções
■ Manter as feridas secas e descobertas
■ Manter as feridas limpas com água limpa ou esterelizada
■ Enxaguar as lesões na boca com água e sal
■ Tomar banho morno com bicarbonato de sódio
■ Usar paracetamol para o desconforto das lesões, se necessário
■ Cuide de sua saúde mental
■ Faça atividades prazerosas/que te deixem relaxado(a)
■ Mantenha-se conectado
■ Exercite-se se sentir bem o suficiente e se for possível em isolamento
■ Peça ajuda se necessário

FIGURA 6
Como se proteger se você está em isolamento domiciliar pela varíola *monkeypox*.

- Reduzir risco de transmissão de humano para humano. Durante surtos de varíola *monkeypox* (VM) em humanos, evitar contato próximo com pessoas infectadas, com profissionais de saúde e membros da família sob maior risco de infecção.
- Profissionais de saúde que cuidam de pacientes com suspeita de infecção ou casos confirmados de VM, ou que manuseiam amostras, devem implementar precauções-padrão de controle de infecção. Se possível, selecionar indivíduos previamente vacinados contra varíola para cuidar do paciente.
- Amostras de pacientes devem ser preparadas para transporte com embalagem tripla de acordo com as orientações da OMS para transporte de substâncias infecciosas.
- Reduzir risco de transmissão zoonótica. Evitar contato desprotegido com animais selvagens, incluindo sua carne, sangue e outras partes. Alimentos com carne ou partes de animais devem ser bem cozidos antes de consumidos.
- Restrições ao comércio de animais. Países estabeleceram regulamentos para restringir importação de roedores e primatas não humanos. Animais em cativeiro potencialmente infectados devem ser isolados e colocados em

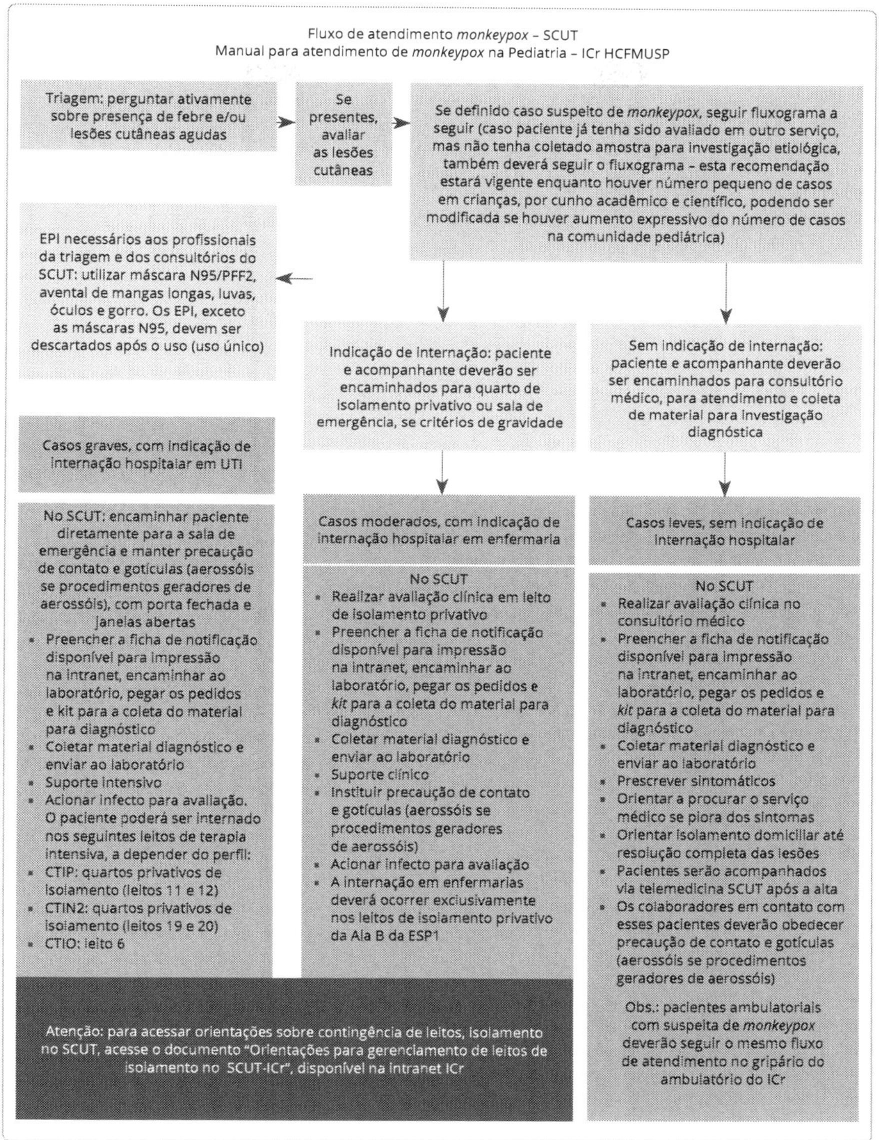

FIGURA 7

Algoritmo para atendimento de pacientes em Pediatria.

EPI: equipamento de proteção individual; ICr-HCFMUSP: Instituto da Criança e do Adolescente do Hospital das Clínicas da Faculdade de Medicina da Universidade de São Paulo; SCUT: serviço de consulta de urgência e triagem; UTI: unidade de terapia intensiva.
Fonte: ICr-HCFMUSP, 2022.

quarentena. Quaisquer animais com contato com um animal infectado devem ser colocados em quarentena e observados durante 30 dias.

- Relação entre varíola humana e VM. A apresentação clínica da VM se assemelha à da varíola humana. A varíola era mais facilmente transmitida e mais frequentemente fatal, pois cerca de 30% dos pacientes morreram.
- Há 40 anos, o mundo cessou a vacinação de rotina contra a varíola com vacinas à base de *vaccinia*, com as populações não vacinadas desde então sendo mais suscetíveis à infecção pelo MPXV.

REFERÊNCIAS

1. Benites-Zapata VA, Ulloque-Badaracco JR, Alarcon-Braga EA, Hernandez-Bustamante EA, Mosquera-Rojas MD, Bonilla-Aldana DK, et al. Clinical features, hospitalisation and deaths associated with monkeypox: a systematic review and meta-analysis. Ann Clin Microbiol Antimicrob. 2022;21(1):36.
2. Brasil. Agência Nacional de Vigilância Sanitária. Gerência Geral de Tecnologia em Serviços de Saúde. Gerência de Vigilância e Monitoramento em Serviços de Saúde. Nota Técnica GVIMS/GGTES/ANVISA nº 03/2022. Orientações para prevenção e controle da Monkeypox nos serviços de saúde. Brasília, DF; 31 maio 2022. https://www.gov.br/anvisa/pt-br/centraisdeconteudo/publicacoes/servicosdesaude/notas-tecnicas/nota-tecnica-gvims-ggtes-dire3-anvisa-no-03-2022-orientacoes-para-prevencao-e-controle-da-monkeypox-nos-servicos-de-saude-2013-atualizada-em-02-06-2022/view.
3. Bunge EM, Hoet B, Chen L, Lienert F, Weidenthaler H, Baer LR, et al. The changing epidemiology of human monkeypox: a potential threat? A systematic review. PLoS Negl Trop Dis. 2022;16(2):e0010141.
4. Centers for Disease Control and Prevention. Interim clinical guidance for the treatment of monkeypox. https://www.cdc.gov/poxvirus/monkeypox/clinicians/treatment.html#anchor_1655488137245.
5. Dou YM, Yuan H, Tian HW. Monkeypox virus: past and present. World J Pediatr. 2023;19(3):224-30.
6. Huang YA, Howard-Jones AR, Durrani S, Wang Z, Williams PC. Monkeypox: a clinical update for paediatricians. J Paediatr Child Health. 2022;58(9):1532-8.
7. Instituto da Criança e do Adolescente do Hospital das Clínicas da Faculdade de Medicina da Universidade de São Paulo (ICr-HCFMUSP). Monkeypox: Manual para o Atendimento do Pediatra. 2022.
8. Jiang RM, Zheng YJ, Zhou L, Feng LZ, Ma L, Xu BP, et al. Diagnosis, treatment, and prevention of monkeypox in children: an experts' consensus statement. World J Pediatr. 2023;19(3):231-42.
9. Khalil A, Samara A, O'Brien P, Morris E, Draycott T, Lees C, et al. Monkeypox vaccines in pregnancy: lessons must be learned from COVID-19. Lancet Glob Health. 2022;10(9):e1230-e1231.
10. Lapa D, Carletti F, Mazzotta V, Matusali G, Pinnetti C, Meschi S, et al; INMI Monkeypox Study Group. Monkeypox virus isolation from a semen sample collected in the early

phase of infection in a patient with prolonged seminal viral shedding. Lancet Infect Dis. 2022;22(9):1267-9.

11. Mbala PK, Huggins JW, Riu-Rovira T, Ahuka SM, Mulembakani P, Rimoin AW, et al. Maternal and fetal outcomes among pregnant women with human monkeypox infection in the Democratic Republic of Congo. J Infect Dis. 2017;216(7):824-8.
12. Moore MJ, Rathish B, Zahra F. Mpox (Monkeypox). 2023 May 3. In: StatPearls [Internet]. Treasure Island (FL): StatPearls Publishing; 2023 Jan.
13. Morgan CN, Whitehill F, Doty JB, Schulte J, Matheny A, Stringer J, et al. Environmental persistence of monkeypox virus on surfaces in household of person with travel-associated infection, Dallas, Texas, USA, 2021. Emerg Infect Dis. 2022;28(10):1982-9.
14. Rizk JG, Lippi G, Henry BM, Forthal DN, Rizk Y. Prevention and treatment of monkeypox. Drugs. 2022;82(9):957-63. Erratum in: Drugs. 2022 Aug 22.
15. Sam-Agudu NA, Martyn-Dickens C, Ewa AU. A global update of mpox (monkeypox) in children. Curr Opin Pediatr. 2023;35(2):193-200.
16. Seang S, Burrel S, Todesco E, Leducq V, Monsel G, Le Pluart D, et al. Evidence of human-to-dog transmission of monkeypox virus. Lancet. 2022;400(10353):658-9.
17. UK Health Security Agency. Recommendations for the use of pre and post exposure vaccination during a monkeypox incident. https://assets.publishing.service.gov.uk/government/uploads/system/uploads/attachment_data/file/1077678/Recommendations-for-use-of-pre-and-post-exposure-vaccination-during-a-monkeypox-incident.pdf.
18. World Health Organization (WHO). Monkeypox. https://www.who.int/news-room/fact-sheets/detail/monkeypox.
19. World Health Organization (WHO). Multi-country monkeypox outbreak in non-endemic countries. https://www.who.int/emergencies/disease-outbreak-news/item/2022-DON385.

24

Sarampo em Pediatria: diagnóstico e tratamento

Filumena Maria da Silva Gomes

Maria Helena Valente

INTRODUÇÃO

- Antes da chegada da vacina contra o sarampo, em 1963, o sarampo matava cerca de 2,6 milhões de pessoas por ano.
- Em 2016, a Organização Pan-Americana da Saúde (OPAS) declarou a Região das Américas livre de sarampo.
- Em dezembro de 2018, um surto de sarampo atingiu 11/27 estados no Brasil, e 10.262 casos foram confirmados por critérios laboratoriais e epidemiológicos, com maior incidência em menores de 5 anos.
- Mais de 140 mil pessoas morreram de sarampo no mundo em 2018.
- Em 2020 o Brasil registrou 8.419 casos confirmados de sarampo em 21 unidades da federação, sendo que quatro estados mantêm o surto ativo: Pará, Rio de Janeiro, São Paulo e Amapá.
- A vacinação de rotina contra o sarampo em crianças, combinada com campanhas de imunização em massa, são estratégias-chave de saúde pública para reduzir as mortes pela doença em todo o mundo.
- São necessárias duas doses da vacina de sarampo acima de 1 ano de idade para garantir imunidade e prevenir surtos, pois 15% das crianças vacinadas não conseguem desenvolver imunidade na primeira dose.
- Da quantidade estimada de 20,8 milhões de crianças não vacinadas no mundo com a vacina contra o sarampo em 2017, cerca de 8,1 milhões estavam em três países: Índia, Nigéria e Paquistão.

- Nos últimos anos, durante a pandemia de Covid-19, as pessoas negligenciaram ou atrasaram as vacinas de rotina, inclusive a do sarampo, e tivemos grandes surtos que chamaram a atenção.
- Atualmente a hesitação vacinal, responsável por surtos em países onde o sarampo já havia sido eliminado, é uma das dez ameaças à saúde pública global identificadas pela Organização Mundial da Saúde (OMS).
- A hesitação vacinal decorre de conveniência, complacência e confiança. A complacência é devida a que as doenças prevenidas por vacinas não ocorrem mais, levando a baixa adesão à vacinação contra o sarampo e à ocorrência de surtos de sarampo. A confiança se dá pela percepção da segurança e eficácia da vacina tríplice viral; pela confiança nos serviços de vacinação; e pela confiança no calendário de vacinação infantil do Ministério da Saúde. A conveniência é afetada pela disponibilidade física de ir ao serviço de vacinação, pela acessibilidade, linguagem e alfabetização em saúde.

DIAGNÓSTICO

História clínica

- O diagnóstico é baseado no quadro clínico e em exames laboratoriais.
- Principais sintomas do sarampo:
  - Febre alta e exantema maculopapular morbiliforme.
  - Tosse.
  - Conjuntivite, irritação nos olhos ou fotofobia.
  - Coriza ou obstrução nasal.
  - Mal-estar intenso.
  - Contato nos últimos 30 dias com pessoa que viajou para regiões de risco.
  - História de viagens para regiões de risco nos últimos 30 dias.

Período de incubação

- De 8 a 12 dias.

Transmissibilidade

- De 4 dias antes do exantema até 4 dias após o seu aparecimento.

- O vírus permanece ativo e contagioso no ar ou em superfícies infectadas por até 2 horas.

Evolução da doença

- O primeiro sinal é o de febre alta, que começa entre 10 e 12 dias após a exposição ao vírus e dura de 4 a 7 dias. Na fase inicial, o paciente pode apresentar secreção nasal, tosse e olhos avermelhados e lacrimejantes.
- Pequenas manchas brancas na face interna das bochechas (sinal de Köplik) podem aparecer no estágio inicial, sinal considerado patognomônico do sarampo. São pápulas puntiformes cinza-esbranquiçadas em base avermelhada com halo avermelhado, inicialmente em oposição, ao lado, aos molares inferiores, que se espalham na mucosa. De curta duração, por 1 dia ou menos, é de difícil visualização, não se devendo esperar a sua presença para fazer o diagnóstico clínico de sarampo.
- O intervalo entre a exposição ao vírus e a aparição das erupções cutâneas varia de 4 a 14 dias.
- Após vários dias, surge o exantema (erupção cutânea), geralmente na face e na parte superior da região cervical, com progressão craniocaudal. Em aproximadamente 3 dias, o exantema se espalha, atingindo eventualmente as mãos e os pés, com duração de 5 a 6 dias.
- O exantema é eritematoso e maculopapular (pápulas com 3 a 10 mm) e descrito como morbiliforme. Após alguns dias, o exantema tende a esmaecer, com descamação fina e de coloração acastanhada, caracterizando o estágio de convalescença.
- A persistência da febre, após 4 dias, é um sinal de alerta e pode indicar maior gravidade, principalmente em crianças menores de 5 anos.
- Podem ocorrer complicações associadas à doença, em crianças menores de 5 anos, em imunodeprimidos ou em adultos, as quais podem incluir cegueira, encefalite, diarreia grave, otites médias supuradas ou infecções respiratórias graves, como pneumonia.

Fatores de risco

- Crianças menores de 1 ano não vacinadas.
- Mulheres grávidas não imunizadas.

- Qualquer pessoa não imunizada (que não recebeu a vacina ou nunca apresentou a doença) pode desenvolver o quadro mais grave.
- Indivíduos com algum grau de imunodepressão primária ou adquirida.

Notificação

- Obrigatória e imediata.
- Notificar, em no máximo 24 horas, as Secretarias de Saúde Municipais e/ou Estadual ou a Central de Vigilância do CVE por telefone (0800 555 466), site (www.cve.saude.sp.gov.br) ou por e-mail (notifica@saude.sp.gov.br).

Exames laboratoriais

- Sorologia para detecção de anticorpos específicos das classes IgM e IgG, cultura e biologia molecular (RT-PCR); o sangue deve ser colhido em tubo seco e sem anticoagulante (Figura 1).

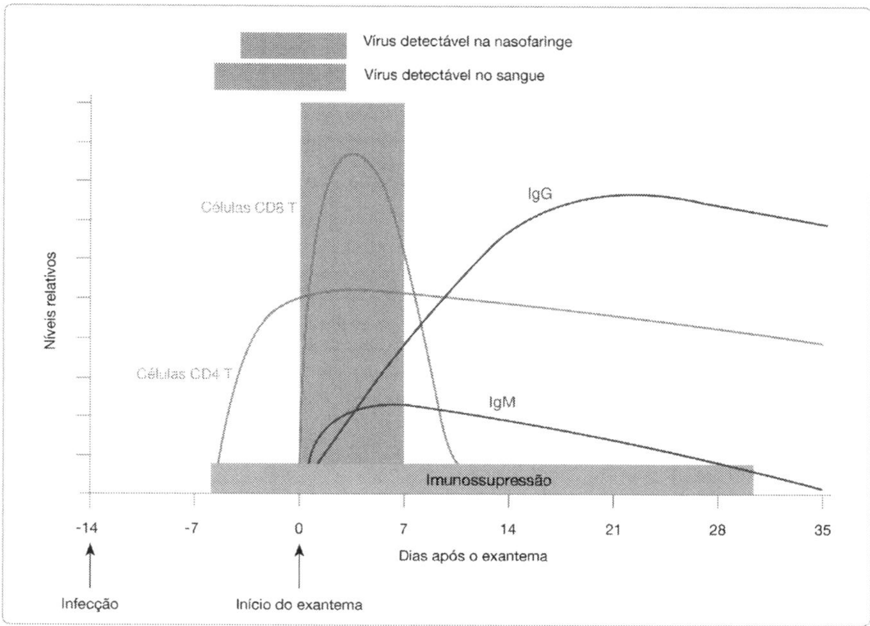

FIGURA 1
Diagnóstico laboratorial do sarampo.
Fonte: WHO, 2007.

- Coleta (ou resgate de alíquotas) de amostras biológicas (sangue, secreção nasofaríngea e urina) para a realização do diagnóstico laboratorial, de acordo com o protocolo específico do laboratório de referência para essas doenças, que, no estado de São Paulo, é o Instituto Adolfo Lutz (IAL). A confirmação diagnóstica deve ser feita por meio de sorologia e isolamento viral. As amostras devem ser encaminhadas para o IAL, laboratório de referência em São Paulo. A interpretação de resultados laboratoriais e a classificação final dos casos, além dos protocolos específicos para a coleta de amostras biológicas, estão disponíveis no site do CVE.
- A norma nacional vigente preconiza o isolamento viral e/ou RT-PCR nas seguintes amostras biológicas: *swab* de nasofaringe e orofaringe e urina.
  - Urina: coletar de 15 a 100 mL de urina, em frasco novo e estéril. Coletar, de preferência, a primeira urina da manhã; após higiene íntima, coletar um jato médio; não sendo possível, colher em outra hora. Colocar a urina em caixa de isopor com gelo reciclável e enviar ao IAL, dentro de 6 horas, no máximo, para evitar que o crescimento de bactérias diminua a possibilidade de isolamento do vírus. A urina não deve ser congelada na unidade.
  - Secreção nasofaríngea: coletada por meio de *swab*. Coletar três *swabs* (2 narinas e 1 orofaringe) com *swab* de Rayon e adicioná-los em tubo cônico de polipropileno de 15 mL estéril, tampa de rosca, seco. Cortar as hastes dos *swabs* para fechar adequadamente o tubo com secreção respiratória. Colocar o tubo em caixa de isopor com gelo reciclável e enviar ao IAL em 6 horas.
- A presença de anticorpos IgM positivos é diagnóstica. Nas primeiras 72 horas do *rash*, 20% dos testes IgM podem ser negativos, por isso a sorologia deve ser repetida nesses casos.

Complicações neurológicas

- Encefalite aguda (1 em cada 1.000 casos).
- Panencefalite esclerosante subaguda: rara e tardia doença neurodegenerativa do sistema nervoso central (SNC), com convulsões e deterioração intelectual (tempo médio de 7 a 10 anos após sarampo) em crianças não vacinadas.

Diagnóstico diferencial

- Doenças exantemáticas febris agudas, como rubéola, exantema súbito, eritema infeccioso e enteroviroses, e com as reações medicamentosas.

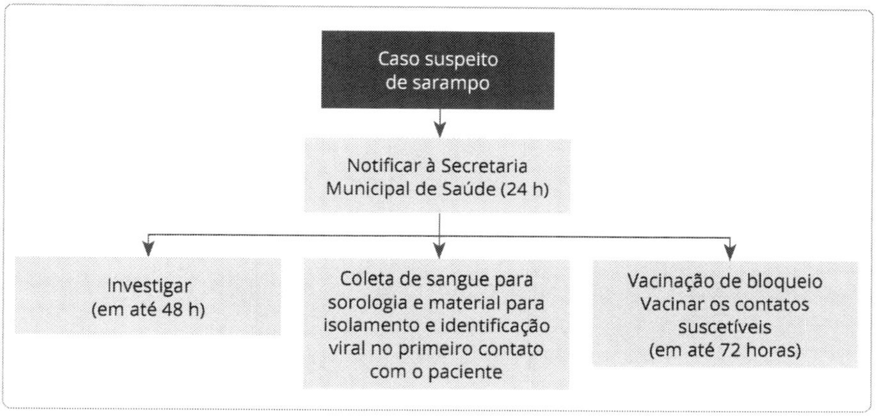

FIGURA 2
Algoritmo de caso suspeito de sarampo.

TRATAMENTO

- Não existe nenhum tratamento antiviral específico contra o vírus do sarampo.
- Realizar hidratação, suporte nutricional e controle da febre em casos não complicados.
- As complicações agudas graves do sarampo podem ser evitadas com medicação sintomática, boa nutrição, ingestão abundante de líquidos e tratamento da desidratação, quando necessário, com as soluções de reidratação orais recomendadas pela OMS. Antibióticos devem ser prescritos para o tratamento das infecções bacterianas secundárias, como otites e pneumonia.
- Todas as crianças hospitalizadas com diagnóstico de sarampo devem receber duas doses de suplementos de vitamina A, com intervalo de 24 horas. Esse tratamento restaura os baixos níveis dessa vitamina, que, durante a doença, ocorrem mesmo em crianças bem nutridas e podem ajudar a pre-

venir os danos oculares e cegueira. O uso de suplementos de vitamina A pode reduzir em 50% o número de mortes por sarampo (Quadro 1).

QUADRO 1 Suplementação oral de vitamina A no sarampo.

Idade	Dose de vitamina A
Crianças < 6 meses de idade	50.000 UI, dose única, por 2 dias
Crianças entre 6 e 11 meses e 29 dias de idade	100.000 UI, dose única, por 2 dias
Crianças maiores de 12 meses de idade	200.000 UI, dose única, por 2 dias

- Estabelecer fluxo de identificação, acolhimento e isolamento diferenciados aos casos suspeitos de sarampo nas unidades de saúde, no sentido de estabelecer precauções para aerossóis e evitar a disseminação do sarampo, de acordo com as orientações a profissionais de saúde disponível no site do CVE.
- Orientar aos casos suspeitos de sarampo o isolamento social, ou seja, não frequentar locais públicos, trabalho, escola e outros durante o período de transmissão, para reduzir a transmissibilidade.
- Orientar o caso suspeito para evitar o contato com pessoas com condições de risco para complicações.
- Recomendar as medidas de prevenção de doenças de transmissão respiratória: cobrir a boca ao tossir ou espirrar, lavar as mãos frequentemente, não compartilhar objetos de uso pessoal, limpar regularmente as superfícies e manter os ambientes ventilados.
- Doença de notificação compulsória na Secretaria Municipal de Saúde, SES e SVS/MS. Todos os casos suspeitos de sarampo (ou rubéola) devem ser notificados imediatamente à Secretaria Municipal de Saúde ou à Central de Vigilância/CVE/CCD/SES-SP, pelo telefone 0800-555 466 e/ou e-mail notifica@saude.sp.gov.br.

PREVENÇÃO

- Situações de surtos ou epidemias: todas as crianças devem ser vacinadas a partir dos 6 meses de idade até 1 ano de idade com uma dose de vacina de sarampo, chamada dose zero, não incluída como dose válida (Quadro 2).

- Crianças de 12 meses a menores de 5 anos de idade recebem uma dose da vacina aos 12 meses (tríplice viral) e outra aos 15 meses de idade (tetra viral).
- Pessoas de 5 a 29 anos de idade que perderam a oportunidade de serem vacinadas anteriormente devem receber duas doses da vacina tríplice viral.
- Adultos de 30 a 49 anos devem receber uma dose da vacina tríplice viral.

QUADRO 2 Vacinação de sarampo em situações de surtos da doença.

Dose zero	Pelo aumento de casos de sarampo em alguns estados, todas as crianças de 6 meses a menores de 1 ano devem ser vacinadas (dose extra)
Primeira dose	Crianças que completarem 12 meses (1 ano)
Segunda dose	Aos 15 meses de idade Idade entre 1 e 29 anos e tem apenas uma dose, recomenda-se completar o esquema vacinai com a segunda dose da vacina
Dose de bloqueio	A qualquer momento do contato O bloqueio vacinai seletivo deverá ser realizado, preferencialmente, em até 72 horas, em todos os contatos do caso suspeito, a partir dos 6 meses de idade, durante a investigação

Cuidados com os contactantes

- A profilaxia pós-exposição com a vacina contra o sarampo deve ser realizada até 72 horas após o contágio para os contactantes (Quadro 2).
- A imunoglobulina humana normal pode ser usada até 6 dias após o contágio (0,25 mL/kg para imunocompetentes e 0,5 mL/kg para imunodeprimidos).

Contraindicações para vacinação de sarampo

- Crianças menores de 6 meses.
- Pacientes que tenham desenvolvido hipersensibilidade à dose anterior de vacina de sarampo, caxumba e/ou rubéola.
- Imunossuprimidos.
- Gestantes.

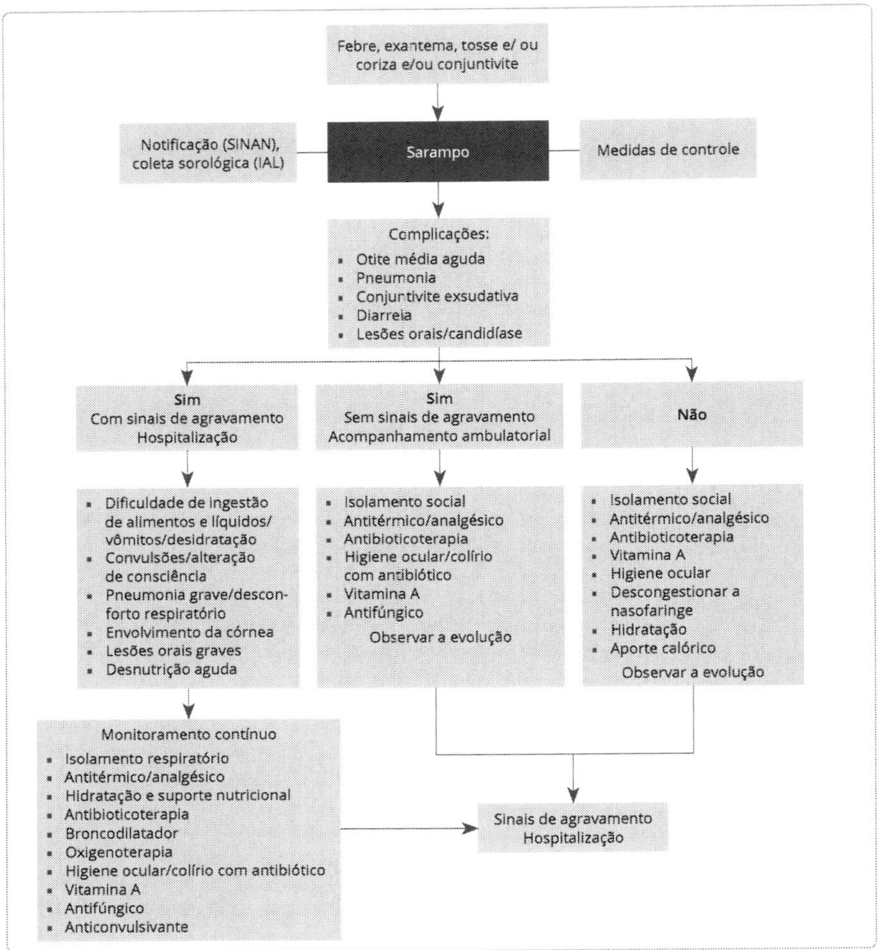

FIGURA 3
Algoritmo para manejo dos casos.
Fonte: adaptado de MSF, 2013; WHO, 2004.

- A experiência da pandemia de Covid-19 nos mostrou que devemos aumentar a conscientização da população sobre doenças evitáveis por vacinas, melhorando a cobertura vacinal em nosso meio. Além disso, os profissionais de saúde devem manter as suas vacinas em dia para se proteger e reduzir a propagação da doença para grupos de alto risco.

PRESCRIÇÃO NA PRÁTICA

Exemplo de prescrição (cada caso deve ser avaliado individualmente e a decisão deve ser tomada pelo médico responsável pelo caso).

- Menino de 1 ano e 2 meses foi trazido ao médico do posto de saúde com febre alta, mal-estar intenso, coriza e tosse há 2 dias. Há 1 dia passou a apresentar "irritação" e secreção nos olhos" e "manchas pelo" corpo que começaram pela região do pescoço. Ao ser perguntada, a mãe refere que rejeitou a vacina do sarampo aos 6 meses e aos 12 meses, pois uma amiga lhe disse que essa vacina causa autismo nas crianças.
- Ao exame físico, se apresenta em regular estado geral, prostrado, febril, choroso, com muita secreção ocular e nasal, eupneico. Temperatura: 38,5 °C, FC 140 bpm, FR 40 irpm. Sem meningismos. Exantema eritematoso e maculopapular (morbiliforme) na face e parte superior da região cervical com progressão craniocaudal. Pequenas manchas brancas na face interna das bochechas (sinal de Köplik). Otoscopia: membrana timpânica íntegra. Sem efusão na orelha média. Ausculta pulmonar: roncos de transmissão.
- Hipótese diagnóstica: sarampo.
- Conduta: imediatamente o médico deve fazer a notificação compulsória do caso para as Secretarias de Saúde Municipais e/ou Estadual ou a Central de Vigilância do CVE por telefone (0800 555 466), site (www.cve.saude.sp.gov.br) ou e-mail (notifica@saude.sp.gov.br). Solicitar exames laboratoriais de sorologia para a detecção de anticorpos específicos das classes IgM e IgG e isolamento viral a serem encaminhados para o IAL (laboratório de referência no estado de São Paulo).
- A presença de anticorpos IgM positivo faz diagnóstico. Quando IgM negativo, repetir a sorologia.
- Tratamento: não há tratamento antiviral específico contra o vírus do sarampo. A criança não tem indicação para internação no momento, podendo ser tratada no domicílio. Dar uma dose de vitamina A de 200.000 UI por via oral, 1x/dia, por 2 dias consecutivos. Complicações graves podem ser evitadas com medicação sintomática, boa nutrição, ingestão abundante de líquidos. Orientação foram dadas aos pais sobre sinais de gravidade, e foi agendado retorno em 48 horas.

REFERÊNCIAS

1. Brasil. Ministério da Saúde. Secretaria de Vigilância em Saúde. Vigilância Epidemiológica do Sarampo no Estado de São Paulo. Boletim Epidemiológico nº 52, v. 51, dez. 2020.
2. Centers for Disease Control and Prevention (CDC). Global Immunization. Global Measles Outbreaks. https://www.cdc.gov/globalhealth/measles/data/global-measles-outbreaks.html.
3. Di Pietrantonj C, Rivetti A, Marchione P, Debalini MG, Demicheli V. Vaccines for measles, mumps, rubella, and varicella in children. Cochrane Database Syst Rev. 2021;11(11):CD004407.
4. Gastañaduy PA, Goodson JL, Panagiotakopoulos L, Rota PA, Orenstein WA, Patel M. Measles in the 21st Century: Progress Toward Achieving and Sustaining Elimination. J Infect Dis. 2021;224(12 Suppl 2):S420-S428.
5. Hughes SL, Bolotin S, Khan S, Le Y, Johnson C, Friedman L, et al. The effect of time since measles vaccination and age at first dose on measles vaccine effectiveness – A systematic review. Vaccine. 2020;38(3):460-9.
6. Krow-Lucal E, Marin M, Shepersky L, Bahta L, Loehr J, Dooling K. Measles, Mumps, Rubella Vaccine (PRIORIX): Recommendations of the Advisory Committee on Immunization Practices – United States, 2022. MMWR Morb Mortal Wkly Rep. 2022;71(46):1465-70.
7. Local Burden of Disease Vaccine Coverage Collaborators. Mapping routine measles vaccination in low- and middle-income countries. Nature. 2021;589(7842):415-9.
8. Marques HHS, Sakane PT. Doenças exantemáticas. In: Marques HHS, Sakane PT, coordenadores. Infectologia. 2nd ed. Barueri: Manole; 2017. p. 36-57.
9. Moss WJ. Measles. Lancet. 2017; 390(10111):2490-2502.
10. Médecins Sans Frontières. Management of a measles epidemic. 3rd ed. MSF; 2013.
11. Samieefar N, Mousavi S, Baghsheikhi H, Abdollahimajd F. Measles surveillance: Lessons from the COVID-19 pandemic. J Clin Virol Plus. 2023;3(2):100141.
12. Thompson S, Meyer JC, Burnett RJ, Campbell SM. Mitigating Vaccine Hesitancy and Building Trust to Prevent Future Measles Outbreaks in England. Vaccines (Basel). 2023;11(2):288.
13. World Health Organization (WHO). Measles. https://www.who.int/news-room/fact--sheets/detail/measles?gclid=EAIaIQobChMItqTLm7qb9wIVtYxoCR2mZwQhEAAYASAAEgK7ZvD_BwE.
14. WHO. Manual for the laboratory diagnosis of measles and rubella virus infection. 2nd ed. Genebra: WHO; 2007.
15. WHO. Treating measles in children. Genebra: WHO; 2004.

25

Sífilis congênita precoce e tardia: diagnóstico e tratamento

D&T

Filumena Maria da Silva Gomes

Maria Helena Valente

INTRODUÇÃO

- A incidência de sífilis congênita tem aumentado em todo o mundo, inclusive em muitos países de média e alta renda.
- Alguns fatores contribuíram para esse aumento de casos de sífilis em países de mais alta renda:
  - Aumento nos comportamentos sexuais de alto risco (múltiplos parceiros, relacionamentos sobrepostos ou simultâneos, fluidez sexual de gênero, drogas, álcool e chemsex).
  - Aumento de viagens e migração.
  - Aumento de fatores que limitam o acesso a cuidados pré-natais adequados (mudanças sociais e econômicas, fechamento de clínicas de saúde sexual, Covid-19, perda de renda e aumento do número de mulheres jovens marginalizadas).
  - Limitada conscientização e educação insuficiente entre gestantes.
  - Inadequados cuidados de pré-natal.

PONTOS-CHAVE

- A sífilis pode ser transmitida por contato íntimo, por relação sexual, ou durante o período gestacional (transmissão da mãe para o filho). Este último tipo de infecção é denominado sífilis congênita, que pode ser transmitida por via transplacentária ou durante o parto.

- A sífilis congênita (SC) é um grave problema de saúde pública, pois responde por cerca de 40% das taxas de mortalidade perinatal, 25% dos natimortos e 14% dos óbitos neonatais, além das graves consequências para o feto.
- A SC resulta de um pré-natal inadequado e de oportunidades perdidas de triagem sorológica.
- Todas as gestantes devem ser rastreadas quanto à sífilis e tratadas o mais rápido possível após o diagnóstico ser confirmado.
- Os riscos de SC para o feto em desenvolvimento começam aproximadamente a partir de 14 semanas da concepção.
- A prevenção e o diagnóstico eficazes da SC dependem da triagem sorológica de rotina das gestantes durante a primeira consulta do pré-natal e devem ser realizados na 28ª semana de gestação e no momento do parto.
- A sífilis é diagnosticada por meio de sorologias. Os anticorpos não treponêmicos contra a cardiolipina, venereal disease research laboratory (VDRL) e o teste de reagina plasmática rápido (RPR), são usados para rastrear a sífilis; e o diagnóstico de certeza é feito com anticorpos específicos contra o treponema como os testes de: anticorpo treponêmico fluorescente com absorção (FTA-ABS), teste de hemaglutinação para Treponema pallidum (TPHA), imunoensaio enzimático treponêmico (EIA) e o teste imunoensaio quimioluminescente de partículas (CMIA).
- Fazem parte do manejo de gestantes com sífilis as informações sobre comportamentos de risco, que devem ser obtidas para avaliar o risco da reinfecção ou tratamento inadequado, além do tratamento de seus parceiros sexuais.
- A droga de escolha para o tratamento da sífilis é a penicilina G parenteral; a via e a duração da terapia são determinadas pelo estágio da infecção e acometimento neurológico.
- Todos os recém-nascidos de mães que tiveram resultado positivo na gestação para sífilis devem ter os títulos maternos revisados, bem como realizar a sua dosagem de anticorpos não treponêmicos e uma reavaliação clínica completa.
- Toda mãe e seu recém-nascido devem sair do hospital com as sorologias para sífilis documentadas, pelo menos uma vez durante a gravidez e, novamente, durante o parto.
- Sífilis não tratada é uma doença progressiva que pode resultar em morte ou invalidez em crianças e adultos.

DIAGNÓSTICO

Classificação	Início dos sintomas
Sífilis congênita precoce	Dois primeiros anos de vida
Sífilis congênita tardia	Após os 2 anos de idade

Fatores de risco

- Baixas condições econômicas.
- Família de área rural.
- Dificuldade de acesso a cuidados pré-natais ou pré-natal inadequado ou com poucas consultas.
- Perda fetal anterior.
- História de doença indeterminada durante a gravidez.
- Tratamento de sífilis no terceiro trimestre de gestação.
- Nível elevado de anticorpos anticardiolipina na ocasião do diagnóstico.
- Baixa idade gestacional na época do diagnóstico materno.
- História de tratamento materno para sífilis durante a gestação atual.
- Comportamentos sexuais de risco.

Achados clínicos-laboratoriais

Sífilis congênita precoce

Sinais gerais
▪ 80% dos recém-nascidos são assintomáticos ao nascer; sintomas aparecem com 3 a 8 semanas de vida ▪ Prematuridade ▪ Óbito fetal ▪ Pequeno para a idade gestacional ▪ Hidropsia não imune ▪ Febre
Alterações hematológicas
Anemia Trombocitopenia Hepatoesplenomegalia

Alterações mucocutâneas
▪ Obstrução nasal/rinite ▪ *Rash* maculopapular que evolui com descamação, com acometimento de palmas e plantas
Alterações esqueléticas
▪ Alterações em ossos longos, fêmur, tíbia e úmero ▪ Osteíte ▪ Desmineralização localizada na metáfise proximal da tíbia (sinal de Wimberger) ▪ Periostite diafisária
Alterações neurológicas/oftalmológicas
▪ Liquor com proteína elevada, pleocitose e VDRL positivo ▪ Meningite aguda ▪ Hidrocefalia ▪ Coriorretinite ▪ Catarata ▪ Glaucoma
Outros sistemas
▪ Pneumonia ▪ Miocardite ▪ Enterite necrosante ▪ Síndrome nefrótica

VDRL: venereal disease research laboratory.

Sífilis congênita precoce não tratada

- **Na sífilis congênita não tratada, as manifestações clínicas geralmente aparecem aos 3 meses de idade e podem incluir:**

Hepatomegalia
▪ Este é o achado mais comum e pode ocorrer com esplenomegalia ▪ A biópsia do fígado seguida de microscopia de campo escuro pode revelar a espiroqueta ▪ Os testes de função hepática podem ser anormais
Icterícia
▪ A icterícia pode ou não estar presente, dependendo da extensão da lesão hepática
Rinite
▪ Uma das primeiras apresentações clínicas, geralmente na primeira semana de vida

- Observa-se corrimento branco copioso e persistente, que contém espiroquetas que podem ser visualizadas sob microscopia de campo escuro

Linfadenopatia generalizada

- Linfadenopatia generalizada e indolor também é um achado comum

Erupção cutânea

- A erupção geralmente aparece de 1 a 2 semanas após a rinite
- Pequenas lesões maculopapulares de cor vermelha ou rosa podem ser comumente observadas nas costas, nádegas, parte posterior da coxa e solas dos pés
- A erupção progride para descamação e formação de crostas

Sífilis congênita tardia

- A falha no diagnóstico precoce da sífilis congênita (SC) leva a inflamação persistente, podendo levar à formação de cicatrizes e goma. O quadro clínico na SC tardia inclui:

Alterações esqueléticas

- Bossa frontal de Parrot
- Maxilar curto
- Palato em ogiva
- Nariz em cela
- Tíbia em sabre
- Articulações de Clutton, artrite simétrica de joelhos e cotovelos
- Sinal de Higoumenaki, espessamento da articulação esternoclavicular da clavícula

Alterações orais

- Dentes de Hutchinson, com hipoplasia do esmalte dos incisivos centrais superiores, dentes incisivos muito espaçados e "em chave de fenda" (tríade de Hutchinson)
- Dentes molares em amora, com múltiplas cúspides
- Fenda de palato duro

Alterações neurológicas/oftalmológicas

- Deficiência intelectual
- Perda auditiva neurossensorial
- Hidrocefalia
- Paralisia de nervo craniano
- Ceratite intersticial

Outros sistemas

- Rágades, fissuras periorais e nasais
- Gomas sifilíticas, tumorações amolecidas de pele e mucosas
- Hemoglobinúria paroxística ao frio

Nota: a tríade de Hutchinson (dentes de Hutchinson, ceratite intersticial e perda auditiva neurossensorial) é relativamente específica da sífilis congênita tardia não tratada.

Fatores para o diagnóstico

História clínico-epidemiológica materna

- Recém-nascido filho de mãe com diagnóstico e/ou tratamento de sífilis na gestação ou no parto.

Exame físico do recém-nascido

- Recém-nascido com exame físico anormal que seja compatível com sífilis congênita (SC): quadro variável, desde septicemia associada a anemia intensa, icterícia e hemorragia; lesões cutâneo-mucosas com placas mucosas, lesões palmoplantares, fissuras radiadas periorificiais e condilomas anogenitais planos; lesões ósseas (periostite, osteocondrite e pseudoparalisia de Parrot); lesões do sistema nervoso central (convulsões, meningite); lesões do aparelho respiratório (pneumonia alba); hepatoesplenomegalia, pancreatite; rinite sanguinolenta; anemia, plaquetopenia, púrpura etc.
- Recém-nascido com suspeita clínica de SC: todos os recém-nascidos filhos de mulheres com testes sorológicos positivos para sífilis devem ser examinados minuciosamente quanto a sinais de SC (p. ex., presença de hidropsia não imune, icterícia, hepatoesplenomegalia, rinite, erupção cutânea e pseudoparalisia de um membro).
- O exame físico pode estar normal.

Exames laboratoriais

VDRL

- O diagnóstico sorológico de sífilis congênita pode ser feito quando o título sorológico não treponêmico quantitativo sérico é quatro vezes maior que o título da mãe OU possui teste positivo de campo escuro OU PCR positivo de lesões ou fluidos corporais
- É importante lembrar que a ausência de um título quádruplo ou maior para um recém-nascido não exclui a sífilis congênita

- Todos os neonatos nascidos de mães que apresentaram resultados de testes não treponêmicos e treponêmicos positivos devem ser avaliados com um teste sorológico não treponêmico quantitativo (RPR ou VDRL) realizado no soro do recém-nascido, porque o sangue do cordão umbilical pode ser contaminado com sangue materno e produzir um resultado falso-positivo. Além disso, a geleia de Wharton no cordão umbilical pode produzir um resultado falso-negativo. A realização de um teste treponêmico, isto é, FTA-ABS, TPHA no soro neonatal não é recomendada, por ser difícil a interpretação do resultado
- O diagnóstico de sífilis congênita muitas vezes pode ser difícil, uma vez que os anticorpos IgG maternos não treponêmicos e treponêmicos podem ser transferidos via placenta para o feto, dificultando a interpretação dos testes sorológicos positivos para sífilis em neonatos

Liquor

- VDRL, células e proteína
- O exame VDRL no liquor (LCR) e a contagem de células e proteína devem ser realizados quando as sorologias para sífilis do recém-nascido vêm alteradas
- A análise do LCR durante o período neonatal pode ser difícil de interpretar; os valores normais diferem pela idade gestacional e são mais altos nos prematuros. Valores de 25 leucócitos (WBCs)/mm^3 e/ou proteína de 150 mg/dL podem ocorrer em neonatos normais; por outro lado, os valores mais baixos (ou seja, 5 leucócitos/mm^3 e proteína de 40 mg/dL) são considerados os limites superiores do normal

Hemograma completo com contagem de diferencial de leucócitos e plaquetas

VDRL: *venereal disease research laboratory*; PCR: reação em cadeia da polimerase; RPR: *rapid plasma reagin*; FTA-ABS: *fluorescent treponema antibody absorption*; TPHA: *T. pallidum haemagglutination test*; LCR: líquido cefalorraquidiano.

Radiografia

- Radiografia de ossos longos.

Outros exames

Exame anatomopatológico

- O exame anatomopatológico da placenta ou cordão umbilical com coloração específica (p. ex., prata) ou um teste de PCR de *T. pallidum* usando um teste validado por CLIA deve ser considerado; os reagentes DFA-TP não estão disponíveis. O exame microscópico de campo escuro ou o teste de PCR de lesões suspeitas ou fluidos corporais (p. ex., erupção cutânea bolhosa e secreção nasal) também podem ser realizados. Além desses testes, em bebês natimortos, a pesquisa esquelética demonstrando lesões ósseas típicas pode auxiliar no diagnóstico de sífilis congênita

Outros
▪ Radiografia de tórax ▪ Testes da função hepática ▪ Neuroimagem ▪ Exames oftalmológicos ▪ Resposta auditiva do tronco cerebral

PCR: reação em cadeia da polimerase; CLIA: quimioluminescência; DFA-TP: *diret fluorescent-antibody testing for T. pallidum.*

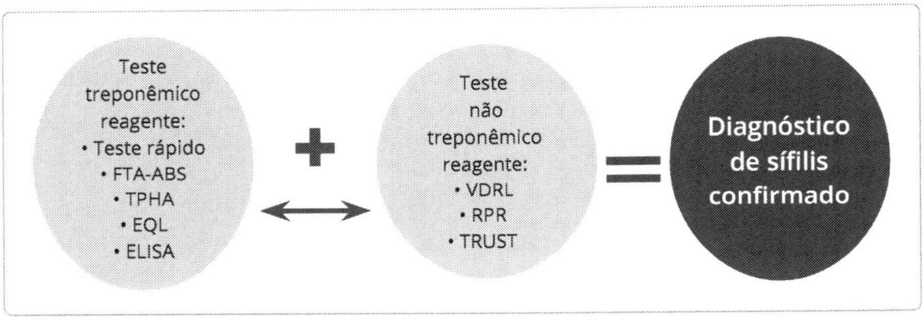

FIGURA 1

Testes imunológicos para diagnóstico da sífilis.

FTA-ABS: *fluorescent treponema antibody absorption*; TPHA: *T. pallidum haemagglutination test*; EQL: ensaio imunológico com revelação eletroquimioluminescente; ELISA: *enzyme linked immunonoSorbent assay*; VDRL: *venereal disease research laboratory*; RPR: *rapid plasma reagin*; TRUST: *toluidine red unheated serum test.*

Classificação do recém-nascido quanto à sífilis

Sífilis congênita comprovada ou altamente provável

- Qualquer recém-nascido com:
  - Um exame físico anormal que seja consistente com sífilis congênita (SC); ou
  - Um título sorológico não treponêmico quantitativo sérico quatro vezes maior que o título da mãe; ou
  - Um teste positivo de campo escuro ou PCR de lesões ou fluidos corporais.
- A ausência de um título quádruplo ou maior para um recém-nascido não exclui a SC.

Possível sífilis congênita

- Qualquer recém-nascido que tenha um exame físico normal e um título sorológico não treponêmico quantitativo sérico igual ou inferior a quatro vezes o título materno e um dos seguintes:
  - A mãe não foi tratada, tratada inadequadamente ou não possui documentação de ter recebido tratamento; ou
  - A mãe foi tratada com eritromicina ou um regime diferente dos recomendados nas diretrizes (isto é, um regime não penicilina G); ou*
  - A mãe recebeu tratamento recomendado < 4 semanas antes do parto.
    - * As mulheres tratadas com um regime diferente do recomendado nas diretrizes devem ser consideradas não tratadas.

Sífilis congênita menos provável

- Qualquer recém-nascido que tenha um exame físico normal e um título sorológico não treponêmico quantitativo sérico igual ou inferior a quatro vezes o título materno e os seguintes itens são verdadeiros:
  - A mãe foi tratada durante a gravidez, o tratamento foi apropriado para o estágio da infecção e o tratamento foi administrado > 4 semanas antes do parto; e
  - A mãe não tem evidência de reinfecção ou recaída.

TRATAMENTO

- As decisões de tratamento são tomadas com base em:
  - Identificação da sífilis na mãe.
  - Adequação do tratamento materno.
  - Presença de evidência clínica, laboratorial ou radiográfica de sífilis no recém-nascido.
  - Comparação dos títulos sorológicos não treponêmicos maternos (no momento do parto) e neonatais usando o mesmo teste, de preferência realizado pelo mesmo laboratório.

Tratamento da sífilis congênita ou adquirida

Sífilis congênita comprovada ou provável
▪ Penicilina G cristalina aquosa (100.000-150.000 unidades/kg/dia) 50.000 unidades/kg/dose IV, a cada 12 horas durante os primeiros 7 dias de vida e após a cada 8 horas até completar 10 dias OU ▪ Penicilina G procaína 50.000 U/kg/dia IM em uma única dose diária por 10 dias
Possível sífilis congênita
▪ Penicilina aquosa cristalina G 100.000-150.000 unidades/kg/dia, administrada como 50.000 unidades/kg/dose IV a cada 12 horas durante os primeiros 7 dias de vida e a cada 8 horas depois por um total de 10 dias OU ▪ Penicilina procaína G 50.000 unidades/kg/dose IM em dose única diária por 10 dias OU ▪ Penicilina benzatina G 50.000 unidades/kg/dose IM em dose única
Sífilis congênita tardia
▪ Penicilina G cristalina aquosa 50.000 U/kg/dose IV 4-6 horas por 10 dias com ou sem penicilina G benzatina 50.000 U/kg IM em dose única ao fim do tratamento OU ▪ Penicilina G procaína 50.000 U/kg/dose IM em uma única dose diária por 10 dias OU ▪ Penicilina G benzatina 50.000 U/kg IM em dose única 1 x/semana por 3 semanas
Sífilis adquirida primária ou secundária
▪ Adulto: penicilina G benzatina 2,4 milhões de U IM em dose única ▪ Criança: penicilina G benzatina 50.000 U/kg IM em dose única 1 x/semana por 3 semanas
Sífilis adquirida latente precoce
▪ Adulto: penicilina G benzatina 2,4 milhões de U IM em dose única ▪ Criança: penicilina G benzatina 50.000 U/kg IM no máximo de 2,4 milhões de U em dose única
Sífilis latente ou de duração desconhecida
▪ Adulto: penicilina G benzatina 2,4 milhões de U IM em dose única 1 x/semana por 3 semanas (7,2 milhões de doses no total) ▪ Criança: penicilina G benzatina 50.000 U/kg IM no máximo de 2,4 milhões de U IM em dose única, por 3 semanas (150.000U/kg até 7,2 milhões de unidades no total)

(continua)

(continuação)

Sífilis terciária ou com líquor normal
▪ Adulto: penicilina G cristalina aquosa, 18-24 milhões de UI U/kg/dose IV 4-6 horas por 10 dias com ou sem penicilina G benzatina 50.000 U/kg IM em dose única ao fim do tratamento

IV: intravenoso; IM: intramuscular.

Algoritmo para uso de teste rápido para sífilis em gestantes

- Testes rápidos para sífilis (TRS): são exames treponêmicos práticos e de fácil execução; pode ser utilizada amostra de sangue total colhida por punção digital ou venosa, e o resultado é obtido em 10 a 15 minutos, sem o uso de equipamentos especializados.

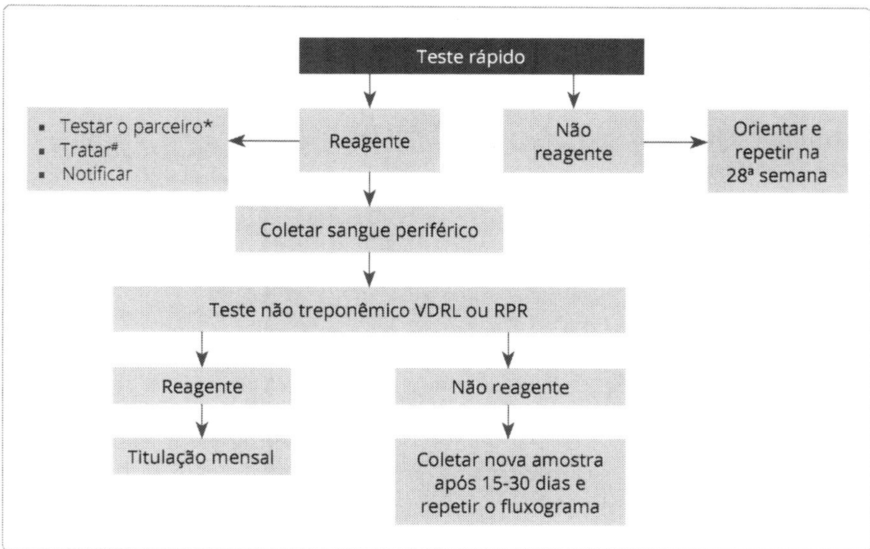

* O parceiro deverá ter o VDRL realizado para o acompanhamento.
# O tratamento do parceiro deve ser concomitante ao da gestante. O não tratamento do parceiro implica tratamento materno inadequado.
VDRL: *venereal disease research laboratory*; RPR: *rapid plasma reagin*.

Esquema de tratamento para sífilis em gestantes e controle de cura

Estadiamento	Penicilina G benzatina	Intervalo entre as séries	Controle de cura (sorologia)
Sífilis primária	1 série dose total: 2.400.000 UI	Dose única	VDRL mensal
Sífilis secundária ou latente com menos de 1 ano de evolução	2 séries dose total: 4.800.000 UI	1 semana	VDRL mensal
Sífilis terciária ou com mais de 1 ano de evolução ou com duração ignorada	3 séries dose total: 7.200.000 UI	1 semana	VDRL mensal
A elevação de títulos do VDRL em quatro ou mais vezes (p. ex., de 1:2 para 1:8) em relação ao último exame realizado, justifica um novo tratamento. Deve-se verificar se o tratamento do parceiro foi realizado. A condição de parceiros não tratados caracteriza tratamento materno inadequado e, por conseguinte, a criança será considerada caso de sífilis congênita			

VDRL: *venereal disease research laboratory.*

ACOMPANHAMENTO DOS RECÉM-NASCIDOS COM ALTERAÇÕES SOROLÓGICAS PARA SÍFILIS

- Todos os recém-nascidos com testes não treponêmicos positivos (VDRL) devem receber acompanhamento cuidadoso e testes sorológicos (ou seja, testes não treponêmicos) a cada 2 a 3 meses até que o teste se torne não reativo.
- No recém-nascido que não foi tratado porque a sífilis congênita (SC) foi considerada menos provável ou improvável, os títulos de anticorpos não treponêmicos devem diminuir aos 3 meses de idade, e os não reativos, aos 6 meses de idade, indicando que o resultado do teste reativo foi causado por transferência passiva de anticorpo IgG materno.
- Aos 6 meses, se o teste não treponêmico for não reativo, nenhuma avaliação ou tratamento adicional serão necessários; se o teste não treponêmico ainda for reativo, é provável que o bebê esteja infectado e deve ser tratado.
- Os neonatos tratados que exibem títulos persistentes de testes não treponêmicos por 6 a 12 meses devem ser reavaliados por meio do exame do LCR

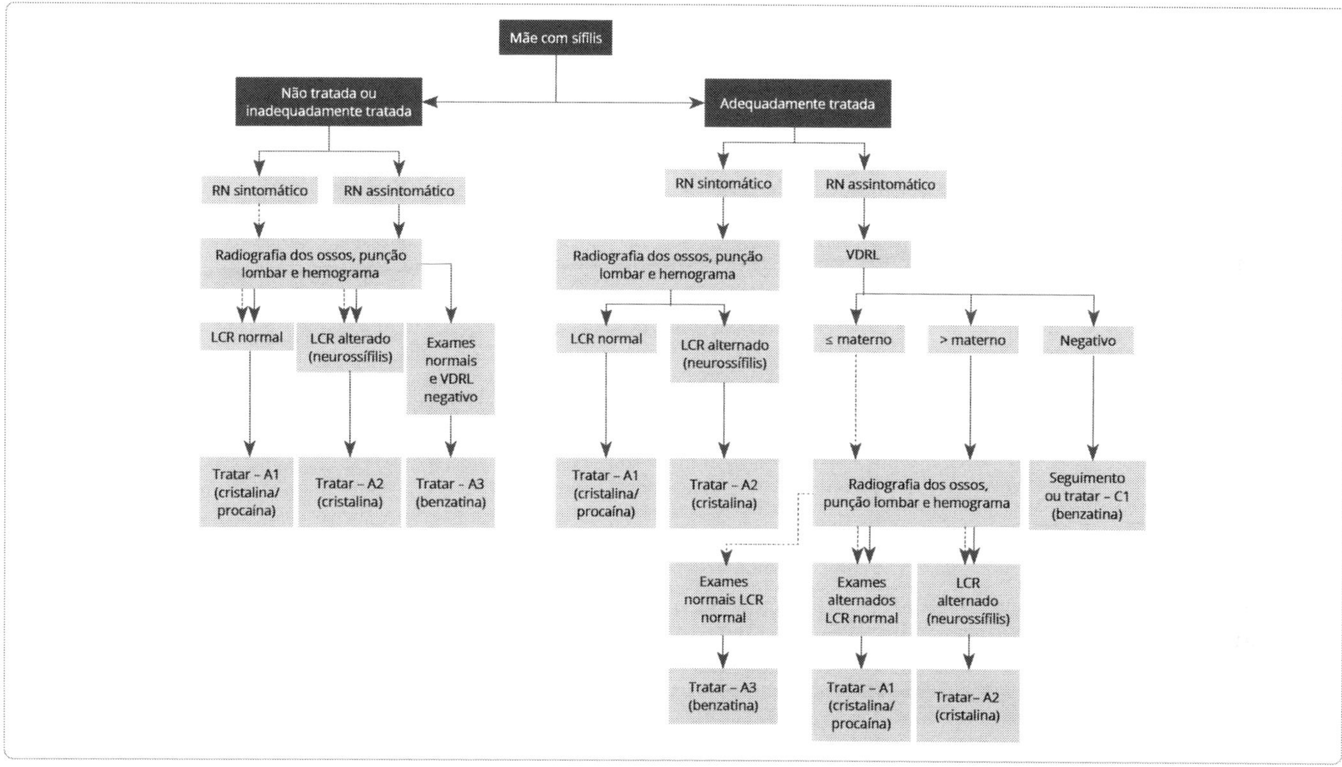

FIGURA 2

Algoritmo para tratamento da sífilis em gestantes e em recém-nascidos .

RN: recém-nascido; LCR: líquido cefalorraquidiano; VDRL: *venereal disease research laboratory*.
Fonte: adaptado de Ministério da Saúde, 2019 e Centro de Referência e Treinamento em DST/Aids, 2010.

e acompanhados em consulta com um especialista. Pode ser indicado um retratamento com 10 dias de um regime de penicilina G.

- Recém-nascidos com teste não treponêmico negativo no nascimento e cujas mães eram sororreativas ao parto devem ser testados novamente em 3 meses para descartar SC de incubação sorologicamente negativa no momento do nascimento.
- Os testes treponêmicos não devem ser utilizados para avaliar a resposta ao tratamento, pois os resultados são qualitativos e a transferência passiva do anticorpo treponêmico IgG materno pode persistir por pelo menos 15 meses.
- Os neonatos cujas avaliações iniciais do LCR são anormais devem ser submetidos a uma punção lombar repetida aproximadamente a cada 6 meses até que os resultados sejam normais. Um teste reativo no LCR (VDRL) ou índices anormais do LCR que persistem e não podem ser atribuídos a outras doenças em andamento requerem retratamento para possíveis neurossífilis e devem ser gerenciados em consulta com um especialista.

PRESCRIÇÃO NA PRÁTICA

Exemplo de prescrição (cada caso deve ser avaliado individualmente e a decisão deve ser tomada pelo médico responsável pelo caso).

- M., lactente de 3 meses e meio de idade, apresentou-se em quatro ocasiões com pápulas eritematosas perianais persistentes, rinorreia e descamação dos membros inferiores e superiores.
- Criança nasceu a termo por cesariana de mãe primigesta de 19 anos, com resultados negativos de triagem no primeiro trimestre, incluindo para vírus da imunodeficiência humana (HIV) e sífilis, esta última por triagem de anticorpos para sífilis. Na 38ª semana de gestação, a mãe desenvolveu lesões genitais que a equipe do pré-natal presumiu ser por vírus herpes-simples primário (HSV). A sorologia para HSV-1 IgG foi positiva, mas os ensaios de reação em cadeia da polimerase (PCR) das lesões foram negativos para HSV-1 e HSV-2. A mãe foi tratada para infecção primária presumida por HSV. No terceiro trimestre de gestação e na admissão da maternidade, a mãe não foi testada novamente para sífilis.

(continua)

(continuação)

- Ao nascimento, a criança apresentou exame clínico de recém-nascido normal. As culturas de superfície da pele para HSV, PCR do sangue e PCR do líquido cefalorraquidiano (LCR) do bebê foram todas negativas. Dada a suposta infecção materna não primária por HSV de primeiro episódio, a criança recebeu terapia preventiva com aciclovir intravenoso, de acordo com as orientações da American Academy of Pediatrics.
- Com 1 mês de vida, a criança passou a desenvolver erupções nos braços e pés com posterior descamação. Além disso, tinha rinorreia persistente.
- Aos 2 meses de vida, surgiram duas pápulas perianais eritematosas que progrediram para grandes placas ao redor do ânus. Aos 3 meses e meio de vida, foi atendido no pronto-socorro por rinorreia sanguinolenta e *rash* perianal quando foi realizado o diagnóstico.
- Hipótese diagnóstica: sífilis congênita (SC)/condiloma anal.
- Conduta: notificação compulsória do caso para as Secretarias de Saúde Municipais e/ou Estadual ou a Central de Vigilância do CVE por telefone (0800 555 466), site (www.cve.saude.sp.gov.br) ou e-mail (notifica@saude.sp.gov.br). Solicitar exames laboratoriais para testagem para sífilis da mãe, do bebê e do pai da criança.
- Tratamento: internação da criança. Se confirmado diagnóstico de SC, penicilina cristalina endovenosa por 10 dias. Coleta de exames, inclusive liquor, e acompanhamento por 2 anos.

REFERÊNCIAS

1. Besen E, Paiva KM, Hillesheim D, Cigana LB, Haas P. Congenital syphilis associated with hearing screening failure in southern Brazilian newborns. Braz J Otorhinolaryngol. 2022;88 Suppl 3(Suppl 3):S20-S24.
2. Brasil. Ministério da Saúde. Protocolo Clínico e Diretrizes Terapêuticas para Prevenção da Transmissão Vertical do HIV, Sífilis e Hepatites Virais. Brasília, DF: Ministério da Saúde; 2019.
3. Brasil. Ministério da Saúde. Secretaria de Vigilância em Saúde. Boletim Epidemiológico Sífilis 2019. Brasília, DF: Ministério da Saúde; 2019. 43 p.
4. Centers for Disease Control and Prevention. Sexually Transmitted Diseases (STDs). Congenital Syphilis - CDC Fact Sheet. https://www.cdc.gov/std/syphilis/stdfact-congenital-syphilis.htm.

5. Dantas JDC, Marinho CDSR, Pinheiro YT, Ferreira MÂF, da Silva RAR. Temporal trend and factors associated with spatial distribution of congenital syphilis in Brazil: An ecological study. Front Pediatr. 2023;11:1109271.
6. de Brito Pinto TK, da Cunha-Oliveira ACGDP, Sales-Moioli AIL, Dantas JF, da Costa RMM, Silva Moura JP, Gómez-Cantarino S, et al. Clinical Protocols and Treatment Guidelines for the Management of Maternal and Congenital Syphilis in Brazil and Portugal: Analysis and Comparisons: A Narrative Review. Int J Environ Res Public Health. 2022;19(17):10513.
7. EBSERH. Manual de condutas para os recém-nascidos expostos à sífilis Versão 1/2020. http://www2.ebserh.gov.br/documents/210672/4823854/MANUAL+008+UCI-PED+S%C3%8DFILIS+CONG%C3%8ANITA+vers%C3%A3o1.pdf/2afaef8a-3517-4c76-8b83-7bb8932128ac.
8. Fang J, Partridge E, Bautista GM, Sankaran D. Congenital Syphilis Epidemiology, Prevention, and Management in the United States: A 2022 Update. Cureus. 2022;14(12):e33009.
9. Gilmour LS, Walls T. Congenital Syphilis: a Review of Global Epidemiology. Clin Microbiol Rev. 2023:e0012622.
10. Heston S, Arnold S. Syphilis in Children. Infect Dis Clin North Am. 2018;32(1):129-44.
11. Hu F, Guo SJ, Lu JJ Hua NX, Song YY, Lin SF, et al. New screening approach to detecting congenital syphilis in China: a retrospective cohort study. Arch Dis Child. 2021;106:231-7.
12. Hussain SA, Vaidya R. Congenital Syphilis. 2022 Oct 2. In: StatPearls [Internet]. Treasure Island (FL): StatPearls Publishing; 2023.
13. Sandhu PK. Congenital syphilis, the great mimicker, confused with non-accidental trauma. J Clin Imaging Sci. 2022;12:60.
14. São Paulo. Centro de Referência e Treinamento em DST/Aids. Guia de referências técnicas e programáticas para as ações do plano de eliminação da sífilis congênita & S. São Paulo; 2010. 196 p.
15. Thean L, Moore A, Nourse C. New trends in congenital syphilis: epidemiology, testing in pregnancy, and management. Curr Opin Infect Dis. 2022;35(5):452-60.

26

Síndrome inflamatória multissistêmica em crianças (SIM-C) associada à Covid-19: diagnóstico e tratamento

Maria Helena Valente

Filumena Maria da Silva Gomes

INTRODUÇÃO

- Até o momento, relatos indicam que a infecção por Covid-19 na infância geralmente não se relaciona com manifestações graves: apenas 2-6% das crianças necessitam de tratamento intensivo.
- Crianças infectadas com SARS-CoV-2 podem desenvolver uma resposta hiperinflamatória pós-infecciosa, denominada síndrome inflamatória multissistêmica em crianças (SIM-C). Relatórios iniciais em abril de 2020 do Reino Unido descreveram crianças que apresentavam características clínicas semelhantes às da doença de Kawasaki (DK) e síndrome do choque tóxico. O pico de incidência geralmente ocorre 4 semanas após o pico de casos de Covid-19. Existem diferenças epidemiológicas significativas quando comparadas à DK. Crianças mais velhas são tipicamente afetadas (pico de incidência de 5 a 14 anos, em comparação com aquelas menores de 5 anos para DK) com uma leve preponderância masculina. Além disso, a SIM-C afeta mais comumente os descendentes de africanos ou afro-caribenhos e as crianças hispânicas. A DK, em comparação, é mais prevalente nos descendentes do Leste Asiático.
- No entanto, apesar de a maioria das crianças apresentar quadros leves, desde meados de abril de 2020 têm sido descritos casos pediátricos de crianças previamente assintomáticas apresentando hiperinflamação sistêmica grave

e choque, disfunção ventricular e envolvimento de múltiplos órgãos epidemiologicamente vinculado à Covid-19, frequentemente complicados por envolvimento cardíaco significativo.

- Em abril de 2020, a Pediatric Intensive Care Society, do Reino Unido, divulgou um alerta sobre um aumento no número de casos de crianças apresentando doença inflamatória multissistêmica, com características que se sobrepõem à D) e à síndrome do choque tóxico, muitas dos quais com teste positivo para Covid-19. Em maio de 2020, o Departamento de Saúde do Estado de Nova Iorque (NYSDOH) relatou centenas de casos com sintomas semelhantes aos descritos nas crianças do Reino Unido nos hospitais do estado de Nova Iorque, o que desde então tem sido observado no restante do mundo.
- Assim, essa doença tem sido descrita na criança como síndrome inflamatória multissistêmica associada à SARS-CoV-2, com semelhanças à DK.

DEFINIÇÃO

- A síndrome inflamatória multissistêmica em crianças (SIM-C) é uma condição pediátrica rara, caracterizada por hiperinflamação e disfunção de múltiplos órgãos frequentemente após um gatilho infeccioso. Nos tempos atuais, a SIM-C associada à Covid-19 tem sido considerada uma apresentação grave da infecção por SARS-CoV-2 em pacientes pediátricos e que compartilham características sobrepostas com a DK.
- Existe um amplo espectro de apresentações clínicas para SIM-C. No entanto, um diagnóstico de SIM-C requer a presença de febre por pelo menos 24 horas, evidência laboratorial de inflamação, evidência de doença clinicamente significativa que requer hospitalização com envolvimento multissistêmico, evidência de infecção anterior ou atual por SARS-CoV-2. Em uma revisão sistêmica, o sistema orgânico mais comumente afetado foi cardiovascular (82% pacientes taquicárdicos, 61% hipotensos). Anormalidades da artéria coronária, um achado característico de DK, podem estar presentes em crianças com SIM-C que a apresentam com ou sem DK. A prevalência de anormalidades da artéria coronária é estimada em 13-26%. O envolvimento pulmonar foi incomum. Sistemas de órgãos adicionais envolvidos incluíram gastrointestinal (hepatite, pancreatite, dor abdominal, diarreia), hematológico (coagulopatia, formação de trombo), dermatológico (erup-

ção cutânea), musculoesquelético (miosite, mialgia, artrite, artralgia), neurológico (dor de cabeça, confusão, estado mental alterado) e renal (lesão renal aguda). Crianças mais novas (< 5 anos) apresentaram taxas mais altas de características de DK, manifestações dermatológicas e taxas mais baixas de sintomas gastrointestinais, cardiomiopatia e sintomas neurológicos.

- A assinatura distinta de citocinas é vista em todo o espectro da doença com SIM-C associada à Covid-19, impulsionada predominantemente por interleucinas (IL) 6 e 8.

Definição de caso

- Atualmente existem três definições de caso para a síndrome inflamatória multissistêmica em crianças associada a SARS-CoV-2 descritas pelo Royal College of Paediatrics and Child Health, do Reino Unido; pelo Centers for Disease Control and Prevention (CDC), dos Estados Unidos; e pela Organização Mundial da Saúde (OMS).

Definição pelo Royal College of Paediatrics and Child Health

- Criança com febre persistente (> 38,5 °C), inflamação (neutrofilia, proteína C reativa – PCR – elevada e linfopenia) e evidência de disfunção única ou de múltiplos órgãos (choque, distúrbios cardíaco, respiratório, renal, gastrointestinal ou neurológico) com alterações associadas (a seguir)*.
- Isso pode incluir crianças com critérios completos ou parciais para DK.
- Exclusão de qualquer outra causa microbiana, incluindo sepse bacteriana, síndromes de choque estafilocócica ou estreptocócica, infecções associadas à miocardite, como enterovírus (aguardar resultados dessas investigações não deve atrasar a busca de consulta especializada).
- Os resultados do teste RT-PCR para SARS-CoV-2 podem ser positivos ou negativos.
- *Alterações associadas:
  - Clínicas:
    - Maioria: necessidade de oxigênio, hipotensão.
    - Alguns: dor abdominal, confusão mental, conjuntivite, tosse, diarreia, cefaleia, linfadenopatia, alterações nas mucosas, edema cervical, *rash*, sintomas respiratórios, dor de garganta, inchaço nas mãos e pés, sincope, vômitos.
  - Laboratório:

    - Todos: anormalidade do fibrinogênio, D-dímero e ferritina altos, hipoalbuminemia.
    - Alguns: insuficiência renal aguda, anemia, trombocitopenia, coagulopatia, IL-10, IL-6, proteinúria, creatinoquinase, DHL (desidrogenase lática), triglicérides, troponina e transaminases altos.
  - Imagem:
    - Eco e eletrocardiograma: miocardite, valvulite, efusão pericárdica, dilatação arterial coronariana.
    - Radiografia de tórax: infiltrados simétricos irregulares, derrame pleural.
    - Ultrassonografia de abdome: colite, ileíte, linfadenopatia, ascite, hepatoesplenomegalia.
    - Tomografia computadorizada de tórax: como para radiografia de tórax. Anormalidades nas artérias coronarianas com contraste.

Definição pelo Centers for Disease Control and Prevention (CDC)

- Indivíduos < 21 anos com febre*, evidência laboratorial de inflamação** e evidência de doença clinicamente grave que requer hospitalização, com envolvimento de órgãos multissistêmicos (≥ 2) (cardíaco, renal, respiratório, hematológico, gastrointestinal, dermatológico ou neurológico).
- Nenhum diagnóstico alternativo plausível.
- Positivo para infecção atual ou recente por SARS-CoV-2 por RT-PCR, sorologia ou teste de antígeno positivos, ou exposição a Covid-19 nas 4 semanas anteriores ao início dos sintomas.
- Comentários adicionais:
  - Alguns indivíduos podem cumprir os critérios totais ou parciais para DK, mas deve ser relatado se eles atendem à definição de caso para síndrome inflamatória multissistêmica em crianças (SIM-C).
  - Considerar SIM-C em qualquer morte pediátrica com evidência de infecção por SARS-CoV-2.

---

* Febre ≥ 38 °C por ≥ 24 horas ou relato de febre subjetiva com duração ≥ 24 horas.

** Incluindo, mas não se limitando a, um ou mais dos seguintes: elevação de PCR, velocidade de hemossedimentação (VHS), fibrinogênio, procalcitonina, D-dímero, ferritina, DHL ou IL-6 e neutrófilos elevados: linfócitos reduzidos e albumina baixa.

Definição pela Organização Mundial da Saúde (OMS)

- Crianças e adolescentes de 0 a 19 anos com febre ≥ 3 dias e dois dos seguintes:
  - 1. Erupção cutânea ou conjuntivite não purulenta bilateral ou sinais de inflamação mucocutânea (oral, mãos ou pés).
  - 2. Hipotensão ou choque.
  - 3. Características de disfunção miocárdica, pericardite, valvulite ou anormalidades coronarianas (incluindo achados de eco ou troponina/NT-pró-BNP elevada [N-terminal pró-peptídeo natriurético tipo B]).
  - 4. Evidência de coagulopatia (por tempo de protrombina [PT], tempo de tromboplastina parcial [PTT], D-dímeros elevados).
  - 5. Problemas gastrointestinais agudos (diarreia, vômito ou dor abdominal).
- Marcadores elevados de inflamação, como VHS, PCR ou procalcitonina.
- Nenhuma outra causa microbiana óbvia de inflamação, incluindo sepse bacteriana, síndromes de choque estafilocócico ou estreptocócico.
- Evidência de Covid-19 (RT-PCR, teste de antígeno ou sorologia positiva) ou provável contato com pacientes com Covid-19.
- Comentários: considerar essa síndrome em crianças com características de DK típica ou atípica ou síndrome do choque tóxico.

FATORES ASSOCIADOS

- Embora estejam associadas aos quadros mais graves em adultos e crianças com Covid-19, o papel das comorbidades na síndrome inflamatória multissistêmica em crianças associada à Covid-19 permanece obscuro.
- Crianças com síndrome inflamatória multissistêmica associada à Covid-19 foram descritas como previamente saudáveis e apenas ocasionalmente tinham condição crônica de base, como asma ou doenças autoimunes.
- Nenhum paciente relatou doença cardíaca congênita conhecida ou doença cardiovascular preexistente.
- Esse quadro foi descrito desproporcionalmente em crianças de etnia e ascendência hispânica/latina e negra/afro-americana.

DIAGNÓSTICO

- Ver Tabela 1.

TABELA 1 Comparação dos critérios diagnósticos da SIM-C.

OMS/SBP	CDC	Royal College
0-19 anos com febre (> 38 °C) por > 3 dias e dois dos seguintes: ▪ *Rash* ou conjuntivite bilateral não purulenta ou sinais de inflamação muco cutânea (oral, mão ou pés); ▪ Hipotensão ou choque; ▪ Disfunção miocárdica (pericardite, valvulite, ou anormalidades, coronárias, incluindo achados anormais em ECO ou elevação de troponina; pró-BNP); ▪ Evidência de coagulopatia (TP, TTPa, D-dímero elevados); ▪ Manifestações gastrointestinais agudas (diarreia, vômitos ou dor abdominal); **E** ▪ Aumento de marcadores inflamatórios (proteína C reativa, VHS ou procalcitonina): **E** afastadas quaisquer outras causas de origem infeciosa e inflamatória, incluindo sepse bacteriana, síndrome do choque tóxico estreptocócico ou estafilocócico; **E** evidência de Covid-19 (teste de RT-PCR, antígeno ou sorologia) ou provável contato com pacientes com Covid-19 ▪ Em crianças com clínica de DK típica ou atípica ou síndrome do choque tóxico, deve-se considerar a possibilidade de SIM-P e prosseguir a investigação	Idade < 21 anos, com febre, evidência laboratorial de inflamação* e evidência de doença clínica grave que requer hospitalização com envolvimento (≥ 2) multissistêmico de órgãos (cardíaco, renal, respiratório, hematológico, gastrointestinal, dermatológico ou neurológico); **E** ▪ Ausência de uma alternativa plausível para o diagnóstico; **E** ▪ Positividade para infecção recente ou atual para SARS-CoV-2 por RT-PCR, sorologia ou antígeno, ou exposição ao Covid nas 4 semanas que precederam os sintomas; ▪ Inclui proteína C reativa, VHS, fibrinogênio, procalcitonina, D-dímero, ferritina, DHL, IL-6, aumento de neutrófilos, diminuição de linfócitos, ou baixa de albuminas. Comentários: pacientes com critérios completos ou incompletos de DK devem ser repostados como SIM-P. Considerar SIM-P qualquer óbito pediátrico com evidência de infecção de SARS-CoV-2	Febre (> 38,5 °C), inflamação (neutrofilia, aumento de proteína C reativa e linfopenia) e evidência de disfunção de um ou diversos sistemas (choque, cardíaco, respiratório, renal, gastrointestinal, ou distúrbio neurológico) e características adicionais * Podem incluir crianças com diagnósticos completos ou parcial de DK Excluir outras causas microbiológicas, incluindo sepse bacteriana, síndrome do choque séptico estafilocócico ou estreptocócico. Infecções associadas a miocardites como enterovírus (a espera pelos resultados não pode atrasar a procura por tratamento especializado). RT-PCR para SARS-CoV-2 pode ser negativo ou positivo * Características clínicas adicionais: ▪ Maioria: necessidade de oxigênio, hipotensão ▪ Alguns: dor abdominal, confusão, conjuntivite, tosse, diarreia, cefaleia, linfadenopatia, alterações mucocutâneas, inchaço no pescoço, *rash*, sintomas respiratórios, dor de garganta, inchaço de mãos e pés, síncope e vômitos

SIM-C: síndrome inflamatória multissistêmica em crianças; OMS: Organização Mundial da Saúde; SBP: Sociedade Brasileira de Pediatria; CDC: Centers for Disease Control and Prevention; ECO: ecocardiograma; TP: tempo de protrombina; TTPa: tempo de tromboplastina parcialmente ativada; VHS: velocidade de hemossedimentação; RT-PCR: reação em cadeia da polimerase-transcriptase reversa; DK: doença de Kawasaki; SIM-P: síndrome inflamatória multissistêmica pediátrica; DHL: desidrogenase lática.
Fonte: Degaspare NV; Delgado AF, 2022.

Diagnóstico laboratorial

- A primeira bateria de exames com hemograma, PCR, velocidade de hemossedimentação, perfil metabólico já indicam o paciente suspeito com SIM-P, com PCR e VHS marcadamente elevados.
- Marcadores inflamatórios elevados e evidências de hiperinflamação foram consistentemente encontrados nas crianças com síndrome inflamatória multissistêmica associada à Covid-19.
- PCR, procalcitonina (PCT) e VHS estão altamente elevadas, assim como a ferritina, DHL e citocinas como o IL-6, e o IL-10 e o fator de necrose tumoral. Aumento significativo no D-dímero e fibrinogênio são as principais características do perfil de coagulação, enquanto o hemograma revela leucocitose, neutrofilia com formas imaturas, linfopenia, contagem normal ou diminuída de glóbulos vermelhos e contagem normal ou diminuída de plaquetas.
- Dentre os exames que podem sugerir hiperinflamação, a hipoalbuminemia e a hiponatremia quando presentes, necessitam prosseguir na investigação da SIM-P.

Avaliação da disfunção miocárdica e da coronária

- A lesão cardíaca vai implicar a disfunção sistólica do ventrículo esquerdo (VE) na maioria das crianças com síndrome inflamatória multissistêmica (SIM) associada à Covid-19.
- Uma proporção de crianças apresentou níveis elevados de troponina ou valores de peptídeo natriurético tipo B (BNP)/pró-BNP como marcador útil para o envolvimento miocárdico.
- Enquanto nos adultos com SIM associada à Covid-19 as causas da lesão miocárdica se devem a miocardite aguda, lesão hipóxica, lesão isquêmica causada pelo dano microvascular ou doença arterial coronariana e síndrome da resposta inflamatória sistêmica, na criança com SIM associada à Covid-19 o mecanismo responsável pela disfunção miocárdica ainda é desconhecido.
- Diferentes mecanismos fisiopatológicos responsáveis são sugeridos: a infecção aguda inicial explicaria a ocorrência de dano miocárdico agudo e, posteriormente, uma reação imunológica pós-viral e hiperinflamação sistêmica responsável pela inflamação e disfunção miocárdica.

- Envolvimento coronariano se deve à dilatação da artéria coronária ou aneurismas descritos em 6-24% dos pacientes com SIM, a maioria com dilatação leve da artéria coronária. O desenvolvimento tardio do aneurisma da artéria coronária destaca a necessidade de acompanhamento contínuo desses pacientes.
- As anomalias do eletrocardiograma mais frequentemente relatadas foram inespecíficas e incluíam alterações do segmento ST, prolongamento do QTc e batimentos atriais ou ventriculares prematuros. Bloqueios atrioventriculares de 1º e 2º graus foram relatados.
- Se houver alterações neurológicas, deve haver investigação através de exames de imagem (TC, ressonância magnética), eletroencefalograma, LCR. Habitualmente se encontra PCR positivo para SARS-CoV-2 no LCR.

Diagnóstico diferencial

- Ver Tabela 2.

TABELA 2 SIM-C e doença de Kawasaki.

	SIM-C	Doença de Kawasaki
Idade de apresentação	~10 anos	< 5 anos
Predisposição racial/étnica	Negra, hispânica	Asiática
Sexo	Homens > mulheres	Homens > mulheres
Admissão em UTI/ suporte inotrópico	> 50%	~5%
Apresentação dos sintomas	Febre, sintomas gastrointestinais (dor abdominal, vômitos, diarreia)	Erupção cutânea, conjuntivite, alterações da mucosa oral
Envolvimento cardiovascular	Miocardite, disfunção ventricular esquerda, aneurismas da artéria coronária (incomum)	Aneurismas da artéria coronária

SIM-C: síndrome inflamatória multissistêmica em crianças; UTI: unidade de terapia intensiva.
Fonte: Patel JM, 2022

- Os pacientes com SIM-P, em relação à DK, mais frequentemente apresentam maior idade, neutrofilia, aumento significativo da PCR, maiores concentrações de ferritina, maiores concentrações de BNP/troponina, linfopenia, hipoalbuminemia, anemia, plaquetopenia.

SÍNDROME INFLAMATÓRIA MULTISSISTÊMICA EM CRIANÇAS *VERSUS* DOENÇA DE KAWASAKI

- A DK é uma vasculite pediátrica aguda de vasos de médio calibre em crianças menores de 5 anos de idade.
- As causas da DK são desconhecidas, mas, à semelhança da síndrome inflamatória multissistêmica em crianças (SIM-C) associada à Covid-19, é considerada síndrome inflamatória resultante de "gatilho" infeccioso ou de outra causa ambiental sobre indivíduo geneticamente suscetível. Vários vírus foram implicados como desencadeantes, incluindo o coronavírus.
- Critérios para o diagnóstico da DK incluem febre persistente (> 5 dias) e pelo menos 4 de 5 sintomas clínicos, incluindo envolvimento mucocutâneo, conjuntivite não purulenta, erupção cutânea polimórfica, linfadenopatia unilateral e eritema palmar/plantar e descamação.
- Formas incompletas da DK são descritas por febre persistente e presença de < 4 dos sintomas clássicos com dados laboratoriais sugestivos e/ou achados de ecocardiograma. Na fase aguda da doença, os pacientes podem apresentar instabilidade hemodinâmica, condição conhecida como síndrome de choque DK.
- Pequena série de casos de Bérgamo, Itália, relatou aumento de 30 vezes na incidência de DK ou doença semelhante a DK durante um surto de Covid-19 na região, com muitos pacientes com teste positivo para anticorpo IgG e RT-PCR negativo. Quando tais casos foram comparados com DK clássico, os casos associados à Covid-19 encontraram crianças mais velhas (7,5 ± 3,5 *versus* 3,0 ± 2,5 anos), mais propensas a apresentar choque (50% *versus* 0%), ter mais problemas cardíacos (ecocardiograma anormal em 60% *versus* 10%) e é mais provável de elevação da troponina ou BNP. Outro estudo mostrou que na SIM-C havia maior contagem de leucócitos, contagem de neutrófilos, PCR, níveis de fibrinogênio e troponina mais alta, bem como linfopenia mais profunda, anemia e menor contagem de plaquetas.

TRATAMENTO

- O tratamento geral da maioria dos pacientes pediátricos com SIM-P internados na unidade de terapia intensiva apresentou necessidade de:
  - Oxigenoterapia, medicações vasoativas (agentes inotrópicos, como dobutamina ou milrinona), antibioticoterapia de largo espectro, imunoglobulina intravenosa (IV), glicocorticoides, anticoagulantes.
- Crianças com acometimento respiratório devem receber oxigenoterapia em posição semissentada, se quadro hemodinâmico controlado.
- Degaspare e Delgado propõem o seguinte tratamento da SIM-P nas unidades de terapia intensiva:
  - Casos de menor gravidade: gamaglobulina (2 mg IV/kg/dia), podendo ser realizada uma segunda dose de 1 a 2 g/kg/dia; se não for possível utilizar gamaglobulina, utilizar ácido acetilsalicílico na dose 50 a 80 mg/kg/dia, em 3 doses por 2 dias; se afebril, reduzir para a dose de 3 a 5 mg/kg/dia por 6 a 8 semanas; a utilização de omeprazol (1 mg/kg/dia) é recomendável.
  - Para casos moderados: (2 mg IV/kg/dia), podendo ser realizada uma segunda dose de 1-2 g/kg/dia; metilprednisolona (2 mg/kg/dia) ou prednisolona/prednisona (2 mg/kg/dia), com máximo de 60 mg/dia, dividida em duas doses por 5 dias e então diminuir a dose ao longo de 2-3 semanas.
  - Para casos graves: (2 mg IV/kg/dia), podendo ser realizada uma segunda dose de 1 a 2 g/kg/dia; metilprednisolona (pulsoterapia 30 mg/kg/dia por 3 dias, com máximo de 1 g/dia seguida de 2 mg/kg/dia, com máxima de 60 mg/dia, em 2 doses por 5 dias e então diminuindo a dose ao longo de 2-3 semanas.
- Não raramente, nos casos graves, prescreveu-se heparina de baixo peso molecular (se D-dímero > duas vezes o valor normal) em pacientes com menos de 2 meses, com doses de 0,75 mg/kg/dose a cada 12 horas; se pacientes > 2 meses, máximo de 20 mg/dia).
- Casos que evoluem mal, com grande processo inflamatório ou sintomatologia persistente, como fenótipos de DK, pode-se utilizar tocilizumabe (novo anticorpo monoclonal que competitivamente inibe a ligação da IL-6 ao seu receptor) nas doses de 12 mg/kg (máximo de 800 mg) para pacientes < 30 kg e de 8 mg/kg/dia (máximo de 800 mg nos pacientes ≥ 30 kg ou

anakinra (liga-se competitivamente com o receptor de IL-1 tipo 1) na dose de 2-4 mg/kg/dose (máximo de 100 mg/dose).

- Não raramente, bloqueadores de citocinas foram adicionados como terapia suplementar, com preferência por inibidores de IL-6 (tocilizumabe), mas também IL-1 ou inibidores do fator de necrose tumoral (TNF)-alfa (anakinra, infliximabe). Tratamento antiplaquetário com ácido acetilsalicílico foi frequentemente adotado, especialmente em pacientes com apresentações clínicas semelhantes às de DK, ou naqueles com evidência de envolvimento coronariano. Uma abordagem terapêutica ou profilática de anticoagulação foi usada com menos frequência.
- Na suspeita de infeção bacteriana, as associações de antibióticos utilizados são: ceftriaxona e vancomicina, piperacilina + tazobactam, clindamicina.
- O agente antiviral com resultados positivos na infecção pelo SARS-CoV-2 é o remdesivir, mas seu papel ainda é indefinido na SIM-P.

Abordagem clínica

- Equipe multidisciplinar para tratamento de pacientes com síndrome inflamatória multissistêmica em crianças com Cardiologia, Reumatologia, Terapia Intensiva e especialistas em doenças infecciosas.

Suporte cardíaco

- Uma alta proporção de pacientes apresentará choque com necessidade de ressuscitação aguda com as diretrizes de ressuscitação pediátrica devendo ser seguidas. Pacientes com suspeita ou evidência de disfunção ventricular, *bolus* de líquido menores devem ser administrados com reavaliação para sinais de sobrecarga de líquido entre eles. A ECMO deverá ser considerada se o suporte médico falhar.

Terapia imunomoduladora

- Pode haver benefício com a terapia imunomoduladora em pacientes com síndrome inflamatória multissistêmica, doença grave e evidência de síndrome de "tempestade" de citocinas e/ou naqueles com envolvimento cardíaco. Com base na experiência em condições semelhantes (DK, miocardites), parece razoável sugerir uma abordagem de imunomodulação baseada em imunoglobulinas intravenosas (IVIG). Corticosteroides em baixas doses podem ser considerados em pacientes mais doentes, em pacientes com condições basais conhecidas que podem se beneficiar do tratamento com esteroides ou com base na avaliação clínica. O uso de medicamentos biológicos (tocilizumabe, anakinra, infliximabe) pode ser considerado em pacientes com doença grave ou crítica.

Anticoagulação

- Crianças com síndrome inflamatória multissistêmica correm o risco de complicações trombóticas (estado hipercoagulável, possível lesão endotelial, estase por imobilização, disfunção ventricular e aneurisma da artéria coronária), pelo qual o tratamento antiplaquetário e/ou anticoagulante é recomendado. Envolvimento miocárdico ou dilatação da artéria coronária podem se beneficiar da terapia antiplaquetária e da anticoagulação profilática. A anticoagulação terapêutica pode ser realizada com perfil anormal da coagulação (ou seja, D-dímero ≥ 3 mg/mL), trombose documentada, arritmia, disfunção ventricular maior que a moderada ou aneurisma gigante da artéria coronária.

Antivirais

- O papel das terapias antivirais como o remdesivir no tratamento de crianças com síndrome inflamatória multissistêmica é incerto. A terapia antiviral pode ser considerada em pacientes com manifestações graves e na infecção contínua com RT-PCR positivo.

ACOMPANHAMENTO

- Manifestações cardíacas geralmente melhoram e/ou se normalizam antes da alta hospitalar, com alguns pacientes com lesões cardíacas residuais. Recomenda-se acompanhamento por pelo menos 1 ano após o diagnóstico inicial.
- Nas visitas iniciais, testes laboratoriais devem ser obtidos para documentar a normalização dos marcadores inflamatórios e a resolução das anomalias hematológicas. Ecocardiogramas devem ser obtidos em intervalos regula-

res para avaliação da função ventricular e dimensões da artéria coronária. ECG devem ser realizados nas arritmias, incluindo bloqueio atrioventricular, que pode progredir após o diagnóstico inicial. Se forem identificadas anomalias no ECG, os monitores Holter poderão ser úteis como investigação adicional. Em pacientes com história de disfunção ventricular, a ressonância nuclear magnética cardíaca pode ser considerada 2-6 meses após o diagnóstico inicial para avaliação da função ventricular, edema, fibrose difusa e cicatriz.

CID-10 CONFORME ORIENTAÇÃO DO CDC

- Síndrome inflamatória multissistêmica (SIM) associada a Covid-19: M35.8:
  - Aplicável a:
    - Síndrome inflamatória multissistêmica.
    - SIM-A (adulto): síndrome inflamatória multissistêmica em adultos.
    - SIM-C (criança): síndrome inflamatória multissistêmica em crianças.
  - Usar código adicional se necessário, se aplicável, para:
    - Sequela de Covid-19 (B94.8).
    - História pessoal de Covid-19 (Z86.1).
    - Exposição a Covid-19 ou infecção por SARS-CoV-2 (Z20.8).
  - Primeiro código, se aplicável, Covid-19 (U07).

REFERÊNCIAS

1. Bautista-Rodriguez C, Sanchez-de-Toledo J, Clark BC, Herberg J, Bajolle F, Randanne PC, et al. Multisystem Inflammatory Syndrome in Children: An International Survey. Pediatrics. 2021;147(2):e2020024554.
2. Centers for Disease Control and Prevention. Information for Healthcare Providers about Multisystem Inflammatory Syndrome in Children (MIS-C). https://www.cdc.gov/mis-c/hcp/.
3. Davies P, Evans C, Kanthimathinathan HK, Lillie J, Brierley J, Waters G, et al. Intensive care admissions of children with paediatric inflammatory multisystem syndrome temporally associated with SARS-CoV-2 (PIMS-TS) in the UK: a multicentre observational study. Lancet Child Adolesc Health. 2020;4(9):669-77.
4. Degaspare NV, Delgado AF. Síndrome Inflamatória multissistêmica pediátrica. In: Associação de Medicina Intensiva Brasileira de Pediatria; Piva JP, Carvalho WB, organizadores. PROTIPED Programa de Atualização em Terapia Intensiva Pediátrica.

Ciclo 14. Porto Alegre: Artmed Panamericana; 2022. p. 81-106 (Sistema de Educação Continuada a Distância, v. 1).

5. Harwood R, Allin B, Jones CE, Whittaker E, Ramnarayan P, Ramanan AV, et al. A national consensus management pathway for paediatric inflammatory multisystem syndrome temporally associated with COVID-19 (PIMS-TS): results of a national Delphi process. Lancet Child Adolesc Health. 2021;5(2):133-41.
6. Henderson LA, Canna SW, Friedman KG, Gorelik M, Lapidus SK, Bassiri H, et al. American College of Rheumatology Clinical Guidance for Multisystem Inflammatory Syndrome in Children Associated With SARS–CoV-2 and Hyperinflammation in Pediatric COVID-19: Version 1. Arthritis Rheumatol. 2020;72(11):1791-805.
7. Jaggi P. Multisystem Inflammatory Syndrome in Children (MIS-C): Changing Definitions and Epidemiology. J Pediatric Infect Dis Soc. 2023;12(3):163-4.
8. Kabeerdoss J, Pilania RK, Karkhele R, Kumar TS, Danda D, Singh S. Severe COVID-19, multisystem inflammatory syndrome in children, and Kawasaki disease: immunological mechanisms, clinical manifestations and management. Rheumatol Int. 2021;41(1):19-32.
9. Khafaja S, Youssef N, El Zein Z, Boutros CF, Bou Karroum S, Abdel-Halim N, et al. Multisystem inflammatory syndrome in children (MIS-C) and "Near MIS-C": A continuum? Front Pediatr. 2023;10:988706.
10. Lee PI, Hsueh PR. Multisystem inflammatory syndrome in children: A dysregulated autoimmune disorder following COVID-19. J Microbiol Immunol Infect. 2023;56(2):236-45.
11. Patel JM. Multisystem Inflammatory Syndrome in Children (MIS-C). Curr Allergy Asthma Rep. 2022;22(5):53-60.
12. Soma VL, Shust GF, Ratner AJ. Multisystem inflammatory syndrome in children. Curr Opin Pediatr. 2021;33(1):152-8.
13. Sperotto F, Friedman KG, Son MBF, VanderPluym CJ, Newburger JW, Dionne A. Cardiac manifestations in SARS-CoV-2-associated multisystem inflammatory syndrome in children: a comprehensive review and proposed clinical approach. Eur J Pediatr. 2021;180(2):307-22.
14. Zhu F, Ang JY. COVID-19 Infection in Children: Diagnosis and Management. Curr Infect Dis Rep. 2022;24(4):51-62.

D&T InforMed Pediatria

SEÇÃO VII

NEFROLOGIA

27

Infecção urinária em Pediatria: diagnóstico e tratamento

D&T

Rayra Maia Alvarez

Filumena Maria da Silva Gomes

Maria Helena Valente

INTRODUÇÃO

- A infecção do trato urinário (ITU), uma das infecções bacterianas mais comuns em Pediatria, constitui causa importante de morbidade quando acomete o trato urinário superior (pielonefrite), pois está associada à formação de cicatrizes renais e, em longo prazo, hipertensão arterial e doença renal crônica.
- A prevalência geral de ITU é de, aproximadamente, 7% em lactentes e pré-escolares com quadro febril, porém varia de acordo com a idade, raça/etnia, sexo e estado de circuncisão. Nota-se um aumento da incidência entre 3 e 5 anos de idade, período de realização do desfralde, e outro pico na adolescência, condizente com alterações hormonais e início precoce da atividade sexual.
- A ITU na infância constitui um desafio diagnóstico para o pediatra, uma vez que a apresentação clínica pode ser inespecífica. Atenção especial deve ser dada aos neonatos e lactentes jovens, de ambos os sexos, por se tratar do principal grupo de risco para complicações.
- Além dos exames laboratoriais, essenciais para o diagnóstico definitivo do quadro, os exames radiológicos podem ser ferramentas úteis para a avaliação de malformações nos rins e nas vias urinárias. A avaliação por imagem é necessária, uma vez que a ITU pode ser um evento sentinela para alteração anatômica subjacente.

ESTRATIFICAÇÃO DE RISCO PARA INFECÇÃO DO TRATO URINÁRIO EM PACIENTES ENTRE 2 E 24 MESES

- A American Academy of Pediatrics (AAP) recomenda que o médico realize uma estratificação de risco para infecção do trato urinário nos casos em que o paciente, entre 2 e 24 meses, se apresente com febre sem sinais de localização e quadro clínico estável, ou seja, que não demande terapia antimicrobiana imediata. Veja como avaliar a probabilidade de infecção urinária (Tabela 1).
- A indicação de investigação laboratorial pode ser baseada na estratificação de risco anterior, conforme Figura 1 a seguir.

TABELA 1 Probabilidade de infecção do trato urinário febril entre meninos e meninas de acordo com o número de fatores de risco presentes.

Fatores de risco (meninas)	Número de fatores de risco presentes (meninas)		Probabilidade de ITU (meninas)
Raça branca	No máximo 1 fator		≤ 1%
Idade < 12 meses			
Temperatura ≥ 39 °C			
Febre > 2 dias	Até 2 fatores		≤ 2%
Ausência de outro foco infeccioso			
Fatores de risco (meninos)	**Número de fatores de risco presentes (meninos)**		**Probabilidade de ITU meninos)**
Raça não negra	**Não circuncidado**	**Circuncidado**	
Temperatura ≥ 39 °C	*	Até 2 fatores	≤ 1%
Febre > 24 horas	Nenhum	Até 3 fatores	≤ 2%
Ausência de outro foco infeccioso			

* A probabilidade de ITU excede 1% mesmo na ausência de outro fator que não a circuncisão em lactentes febris do sexo masculino.
ITU: infecção do trato urinário.
Fonte: adaptada de Roberts KB, 2011; AAP, 2016.

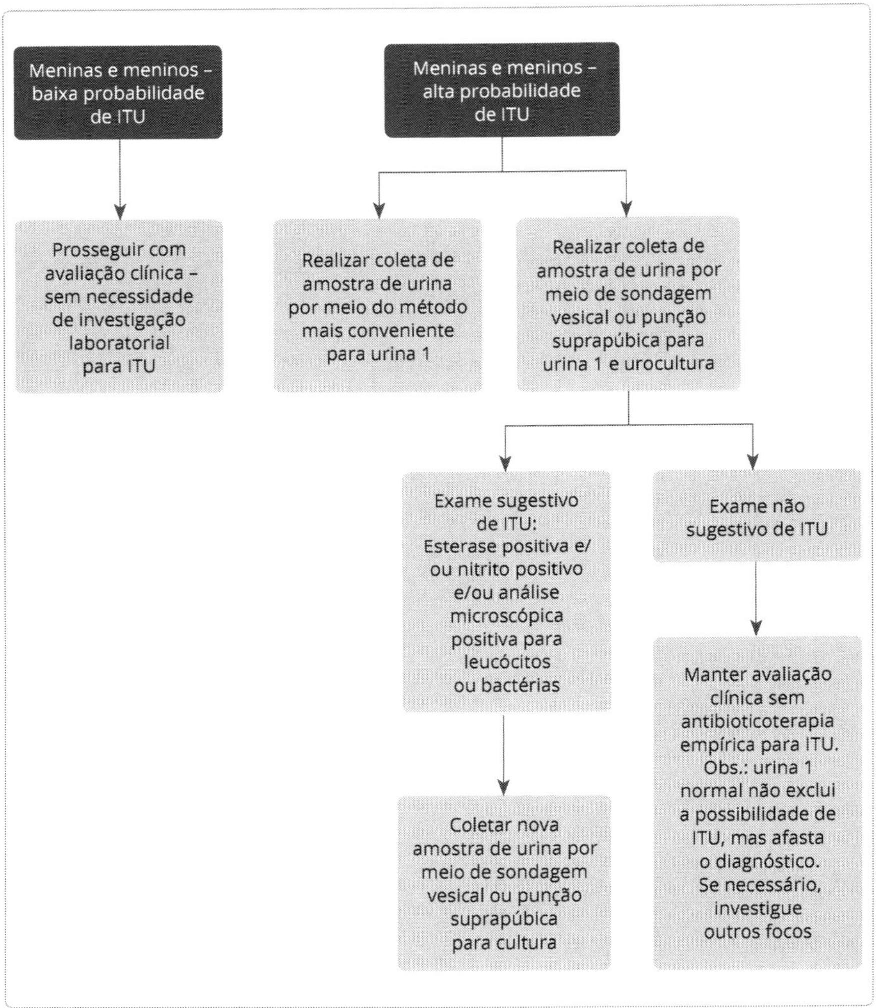

FIGURA 1

Baixa e alta probabilidade de infecção do trato urinário.

ITU: infecção do trato urinário.
Fonte: adaptada de Roberts KB, 2011; AAP, 2016.

DIAGNÓSTICO

Diagnóstico clínico

- Os sintomas podem ser inespecíficos, principalmente em lactentes jovens e recém-nascidos. Sendo assim, a AAP recomenda que o diagnóstico seja considerado em todos os pacientes com febre sem sinais de localização e com idade inferior a 24 meses. Reitera-se o conceito de que, na infância, a presença de bacteriúria associada à febre é considerada pielonefrite, a despeito da ausência de outros sinais e sintomas, como dor lombar e teste de Giordano presente.
- Resumem-se, no Quadro 1, os principais sinais e sintomas em lactentes de 3 meses ou mais e crianças.

QUADRO 1 Sinais e sintomas que aumentam ou diminuem a probabilidade de infecção de trato urinário em lactentes e crianças.

Sinais e sintomas que aumentam a probabilidade de ITU estar presente	Sinais e sintomas que diminuem a probabilidade de ITU estar presente
▪ Dor ao urinar (disúria) ▪ Micção mais frequente ▪ Nova enurese ▪ Urina fétida (malcheirosa) ▪ Urina mais escura ▪ Urina turva ▪ Hematúria franca (sangue visível na urina) ▪ Redução da ingestão de líquidos ▪ Febre ▪ Tremor ▪ Dor abdominal ▪ Dor no lombo ou dor suprapúbica ▪ Reenchimento capilar superior a 3 segundos ▪ História prévia de infecção urinária confirmada	▪ Ausência de dor ao urinar (disúria) ▪ Assaduras ▪ Dificuldades respiratórias ▪ Sons torácicos anormais ▪ Exame de ouvido anormal ▪ Febre com causa alternativa conhecida

ITU: infecção do trato urinário.
Fonte: adaptado de NICE, 2022.

Diagnóstico laboratorial

- O padrão-ouro para a confirmação do quadro de infecção do trato urinário (ITU) é a urocultura colhida por método adequado. Apesar de não substituir a urocultura, o exame de urina (urina tipo 1, sumário de urina, exame de elementos e sedimentos anormais – EAS) pode evidenciar alterações que permitem um diagnóstico presuntivo e indicam o início de antibioticoterapia empírica de maneira precoce.

Métodos de coleta de amostra de urina (Quadro 2)

QUADRO 2 Métodos de coleta de amostra de urina em crianças.

Métodos de coleta de amostra de urina	
Crianças sem controle esfincteriano	Sondagem vesical (preferencialmente)
	Punção suprapúbica
Crianças com controle esfincteriano	Jato médio após assepsia

Fonte: Sociedade Brasileira de Pediatria, 2021.

- O uso do saco coletor apresenta resultados falsos positivos em até 80% dos casos. Em situações nas quais o paciente se encontra em bom estado geral, sem necessidade de antibioticoterapia imediata, e a suspeita de ITU é baixa, pode-se proceder à coleta por meio desse método. Na presença de alterações no exame de urina colhido com saco coletor, recomenda-se nova coleta por meio de método adequado para urocultura.
- A seguir, estão indicados os valores de sensibilidade e especificidade dos componentes de exames de urina que devem ser avaliados (Tabela 2).

TABELA 2 Infecção de urina: sensibilidade e especificidade dos componentes de exames de urina.

	Sensibilidade	Especificidade
Esterase leucocitária	83%	78%
Nitritos positivos	50%	92%
Contagem leucocitária	73%	81%
Bacterioscopia	81%	83%
Gram	93%	95%

Fonte: Sociedade Brasileira de Pediatria, 2021.

- De modo geral, consideram-se alterados valores de leucocitúria ≥ 5 a 10 leucócitos/campo de grande aumento, ou > 10.000 leucócitos/mL. Entretanto, reitera-se a importância da coleta de urocultura para o diagnóstico, uma vez que várias outras condições podem resultar em valores elevados de leucócitos na urina, como vulvovaginites, cistites virais, uretrites, glomerulopatias ou urolitíase.
- A interpretação da urocultura depende da forma como a amostra foi coletada (Tabela 3).
- A procalcitonina sérica tem sido usada como um biomarcador para refluxo vesico-urinário grave e nefropatia de refluxo. Seus níveis elevados são associados a inflamação bacteriana grave do parênquima renal, que posteriormente pode levar a lesões cicatriciais.

TABELA 3 Interpretação em crianças dos resultados de urocultura de acordo com o método de coleta de urina.

Método	Resultado	Interpretação
Punção suprapúbica	Crescimento de qualquer patógeno (independente do número de UFC/mL) – método estéril	Positivo para ITU
Sondagem vesical	≥ 1.000 UFC/mL	Positivo para ITU
Jato médio	≥ 100.000 UFC/mL	Positivo para ITU
	> 50.000 UFC/mL + piúria	

ITU: infecção do trato urinário; UFC: unidade de formação de colônias.
Fonte: Sociedade Brasileira de Pediatria, 2021.

Diagnóstico complementar

- A realização de exames de imagem é recomendável, com o intuito de identificar anormalidades anatômicas do trato urinário. Não há consenso na literatura sobre quais exames devem ser solicitados e sobre o momento mais adequado para fazê-los. A seguir estão listadas as condutas mais frequentemente empregadas pela Sociedade Brasileira de Pediatria (SBP) e AAP.

Ultrassonografia de sistema urinário e bexiga em Pediatria (Quadros 3 e 4)

QUADRO 3 Indicação de ultrassonografia de sistema urinário e bexiga em crianças.

Indicações da SBP e AAP	
SBP	▪ Todas as crianças, independentemente de idade e sexo, após diagnóstico de certeza de ITU
	▪ Crianças com idade ≤ 24 meses, após episódio de ITU
AAP	▪ Crianças com idade ≤ 24 meses, após episódio de ITU
	▪ Crianças > 24 meses com quadros infecciosos atípicos ou recorrentes

ITU: infecção do trato urinário; SBP: Sociedade Brasileira de Pediatria; AAP: American Academy of Pediatrics.
Fonte: adaptado de Roberts KB, 2011; Sociedade Brasileira de Pediatria, 2021.

QUADRO 4 Definições de infecção de trato urinário atípicas e recorrente.

ITU atípica inclui
▪ Gravemente doente (para obter mais informações, consulte a diretriz do NICE sobre febre em menores de 5 anos; avaliação e tratamento inicial)
▪ Fluxo de urina ruim
▪ Massa abdominal ou vesical
▪ Creatinina aumentada
▪ Septicemia
▪ Falha em responder ao tratamento com antibióticos adequados dentro de 48 anos
▪ Infecção com organismos não *E. coli*
ITU recorrente
▪ Dois ou mais episódios de ITU com ITU superior aguda (pielonefrite aguda) ou
▪ Um episódio de ITU com ITU aguda superior mais 1 ou mais episódios de ITU com ITU inferior (cistite) ou
▪ Três ou mais episódios de ITU com ITU inferior

ITU: infecção do trato urinário; NICE: National Institute for Health and Care Excellence.
Fonte: NICE, 2022.

- Quando realizar a ultrassonografia?
  - De acordo com a AAP:
    - Nas primeiras 48 horas de tratamento da infecção aguda, se quadro grave ou ausência de melhora clínica substancial. O objetivo dessa

avaliação é identificar complicações, como abscessos renais ou perirrenais, uropatias obstrutivas.

- Após a resolução da infecção aguda, se evolução clínica favorável. O objetivo é detectar malformações do trato urinário. Sabe-se que mudanças no tamanho e na forma dos rins, alterações de ecogenicidade do parênquima renal além de dilatações do sistema coletor podem ocorrer no quadro agudo, sem representar, de fato, comprometimento persistente.

Cintilografia renal estática com DMSA (ácido dimercaptossuccínico marcado com tecnécio)

- É considerado o exame padrão-ouro para a identificação de cicatrizes no parênquima renal quando realizado após episódio agudo de infecção do trato urinário (ITU). A SBP orienta realização nas seguintes condições:
  - Todos os lactentes com ITU febril.
  - Crianças que apresentaram quadro clínico de pielonefrite (mesmo com ultrassonografia de sistema urinário e bexiga normal).
  - Pacientes com refluxo vesicoureteral.
- A AAP, por sua vez, não inclui esse exame na avaliação inicial de lactentes no primeiro episódio de ITU febril. Recomenda-se decisão individualizada e compartilhada com especialista para indicá-lo.
- Quando realizar a cintilografia renal com DMSA?
  - A SBP recomenda após 4 a 6 meses do quadro agudo de ITU, para a identificação de cicatrizes renais.
  - Na fase aguda da infecção, a cintilografia é o exame padrão-ouro para a confirmação da pielonefrite. Entretanto, não é recomendada de rotina, uma vez que pouco interfere na conduta.

Uretrocistografia miccional

- Trata-se de um exame contrastado que exige sondagem uretral da bexiga. É importante pontuar que, devido ao risco de disseminação da infecção, só pode ser realizado após o término do tratamento (Quadro 5).

QUADRO 5 Indicação de uretrocistografia miccional de sistema urinário e bexiga nos quadros de infecção do trato urinário.

Sociedade Brasileira de Pediatria	American Academy of Pediatrics
USG de rins e vias urinárias alterada e/ou Cintilografia com DMSA alterada e/ou ITU de repetição associada à disfunção miccional	USG de rins e vias urinárias alterada (hidronefrose ou outros achados que indiquem refluxo vesicoureteral de alto grau ou uropatia obstrutiva)/condições clínicas atípicas ou complexas

ITU: infecção do trato urinário; USG: ultrassonografia; DMSA: ácido dimercaptossuccínico marcado com tecnécio.
Fonte: adaptado de Roberts KB, 2011; Sociedade Brasileira de Pediatria, 2021.

TRATAMENTO

- Inicia-se antibiótico empírico, de ação bactericida e amplo espectro, até o resultado de urocultura. Fatores como estado geral do paciente e idade determinam a via de tratamento (oral ou parenteral).
- Indicações de tratamento com antibiótico por via parenteral:
  - Comprometimento do estado geral/suspeita de urossepse.
  - Lactentes menores do que 3 meses de vida.
  - Vômitos que dificultam a ingesta de medicação por via oral.
  - Portadores de imunodeficiência.
  - Famílias com baixa adesão ao tratamento.
  - Falha de tratamento ambulatorial.
- Após 48-72 horas de tratamento por via parenteral, é possível modificá-lo para a via oral, a depender de boa evolução clínica. O antibiótico deve manter espectro semelhante ao inicial ou ser escolhido após resultado do teste de sensibilidade (antibiograma) da cultura de urina.
- A exceção a essa possibilidade são os pacientes no período neonatal, para os quais se recomenda que todo curso de antibióticos seja realizado de forma intravenosa, mantendo o esquema com amplo espectro.
- Agentes antimicrobianos para tratamento parenteral empírico de infecção do trato urinário (ITU):
  - Ceftriaxona: 50 a 75 mg/kg a cada 24 horas.
  - Cefotaxima: 150 mg/kg/dia, dividida a cada 6-8 horas.
  - Ceftazidima: 100 a 150 mg/kg/dia, dividida a cada 8 horas.
  - Gentamicina: 7,5 mg/kg a cada 24 horas.

- Amicacina: 15 mg/kg a cada 24 horas.
- Piperacilina: 300 mg/kg, dividida a cada 6-8 horas.

- Os regimes de tratamento hospitalar aceitáveis incluem a combinação de ampicilina e gentamicina; ou gentamicina de forma isolada; ou cefalosporinas de terceira ou quarta gerações. A ampicilina deve ser incluída na suspeita de ITU por *Enterococcus* (pacientes com cateterização ou instrumentação do trato urinário ou anormalidades anatômicas).
- Com o tratamento antimicrobiano adequado, objetiva-se erradicar a infecção aguda, prevenir complicações e reduzir o risco de danos renais. Para isso, recomenda-se um curso de antibióticos de, no mínimo, 7 dias. Não há evidências na literatura que embasem a escolha entre 7, 10 ou 14 dias, entretanto, no período neonatal, mesmo em infecções não complicadas, sugerem-se, pelo menos, 10 dias de medicação.
- Tratamento oral empírico com agentes antimicrobianos para ITU:
  - Amoxicilina-clavulanato: 20-40 mg/kg/dia, a cada 8 horas.
  - Sulfametoxazol-trimetoprima: 30-60 mg/kg/dia, a cada 12 horas, com base na dose de sulfametoxazol.
  - Cefalexina: 50-100 mg/kg/dia, a cada 6 horas.
  - Axetilcefuroxima: 20-30 mg/kg/dia, a cada 12 horas.
  - Cefadroxila: 30-50 mg/kg/dia, divididos a cada 12 horas.

Tratamento profilático

- Não há consenso na literatura sobre a introdução de profilaxia com antimicrobianos para os quadros de infecção do trato urinário (ITU) na infância. Orienta-se avaliação individualizada e em conjunto com o especialista.
- As recomendações da SBP para profilaxia são:
  - Crianças com trato urinário normal: avaliar com cautela, uma vez que o uso de antibiótico profilático pode estar associado ao aparecimento de cepas mais resistentes, o que aumenta o risco de infecção.
  - Criança com ITU de repetição e disfunção miccional (trato urinário normal): ponderar a quimioprofilaxia, por períodos de 3 a 6 meses, até a correção das disfunções.
  - Crianças com alteração do trato urinário (refluxo vesicoureteral): a profilaxia deverá ser reservada a pacientes com refluxos maiores ou iguais aos de terceiro grau ou para crianças que já apresentam cicatriz renal.
- Antimicrobianos indicados para profilaxia de ITU:

- Nitrofurantoína (não utilizar em menores de 2 meses): 1-2 mg/kg/dia, dose única (DU).
- Sulfametoxazol-trimetoprima: 1-2 mg de trimetoprima/kg/dia, DU.
- Cefalexina (neonatos e menores de 2 meses): 20-30 mg/kg/dia.

PROGNÓSTICO

- A grande preocupação nos quadros de infecção do trato urinário é a formação de cicatrizes renais e, em longo prazo, evolução para doença renal crônica e hipertensão. Vários fatores estão associados ao prognóstico desses pacientes, como idade, associação com malformações, atraso no diagnóstico e na instituição do tratamento.

RECOMENDAÇÕES FINAIS

- Após o diagnóstico de infecção do trato urinário na infância, é importante salientar aos pais a importância de procurar atendimento médico em um novo episódio febril, de preferência nas primeiras 48 horas de evolução. O intuito é diagnosticar e tratar precocemente novos episódios e reduzir o risco de danos renais.

PRESCRIÇÃO NA PRÁTICA

Exemplo de prescrição (cada caso deve ser avaliado individualmente, e a decisão deve ser tomada pelo médico responsável pelo caso).

- Paciente de 5 meses, sexo feminino, raça branca, 8 kg, iniciou há 2 dias quadro de febre aferida em até 39,5 °C, associado à redução das mamadas, sem sintomas respiratórios, sem alterações gastrointestinais, sem alterações de pele. Carteira de vacinação completa para a idade.

(continua)

(continuação)

- Estratificação de risco para infecção do trato urinário: risco ≥ 2% (raça branca, idade < 12 meses, temperatura ≥ 39 °C, febre > 2 dias e ausência de outro foco infeccioso).
- Durante atendimento inicial no pronto-socorro, após constatação de exame físico normal, foi aberto protocolo de febre sem sinais de localização e coletados painel de vírus respiratório, exame de urina e urocultura por sonda vesical.
- Resultado de exames:
  - Painel de vírus respiratório: negativo.
  - Exame de urina: pH 1.010; pH 6; nitrito negativo; esterase leucocitária negativa; proteínas ausentes; glicose negativo; leucócitos 350.000 leucócitos/mL; eritrócitos 40.000.
  - Urocultura: em andamento.
- Feita a hipótese diagnóstica de infecção do trato urinário febril (pielonefrite), é indicado início de antibioticoterapia empírica até o resultado final de urocultura. Paciente não preenche critérios que determinam internação hospitalar e/ou necessidade de terapia parenteral.
- Prescrição para casa:
  - Nome do paciente, idade.
  - Peso: 8 kg.
  - Uso oral:
    - Amoxicilina-clavulanato BD 200 suspensão oral (200 mg de amoxicilina + 28,5 mg de ácido clavulânico por 5 mL) – 1 frasco. Dar 2,5 mL, a cada 8 horas, por 10 dias (dose aproximada de 40 mg/kg/dia).
    - Dipirona gotas (500 mg/mL) – 1 frasco. Dar 8 gotas, até a cada 6 horas, se dor ou febre (dose 25 mg/kg/dose).
- Orientações gerais:
  - Retorno ao serviço se vômitos ou incapacidade de ingerir a medicação, persistência do quadro febril após 48 horas do início do antibiótico, queda do estado geral mesmo na ausência de febre.
  - Checar resultado de urocultura com médico pediatra.
  - Seguimento ambulatorial para ultrassonografia de sistema urinário e bexiga.

REFERÊNCIAS

1. American Academy of Pediatrics (AAP). Subcommittee on Urinary Tract Infection. Reaffirmation of AAP Clinical Practice Guideline: The Diagnosis and Management of the Initial Urinary Tract Infection in Febrile Infants and Young Children 2–24 Months of Age. Pediatrics. 2016;138(6):e20163026.
2. Breinbjerg A, Jørgensen CS, Frøkiær J, Tullus K, Kamperis K, Rittig S. Risk factors for kidney scarring and vesicoureteral reflux in 421 children after their first acute pyelonephritis, and appraisal of international guidelines. Pediatr Nephrol. 2021;36(9):2777-87.
3. Olson P, Dudley AG, Rowe CK. Contemporary Management of Urinary Tract Infections in Children. Curr Treat Options Pediatr. 2022;8(3):192-210.
4. Roberts KB. Urinary tract infection: clinical practice guideline for the diagnosis and management of the initial UTI in febrile infants and children 2 to 24 months. Pediatrics. 2011;128(3):595-610.
5. Shaikh N, Ewing AL, Bhatnagar S, Hoberman A. Risk of renal scarring in children with a first urinary tract infection: a systematic review. Pediatrics. 2010;126(6):1084-91.
6. Shaikh N, Spingarn RB, Hum SW. Dimercaptosuccinic acid scan or ultrasound in screening for vesicoureteral reflux among children with urinary tract infections. Cochrane Database Syst Rev. 2016;7(7):CD010657.
7. Silva JMP, Cardoso LSB, Souza VC, Oliveira EA. Infecção do trato urinário. In: Silva LR, Solé D, Silva CAA, Constantino CF, Liberal EF, Lopez FA, organizadores. Tratado de Pediatria: Sociedade Brasileira de Pediatria. 5th ed. Barueri: Manole, 2022. v. 2. p. 59-68.
8. Sociedade Brasileira de Pediatria (SBP). Infecção do Trato Urinário em Pediatria – Existe consenso entre os consensos? – Atualização 2021. Documento Científico Departamento Científico de Nefrologia (2019-2021). 2021.
9. Tsujimoto M, Yokoyama H, Shimizu K, Yoneda N, Sano H, Ueyama J, et al. Cases of Pediatric Pyelonephritis: A Single-Center Retrospective Study from an Extended-Spectrum β-Lactamase-Producing Escherichia coli Endemic Area in Japan. Yonago Acta Med. 2023;66(1):104-11.
10. Urinary tract infection in under 16s: diagnosis and management. Londres: National Institute for Health and Care Excellence (NICE); 2022.
11. Yang S, Gill PJ, Anwar MR, Nurse K, Mahood Q, Borkhoff CM, et al. Kidney Ultrasonography After First Febrile Urinary Tract Infection in Children: A Systematic Review and Meta-analysis. JAMA Pediatr. 2023:e231387.

SEÇÃO VIII

PNEUMOLOGIA

28

Bronquiolite em Pediatria: diagnóstico e tratamento

D&T

Rayra Maia Alvarez

Filumena Maria da Silva Gomes

Maria Helena Valente

INTRODUÇÃO

- A bronquiolite é uma doença comum nos lactentes, com altas morbidade e internação hospitalar, sobretudo no primeiro ano de vida.
- Leva à inflamação das vias aéreas de pequeno calibre e é causada por vírus respiratórios, sendo o vírus sincicial respiratório (VSR) o agente etiológico mais importante (50% a 80% dos casos).
- Outros agentes importantes incluem rinovírus, metapneumovírus humano, parainfluenza tipo 3, influenza, adenovírus, coronavírus e bocavirus humano. A coinfecção por mais de um agente pode ocorrer em cerca de 30% dos casos.
- Apresenta sazonalidade marcada, acometendo crianças principalmente nos meses de outono e inverno.
- Pacientes prematuros, portadores de cardiopatia congênita e de doença pulmonar crônica da prematuridade (displasia broncopulmonar) são considerados grupos de maior risco para o desenvolvimento de infecção respiratória grave, levando à internação em 10% a 15% desses casos.

DIAGNÓSTICO

Diagnóstico clínico

- As manifestações clínicas podem variar de formas assintomáticas ou leves até formas graves, com comprometimento do estado geral e insuficiência respiratória.
- Caracteristicamente se apresenta com sinais e sintomas clínicos que ocorrem em crianças menores de 2 anos, incluindo um pródromo viral do trato respiratório superior por 2 a 5 dias (congestão nasal, rinorreia, tosse leve), seguido de acometimento do trato respiratório inferior (aumento do esforço respiratório, taquipneia e sibilância).
- A febre ocorre em cerca de 50% dos pacientes infectados.
- À propedêutica pulmonar, observam-se tempo expiratório prolongado, sinais de desconforto respiratório em graus variados, sibilos expiratórios e estertores grossos e finos, geralmente inspiratórios.
- Nos quadros graves, é possível observar tiragem subdiafragmática, intercostal, supraclavicular, batimento de asas nasais, gemência, cianose e sinais de hipoperfusão tecidual.
- Em lactentes jovens, principalmente com antecedente de prematuridade, a apneia pode ser uma manifestação precoce do quadro.

Diagnóstico radiológico e laboratorial

- O diagnóstico é clínico, baseado nos dados de anamnese e do exame físico do paciente. De acordo com as últimas diretrizes da American Academy of Pediatrics (AAP), os exames complementares não têm indicação rotineira, principalmente nos casos típicos e sem evidências de complicação clínica.

Radiografia de tórax

- A realização rotineira de radiografia de tórax não está indicada, uma vez que a maioria dos pacientes com bronquiolite apresenta alteração radiológica, como hiperinsuflação, atelectasia ou infiltrados, sem correlação direta com a gravidade do quadro. Esses achados podem levar à prescrição de antibioticoterapia, sem uma pneumonia bacteriana verdadeira subjacente a aumentar o número de intervenções sem necessidade.

Testes específicos de detecção viral

- A identificação de um determinado vírus não altera o manejo do quadro, na maioria das vezes; portanto, a pesquisa viral não está indicada de rotina.
- Entretanto, deve ser considerada a identificação viral nas seguintes situações:
  - Pacientes imunocomprometidos.
  - Apresentações graves da doença com necessidade de internação hospitalar: estabelecimento de medidas de isolamento, redução do uso inapropriado de antibióticos.
  - Suspeita clínica e epidemiológica de infecção por influenza: guiar terapia antiviral específica.
  - Pacientes recebendo profilaxia com palivizumabe: se comprovada a infecção por VSR, a terapia pode ser descontinuada, dada a baixa probabilidade de uma segunda infecção pelo agente na mesma estação.

TRATAMENTO

- A evolução clínica da bronquiolite é dinâmica. Por isso, é de extrema importância que os pacientes sejam avaliados repetidamente, sobretudo se estiverem nos primeiros dias de evolução, uma vez que o curso típico da doença atinge o pico no terceiro ou quarto dias.
- O tratamento ambulatorial ou hospitalar está baseado na necessidade, ou não, de medidas de suporte, uma vez que nenhuma terapêutica medicamentosa se mostrou claramente benéfica em reduzir o curso da doença ou na resolução dos sintomas. Entretanto, é essencial identificar os pacientes com indicação de internação hospitalar.
- Critérios de internação hospitalar nos quadros de bronquiolite:
  - Episódios de apneia.
  - Estado geral comprometido (hipoatividade, prostração).
  - Desconforto respiratório (gemência, retração torácica, frequência respiratória > 60 incursões respiratórias por minuto [irpm], cianose central, saturação de oxigênio < 92% persistente).
  - Sinais de desidratação: mucosas secas, choro sem lágrimas, fontanela deprimida, aumento do tempo de enchimento capilar, pulso débil, sinal da prega lentificado.

- Recusa alimentar, ingestão reduzida de líquidos e/ou diminuição do débito urinário nas últimas 12 horas.
- Presença de comorbidades: displasia broncopulmonar, cardiopatia, imunodeficiência, doenças neuromusculares.
- Idade < 3 meses.
- Prematuridade, especialmente < 32 semanas de idade gestacional.
- Pais/cuidadores sem condições de fazerem a observação em casa.
- Incapacidade ou insegurança dos pais/cuidadores de identificar sinais de alerta/piora clínica.
- Dificuldade de acesso ao serviço de saúde, se piora clínica.

- Nos pacientes hospitalizados, é realizado suporte clínico: alimentação orientada, manutenção da hidratação, manipulação a menor possível, aspiração nasal cuidadosa e oxigenoterapia.
- No tratamento domiciliar, os cuidados a seguir são essenciais:
  - Higiene frequente das mãos com água e sabão e/ou álcool a 70%.
  - Evitar tabagismo passivo.
  - Manter alimentação adequada para idade da criança e observar aceitação.
  - Fazer higiene da cavidade nasal com solução salina frequente, antes das mamadas/refeições e antes de dormir.
  - Usar antitérmicos se necessário.
  - Orientação aos pais/cuidadores sobre os sinais de alarme para reavaliação de urgência: sinais de desconforto respiratório, cianose, apneia, hipoatividade, recusa alimentar, dificuldade para mamar ou ingerir líquidos, ou redução do débito urinário.
  - Reavaliação médica se houver dúvidas ou se sinais de alarme estiverem presentes.
- As recomendações para o tratamento da bronquiolite estão resumidas a seguir (Quadro 1).

QUADRO 1 Orientações para tratamento da bronquiolite baseadas nas diretrizes da American Academy of Pediatrics.

Intervenção	Recomendação	Comentário
Uso de broncodilatador	Não recomendado	ECR não mostraram efeito benéfico consistente na resolução da doença, necessidade de hospitalização ou tempo de internação
Inalação com adrenalina	Não recomendada	ECR multicêntricos não evidenciaram melhora; um teste terapêutico pode ser usado como resgate em casos graves
Uso de corticoides	Não recomendado	ECR multicêntricos não evidenciam benefícios; não diminui taxa de admissão hospitalar e tempo de internação
Inalação com solução hipertônica (solução salina a 3%): 1 mL de NaCl a 20% + 5 mL de água destilada	Considerar em pacientes hospitalizados	Pode melhorar os sintomas de bronquiolite leve a moderada se o tempo de internação for acima de 3 dias
Antibioticoterapia	Não recomendado o uso de rotina	O risco de infecção bacteriana grave é baixo
Hidratação e alimentação	Considerar	Para crianças que não conseguem manter a hidratação por via oral, recomenda-se solução isotônica
Oxigênio	Considerar	Não recomendado se saturação de oxigênio acima de 90% e sem acidose. Indicado se saturação de oxigênio entre 90 e 92% e presença de esforço respiratório e menor de 3 meses de idade
Oximetria de pulso	Considerar	Uso intermitente na fase aguda de crianças hospitalizadas; o uso contínuo apresentou correlação com internações prolongadas
Fisioterapia respiratória	Não recomendado	Recomendado se comorbidades; exemplo: amiotrofia espinhal

ECR: ensaios clínicos randomizados.
Fonte: adaptado da Sociedade Brasileira de Pediatria, 2017.

Considerações sobre oxigenoterapia

- Os *guidelines* norte-americanos recomendam o uso de oxigênio quando a saturação se encontra inferior a 90%.
- No Reino Unido, o valor de corte de saturação para indicação de oxigênio é de 92%.
- De maneira geral, em pacientes previamente hígidos, com boa aceitação alimentar e com sinais de desconforto leve, a instalação de oxigênio suplementar apresenta poucos benefícios quando a saturação é superior a 92%.
- Como a evolução clínica é dinâmica, torna-se mandatória a reavaliação constante do paciente com saturação limítrofe e sinais de desconforto respiratório.

Cânula nasal de alto fluxo

- A cânula nasal de alto fluxo é uma modalidade de apoio respiratório não invasiva que oferta mistura de gases aquecidos com alto fluxo (entre 1 e 2 litros/minuto) totalmente umidificada por meio de uma cânula nasal. Evidências sugerem que o uso desse dispositivo está associado à diminuição do trabalho respiratório e pode reduzir a necessidade de intubação orotraqueal. Embora promissor, mais estudos são necessários para recomendar seu uso no manejo da bronquiolite.

PROGNÓSTICO

- No geral, a doença é autolimitada com prognóstico relativamente bom.
- Lactentes com menos de 6 meses de idade, principalmente prematuros, crianças com doença pulmonar crônica da prematuridade e cardiopatias constituem grupo de maior risco para infecção grave, com necessidade de internação hospitalar em 10-15% dos casos.
- A sequela mais comum atribuída à bronquiolite é o desenvolvimento de hiper-reatividade das vias aéreas, com quadros de sibilância recorrentes ou asma mais tarde na infância.
- Os quadros de bronquiolite graves no início da vida estão associados a risco aumentado para asma, especialmente nas infecções causadas por rinovírus e VSR.

- A asma pode ocorrer com frequência aumentada em bebês com história pessoal ou familiar de atopia.
- Cerca de 10% dos pacientes evoluem com infecção bacteriana secundária. Dentre elas, a otite média aguda é a que mais frequentemente se associa aos quadros de bronquiolite e deve ser tratada de forma habitual.

PREVENÇÃO

Medidas gerais

- Incentivar o aleitamento materno.
- Evitar exposição ao tabagismo passivo.
- Higienizar frequentemente as mãos com água e sabão ou álcool a 70%.
- Evitar ou retardar, quando possível, a exposição da criança, principalmente lactentes jovens a ambientes com elevado risco de contágio e com aglomeração de pessoas, como creches, supermercados, shopping centers, clubes.
- Evitar o contato com pessoas com doença respiratória aguda.
- Incentivar a vacinação contra influenza nos lactentes e crianças acima de 6 meses de vida.

Imunoprofilaxia com palivizumabe

- O palivizumabe é um anticorpo monoclonal, IgG1 humanizado, que apresenta atividade neutralizante e inibitória da proteína de fusão do VSR no epitélio respiratório da criança, impedindo a replicação do vírus e a invasão de outras células.

Critérios para indicação do palivizumabe (Ministério da Saúde)

- Crianças prematuras nascidas com idade gestacional menor ou igual a 28 semanas (até 28 semanas e 6 dias), com idade inferior a 1 ano (até 11 meses e 29 dias).
- Crianças com idade inferior a 2 anos (até 1 ano, 11 meses e 29 dias) com doença pulmonar crônica da prematuridade (displasia broncopulmonar).
- Crianças com idade inferior a 2 anos (até 1 ano, 11 meses e 29 dias) com doença cardíaca congênita com repercussão hemodinâmica demonstrada.

- A Sociedade Brasileira de Pediatria preconiza também a profilaxia para, além dos pacientes contemplados pelo Ministério da saúde:
  - Bebês prematuros nascidos entre 29 semanas e 31 semanas e 6 dias de idade gestacional nos primeiros 6 meses de vida, durante a sazonalidade.

Sazonalidade

- A infecção pelo VSR caracteriza-se por sua sazonalidade que, no Brasil, é definida conforme a região do país (Quadro 2). Idealmente, a profilaxia com palivizumabe deve ser iniciada 1 mês antes do início da estação. As doses subsequentes devem ser administradas com intervalos de 30 dias, no total de até cinco doses. A posologia é de 15 mg/kg de peso corporal, via intramuscular.

QUADRO 2 Período de sazonalidade do vírus sincicial respiratório no Brasil e período de aplicação do palivizumabe de acordo com a região do país.

Região	Sazonalidade	Período de aplicação
Norte	Fevereiro a junho	Janeiro a junho
Nordeste	Março a julho	Fevereiro a julho
Centro-Oeste	Março a julho	Fevereiro a julho
Sudeste	Março a julho	Fevereiro a julho
Sul	Abril a agosto	Março a agosto

Fonte: Ministério da Saúde, 2015.

PRESCRIÇÃO NA PRÁTICA

Exemplo de prescrição (cada caso deve ser avaliado individualmente e a decisão deve ser tomada pelo médico responsável pelo caso).

- Menina, 7 meses, previamente hígida, foi trazida ao pronto-socorro, com quadro de congestão nasal, coriza hialina, tosse e espirros, há 4 dias e dificuldade para mamar hoje. Afebril durante a evolução. A mãe refere que a paciente convive com irmão mais velho que frequenta a escola e esteve "resfriado" nos últimos dias.

(continua)

(continuação)

- Ao exame físico, encontra-se em bom estado geral, com importante obstrução nasal devido a secreção nasal esbranquiçada. A propedêutica pulmonar evidencia murmúrios vesiculares presentes bilateralmente e sibilos expiratórios esparsos; frequência respiratória de 45 incursões respiratórias por minuto, sem sinais de desconforto respiratório, saturação de oxigênio de 95% em ar ambiente. Otoscopia com membrana timpânica translúcida bilateralmente, sem abaulamentos e orofaringe sem lesões. Pulsos amplos e simétricos, boa perfusão periférica. Restante do exame físico sem alterações.
- Hipótese diagnóstica: bronquiolite viral aguda.
- Considerações: paciente previamente hígida, de 7 meses de idade, com quadro de bronquiolite viral aguda sem sinais de desconforto respiratório e sem hipoxemia. A dificuldade para mamar pode ser explicada pela obstrução nasal apresentada pela paciente. Após realização de lavagem nasal no pronto-socorro, apresentou boa aceitação de leite materno, sem sinais de desconforto respiratório ou queda de saturação durante a mamada. Mãe segura em receber alta hospitalar para manejo em casa. Refere ter compreendido os sinais que indicam retorno imediato.
- Prescrição:
  - Nome do paciente, 7 meses, 9 kg.
  - Uso nasal:
    - Soro fisiológico 0,9%: 1 frasco.
    - Realizar lavagem nasal com 5 mL de soro em cada narina, 6 x/dia, por 5 dias, com seringa (sem agulha).
    - Observação: a lavagem nasal pode ser realizada sempre que percebida a obstrução nasal, principalmente antes das mamadas e antes de dormir.
  - Retorno imediato ao serviço se:
    - Recusa dos alimentos e redução da ingesta de líquidos e do leite materno, mesmo após lavagem nasal.
    - Sinais de dificuldade para respirar conforme mostrado na consulta.
    - Diminuição da urina em relação ao padrão da paciente.
    - Início de febre (no caso, paciente manteve-se afebril até o momento, e febre pode ser sinal de complicação.

REFERÊNCIAS

1. Bosco A. Emerging role for interferons in respiratory viral infections and childhood asthma. Front Immunol. 2023;14:1109001.
2. Brasil. Ministério da Saúde. Nota técnica conjunta nº 05/2015, de 09 de fevereiro de 2015. Estabelecer a sazonalidade do vírus sincicial respiratório no Brasil e oferecer esclarecimentos referentes ao protocolo de uso do palivizumabe. Brasília, DF: MS; 2015.
3. Brasil. Ministério da Saúde. Secretaria de Ciência, Tecnologia, Inovação e Insumos Estratégicos em Saúde. Departamento de Assistência Farmacêutica e Insumos Estratégicos. Uso do anticorpo monoclonal Palivizumabe durante a sazonalidade do Vírus Sincicial Respiratório – VSR. Brasília, DF: MS; 2022.
4. Buendía JA, Feliciano-Alfonso JE, Laverde MF. Systematic review and meta-analysis of efficacy and safety of continuous positive airways pressure versus high flow oxygen cannula in acute bronchiolitis. BMC Pediatr. 2022;22(1):696.
5. Dalziel SR, Haskell L, O'Brien S, Borland ML, Plint AC, Babl FE, et al. Bronchiolitis. Lancet. 2022;400(10349):392-406.
6. Giorno EP, Reis AG. Bronquiolite. In Silva CA, Gomes FM, Sampaio MC, editors. Schvartsman C, Farhat SC, Reis AG, Couto TB, coordinators. Pronto-Socorro. 4th ed. Santana de Parnaíba: Manole; 2023. p. 310-7.
7. Jartti T, Smits HH, Bønnelykke K, Bircan O, Elenius V, Konradsen JR, et al. Bronchiolitis needs a revisit: distinguishing between virus entities and their treatments. Allergy. 2019;74(1):40-52.
8. Kirolos A, Manti S, Blacow R, Tse G, Wilson T, Lister M, et al. A Systematic Review of Clinical Practice Guidelines for the Diagnosis and Management of Bronchiolitis [published correction appears in J Infect Dis. 2020;221(7):1204]. J Infect Dis. 2020;222(Suppl 7):S672-S679.
9. Makrinioti H, Hasegawa K, Lakoumentas J, Xepapadaki P, Tsolia M, Castro-Rodriguez JA, et al. The role of respiratory syncytial virus- and rhinovirus-induced bronchiolitis in recurrent wheeze and asthma-A systematic review and meta-analysis. Pediatr Allergy Immunol. 2022;33(3):e13741.
10. Manti S, Staiano A, Orfeo L, Midulla F, Marseglia GL, Ghizzi C, et al. UPDATE - 2022 Italian guidelines on the management of bronchiolitis in infants. Ital J Pediatr. 2023;49(1):19.
11. Olio CCD, Anna MFPS, Anna CCS. Tratamento da bronquiolite viral aguda. Resid Pediatr. 2021;11(3):1-5.
12. Roqué-Figuls M, Giné-Garriga M, Granados Rugeles C, Perrotta C, Vilaró J. Chest physiotherapy for acute bronchiolitis in paediatric patients between 0 and 24 months old. Cochrane Database Syst Rev. 2023;4(4):CD004873.
13. Shi Q, Zhao Z, Lin J, Zhang Y, Dai J. A prediction model for the efficacy of continuous positive airway pressure on bronchiolitis. Front Pediatr. 2022;10:1033992.
14. Silver AH, Nazif JM. Bronchiolitis. Pediatr Rev. 2019;40(11):568-76.
15. Sociedade Brasileira de Pediatria. Departamentos Científicos de Cardiologia, Imunizações, Infectologia, Neonatologia e Pneumologia. Diretrizes para o Manejo da Infecção Causada pelo Vírus Sincicial Respiratório - 2017.

29

Pneumonias bacterianas comunitárias em Pediatria: diagnóstico e tratamento

Filumena Maria da Silva Gomes

Maria Helena Valente

INTRODUÇÃO

- A incidência de pneumonia adquirida na comunidade (PAC) na população pediátrica diminuiu muito nas últimas décadas, principalmente devido à vacinação contra o Haemophilus influenzae tipo B (HiB) e contra o pneumococo conjugada (VPC10). Apesar disso, a PAC continua sendo uma causa comum de morbidade e mortalidade pediátrica, com a mortalidade variando muito entre os países industrializados e aqueles em desenvolvimento.
- Nos países em desenvolvimento, onde os cuidados adequados são ainda limitados, mais de 120 milhões de casos de PAC são diagnosticados anualmente em crianças, e uma parte significativa desses pacientes, principalmente os lactentes jovens, tem doença grave e evolui para óbito. No ano de 2019, aproximadamente 1 milhão de crianças menores de 5 anos morreu de PAC em todo o mundo, sendo que a maioria dessas mortes ocorreu nos países em desenvolvimento, principalmente no sul da Ásia e na região subsaariana.
- Nos países industrializados, onde se calcula que, a cada ano, são diagnosticados cerca de 2,5 milhões de casos de PAC, a morte ocorreu na maioria das vezes em crianças com doenças crônicas de base graves, como as doenças pulmonares da prematuridade, cardiopatias congênitas e estados de imunossupressão.

DIAGNÓSTICO

História

- Tosse, febre, taquipneia e dificuldade para respirar são as principais queixas inespecíficas.
- Queixas comuns: dor torácica, dor abdominal (mais em lactentes) ou vômitos, irritabilidade ou letargia.
- Hipoxemia (saturação de oxigênio < 95%) e aumento do esforço respiratório são os sinais mais associados à pneumonia adquirida na comunidade.
- História de cobertura vacinal deficiente (antipneumocócica, anti-Haemophilus influenzae B e anti-pertussis) e de infecção de vias aéreas superiores recente.
- Na história, é importante levantar a duração dos sintomas, exposições, viagens, contatos com doenças, estado de saúde da criança, doenças crônicas, sintomas recorrentes, engasgo, história de imunização e, nos recém-nascidos, a história da saúde materna ou complicações no parto.

Exame físico

- Febre, regular ou mau estado geral, taquipneia, desconforto respiratório, batimento de asas de nariz, saturação de O_2 < 95% em ar ambiente, tiragem (intercostal, fúrcula, diafragmática), ausculta de crepitação localizada, diminuição do som claro pulmonar, sibilos, submacicez.
- Em lactentes, principalmente jovens, podemos observar a incapacidade relatada de aceitar a alimentação, com gemência e/ou apneia.
- Nenhum achado de exame físico isolado pode diagnosticar com exatidão a pneumonia. No entanto, a combinação dos vários sintomas, como febre, taquipneia, crepitações localizadas e a diminuição do murmúrio vesicular, aumenta a sensibilidade para o seu diagnóstico clínico.
- A pneumonia é um diagnóstico clínico que deve levar em consideração a história da doença atual, achados do exame físico e, se necessário, testes complementares e exames de imagem.

Exames laboratoriais

- Geralmente não são necessários, exceto em casos de toxemia.

- Leucocitose no hemograma > 15.000-40.000/mm^3 pode ser associada à pneumonia por pertussis.
- Podem ser necessárias pesquisas virais, por exemplo, vírus sincicial respiratório e influenza, pois frequentemente a etiologia pode ser viral ou termos associação de vírus e bactérias.

Radiografia de tórax

- Não há diretrizes claras para o uso de rotina da radiografia de tórax na população pediátrica.
- Não é necessária para o diagnóstico se a história clínica e o exame clínico são sugestivos e se não há sinais de complicações da pneumonia (muito extensa, bilateral ou com derrame pleural), e, nos primeiros dias de doença, pode ser normal.
- Infiltrado alveolar ou lobar, infiltrado intersticial e hiperinsuflação pulmonar podem ser observados.
- A radiografia deve ser reservada para crianças que apresentam toxemia, com curso recorrente ou prolongado da doença apesar do tratamento adequado, lactentes de 0 a 3 meses com febre, suspeita de aspiração de corpo estranho ou malformação pulmonar congênita.
- A radiografia também pode ser considerada em crianças com menos de 5 anos de idade, que apresentam febre, leucocitose e infecção de origem indeterminada.

Ultrassonografia

- Recentemente, o uso da ultrassonografia pulmonar *point-of-care* pelo pediatra tem se apresentado como alternativa para o diagnóstico e acompanhamento da pneumonia adquirida na comunidade. Evidências revelam alta sensibilidade e especificidade diagnóstica, com as vantagens da não exposição à radiação ionizante, custo relativamente baixo e resultados imediatos. No entanto, como técnica dependente do operador, exige treinamento para a aquisição adequada da imagem, interpretação correta e integração com os dados clínicos para decisão correta.

Swab nasofaríngeo

- Exames de *swab* nasofaríngeo, para vírus influenza, vírus sincicial respiratório e metapneumovírus humano, quando disponíveis são apropriados em crianças com quadros de gripe ou bronquiolite.

Outros exames

- As crianças que apresentam doença grave e toxemia deverão realizar hemograma completo, dosagem de eletrólitos, testes de função renal/hepática e hemoculturas.
- Os marcadores inflamatórios pouco ajudam a distinguir entre pneumonia viral e bacteriana na população pediátrica. No entanto, a proteína C reativa e, principalmente, a procalcitonina podem auxiliar na avaliação da progressão da doença e servir como indicadores de prognóstico.
- Crianças com suspeita de tuberculose, com histórico de exposição à doença, e com sinais e sintomas de pneumonia, devem ter amostras de escarro ou aspirados gástricos coletados para cultura específica.
- A cultura e colocação Gram do escarro não são valorizadas, pois as amostras são contaminadas pela flora oral. Hemoculturas geralmente são negativas. A sorologia pode ser usada, em casos específicos, para determinar a presença de micoplasma, Legionella ou clamídia.

Diagnóstico diferencial

- Pneumonia viral, bronquiolite, asma, sepse, infecção das vias aéreas superiores, crupe e outros.

Sinais de alerta

- Presença de comorbidades: displasia broncopulmonar ou doenças pulmonares da prematuridade, fibrose cística, cardiopatias congênitas, imunodeficiências ou neuropatias graves.
- Antecedentes de saúde relevantes, como história de pneumonia grave anterior ou de repetição ou admissão anterior em unidade de terapia intensiva (UTI).

- Presença de complicações, como abscesso pulmonar, pneumonia bilateral ou extensa ou derrame pleural.

TRATAMENTO

Cuidados gerais

- O tratamento deve ser direcionado a uma etiologia específica suspeita com base na história e no exame físico.
- O manejo de suporte e sintomático inclui o oxigênio suplementar para hipóxia, antipiréticos para febre e fluidos para desidratação quando necessários. Antitussígenos ou xaropes para a tosse não são recomendados.
- Os pais/cuidadores devem ser sempre orientados sobre sinais de piora da doença, de sinais de dificuldade respiratória, queda do estado geral e quando procurar assistência médica imediata.
- Estudos recentes em países desenvolvidos têm levantado a possibilidade de esquemas curtos de antibióticos para tratamento de pneumonia adquirida na comunidade não complicada, no entanto ainda teremos de ter mais evidências para sua adesão em países em desenvolvimento.

Antibiótico

- Na suspeita de pneumonia bacteriana, tratar empiricamente com antibióticos, de acordo com história, exame físico e patógenos bacterianos comuns a cada faixa etária específica.
- Para lactentes e crianças com mais de 3 meses de idade, o *Streptococcus pneumoniae* é o agente bacteriano mais comum, com o tratamento de escolha sendo a amoxicilina oral.
- Amoxicilina 50 mg/kg/dia, máx. 875 mg/dose, via oral, a cada 12 horas por 10 dias.
- Recém-nascidos devem receber ampicilina mais um aminoglicosídeo ou cefalosporina de terceira geração.
- A pneumonia atípica é comum em lactentes de 1 a 3 meses de idade, e deve ter cobertura adicional com eritromicina ou claritromicina.
- Em crianças com mais de 5 anos de idade, os agentes atípicos são mais frequentes, e os antibióticos macrolídeos são a terapia de primeira linha.

- Pneumonia atípica: considerar, em crianças acima de 5 anos de idade:
  - Azitromicina (10 mg/kg/dia), via oral, 1 x/dia, máx. 500 mg, por 5 dias.
  - Claritromicina 15 mg/kg/dia, máx. 500 mg/dose, via oral, a cada 12 horas por 10 dias.

Hospitalização

- Estado geral moderado a grave com saturação de O_2 < 95%.
- Desconforto respiratório.
- Crianças menores de 3 meses de idade.
- Patógenos muito virulentos.
- Derrame pleural.
- Falência do tratamento ambulatorial.
- Incapacidade de beber/alimentar-se, vomitar tudo que ingere, convulsões, tiragem, cianose central, letargia, "batimento" de asas de nariz, gemido respiratório e saturação de oxigênio < 90% são preditores de morte e podem ser usados como indicadores de hospitalização.
- Portadores de doenças crônicas de base: anemia falciforme, fibrose cística, HIV e doenças imunossupressoras, ou que levem a estados de imunossupressão como a varicela.
- Crianças com problemas socioeconômicos que impedem o acesso aos cuidados adequados também devem ser hospitalizadas.

Reavaliação

- Em 48 a 72 horas.
- Manter tratamento se não houver sinais de hipóxia, sem piora do desconforto respiratório ou a presença de insuficiência respiratória, e boa aceitação do tratamento oral.

Complicações

- Empiema.
- Derrame pleural.
- Abscesso pulmonar.
- Pneumonia necrosante.
- Sepse.

ALGORITMO

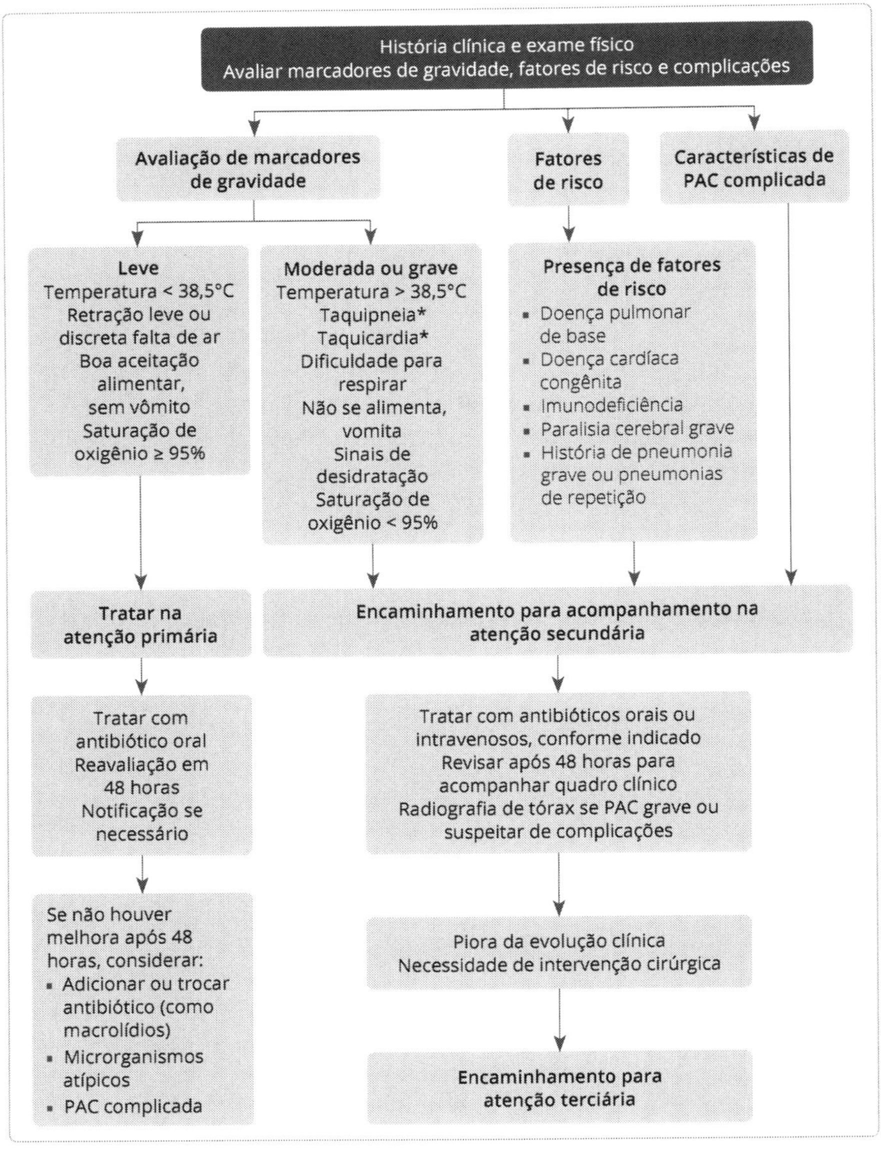

FIGURA 1 Algoritmo para o diagnóstico e tratamento em pneumonias adquiridas na comunidade em Pediatria.

* De acordo com parâmetros normais para a idade.
PAC: pneumonia adquirida na comunidade.
Fonte: Haq IJ et al., 2017.

PRESCRIÇÃO NA PRÁTICA

Exemplo de prescrição (cada caso deve ser avaliado individualmente e a decisão deve ser tomada pelo médico responsável pelo caso).

- M., de 2 anos, previamente hígida, foi trazida ao pronto-socorro com história de coriza e febre há 3 dias. Há 1 dia passou a ter tosse produtiva e "falta de ar", inapetência e comprometimento do estado geral. A mãe refere preocupação, pois o quadro respiratório e o estado geral têm piorado nos últimos dias. Ao exame físico, está com regular estado geral, tosse produtiva, febril e dispneica. Temperatura: 38,5 °C, FC 140 bpm e FR 60 irpm. Sem meningismos. Apresenta tiragem intercostal. Ausculta pulmonar: expansibilidade diminuída do lado esquerdo, murmúrio vesicular diminuído no terço inferior do pulmão esquerdo, sibilos esparsos em ambos os pulmões e estertores crepitantes na base do pulmão esquerdo.
- Hipótese diagnóstica: pneumonia.
- Após o diagnóstico, a mãe questiona sobre a necessidade de realizar radiografia dos pulmões, ao que o médico responde que o exame clínico de M. faz o diagnóstico de pneumonia, mas que, em função de o estado geral estar comprometido, solicitará a radiografia de tórax para avaliar a extensão do processo.
- Prescrição:
  - Nome do paciente, 2 anos. Peso: 12 kg.
  - Uso interno:
    - Amoxicilina 400 mg/5mL: suspensão; dar 4 ml a cada 12 horas por 10 dias.
  - Uso tópico:
    - Soro fisiológico 0,9%: aplicar meio conta-gotas em cada narina 3 x/dia por 1 semana.
  - Uso inalatório:
    - Salbutamol *spray* oral 100 mcg/dose: fazer 3 *puffs* (jatos) com espaçador a cada 6 horas por 5 dias.
  - A criança recebeu salbutamol no pronto-socorro e apresentou sinais de melhora, pelo que foi dispensada para casa, com retorno programado para 48 horas para reavaliação ou antes, em caso de sinais de piora.

REFERÊNCIAS

1. Awasthi S, Pandey AK, Mishra S; CAP Study Group. Identifying risk of death in children hospitalized with community-acquired pneumonia. Bull World Health Organ. 2023;101(4):281-9.
2. Haq IJ, Battersby AC, Eastham K, McKean M. Community acquired pneumonia in children. BMJ. 2017;356:j686.
3. Kuitunen I, Jääskeläinen J, Korppi M, Renko M. Antibiotic Treatment Duration for Community-Acquired Pneumonia in Outpatient Children in High-Income Countries-A Systematic Review and Meta-Analysis. Clin Infect Dis. 2023;76(3):e1123-e1128.
4. Nascimento-Carvalho CM. Community-acquired pneumonia among children: the latest evidence for an updated management. J Pediatr. 2020;96 Suppl 1:29-38.
5. Rodrigues JC, Marcovici M. Pneumonias Agudas e Complicações. In Silva CA, Gomes FM, Sampaio MC, editors. Schvartsman C, Farhat SC, Reis AG, Couto TB, coordinators. Pronto-Socorro. 4th ed. Santana do Parnaíba: Manole; 2023. p. 118-30.
6. SBP. Pneumonia adquirida na comunidade na infância. Documento científico. N. 3, julho de 2018. https://www.sbp.com.br/fileadmin/user_upload/Pneumologia_-_20981d-DC_-_Pneumonia_adquirida_na_comunidade-ok.pdf.
7. Toro MS, Martinez JLV, Falcão RV, Prata-Barbosa A, Cunha AJL. Point-of-care ultrasound by the pediatrician in the diagnosis and follow-up of community-acquired pneumonia. J Pediatr. 2021;97(1):13-21.
8. Zhou X, Guo M, Li Z, Yu X, Huang G, Li Z, et al. Associations between air pollutant and pneumonia and asthma requiring hospitalization among children aged under 5 years in Ningbo, 2015-2017. Front Public Health. 2023;10:1017105.
9. Wahl B, O'Brien KL, Greenbaum A, Majumder A, Liu L, Chu Y, et al. Burden of Streptococcus pneumoniae and Haemophilus influenzae type b disease in children in the era of conjugate vaccines: global, regional, and national estimates for 2000-15. Lancet Glob Health. 2018;6(7):e744-e757.
10. Wilkes C, Bava M, Graham HR, Duke T; ARI Review group. What are the risk factors for death among children with pneumonia in low- and middle-income countries? A systematic review. J Glob Health. 2023;13:05003.

30

Síndrome gripal no Pronto-socorro Pediátrico: diagnóstico e tratamento

Rayra Maia Alvarez

Filumena Maria da Silva Gomes

Maria Helena Valente

INTRODUÇÃO

- A gripe é uma infecção viral aguda que acomete, especialmente, o sistema respiratório.
- É causada, principalmente, pelos vírus *influenza* A e *influenza* B, agentes de elevada transmissibilidade e distribuição global, com tendência de disseminação em epidemias sazonais.
- Geralmente tem curso agudo e autolimitado em crianças saudáveis. A maioria da população pediátrica apresenta resolução do quadro sistêmico entre 3 e 8 dias. A tosse pode persistir por cerca de 2 semanas.
- A maioria das hospitalizações, complicações e óbitos ocorre em indivíduos pertencentes aos grupos de risco, como as crianças menores de 5 anos de idade, os portadores de doenças crônicas e os imunodeprimidos.
- As crianças são importantes vetores de disseminação porque excretam o vírus por tempo mais prolongado.

QUANDO PENSAR EM SÍNDROME GRIPAL?

- Diante de um paciente com quadro respiratório, é importante avaliar a presença de sintomas definidores de síndrome gripal, de acordo com a idade.
- Definição:

  - Menores de 2 anos: febre de início súbito (mesmo que referida) e sintomas respiratórios (tosse, coriza e obstrução nasal), na ausência de outro diagnóstico específico.
  - Acima de 2 anos de idade: febre de início súbito (mesmo que referida), acompanhada de tosse ou dor de garganta, e pelo menos um dos seguintes sintomas: cefaleia, mialgia, artralgia, na ausência de outro diagnóstico específico.
- Além dos sintomas definidores, outros sinais e sintomas podem estar presentes:
  - Calafrios.
  - Mal-estar.
  - Anorexia.
  - Sintomas oculares: fotofobia, conjuntivite, lacrimejamento, dor à movimentação ocular.
  - Sintomas gastrointestinais (10-30% das crianças).
  - Miosite.
  - Congestão ocular.
  - Rouquidão.
  - Hiperemia de mucosas e rubor facial.
  - Linfonodos palpáveis em cadeia cervical.
- A infecção viral potencialmente exacerba doenças de base, como asma, fibrose cística e doença pulmonar obstrutiva crônica. Além disso, em crianças, pode se apresentar como um quadro de febre sem sinais de localização, crupe, bronquiolite e broncoespasmo.
- O exame físico é variável, a depender da porção do trato respiratório acometido, da gravidade do quadro, da idade do paciente, da presença de comorbidades, entre outros fatores.

DIAGNÓSTICO

- O diagnóstico clínico de *influenza* baseado em sinais e sintomas é dificultado pela similaridade com outras infecções virais respiratórias.
- A realização dos testes laboratoriais para detecção do vírus *influenza* em pacientes ambulatoriais ou em serviços de emergência varia com o período de sazonalidade (Quadro 1).

QUADRO 1 Indicações para realização de testes laboratoriais de detecção do vírus *influenza* em crianças.

Período de atividade do vírus *influenza* (circulação do vírus entre pessoas da comunidade local)	Estação de baixa atividade de *influenza*
Pacientes de alto risco: ▪ Imunocomprometidos ▪ Crianças menores de 5 anos ▪ Pacientes com doenças neurológicas e quadro semelhante ao da *influenza* ▪ Pacientes com pneumonia ou doença respiratória inespecífica (tosse sem febre, por exemplo), se o resultado influenciar o manejo clínico	Considerar o teste de *influenza* em pacientes com aparecimento de sintomas respiratórios com ou sem febre, principalmente para pacientes imunocomprometidos e de alto risco
Pacientes que se apresentam com início agudo de sintomas respiratórios, com ou sem febre, e exacerbação de condições crônicas (asma, por exemplo)	
Paciente que se apresenta com complicações conhecidas da gripe (pneumonia, por exemplo), se o resultado do teste influenciar o manejo clínico (prescrição de antivirais e/ou antibióticos)	
Considerar o teste de *influenza* para pacientes não considerados de alto risco de complicações, que apresentam doença semelhante à *influenza*, pneumonia ou doenças respiratórias inespecíficas (tosse sem febre, por exemplo) e com probabilidade de alta para casa se os resultados puderem influenciar a decisão de tratamento ou reduzir o uso de antibióticos desnecessários	

Fonte: Uyeki TM et al., 2019.

- Existem diferentes tipos de teste disponíveis para o diagnóstico (Quadro 2), que variam com o método, tempo de processamento, sensibilidade e custo. Todos os fatores devem ser considerados para a melhor decisão clínica.
- As amostras devem ser idealmente colhidas nas primeiras 72 horas de sintomas.
- O resultado negativo de um teste rápido antigênico não exclui a infecção pelo vírus, portanto não deve impedir o início do tratamento antiviral empírico quando houver indicação clínica.

QUADRO 2 Comparação de tipos de testes de diagnóstico de *influenza*.

Tipos de testes	Método	Vírus detectado	Distinção de subespécies virais	Tempo para resultado	*Performance*
Testes moleculares rápidos	Amplificação de ácido nucleico	Detecção de RNA viral *Influenza* A *Influenza* B	Não	15 a 30 minutos	Altas sensibilidade e especificidade
Testes rápidos	Detecção de antígeno	*Influenza* A ou *influenza* B	Não	15 a 30 minutos	Melhor especificidade
Imunofluorescência direta ou indireta	Detecção de antígeno	*Influenza* A ou *influenza* B	Não	1 a 4 horas	Melhor especificidade Baixa sensibilidade
Testes moleculares incluindo RT-PCR	Amplificação do ácido nucleico	*Influenza* A ou *influenza* B	Sim, se forem utilizados *primers* para subtipos	1 a 8 horas	Alta sensibilidade e especificidade
Testes moleculares multiplex	Amplificação de ácido nucleico	Detecção de RNA e DNA viral *influenza* e outros vírus e bactérias	Sim, se forem utilizados *primers* para subtipos	1 a 3 horas	Alta sensibilidade e especificidade
Cultura de vírus	Isolamento viral	*Influenza* A ou *influenza* B		3 a 10 dias	Alta sensibilidade e especificidade

Fonte: Sociedade Brasileira de Pediatria, 2020.

- De acordo com a Organização Mundial da Saúde (OMS), o diagnóstico molecular (PCR multiplex, GeneXpert para vírus *influenzas* A e B) é atualmente o método de escolha para detecção do vírus.

TRATAMENTO

Síndrome respiratória aguda grave

- Diante de um paciente com sintomas gripais, o primeiro passo é avaliar a presença de sinais de gravidade:
  - Saturação < 95% em ar ambiente.
  - Sinais de desconforto respiratório ou aumento da frequência respiratória avaliada de acordo com a idade.
  - Piora das condições clínicas de base.
  - Hipotensão ou
  - Quadro de insuficiência respiratória aguda, durante período sazonal.
- Em crianças: observar batimentos de asa de nariz, cianose, tiragem intercostal, desidratação, inapetência.
- De acordo com o "Protocolo de tratamento de *Influenza*", do Ministério da Saúde, a presença dos sinais listados anteriormente em um paciente com quadro de síndrome gripal caracteriza o quadro de síndrome respiratória aguda grave (SRAG). O manejo desses pacientes está resumido a seguir.
- Manejo dos pacientes com SRAG:
  - Avaliação clínica minuciosa: iniciar terapia de suporte imediatamente, de acordo com a gravidade do caso – hidratação endovenosa, oxigenoterapia; reavaliações clínicas frequentes.
  - Monitorização de sinais vitais: pressão arterial, frequência cardíaca, frequência respiratória, temperatura axilar, oximetria de pulso.
  - Tratamento imediato com oseltamivir após a suspeita clínica independentemente da coleta de exame laboratorial; se possível, coletar amostras de secreções respiratórias antes do início do tratamento.
  - Antibioticoterapia deve ser iniciada para todos os pacientes com diagnóstico clínico de SRAG.
  - Internação hospitalar: definir em um prazo de 4 horas a necessidade de internação em unidade de terapia intensiva (UTI).

- As seguintes condições indicam internação em UTI, de acordo com o Ministério da Saúde:
  - Choque.
  - Disfunção de órgãos vitais.
  - Insuficiência respiratória ou
  - Instabilidade hemodinâmica.
- Coleta de exames complementares:
  - Hemograma.
  - Alanina aminotransferase (TGP-ALT).
  - Aspartato aminotransferase (TGO-AST).
  - Bilirrubinas.
  - Creatinofosfoquinase (CPK).
  - Lactato desidrogenase (DHL).
  - Demais exames de acordo com a avaliação clínica.
  - Realização de exames radiográficos.
  - As alterações radiográficas são variáveis: infiltrado intersticial localizado ou difuso ou presença de área de condensação.
- Um estudo com pacientes pediátricos admitidos em UTI por SRAG por *influenza* identificou as seguintes características associadas a mau prognóstico:
  - Idade avançada (média de 3 anos de idade).
  - Nível de saturação de oxigênio < 90% à admissão, com necessidade de fração de oxigênio no ar inspirado (FiO_2) > 60%.
  - Pneumorragia.
  - Encefalopatia associada à *influenza*.
  - Choque séptico.
  - Aumento do nível de alanina aminotransferase (TGP-ALT) > 100 UI/L.
  - Aumento do nível de aspartato aminotransferase (TGO-AST) > 100 UI/L.
  - Aumento do nível de lactato desidrogenase (DHL) > 500 UI/L.

Condições e fatores de risco para complicações

- Descartados os sinais de gravidade na avaliação inicial do paciente, é importante identificar, por meio de anamnese e exame físico, a presença de condições e fatores de risco que estão associados a complicações.
- Condições e fatores de risco para complicações:
  - Idade inferior a 5 anos.

- O maior risco de hospitalização é em menores de 2 anos, especialmente os menores de 6 meses com a maior taxa de mortalidade.
- Doenças respiratórias crônicas (incluindo asma).
- Pacientes com tuberculose.
- Doenças cardiovasculares.
- Imunodeficiências.
- Doenças renais crônicas.
- Hepatopatias.
- Doenças hematológicas (incluindo anemia falciforme).
- Doenças metabólicas (incluindo diabete melito).
- Transtornos neurológicos e do desenvolvimento (disfunção cognitiva, lesão medular, epilepsia, paralisia cerebral, síndrome de Down, acidente vascular encefálico ou doenças neuromusculares).
- Gravidez e puerpério.
- Obesidade.
- Indivíduos menores de 19 anos em uso prolongado de ácido acetilsalicílico (risco de síndrome de Reye).

Síndrome gripal em pacientes com condições e fatores de risco para complicações

- Está indicado o uso de fosfato de oseltamivir para todos os casos de síndrome gripal que tenham condições e fatores de risco para complicações, independentemente da situação vacinal, mesmo em atendimento ambulatorial.
- Para esse grupo específico, quando feito o diagnóstico de SRAG, o uso de antiviral apresenta benefícios, mesmo se iniciado até 5 dias do início dos sintomas.
- A reavaliação clínica desses pacientes em um serviço de saúde é mandatória. Nesse momento, devem ser revistos os critérios de SRAG e outros sinais de agravamento.
- Sinais de agravamento na criança:
  - Persistência ou retorno da febre: a curva térmica tende a declinar após 2 ou 3 dias, normalizando em torno do sexto dia de evolução.
  - Taquipneia com aumento do esforço respiratório (batimento de asa nasal, tiragem intercostal, supra/subesternal, supraclavicular, subcostal, contração da musculatura acessória da respiração e movimento paradoxal do abdome).

- Bradipneia e ritmo respiratório irregular (colapso respiratório iminente).
- Gemidos expiratórios (colapso alveolar e de pequenas vias aéreas ocasionado pelo fechamento da glote na expiração na tentativa de aumento da capacidade residual funcional pulmonar).
- Estridor inspiratório (obstrução de vias aéreas superiores).
- Sibilos e aumento do tempo expiratório (obstrução de vias aéreas inferiores).
- Palidez cutânea e hipoxemia ($SatO_2 < 95\%$).
- Alteração do nível de consciência (irritabilidade ou apatia).

Síndrome gripal em pacientes sem condições e sem fatores de risco para complicações

- Os pacientes e/ou cuidadores devem ser orientados sobre os sinais de agravamento, os quais indicam retorno imediato ao serviço.
- Devem ser prescritos sintomáticos e hidratação.
- A prescrição de oseltamivir deve ser considerada baseada no julgamento clínico, preferencialmente nas primeiras 48 horas após o início da doença.

Tratamento com antiviral

- Os antivirais, quando utilizados em fases precoces da doença, estão associados a redução da duração dos sintomas, da ocorrência de complicações e hospitalizações, além da redução da mortalidade entre as populações de maior risco.
- Inibidores da neuraminidase: essa classe de medicamento é considerada o tratamento padrão, por ser ativa contra todos os subtipos de vírus *influenza* e pelo perfil de segurança. No Brasil, a medicação de escolha é o oseltamivir, nas doses descritas nas Tabelas 1, 2 e 3. A indicação de zanamivir só está autorizada em casos de intolerância gastrointestinal grave, alergia e resistência ao oseltamivir.
- Fosfato de oseltamivir:
- O uso de oseltamivir leva à redução dos sintomas em torno de 18 horas e à redução do risco de otite média aguda em 34%. Em relação aos eventos adversos associados à medicação, a presença de vômitos é o sintoma mais referido.

TABELA 1 Tratamento com oseltamivir para síndrome gripal em maiores de 1 ano de idade.

Peso	Dose
≤ 15 kg	30 mg a cada 12 horas, 5 dias
> 15 kg a 23 kg	45 mg a cada 12 horas, 5 dias
> 23 kg a 40 kg	60 mg a cada 12 horas, 5 dias
> 40 kg	75 mg a cada 12 horas, 5 dias (dose adulto)

Fonte: adaptada de Brasil, 2023.

TABELA 2 Tratamento com oseltamivir para síndrome gripal em menores de 1 ano de idade.

Idade	Dose
0-8 meses	3 mg/kg a cada 12 horas, 5 dias
9-11 meses	3,5 mg/kg a cada 12 horas, 5 dias

Fonte: adaptada de Brasil, 2023.

TABELA 3 Tratamento com oseltamivir para síndrome gripal em recém-nascidos.

Idade gestacional	Dose
Prematuros	1 mg/kg/dose a cada 12 horas, 5 dias
37 a < 38 semanas de idade gestacional	1 mg/kg/dose a cada 12 horas, 5 dias
38 a 40 semanas de idade gestacional	1,5 mg/kg/dose a cada 12 horas, 5 dias
> 40 semanas	3 mg/kg/dose a cada 12 horas, 5 dias

Fonte: adaptada de Brasil, 2023.

COMPLICAÇÕES

- Podem ser decorrentes do próprio vírus, de infecções bacterianas secundárias e, raramente, de eventos adversos decorrentes de medicamentos como antitérmicos ou antibióticos de uso impróprio.
- A infecção pelo vírus facilita a adesão das bactérias por alterações do epitélio respiratório.
- Quadros bacterianos secundários devem ser considerados quando há piora dos sintomas por volta do 5º dia do início do quadro ou persistência dos sintomas por mais de 10 dias.

- As complicações associadas à gripe estão listadas a seguir:
  - Otite média aguda (OMA): pode ocorrer em cerca de 20% das crianças e adolescentes. Nos menores de 3 anos de idade, a frequência de OMA pode chegar a 39% dos pacientes.
  - Rinossinusite aguda: acomete cerca de 3,5% das crianças, adolescentes e adultos jovens.
  - Laringotraqueítes.
  - Faringotonsilites: causadas pelo *Streptococcus pyogenes.*
  - Pneumonia bacteriana ou pneumonia primária por *influenza.*
  - Desidratação.
  - Miocardite, encefalite, polirradiculoneurite (síndrome de Guillain--Barré), miosite, rabdomiólise.
  - Resposta inflamatória sistêmica, com potencial de evolução para sepse e falência múltipla de órgãos.
  - Exacerbação de doenças crônicas como asma ou diabete.

PREVENÇÃO

Medidas gerais

- Higienização frequente das mãos com água e sabão ou álcool em gel 70%.
- Ao tossir ou espirrar, cobrir o nariz e a boca; utilizar lenço descartável para higiene nasal, com posterior descarte adequado e higienização das mãos.
- Evitar contato próximo com pessoas que apresentem sinais ou sintomas de síndrome gripal.
- Evitar tocar as mucosas de olhos, nariz e boca.
- Não compartilhar objetos de uso pessoal, como talheres, pratos ou copos.
- Evitar aglomerações e ambientes fechados.

Imunização

- A vacinação continua a ser a melhor opção para a prevenção da gripe e suas complicações.
- A vacinação anual de rotina contra *influenza* de todas as pessoas com idade ≥ 6 meses é recomendada, desde que não existam contraindicações.

- Os vírus da gripe são passíveis de mudanças antigênicas contínuas, e anualmente são realizadas atualizações das vacinas pela OMS. Por esse motivo, a vacina deve ser realizada anualmente (Quadro 3).

QUADRO 3 Diferenças entre vacina *influenza* no Programa Nacional de Imunização e na rede privada.

Programa Nacional de Imunização	Rede privada
Disponível para indivíduos pertencentes aos grupos de maior risco de complicações: ▪ Extremos de idade (crianças de 6 meses até menores de 6 anos e adultos maiores de 55 anos); gestantes e puérperas, portadores de doenças crônicas ▪ Profissionais da saúde e educação, militares e indivíduos privados de liberdade	Disponível para toda a população acima de 6 meses
Disponível a vacina trivalente (ano 2021): com dois subtipos do sorotipo A (H1N1 e H3N2) do vírus *influenza* e uma cepa do sorotipo B (linhagem Victoria)	Disponível a vacina tetravalente (ano 2021): com dois subtipos do sorotipo A (H1N1 e H3N2) do vírus *influenza* e duas cepas do sorotipo B (linhagem Victoria e linhagem Yamagata)

Fonte: adaptada de Sociedade Brasileira de Pediatria, 2020.

- Todas as vacinas *influenza* disponíveis no Brasil são inativadas e, portanto, não causam gripe.
- Crianças menores de 9 anos devem receber duas doses com intervalo de 4 a 6 semanas, na ocasião da primovacinação. Nos anos subsequentes, a dose anual deve ser única.

Quimioprofilaxia com antiviral

- O uso profilático dos inibidores de neuraminidase pode diminuir o risco de desenvolver *influenza* em 70% a 90%.

- A quimioprofilaxia não deve ser prescrita de forma indiscriminada, pelo risco de indução de resistência viral. O uso está indicado nas seguintes situações:
  - Pessoas com risco elevado de complicações, não vacinadas ou vacinadas há menos de 2 semanas, após exposição a caso suspeito ou confirmado de *influenza*.
  - Crianças com menos de 9 anos, primovacinadas, com fatores de risco, que foram expostas a caso suspeito ou confirmado no intervalo entre a primeira e a segunda dose da vacina ou com menos de 2 semanas após a segunda dose.
  - Pessoas com graves deficiências imunológicas ou outros fatores que possam interferir na resposta à vacinação contra a *influenza*, após contato com pessoa com infecção.
  - A prescrição de maneira profilática, de acordo com as dosagens contempladas nas Tabelas 4 e 5, não é recomendada se o período após a última exposição ao vírus (contato com pessoa com caso suspeito ou confirmado de *influenza*) for superior a 48 horas.
- De acordo com o Ministério da Saúde, a quimioprofilaxia não é recomendada para lactentes jovens (menores de 3 meses), a menos que a situação seja julgada como crítica.

TABELA 4 Posologia do oseltamivir para quimioprofilaxia em crianças maiores de 1 ano de idade.

Peso	Dose
≤ 15 kg	30 mg/dia, via oral, por 10 dias
> 15 kg a 23 kg	45 mg/dia, via oral, por 10 dias
> 23 kg a 40 kg	60 mg/dia, via oral, por 10 dias
> 40 kg	75 mg/dia via oral, por 10 dias

Fonte: adaptada de Sociedade Brasileira de Pediatria, 2020.

TABELA 5 Posologia do oseltamivir para quimioprofilaxia em crianças menores de 1 ano de idade.

Idade	Dose
0 a 8 meses	3 mg/kg ao dia, por 10 dias
9 a 11 meses	3,5 mg/kg ao dia, por 10 dias

Fonte: adaptada de Sociedade Brasileira de Pediatria, 2020.

PRESCRIÇÃO NA PRÁTICA

Exemplo de prescrição (cada caso deve ser avaliado individualmente e a decisão deve ser tomada pelo médico responsável pelo caso).

- Menino, 7 anos, asmático, em uso regular de corticoterapia inalatória profilática, foi trazido ao pronto-socorro com quadro de febre de até 39 °C há um dia, associada a tosse seca, dor de garganta e cefaleia. A mãe refere que o paciente teve contato com tia com quadro semelhante, há alguns dias. Não recebeu vacinas no último ano.
- Ao exame físico, encontra-se hipoativo, afebril, com obstrução nasal importante. A propedêutica pulmonar evidencia murmúrios vesiculares presentes bilateralmente sem ruídos adventícios; frequência respiratória de 23 irpm, sem sinais de desconforto respiratório, saturação de oxigênio de 96% em ar ambiente. Otoscopia com membrana timpânica translúcida bilateralmente, sem abaulamentos e orofaringe com discreta hiperemia, sem exsudato. Pulsos amplos e simétricos, boa perfusão periférica. Restante do exame físico sem alterações.
- Hipótese diagnóstica: síndrome gripal.
- Considerações: o paciente preenche critérios para síndrome gripal em crianças acima de 2 anos (febre de início súbito, associado a tosse e/ou dor de garganta, além de cefaleia). Encontra-se no grupo com fatores de risco para complicações devido ao quadro de pneumopatia crônica (asma), sem sinais de síndrome respiratória grave na primeira avaliação. De acordo com as recomendações do Ministério da Saúde, preenche critérios para receber o tratamento com antiviral. Neste caso clínico considerar a realização de teste rápido para *Streptococcus* beta-hemolítico do tipo A, devido a possibilidade de sobreposição de sintomatologias.
- Prescrição:
  - Nome do paciente, 7 anos, 25 kg.
  - Uso oral:
    - Fosfato de oseltamivir cápsula 30 mg: 20 cápsulas. Ingerir duas cápsulas a cada 12 horas, por 5 dias. Observação: caso o paciente não consiga deglutir a cápsula, é possível cortá-la na parte superior com uma tesoura, transferir o conteúdo para uma colher e adicionar uma pequena quantidade (1 colher de chá) de mel (apenas para crianças com 2 anos de idade ou mais) ou iogurte, a fim de mascarar o sabor do medicamento. Misturar bem.
    - Dipirona gotas 500 mg/mL: 1 frasco. Tomar 25 gotas, até a cada 6 horas, se dor ou febre (dose de 15 mg/kg/dose).

(continua)

(continuação)

- Retorno ao serviço para reavaliação em 48 horas, e retorno imediato, se:
  - Sinais de cansaço para respirar.
  - Sonolência.
  - Alterações do comportamento.
  - Dificuldade para ingerir líquidos ou recusa de alimentos.
  - Diminuição da urina em relação ao padrão da criança.
  - Persistência da febre ou piora do quadro depois do 5º dia de sintomas.

REFERÊNCIAS

1. Brasil. Ministério da Saúde. Informe técnico operacional. Vacinação contra a Influenza. Brasília, DF: MS; 2023. https://sbim.org.br/images/files/notas-tecnicas/informe-tecnico-campanha-influenza-2023.pdf.
2. Brasil. Ministério da Saúde. Secretaria de Vigilância em Saúde e Ambiente. Departamento de Imunização e Doenças Imunopreveníveis. Coordenação-Geral de Vigilância das Doenças Imunopreveníveis. Síndrome gripal e Síndrome Respiratória Aguda Grave (SRAG). Nota Técnica nº 30/2023-CGVDI/DPNI/SVSA/MS. https://www.gov.br/saude/pt-br/centrais-de-conteudo/publicacoes/notas-tecnicas/2023/nota-tecnica-no-30-2023-cgvdi-dpni-svsa-ms/view.
3. Brasil. Ministério da Saúde. Síndrome gripal/SRAG. Classificação de Risco e Manejo do paciente. https://bvsms.saude.gov.br/bvs/cartazes/sindrome_gripal_classificacao_risco_manejo.pdf.
4. Grohskopf LA, Blanton LH, Ferdinands JM, Chung JR, Broder KR, Talbot HK, et al. Prevention and Control of Seasonal Influenza with Vaccines: Recommendations of the Advisory Committee on Immunization Practices - United States, 2022-23 Influenza Season. MMWR Recomm Rep. 2022;71(1):1-28.
5. Jones JC, Yen HL, Adams P, Armstrong K, Govorkova EA. Influenza antivirals and their role in pandemic preparedness. Antiviral Res. 2023;210:105499.
6. Secretaria de Estado do Rio Grande do Sul. Centro estadual de vigilância em saúde. Divisão de vigilância epidemiológica. Instruções para o uso de oseltamivir. https://saude.rs.gov.br/upload/arquivos/carga20190418/08161810-08154050-instrucoes-para-o-uso-do-oseltamivir-em-influenza-2019.pdf.
7. Sociedade Brasileira de Pediatria. Departamentos Científicos de Imunizações, Infectologia, Alergia, Otorrinolaringologia e Pneumologia. Atualização no Tratamento e Prevenção da Infecção pelo vírus Influenza - 2020. São Paulo: Sociedade Brasileira de Pediatria; 2020.
8. Uyeki TM, Bernstein HH, Bradley JS, Englund JA, File TM, Fry AM, et al. Clinical Practice Guidelines by the Infectious Diseases Society of America: 2018 Update on Diagnosis, Treatment, Chemoprophylaxis, and Institutional Outbreak Management of Seasonal Influenza. Clin Infect Dis. 2019;68(6):e1-e47.
9. Westin J, Andersson E, Bengnér M, Berggren A, Brytting M, Ginström Ernstad E, et al. Management of influenza - updated Swedish guidelines for antiviral treatment. Infect Dis (Lond). 2023;1-13.

D&T InforMed Pediatria

SEÇÃO IX

PRONTO-SOCORRO

31

Cetoacidose diabética em crianças e adolescentes: diagnóstico e tratamento

Filumena Maria da Silva Gomes

Maria Helena Valente

INTRODUÇÃO

- A cetoacidose diabética (CAD), emergência médica potencialmente grave, caracteriza-se por hiperglicemia, acidose e desidratação.
- As perdas hidroeletrolíticas são devidas a diurese osmótica, vômitos e hiperventilação que levam à hipovolemia.
- A CAD, complicação aguda e grave do diabete melito, apresenta elevado risco de morte e ocorre quando há diminuição do nível de insulina, seja relativa ou absoluta, em relação aos níveis dos hormônios contrarreguladores (catecolaminas, cortisol, glucagon, hormônio de crescimento), resultando em hiperglicemia, hiperosmolaridade, cetose e acidose metabólica (Figura 1).
- Cerca de 30% dos casos novos de diabete melito tipo 1 (DM1) em crianças e 10% dos casos novos de diabete melito tipo 2 (DM2) apresentam a CAD como a primeira manifestação da doença, principalmente em crianças menores de 5 anos, devido à demora no diagnostico, em famílias com dificuldades de acesso a serviços médicos por condição socioeconômica desprivilegiada.
- A CAD ocorre mais frequentemente em crianças com DM1 de origem autoimune.
- A mortalidade na CAD varia de 3% a 13% nos países em desenvolvimento, sendo a sua principal causa o edema cerebral associado.

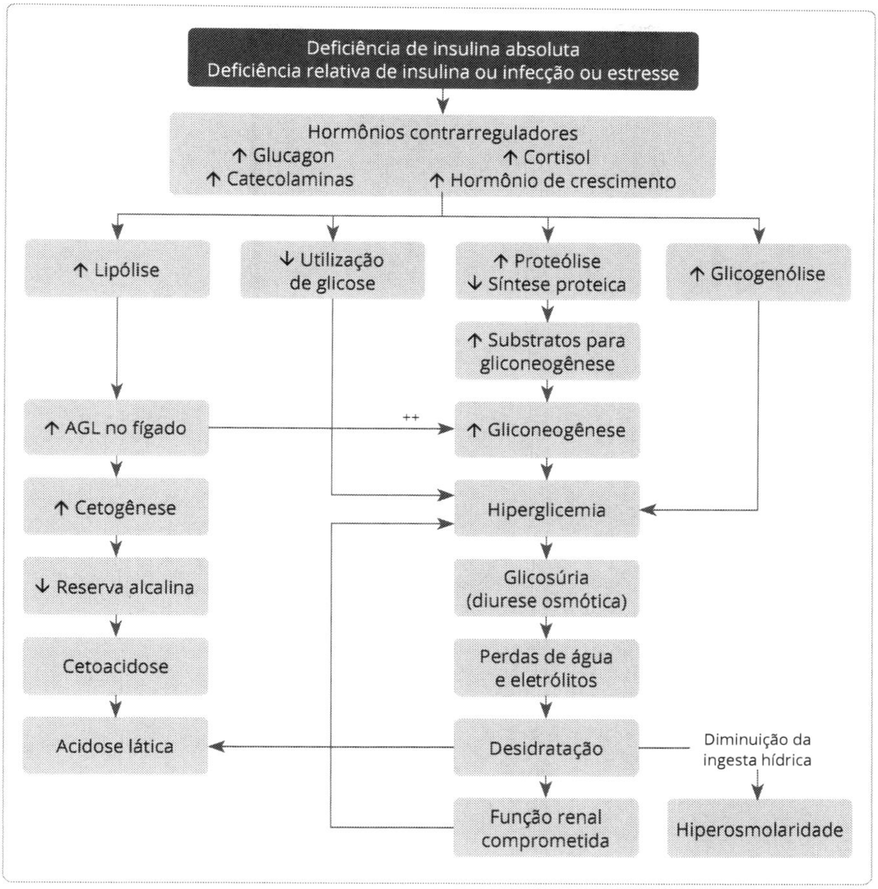

FIGURA 1
Fisiopatologia da cetoacidose diabética.

AGL: ácidos graxos livres.
Fonte: adaptada de Cashen K, Petersen T, 2019.

- O diabete melito é uma das doenças crônicas mais comuns em crianças e adolescentes. É importante lembrar os critérios diagnósticos da glicemia normal e no diabete, listados na Tabela 1.

TABELA 1 Valores de glicemia de jejum e ao acaso e do teste oral de tolerância à glicose em crianças.

Categoria	Jejum (mg/dL)	2 horas após TOTG (mg/dL)	Ao acaso (mg/dL)
Normal	< 100	< 140	
Pré-diabete	≥ 100 < 126	≥ 140 < 200	
Diabete	≥ 126	≥200	≥ 200 com sintomas

TOTG: teste oral de tolerância à glicose.

DIAGNÓSTICO

Diagnóstico clínico

- Quadro clínico da cetoacidose diabética em crianças:
  - "Polis": poliúria, polidipsia, polifagia.
  - Perda de peso: emagrecimento rápido.
  - Fadiga.
  - Náuseas e vômitos.
  - Anorexia: no quadro agudo.
  - Desidratação: principal apresentação clínica.
  - Dor abdominal.
  - Cefaleia.
  - Fraqueza.
  - Taquicardia e taquipneia (de taquipneia leve a respiração de Kussmaul).
  - Rubor facial e hálito cetônico.
  - Em casos graves: hipotensão, choque, alteração de consciência e edema cerebral.

Diagnóstico etiológico

- Etiologias da cetoacidose diabética (CAD) em crianças e adolescentes:
  - Primodescompensação de DM1.
  - DM1 associado a infecções agudas, que devem ser sempre avaliadas (pneumonias, infecção do trato urinário, otites, faringoamigdalites).
  - DM1 associado a administração inadequada de insulina ou ausência de insulinoterapia.
  - DM1 associado a episódios anteriores de CAD.

- CAD de repetição associado a estresse da doença crônica, recusa de tratamento, distúrbios alimentares, meninas em pré-puberdade, meninas adolescentes, dificuldades de acesso a serviços médicos.
- Primodescompensação de DM2.
- Altas doses de corticosteroides, agentes antipsicóticos atípicos, diazóxido, medicações imunossupressoras podem precipitar CAD em pacientes sem diagnóstico anterior de DM1.
- Considerar outros desencadeantes: causas de estresse agudo, outras endocrinopatias e abuso de drogas.

Diagnóstico laboratorial

- Diagnóstico laboratorial da cetoacidose diabética (CAD) em crianças e adolescentes (é necessário preencher os três critérios):
  - Hiperglicemia: glicemia > 200 mg/dL.
  - Acidose metabólica: pH venoso < 7,3 ou bicarbonato sérico < 15 mEq/L.
  - Cetonemia [concentração de beta-hidroxibutirato ≥ 3 mmol/L (≥ 1,5mg/dL)] ou cetonúria moderada a elevada (2+ ou mais positivas) (Quadros 1 e 2).

QUADRO 1 Critérios bioquímicos para a definição de cetoacidose diabética.

	CAD BSPED/NICE 2021	ISPAD 2022	EHH ISPAD
Glicemia (mg/dL)	> 200	> 200	> 600
pH	< 7,3	< 7,3	> 7,3 (arterial); > 7,25 (venoso)
Bicarbonato (mEq/L)	< 15	< 18	> 15
Cetonúria	Moderada ou elevada (2+ ou mais)	Moderada ou elevada (2+ ou mais)	Ausente ou baixa (+)
Cetonemia (mmol/L)	≥ 3	≥ 3	Ausente ou baixa < 3
Ânion-*gap* (mEq/L)	> 12	> 12	Variável
Osmolalidade (mOsm/kg)	Variável	Variável	> 320

CAD: cetoacidose diabética; BSPED: British Society for Paediatric Endocrinology and Diabetes; NICE: National Institute of Health and Care Excellence; ISPAD: International Society for Pediatric and Adolescent Diabetes; EHH: estado hiperosmolar hiperglicêmico.
Fonte: Farhat SC; Manna TD, 2023. p. 558.

QUADRO 2 Resumo do diagnóstico clínico e laboratorial da cetoacidose metabólica.

História clínica
▪ Poliúria/polidipsia
▪ Perda de peso
▪ Dor abdominal
▪ Fraqueza
▪ Vômitos e confusão mental
Sinais clínicos
▪ Desidratação
▪ Respiração de Kussmaul
▪ Hálito cetônico
▪ Letargia/sonolência
Bioquímica
▪ Hiperglicemia (> 200 mg/dL)
▪ Acidemia (pH < 7,3)
▪ Cetose (cetonas > 3 mmol/L ou urina com cetonas > ++)
Desencadeantes
▪ Infecção (geralmente viral)
▪ Dificuldade de controle da glicemia
▪ Interrupção da terapia com insulina
▪ Omissão de doses da insulina
▪ Trauma emocional ou físico

Fonte: adaptado de Rugg-Gunn CE et al., 2021.

- Outros exames no diagnóstico laboratorial da CAD:
  - Hemograma: para avaliar infecção, leucócitos > 25.000 células/mm^3 são altamente sugestivos de infecção. Pode haver leucocitose na CAD mesmo sem sinais de infecção.
  - Ânion-*gap* > 10.
  - Ânion-*gap* = Na (mEq/L) – [Cl + Bic (mEq/L)].
  - Urina tipo I.
  - Culturas: urina, sangue e outras que forem necessárias.
  - Radiografia de tórax.

Classificação clínica da gravidade

- Classificação clínica da gravidade da cetoacidose diabética (Quadro 3):
  - Leve: pH < 7,3 ou bicarbonato sérico < 15 mEq/L.
  - Moderada: pH < 7,2 ou bicarbonato sérico < 10 mEq/L.
  - Grave: pH < 7,1 ou bicarbonato sérico < 5 mEq/L.

QUADRO 3 Classificação da cetoacidose diabética em pacientes pediátricos.

Leve
pH < 7,3 e/ou bic < 15 ou < 18 mEq/L
Moderada
pH < 7,2 e/ou bic < 10 mEq/L
Grave
pH < 7,1 e/ou bic < 5 mEq/L

Fonte: Farhat SC; Manna TD, 2023. p. 559.

Diagnóstico radiológico

- Tomografia computadorizada (TC) de crânio: para avaliar o parênquima cerebral e os sinais de edema cerebral.
- Ressonância magnética de crânio: para avaliar edema cerebral na vigência de alterações do estado de consciência, que podem indicar acidente vascular cerebral, trombose de seio dural etc.

Diagnóstico diferencial

- Estado hiperosmolar hiperglicêmico (EHH) mais comum no DM2 (Quadro 1), em que há ausência de cetoacidose, menor grau de insulinopenia, predominando a hiperosmolaridade grave.

TRATAMENTO

- Principais objetivos do tratamento da cetoacidose diabética:
  - Suporte básico à vida.
  - Hidratação.

- Insulinoterapia.
- Correção dos distúrbios hidroeletrolíticos.
- Correção da acidose.
- Tratamento dos fatores desencadeantes.
- Prevenção das complicações como o edema cerebral, a hipocalemia e a hipoglicemia.

Tratamento da cetoacidose diabética na emergência

Medidas gerais

- O tratamento inicial deve seguir as orientações do suporte de vida avançado pediátrico.
- Atendimento preferencial em centros com experiência no tratamento de cetoacidose diabética.
- História clínica e exame físico completos.
- Determinação de fatores desencadeantes, avaliação da gravidade da desidratação e avaliação do nível de consciência.
- Monitorização contínua de exames laboratoriais: glicemia, eletrólitos (Na, K, Cl, P), ureia, creatinina, gasometria venosa.
- Considerar tratamento em Unidade de Terapia Intensiva (UTI) se sintomas com duração prolongada, alteração pressórica, ou depressão do nível de consciência (Quadros 4 e 5).

Tratamento

- Na abordagem inicial de um paciente com cetoacidose diabética se pressupõe um déficit de fluidos de 5% a 10%.
- O déficit de fluidos de 5% a 10% deve ser reparado ao longo de 24 a 48 horas.
- Expansão hídrica cuidadosa para corrigir a desidratação e a acidose, revertendo a cetose (expansão hídrica com fluidos isotônicos, NaCl 0,9% na dose de 10 mL/kg em 30 minutos; após 30 minutos, reavaliar e, se necessário, repetir 10 mL/kg em 30 minutos, máximo de 20 mL/kg/hora).
- O volume de manutenção e das perdas deve ser reposto lentamente em 24 a 48 horas; ao calcular a necessidade total de fluidos em 24 horas, subtraia os volumes de *bolus* iniciais infundidos do déficit total de fluidos.

QUADRO 4 Abordagem inicial e acompanhamento laboratorial da cetoacidose diabética.

À entrada	A cada hora	Até a correção da acidose na cad e controle da osmolaridade no EHH	Após a correção da acidose na cad e controle da osmolaridade no EHH
Oxigênio caso haja instabilidade hemodinâmica e obtenção de acesso venoso adequado	Controles de glicemia capilar de hora em hora até próxima etapa	Controles laboratoriais de 2/2 h nas primeiras 6 a 12 horas	Controles de glicemia capilar e exames laboratoriais de 4/4 h nas próximas 24 horas
Coleta de exames para diagnóstico e conduta inicial: ▪ Glicemia plasmática e capilar ▪ Gasometria venosa ▪ Sódio, potássio, ureia ▪ Cálculo da osmolalidade sérica efetiva ▪ Pesquisa de corpos cetônicos na urina e/ou dosagem quantitativa da cetonemia em sangue ou qualitativa em sangue capilar	Avaliação de sinais vitais até correção da acidose metabólica Avaliação de sinais clínicos de edema cerebral	Exames laboratoriais séricos a serem coletados: ▪ Glicemia ▪ Gasometria venosa ▪ $Na^+/K^+/Cl/P/Ca/Mg$ ▪ Cetonemia se disponível Na suspeita infecciosa após a hidratação inicial verificar: ▪ Hemograma ▪ Hemocultura ▪ Urina 1 ▪ Urocultura ▪ Radiografia de tórax se clínica	Exames laboratoriais séricos a serem coletados: ▪ Glicemia ▪ Eletrólitos (K+ e outros se ainda alterados)

EHH: estado hiperosmolar hiperglicêmico.
Fonte: Farhat SC; Manna TD, 2023. p. 560.

QUADRO 5 Critérios clínicos de suspeita para o edema cerebral e de gravidade.

Cefaleia, diminuição da frequência cardíaca, aumento da pressão arterial
Mudança no estado neurológico (irritabilidade, aumento da sonolência, confusão e incontinência)
Sinais neurológicos específicos como paralisia de nervos cranianos, postura de descerebração e decortificação
Decréscimo da saturação de O_2
Incapacidade de manter monitorização e realização de controles nos horários

Fonte: Farhat SC; Manna TD, 2023. p. 561.

- Choque hipovolêmico: iniciar reposição com solução salina isotônica (cloreto de sódio a 0,9%), com 20 mL/kg em cerca de 20 minutos; reavaliar após e repetir 20 mL/kg se necessário; máximo de 50 mL/kg/hora, velocidade máxima de 1.000 mL/h.
- Na criança que apresentou choque hipovolêmico à entrada, ao calcular a necessidade total de fluidos em 24 horas, não subtrair esse *bolus* de fluido do déficit total de fluido.
- Gradual correção da hiperosmolaridade e hiperglicemia.
- Administração de insulina regular nas doses de 0,05 a 0,1 U/kg/hora, IV e em bombas de infusão. Deve ser realizada logo após a primeira expansão, geralmente na segunda hora da expansão. Com isso, espera-se a redução da glicemia entre 36 e 90 mg/dL por hora. É importante evitar a mudança muito rápida na osmolaridade sérica, pois pode aumentar o risco de edema cerebral. Pode haver necessidade de acrescentar glicose ao soro IV se a queda da glicemia for muito rápida ou se nível < 200 mg/dL. Contraindicado *bolus* de insulina IV, pelo risco de edema cerebral.
- Assim que o paciente estiver estável, corrigida a cetoacidose, com bom nível de consciência, e aceitando bem a alimentação oral, fazer a transição para a alimentação via oral rica em potássio, e insulina subcutânea.
- Reposição de eletrólitos: o potássio poderá ser reposto quando ocorrer boa diurese e os valores séricos se mostrarem não elevados (Quadros 6 e 7).
- Monitorização de edema cerebral.

QUADRO 6 Reposição de potássio.

Se K^+ sérico da admissão for < 5,5 mEq/L e/ou diurese presente	Iniciar a partir da segunda hora de hidratação com reposição de 20 a 30 mEq/L na velocidade de 0,5 mEq/kg/hora. Pode-se repor metade na forma de KCl 19,1% (1 mL = 2,5 mEq) e metade na forma de $KHPO_4$ a 25% (1 mL = 1,8 mEq)
Se K^+ sérico da admissão for > 5,5 mEq/L	Coletar nova amostra e utilizar na segunda hora apenas fluido isotônico (NaCl 0,9% ou ringer, p. ex.)
Se K^+ sérico da admissão for < 3,5 mEq/L	Pode iniciar tão logo se tenha o resultado na concentração de 40 mEq/L com velocidade máxima de 1 mEq/kg/hora (de acordo com grau de depleção), desde que paciente esteja monitorizado. Aguardar para iniciar insulina endovenosa contínua

Fonte: Farhat SC; Manna TD, 2023. p. 564.

QUADRO 7 Reposição de sódio, fosfato, bicarbonato e glicose na cetoacidose diabética.

Sódio	
Colher após a estabilização da volemia Calcular o sódio (Na) corrigido = Na dosado + 1,6 x {[glicemia (mg/dL) - 100]/100}	Na corrigido < 145 mEq/L: manter SF 0,9% IV, a cada hora Na corrigido > 145 mEq/L: SF 0,45% mL, IV, a cada hora
Fósforo	
	Repor se > 1,0 mg/dL Os benefícios da suplementação ainda são duvidosos
Cloro	
	Importante a dosagem para o cálculo do ânion-*gap* = Na (mEq/L) - [Cl + Bic (mEq/L)]
Glicemia capilar	
Monitorar a cada hora nas primeiras 12 horas	Quando glicemia entre 200 e 250 mg/dL: passar para SF 0,9% + SG 5%
Bicarbonato de sódio	
	A administração de bicarbonato não é recomendada, restrita a pacientes com cetoacidose diabética grave (pH < 7) pelo risco de eventos adversos graves

SF: soro fisiológico; SG: soro glicosado; IV: intravenoso; Na: sódio.

CRITÉRIOS DE CONTROLE DA CETOACIDOSE DIABÉTICA

- pH > 7,30.
- Glicemia < 200 mg/dL.
- Bicarbonato de sódio > 18 mEq/L.
- Paciente alerta, estável hemodinamicamente, sem náuseas ou vômitos.
- Após controle da cetoacidose diabética, o paciente deverá receber sua dose de insulina de ação intermediária ou prolongada subcutânea, aguardar 1 a 2 horas e ir para a enfermaria.

COMPLICAÇÕES

- O edema cerebral é a complicação mais grave da cetoacidose diabética (CAD), principalmente em crianças, ocorrendo tanto nas primeiras 6 horas de tratamento quanto após 24 horas, por isso o cuidado de correção gradual de volume, da glicemia e dos eletrólitos.
- O edema cerebral é a principal causa de morte na CAD, com taxa de mortalidade de aproximadamente 25%.

ALGORITMO

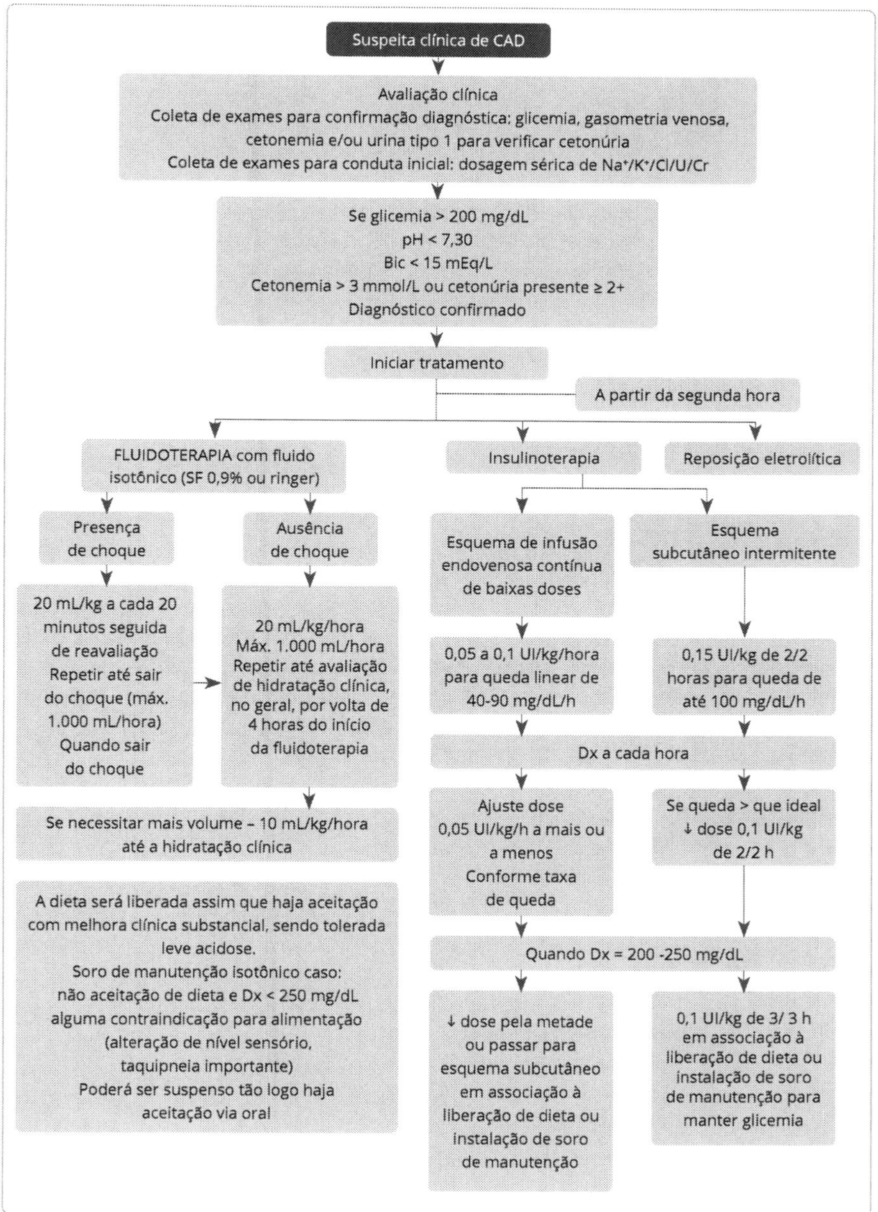

FIGURA 2

Algoritmo de diagnóstico e tratamento.

CAD: cetoacidose diabética; SF: soro fisiológico; Dx: glicemia capilar.
Fonte: Farhat SC; Manna TD, 2023. p. 562.

REFERÊNCIAS

1. Besser REJ, Bell KJ, Couper JJ, Ziegler AG, Wherrett DK, Knip M, et al. ISPAD Clinical Practice Consensus Guidelines 2022: Stages of type 1 diabetes in children and adolescents. Pediatr Diabetes. 2022;23(8):1175-87.
2. British Society for Paediatric Endocrinology and Diabetes. Integrated care pathway for the management of children and young people with diabetic ketoacidosis. 2020. https://www.bsped.org.uk/media/1742/dka-icp-2020-v1_1.pdf.
3. Cashen K, Petersen T. Diabetic Ketoacidosis. Pediatr Rev. 2019;40(8):412-20.
4. Farhat SC, Manna TD. Cetoacidose diabética e estado hiperglicêmico hiperosmolar. In Silva CA, Gomes FM, Sampaio MC, editors. Schvartsman C, Farhat SC, Reis AG, Couto TB, coordinators. Pronto-Socorro. 4th ed. Santana do Parnaíba: Manole; 2023. p. 554-71.
5. Glaser N, Fritsch M, Priyambada L, Rewers A, Cherubini V, Estrada S, et al. ISPAD clinical practice consensus guidelines 2022: Diabetic ketoacidosis and hyperglycemic hyperosmolar state. Pediatr Diabetes. 2022;23(7):835-56.
6. Koren D, Levitsky LL. Type 2 Diabetes Mellitus in Childhood and Adolescence. Pediatr Rev. 2021;42(4):167-79.
7. Lazar I, Wizeman-Orlov D, Hazan G, Orbach A, Haim A, Cavari Y, et al. The role of anion gap normalization time in the management of pediatric diabetic ketoacidosis. Front Pediatr. 2023;11:1198581.
8. Lillie J, Boot E, Tibby SM, McDougall M, Nyman A, Griffiths B, et al. Management of fluids in paediatric diabetic ketoacidosis: concerns over new guidance. Arch Dis Child. 2020;105(10):1019-20.
9. National Institute of Health and Care Excellence (NICE). Diabetic ketoacidosis in children and young people. https://pathways.nice.org.uk/pathways/diabetes-in-children--and-young-people/diabetic=-ketoacidosis-in-children-and-young-people#content-view-index&path=view%3A/pathways/diabetes-in-children-and-young-people/diabetic-ketoacidosis-in-children-and-young-people.xml.
10. Rugg-Gunn CE, Deakin M, Hawcutt DB. Update and harmonisation of guidance for the management of diabetic ketoacidosis in children and young people in the UK. BMJ Paediatr Open. 2021;5(1):e001079.
11. Tasker RC. Fluid management during diabetic ketoacidosis in children: guidelines, consensus, recommendations and clinical judgement. Arch Dis Child. 2020;105(10):917-8.
12. Tzimenatos L, Nigrovic LE. Managing Diabetic Ketoacidosis in Children. Ann Emerg Med. 2021;78(3):340-5.

32

Crise de asma ou sibilância em Pediatria: diagnóstico e tratamento

Maria Helena Valente

Filumena Maria da Silva Gomes

INTRODUÇÃO

- A asma é a doença crônica mais comum da infância em todo o mundo, sendo responsável por morbidade e mortalidade significativas em crianças e jovens.
- É uma doença inflamatória crônica das vias aéreas inferiores, caracterizada por hipersensibilidade das vias aéreas inferiores e limitação variável ao fluxo aéreo e sintomas respiratórios, reversíveis de forma parcial, espontaneamente ou com tratamento.
- Resulta da interação entre fatores genéticos e exposição ambiental a alérgenos, irritantes que levam à hiper-reatividade das vias aéreas, inflamação brônquica e remodelação das vias aéreas, que se manifestam clinicamente por episódios recorrentes de sibilância, falta de ar, aperto no peito e tosse, à noite e pela manhã ao despertar.
- É possível ter um bom controle da asma com melhora significativa sobre a morbidade e a mortalidade.
- No entanto, o subtratamento ainda é comum, e a necessidade de melhorar a compreensão do paciente e do profissional de saúde sobre o ajuste do diagnóstico e tratamento e a disponibilidade de medicamentos são cruciais.
- Apesar das inúmeras diretrizes para o manejo da asma pediátrica, permanecem polêmicas relacionadas com o tratamento no ambiente de atenção primária, prevenção das exacerbações, visitas ao pronto-socorro, hospitalizações e mortes.

- Asma mal controlada se associa a sintomas persistentes, declínio acelerado da função pulmonar e risco muito maior de ataques futuros, potencialmente fatais.
- A exacerbação asmática se refere a episódio agudo de agravamento dos sintomas asmáticos (falta de ar, tosse, sibilância, aperto no peito) por obstrução do fluxo expiratório.
- A asma aguda é uma importante causa de procura aos serviços de pronto atendimento e de internações hospitalares, podendo evoluir para óbito.
- As exacerbações asmáticas são responsáveis por grande parte do atendimento em departamentos de emergências, gerando altos custos diretos e indiretos, como ausência dos pais ao trabalho e absenteísmo escolar.
- A avaliação da gravidade da crise de asma ou sibilância deve ser realizada logo à chegada ao serviço de saúde, por meio de:
  - Avaliar e classificar a gravidade da crise.
  - Identificar a asma grave.
  - Tratar precocemente, conforme a idade e o lugar do atendimento.
  - Encaminhar para atendimento especializado após a alta hospitalar.
- A maioria dos indivíduos com asma pode alcançar um bom controle dos sintomas por meio do uso regular de corticosteroides inalatórios. O controle inadequado da asma é provavelmente resultado de dificuldades relacionado com a adesão à medicação, falta de educação sobre a asma, gerenciamento de comorbidades e fatores sociais e ambientais.

DEFINIÇÃO

- O termo "crise de asma" é proposto como um termo preferível a "exacerbação de asma", refletindo a gravidade de um incidente que não é apenas uma inconveniência temporária, mas um evento potencialmente fatal que pode causar lesão pulmonar duradoura e progressiva, o que implica que a asma é uma doença crônica que permanece presente mesmo quando o paciente não é sintomático.
- Uma crise de asma representa uma diminuição súbita da função pulmonar (mensurável pela queda no volume expiratório forçado em 1 segundo [FEV1] e pico de fluxo expiratório, acompanhada de sintomas respiratórios). A medição objetiva é usada na estratificação da gravidade do ataque de asma em crianças, embora deva ser notado que isso pode ser difícil na-

queles que estão gravemente doentes ou nos muito jovens. Com o objetivo de direcionar o tratamento de emergência de uma crise de asma, muitas diretrizes de asma estratificam a gravidade do ataque de acordo com as características apresentadas.

DIAGNÓSTICO

História

- Diagnóstico clínico de crise de asma deve ser considerado quando a criança ou o adolescente apresentar uma ou mais das seguintes situações:
  - Sibilância, dispneia, tosse, dor torácica, aperto no tórax.
  - Piora do quadro durante a noite ou no começo da manhã.
  - Variabilidade da intensidade e do tipo dos sintomas no decorrer do tempo.
  - Desencadeamento do quadro por quadros virais, mudanças climáticas, exercício, exposição a alérgenos e exposição a irritantes.
- Nas crianças menores de 5 anos, o diagnóstico é difícil, e devem-se considerar:
  - Tosse, sibilância, dispneia maior de 10 dias associada a infecção de vias aéreas superiores.
  - Três ou mais episódios de sibilância por ano, episódios graves ou com piora durante a noite.
  - Tosse ocasional, sibilância ou dispneia entre as crises.
  - Atopia ou história familiar de asma.
  - Resposta favorável ao tratamento.

Exame físico

- Dificuldade respiratória, aumento da frequência respiratória (FR), aumento da frequência cardíaca (FC), não consegue pronunciar frases e palavras pela dificuldade respiratória, batimento de asas de nariz, tiragem de fúrcula, utilização de musculatura acessória com tiragem intercostal e/ou subdiafragmática, aumento do tempo de expiração, agitação, confusão, sonolência, palidez, cianose, ausculta de sibilância na expiração e/ou inspiração, tórax silencioso.

- Avaliação objetiva:
  - Nas crises, a combinação de sinais e sintomas é mais útil do que a avaliação isolada (tosse, sibilância, opressão torácica, dispneia, sintomas com exercício).
  - Sinais e sintomas são pouco relacionados com gravidade da obstrução das vias aéreas, por isso são necessárias avaliações objetivas (oximetria de pulso, pico de fluxo expiratório como pico de fluxo expiratório – PFE).
  - A diminuição do fluxo expiratório pode ser quantificada pela medida da função pulmonar, como PFE ou PFE forçado em 1 segundo (PFE1), comparado com a função pulmonar prévia do paciente ou com valores preditos.
  - Nas situações agudas, as medidas objetivas são indicadores mais confiáveis da gravidade da exacerbação do que os sintomas. No entanto, a frequência dos sintomas pode ser a medida mais sensível do início da exacerbação do que o PFE.

Sinais e instrumentos para avaliar e classificar a gravidade da crise de asma no serviço de urgência

- Os seguintes sinais clínicos devem ser registrados:
  - FC:
    - Aumento da FC denota piora da asma.
    - Diminuição da FC na "asma com risco à vida" pode ser evento pré-terminal.
  - FR e grau da "falta de ar":
    - Aumento da FR.
    - Ou sem fôlego para completar frases ou falar ou se alimentar.
  - Uso de musculatura acessória da respiração:
    - Mais bem notado pela palpação dos músculos do pescoço.
  - Sibilância:
    - Pode ser bifásica ou ausente, significando piora do processo obstrutivo (pulmão silencioso).
  - Grau de agitação e nível de consciência.
- Observação: os sinais clínicos correlacionam-se pouco com a gravidade da obstrução das vias aéreas. Algumas crianças com asma aguda grave não parecem angustiadas, por isso devem ser realizadas medidas objetivas como:

- Oximetria de pulso:
  - Verificar a saturação de oxigênio de toda criança com sibilância aguda.
  - Baixa saturação de oxigênio após tratamento inicial com broncodilatador seleciona asma grave.
  - Indicar tratamento em unidade de terapia intensiva para criança com SpO_2 < 92% no ar ambiente após tratamento inicial com broncodilatador.
- PFE1 inicial e para avaliar resposta ao tratamento:
  - Boa resposta PFE1 > 70% do predito.
  - Resposta incompleta: PFE entre 40% e 70%.
  - Má resposta: PFE1 < 40%.

TABELA 1 Classificação da crise de asma*.

Classificação	Leve a moderada	Grave	Muito grave (insuficiência respiratória)
Impressão clínica geral	Sem alterações	Sem alterações	Cianose, sudorese, exaustão
Estado mental	Normal	Normal ou agitação	Agitação, confusão, sonolência
Dispneia	Ausente ou leve	Moderada	Intensa
Fala	Frases completas	Frases incompletas No lactente: choro curto, dificuldade alimentar	Frases curtas ou monossilábicas No lactente: dificuldade alimentar
Musculatura acessória	Retrações leves/ ausentes	Retrações acentuadas	Retrações acentuadas
Sibilância	Ausentes com MV normal, localizado ou difuso	Localizados ou difusos	Ausentes com MV mínimo
FR (ciclos/ minuto)**	Normal ou aumentada	Aumentada	Aumentada
FC (bpm)	≤ 110	> 110	> 140 ou bradicardia

(continua)

TABELA 1 Classificação da crise de asma*. (*continuação*)

Classificação	Leve a moderada	Grave	Muito grave (insuficiência respiratória)
PFE (% do previsto)	> 50	30 a 50	< 30
SpO_2 (%)	> 95	91 a 95	≤ 90
PaO_2 (mmHg)	Normal	Ao redor de 60	< 60
$PaCO_2$ (mmHg)	< 40	< 45	≥ 45

* A presença de vários parâmetros, mas não necessariamente todos, indica a classificação geral da crise.
** FR em crianças normais: < 2 meses, < 60 ciclos/min; 2 a 11 meses, < 50 ciclos/min; 1 a 5 anos, < 40 ciclos/min; 6 a 8 anos, < 30 ciclos/min; e > 8 anos, igual à FR para adultos.
bpm: batimentos por minuto; FC: frequência cardíaca; FR: frequência respiratória; MV: murmúrio vesicular; $PaCO_2$: pressão arterial de CO_2; PaO_2: pressão arterial de O_2; PFE: peak flow; SpO_2: saturação de pulso de O_2.
Fonte: Chien et al., 2000.

- Identificação da asma grave e de óbito em Pediatria:
  - Exacerbações graves prévias (internações em unidade de terapia intensiva, necessidade de intubação orotraqueal).
  - Hospitalização por asma no último ano.
  - Visitas a serviço de emergência por asma no último ano.
  - Uso de mais de um frasco (inalador dosimetrado) de salbutamol no último mês.
  - Não estar em uso de glicocorticoide inalatório.
  - Má percepção própria dos sintomas da crise ou da gravidade da exacerbação.
  - Baixa adesão ao tratamento e/ou baixa adesão a (ou falta de) um plano de ação por escrito para as crises de asma.
  - Baixo nível socioeconômico ou problemas psicossociais.
  - Alergia alimentar.
  - Comorbidades cardiovasculares, pulmonares ou psiquiátricas.

Exames complementares

- Radiografia de tórax:
  - Não deve ser solicitado rotineiramente na crise de asma.
  - Raramente fornece informações úteis adicionais.
  - Útil no quadro agudo do lactente na presença de febre ou sibilância persistente ou, ainda, na investigação de alterações anatômicas ou aspiração de corpo estranho.
  - Indicar se: enfisema subcutâneo, persistência de sinais unilaterais sugerindo pneumotórax, colapso lobar ou consolidação e/ou asma com risco de vida que não responde ao tratamento.
- Hemograma:
  - Não deve ser solicitado de rotina na crise de asma.
  - Eosinofilia pode ser observada antes do início de corticosteroide sistêmico no quadro agudo, e importante sempre excluir parasitoses intestinais. Pode sugerir atopia e ser um fator de risco para quadros de sibilância recorrente.
- Identificação de vírus e bactérias:
  - Geralmente não realizados na prática.
  - Teste rápido para *influenza* pode ser útil na indicação ou não de agentes antivirais.
  - Estão disponíveis testes rápidos pela técnica do RT-PCR para rinovírus, metapneumovírus humano, vírus sincicial respiratório, *influenza*, parainfluenza, coronavírus.
- Gases sanguíneos:
  - Quando houver indícios de risco de vida ou não houver resposta ao tratamento.
  - Níveis normais ou elevados de $PaCO_2$ são indicativos de agravamento da asma.

Diagnóstico diferencial

QUADRO 1 Diagnóstico diferencial nas crianças menores de 5 anos.

Sintomas	Condição
Principalmente tosse, congestão nasal < 10 dias; sem sintomas entre as infecções	Infecções virais recorrentes do trato respiratório
Tosse quando se alimenta; infecções pulmonares recorrentes; vomita fácil, especialmente após grandes refeições; pobre resposta à medicação	Doença do refluxo gastroesofágico
Episódio abrupto e intenso de tosse durante refeição ou brincadeira; infecções pulmonares recorrentes; sinais pulmonares focais	Aspiração de corpo estranho
Tosse produtiva persistente; pobre resposta às medicações para asma	Bronquite bacteriana persistente
Respiração ruidosa quando chora ou come ou durante infecções de vias aéreas superiores	Traqueomalácia
Tosse há mais de 1 mês; febre não responsiva aos antibióticos; alargamento dos linfonodos; pobre resposta aos broncodilatadores ou glicocorticoides inalatórios; contactante de pessoa com tuberculose ativa	Tuberculose
Sopro cardíaco; cianose quando se alimenta; falência do crescimento; taquicardia; taquipneia ou hepatomegalia; pobre resposta aos medicamentos para asma	Doença cardíaca congênita
Tosse começando logo após nascimento; infecções pulmonares recorrentes; falência do crescimento (má absorção); perda de fezes volumosas com gordura	Fibrose cística
Tosse e infecções pulmonares recorrentes; insuficiência respiratória neonatal, infecção crônica de orelha média e descarga nasal persistente desde o nascimento; pobre resposta aos medicamentos para asma; *situs* inverso ocorre em 50% das crianças com essa condição	Discinesia ciliar primária

QUADRO 2 Diagnóstico diferencial em crianças entre 6 e 11 anos.

Sintomas	Condição
Espirros, prurido, obstrução nasal, pigarro	Síndrome da tosse crônica das vias aéreas superiores
Início súbito de sintomas, sibilância unilateral	Aspiração corpo estranho
Infecções recorrentes, tosse produtiva	Bronquiectasia
Infecções recorrentes, tosse produtiva, sinusite	Discinesia ciliar primária
Sopro cardíaco	Doença cardíaca congênita
Parto pré-termo, sintomas desde nascimento	Displasia broncopulmonar
Tosse excessiva e produção muco, sintomas gastrointestinais	Fibrose cística

QUADRO 3 Diagnóstico diferencial em adolescentes.

Sintomas	Condição
Espirros, prurido, obstrução nasal, pigarro	Síndrome da tosse crônica vias aéreas superiores
Dispneia, sibilância inspiratória (estridor)	Obstrução laríngea
Tosse produtiva, infecção recorrente	Bronquiectasia
Tosse excessiva e produção muco	Fibrose cística
Sopro cardíaco	Doença cardíaca congênita
Falta de ar, histórico familiar de enfisema	Deficiência de alfa 1-antitripsina
Início súbito de sintomas	Aspiração de corpo estranho

TRATAMENTO

Tratamento na prática geral

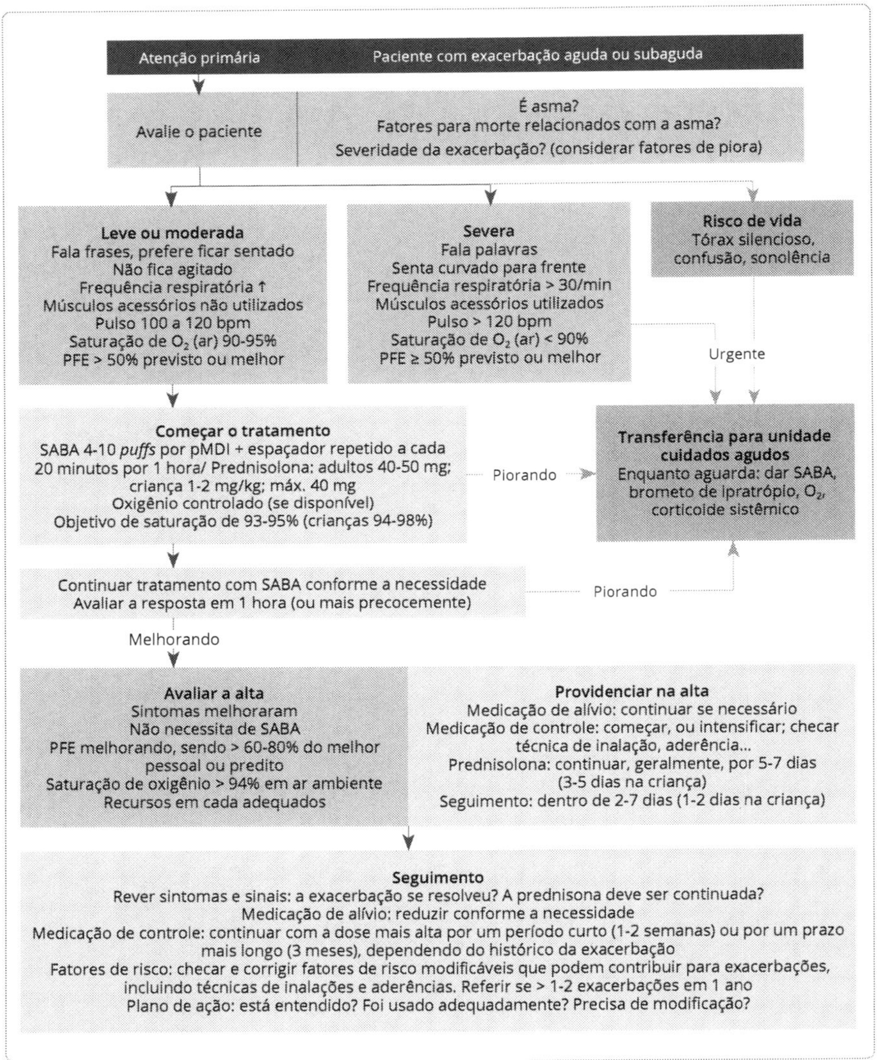

FIGURA 1

Tratamento da crise de asma em crianças e adolescentes.

bpm: batimentos por minuto; PFE: pico de fluxo expiratório; SABA: β-2-agonista de curta duração; pMDI: inalador dosimetrado pressurizado.
Fonte: GINA, 2022.

<table>
<tr><th colspan="3">2 a 5 anos</th><th colspan="3">> 5 anos</th></tr>
<tr><th colspan="3">Avaliação e classificação da gravidade da asma</th><th colspan="3">Avaliação e classificação da gravidade da asma</th></tr>
<tr><th>Asma moderada</th><th>Asma grave</th><th>Asma com risco à vida</th><th>Asma moderada</th><th>Asma grave</th><th>Asma com risco à vida</th></tr>
<tr>
<td>▪ $SpO_2 \geq 92\%$
▪ Capaz de falar
▪ FC ≤ 140 bpm
▪ FR ≤ 40 irpm</td>
<td>▪ $SpO_2 < 92\%$
▪ Cansado demais para falar
▪ FC > 140 bpm
▪ FR > 40 irpm
▪ Uso de musculatura acessória</td>
<td>$SpO_2 < 92\%$ mais qualquer um dos:
▪ Tórax silencioso
▪ Pobre esforço respiratório
▪ Agitação
▪ Confusão
▪ Cianose</td>
<td>▪ $SpO_2 \geq 92\%$
▪ Capaz de falar
▪ FC ≤ 125 bpm
▪ FR ≤ 30 irpm
▪ PFE ≥ 50% do melhor ou predito</td>
<td>▪ $SpO_2 < 92\%$
▪ Cansado demais para falar
▪ FC > 125 bpm
▪ FR > 30 irpm
▪ Uso de musculatura acessória
▪ PFE: 33-50% do melhor ou predito</td>
<td>$SpO_2 < 92\%$ mais qualquer um dos:
▪ Tórax silencioso
▪ Pobre esforço respiratório
▪ Agitação
▪ Confusão
▪ Cianose
▪ PFE < 33% do melhor ou predito</td>
</tr>
<tr><td>▼</td><td>▼</td><td>▼</td><td>▼</td><td>▼</td><td>▼</td></tr>
<tr>
<td rowspan="3">▪ Broncodilatador β-2: com espaçador ± máscara facial*
▪ Considerar prednisolona oral: 20 mg</td>
<td colspan="2">Oxigênio via máscara facial, se disponível, para manter SpO_2 entre 94 e 98%</td>
<td rowspan="3">▪ Broncodilatador β-2: via espaçador*
▪ Considerar prednisolona oral: 30-40 mg</td>
<td colspan="2">Oxigênio via máscara facial para manter SpO_2 entre 94 e 98% se disponível</td>
</tr>
<tr>
<td>▪ Broncodilatador β2 via:
– Nebulizador (preferencialmente com O_2), salbutamol 2,5 mg
– Se nebulizador não disponível, usar β-2 via espaçador*
▪ Prednisolona oral: 20 mg</td>
<td rowspan="2">▪ Broncodilatador β-2 com ipatrópio:
– Nebulizador (preferencialmente com O_2, salbutamol 2,5 mg e ipatrópio 0,25 mg a cada 20 minutos
– Ou, se nebulizador e ou ipatrópio não disponíveis, usar β-2 com espaçador
▪ Prednisolona oral: 20 mg, ou 50 mg
▪ Hidrocortisona IV, se vômitos</td>
<td>▪ Broncodilatador β-2 via:
– Nebulizador (preferencialmente com O_2), salbutamol 5 mg
– Se nebulizador não disponível, usar β-2 via espaçador*
▪ Prednisolona oral: 30-40 mg</td>
<td rowspan="2">▪ Broncodilatador β-2 com ipatrópio:
– Via nebulizador (preferencialmente com O_2), salbutamol 5 mg e ipatrópio 0,25 mg a cada 20 minutos
– Se nebulizador e/ou ipatrópio não disponíveis, usar β-2 via espaçador*
▪ Prednisolona oral: 30-40 mg, ou 100 mg
▪ Hidrocortisona IV, se vômitos</td>
</tr>
<tr>
<td>Avaliar resposta ao tratamento após 15 minutos do β-2</td>
<td>Avaliar resposta ao tratamento após 15 minutos do β-2</td>
</tr>
<tr><td>▼</td><td>▼</td><td>▼</td><td>▼</td><td>▼</td><td>▼</td></tr>
</table>

(continua)

FIGURA 2

Tratamento da crise de asma por idade e gravidade.

<table>
<tr><th colspan="4">2 a 5 anos</th></tr>
<tr><th colspan="4">Avaliação e classificação da gravidade da asma</th></tr>
<tr><th>Asma moderada</th><th colspan="2">Asma grave</th><th>Asma com risco à vida</th></tr>
<tr><td>Se pobre resposta, providenciar internação</td><td colspan="2">Se pobre resposta, repetir broncodilatador β-2 e providenciar internação</td><td>Repetir broncodilatador β-2 via nebulização com O_2 enquanto providencia admissão hospitalar imediata</td></tr>
<tr><th colspan="2">Boa resposta</th><th colspan="2">Resposta pobre</th></tr>
<tr><td colspan="2">• Continuar broncodilatador β-2 via espaçador ou nebulizador, conforme necessidade, sem exceder 4 horas
• Se os sintomas não forem controlados, repetir o broncodilatador β-2 e referir ao hospital
• Continuar com prednisolona até recuperação (mínimo 3-5 dias)
• Reavaliar em 48 horas
• Encaminhar para especialista se 2º ataque em 12 meses</td><td colspan="2">• Ficar com o paciente até ambulância chegar
• Enviar avaliação por escrito e referir detalhes
• Repetir broncodilador β-2 via nebulização com oxigênio na ambulância</td></tr>
<tr><td colspan="2">Considerar internação se:
• Crise no final da tarde ou à noite
• Internação hospitalar recente ou ataque grave anterior
• Preocupação com circunstâncias sociais ou capacidade de tratamento em casa</td><td colspan="2">Se sinais e sintomas entre categorias, sempre tratar de acordo com características mais graves</td></tr>
</table>

<table>
<tr><th colspan="4">> 5 anos</th></tr>
<tr><th colspan="4">Avaliação e classificação da gravidade da asma</th></tr>
<tr><th>Asma moderada</th><th colspan="2">Asma grave</th><th>Asma com risco à vida</th></tr>
<tr><td>Se pobre resposta, providenciar internação</td><td colspan="2">Se pobre resposta, repetir broncodilatador β-2 e providenciar internação</td><td>Repetir broncodilatador β-2 com nebulização com O_2 enquanto providencia admissão hospitalar imediata</td></tr>
<tr><th colspan="2">Boa resposta</th><th colspan="2">Resposta pobre</th></tr>
<tr><td colspan="2">• Continuar broncodilatador β-2 via espaçador ou nebulizador, conforme necessidade, mas sem exceder 4 horas
• Se os sintomas não forem controlados, repetir o broncodilatador β-2 e referir ao hospital
• Continuar com prednisolona até recuperação (mínimo 3-5 dias)
• Reavaliar em 48 horas
• Encaminhar para especialista se 2º ataque em 12 meses</td><td colspan="2">• Ficar com o paciente até ambulância chegar
• Enviar avaliação por escrito e referir detalhes
• Repetir broncodilatador β-2 via nebulização com oxigênio na ambulância</td></tr>
<tr><td colspan="2">Considerar internação se:
• Crise no final da tarde ou à noite
• Internação hospitalar recente ou ataque grave anterior
• Preocupação com circunstâncias sociais ou capacidade de tratamento em casa</td><td colspan="2">Se sinais e sintomas entre categorias, sempre tratar de acordo com características mais graves</td></tr>
</table>

FIGURA 2

Tratamento da crise de asma por idade e gravidade. (*continuação*)

* Broncodilatador beta-2 via espaçador, fazer um *puff* de cada vez, inalado separadamente; de acordo com a resposta, outro *puff* a cada 60 segundos até o máximo de 10 *puffs*.
bpm: batimentos por minuto; FC: frequência cardíaca; FR: frequência respiratória; irpm: incursões respiratórias por minuto: PFE: pico do fluxo expiratório; Sp: saturação parcial; IV: intravenoso.
Fonte: adaptado de Scottish Intercollegiate Guidelines Network; British Thoracic Society, 2019.

Tratamento no pronto-socorro

<table>
<tr><th colspan="3">2 a 5 anos</th><th colspan="3">> 5 anos</th></tr>
<tr><th colspan="3">Avaliação e classificação da gravidade da asma</th><th colspan="3">Avaliação e classificação da gravidade da asma</th></tr>
<tr><th>Asma moderada</th><th>Asma grave</th><th>Asma com risco à vida</th><th>Asma moderada</th><th>Asma grave</th><th>Asma com risco à vida</th></tr>
<tr>
<td>• $SpO_2 \geq 92\%$
• Não há características clínicas de asma grave
Se sinais e sintomas entre categorias, sempre tratar as mais graves</td>
<td>• $SpO_2 < 92\%$
• Cansado demais para falar ou comer
• FC > 140 bpm
• FR > 40 irpm
• Uso de musculatura acessória</td>
<td>$SpO_2 < 92\%$ mais qualquer um dos seguintes:
• Tórax silencioso
• Pobre esforço respiratório
• Agitação
• Confusão
• Cianose</td>
<td>• $SpO_2 \geq 92\%$
• PFE ≥ 50% do melhor ou predito
• Não há características clínicas de asma grave
Se sinais e sintomas entre categorias, sempre tratar as mais graves</td>
<td>• $SpO_2 < 92\%$
• PFE 33-50% do melhor ou predito
• FC > 125 bpm
• FR > 30 irpm
• Uso de musculatura acessória</td>
<td>$SpO_2 < 92\%$ mais qualquer um dos seguintes:
• PFE < 33% do melhor ou predito
• Tórax silencioso
• Pobre esforço respiratório
• Alteração da consciência
• Cianose</td>
</tr>
<tr><th colspan="3">Tratamento de primeira linha</th><th colspan="3">Tratamento de primeira linha</th></tr>
<tr>
<td>• Broncodilatador β-2: com espaçador ± máscara facial*
• Considerar prednisolona oral: 20 mg</td>
<td colspan="2">Oxigênio via máscara facial/cateter nasal para manter SpO_2 entre 94 e 98%</td>
<td>• Broncodilatador β-2: via espaçador*
• Considerar prednisolona oral: 30-40 mg</td>
<td colspan="2">Oxigênio via máscara facial/cateter nasal para manter SpO_2 entre 94 e 98%</td>
</tr>
<tr>
<td>Reavaliar resposta em 1 hora</td>
<td>• Broncodilatador β-2:
– Via nebulizador (preferencialmente com O_2), salbutamol 2,5 mg
– Se nebulizador não disponível, usar β-2 com espaçador*
• Prednisolona oral: 20 mg ou hidrocortisona 4 mg/kg IV se vômitos
• Se resposta pobre, adicionar 0,25 mg de ipatrópio a cada nebulização de broncodilatador β-2 a cada 20 minutos por 2 horas de acordo com resposta</td>
<td>• Broncodilatador β-2 com ipatrópio:
– Via nebulizador (preferencialmente com O_2, salbutamol 2,5 mg e ipatrópio 0,25 mg
– Repetir broncodilatadores a cada 20-30 minutos
– Prednisolona oral: 20 mg, ou hidrocortisona 4 mg/kg IV, se vômitos
Discutir o caso com UTI</td>
<td>Reavaliar resposta em 1 hora</td>
<td>• Broncodilatador β-2:
– Via nebulizador (preferencialmente com O_2), salbutamol 5 mg
– Se nebulizador não disponível, usar β-2 com espaçador*
• Prednisolona oral: 30-40 mg ou hidrocortisona 4 mg/kg IV, se vômitos
• Se resposta pobre, acrescentar 0,25 mg de ipatrópio a cada nebulização de broncodilatador β-2 a cada 20 minutos por 2 horas de acordo com a resposta</td>
<td>• Broncodilatador β-2 com ipatrópio:
– Nebulizador (preferencialmente com O_2), salbutamol 5 mg e ipatrópio 0,25 mg
– Repetir broncodilatadores a cada 20-30 minutos
• Prednisolona oral: 30-40 mg, ou 100 mg hidrocortisona IV, se vômitos
Discutir o caso com UTI</td>
</tr>
</table>

(continua)

FIGURA 3

Tratamento da crise de asma em crianças e adolescentes.

2 a 5 anos		> 5 anos	
Avaliação e classificação da gravidade da asma		Avaliação e classificação da gravidade da asma	
Tratamento de segunda linha		**Tratamento de segunda linha**	
Plano de alta ▪ Continuar broncodilatador por 4 horas, de acordo com a necessidade ▪ Continuar com prednisolona 20 mg por dia até recuperação (mínimo 3-5 dias) ▪ Aconselhar acompanhamento médico se não ocorrer controle da asma com tratamento descrito anteriormente ▪ Realizar um plano de ação para o controle da asma por escrito ▪ Revisar tratamento regularmente ▪ Checar a técnica inalatória ▪ Agendar reavaliação médica em 48 horas ▪ Encaminhar para especialista em 4-6 semanas se 2º ou mais ataques nos últimos 12 meses	▪ Considerar 2ª linha de tratamento – como o proposto para tratamento da asma no hospital ▪ Internar todos os casos de asma grave se sintomas persistirem após tratamento inicial ▪ Organizar transferência para UTI se a resposta ao tratamento de acordo com as diretrizes locais for ruim	**Plano de alta** ▪ Continuar broncodilatador por 4 horas, de acordo com a necessidade ▪ Continuar com prednisolona 30-40 mg por dia até recuperação (mínimo 3-5 dias) ▪ Aconselhar acompanhamento médico se não ocorrer controle da asma com tratamento descrito anteriormente ▪ Realizar um plano de ação para o controle da asma por escrito ▪ Revisar tratamento regularmente ▪ Checar técnica inalatória ▪ Agendar reavaliação médica em 48 horas ▪ Encaminhar para especialista em 4-6 semanas se 2º ou mais ataques nos últimos 12 meses	▪ Considerar 2ª linha de tratamento – como o proposto para tratamento da asma no hospital ▪ Internar todos os casos de asma grave se sintomas persistirem após tratamento inicial ▪ Organizar transferência para UTI se a resposta ao tratamento de acordo com as diretrizes locais for ruim

FIGURA 3

Tratamento da crise de asma em crianças e adolescentes. (*continuação*)

* Broncodilatador β-2 via espaçador, fazer um *puff* de cada vez, inalado separadamente; de acordo com a resposta, outro *puff* a cada 60 segundos até o máximo de 10 *puffs*.

bpm: batimentos por minuto; FC: frequência cardíaca; FR: frequência respiratória; irpm: incursões respiratórias por minuto: PFE: pico do fluxo expiratório; Sp: saturação parcial; IV: intravenoso; UTI: unidade de terapia intensiva.

Fonte: adaptado de Scottish Intercollegiate Guidelines Network. British Thoracic Society, 2019.

Tratamento durante internação hospitalar

2 a 5 anos			> 5 anos		
Avaliação e classificação da gravidade da asma			Avaliação e classificação da gravidade da asma		
Asma moderada	**Asma grave**	**Asma com risco à vida**	**Asma moderada**	**Asma grave**	**Asma com risco à vida**
▪ $SpO_2 \geq 92\%$ ▪ Não há características clínicas de asma grave Se sinais e sintomas entre categorias, sempre tratar as mais graves	▪ $SpO_2 < 92\%$ ▪ Cansado demais para falar ou comer ▪ FC > 140 bpm ▪ FR > 40 irpm ▪ Uso de musculatura acessória	$SpO_2 < 92\%$ mais qualquer um dos seguintes: ▪ Tórax silencioso ▪ Pobre esforço respiratório ▪ Agitação ▪ Confusão ▪ Cianose	▪ $SpO_2 \geq 92\%$ ▪ PFE > 50% do melhor ou predito ▪ Não há características clínicas de asma grave Se sinais e sintomas entre categorias, sempre tratar as mais graves	▪ $SpO_2 < 92\%$ ▪ PFE 33-50% do melhor ou predito ▪ FC > 125 bpm ▪ FR > 30 irpm ▪ Uso de musculatura acessória	SpO_2 <92% mais qualquer um dos seguintes: ▪ PFE < 33% do melhor ou predito ▪ Tórax silencioso ▪ Pobre esforço respiratório ▪ Confusão ▪ Cianose
Tratamento de primeira linha			**Tratamento de primeira linha**		
▪ Broncodilatador β-2: com espaçador ± máscara facial* ▪ Considerar prednisolona oral: 20 mg	Oxigênio via máscara facial/cateter nasal para manter SpO_2 entre 94 e 98%		▪ Broncodilatador β-2: via espaçador* ▪ Considerar prednisolona oral: 30-40 mg	Oxigênio via máscara facial/cateter nasal para manter SpO_2 entre 94 e 98%	
Reavaliar resposta em 1 hora	▪ β-2: – Via nebulizador (preferencialmente com O_2), salbutamol 2,5 mg – Se nebulizador não disponível, usar β-2 com espaçador* ▪ Prednisolona oral: 20 mg ou hidrocortisona 4 mg/kg IV, se vômitos ▪ Repetir β-2 a cada 20-30 minutos conforme resposta ▪ Se resposta pobre, adicionar 0,25 mg de ipatrópio a cada nebulização de β-2 a cada 20 minutos por 1 a 2 horas	▪ β-2 com ipatrópio: – Via nebulizador (preferencialmente com O_2, salbutamol 2,5 mg e ipatrópio 0,25 mg – Repetir broncodilatadores a cada 20-30 minutos – Prednisolona oral: 20 mg, ou hidrocortisona 4 mg/kg IV, se vômitos – Considerar adicionar 150 mg de sulfato de magnésio a cada nebulização de broncodilatador β-2/ipatrópio na primeira hora Discutir o caso com UTI	**Reavaliar resposta em 1 hora**	▪ β-2: – Via nebulizador (preferencialmente com O_2), salbutamol 5 mg – Se nebulizador não disponível, usar β-2 com espaçador* ▪ Prednisolona oral: 30-40 mg ou hidrocortisona 4 mg/kg IV, se vômitos ▪ Se resposta pobre, acrescentar 0,25 mg de ipatrópio a cada nebulização de β-2 a cada 20 minutos por 2 horas conforme resposta	▪ β-2 com ipatrópio: – Nebulizador (preferencialmente com O_2), salbutamol 5 mg e ipatrópio 0,25 mg – Repetir broncodilatadores a cada 20-30 minutos ▪ Prednisolona oral: 30-40 mg, ou 100 mg de hidrocortisona IV, se vômitos – Considerar adicionar 150 mg de sulfato de magnésio para cada nebulização de β-2/ipatrópio na primeira hora Discutir caso com UTI

(continua)

FIGURA 4
Tratamento da crise de asma em crianças e adolescentes.

<table>
<tr><th colspan="3">2 a 5 anos</th><th colspan="3">> 5 anos</th></tr>
<tr><th colspan="3">Avaliação e classificação da gravidade da asma</th><th colspan="3">Avaliação e classificação da gravidade da asma</th></tr>
<tr><th>Asma moderada</th><th>Asma grave</th><th>Asma com risco à vida</th><th>Asma moderada</th><th>Asma grave</th><th>Asma com risco à vida</th></tr>
<tr><td colspan="3">Avaliar a resposta ao tratamento
Registrar FR, FC e saturação de O_2 a cada 1-4 horas</td><td colspan="3">Avaliar a resposta ao tratamento
Registrar FR, FC e saturação de O_2 a cada 1-4 horas</td></tr>
<tr><th colspan="3">Tratamento de segunda linha</th><th colspan="3">Tratamento de segunda linha</th></tr>
<tr><th>Responsivo</th><th colspan="2">Não responsivo</th><th colspan="2">Responsivo</th><th>Não responsivo</th></tr>
<tr><td>▪ Continuar com broncodilatadores por 1 a 4 horas conforme necessidade
▪ Alta se estável com tratamento de 4 horas
▪ Continuar com 20 mg de prednisolona/dia até recuperação (mínimo 3-5 dias)
Na alta
▪ Garantir estabilidade no tratamento inalado de 4 horas
▪ Revisar necessidade de tratamento regular e uso de esteroides inalados
▪ Revisar técnica inalatória
▪ Fornecer plano de ação por escrito para tratamento de crises futuras
▪ Agendar reavaliação médica em 48 horas
▪ Especialista em 4-6 semanas para acompanhamento</td><td colspan="2">▪ Continuar nebulizações por 20-30 minutos
▪ Considerar radiografia de tórax e gases sanguíneos
▪ Discutir caso com UTI
▪ Considerar admissão na UTI
Considerar riscos e benefícios de:
▪ Infusão de sulfato de magnésio em bolus IV de 40 mg/kg (máximo de 2 g) em mais de 20 minutos
▪ Infusão de salbutamol em bolus IV 15 mcg/kg, se ainda não administrado
▪ Infusão contínua de salbutamol por via IV: 1–5 mcg/kg/min (200 mcg/mL da solução)
▪ Aminofilina IV 5 mg/kg de dose inicial, por período maior do que 20 minutos (omitir nos com teofilinas orais); seguida por infusão contínua de 1 mg/kg/h
Avaliar a resposta antes de iniciar cada novo tratamento</td><td colspan="2">▪ Continuar broncodilatadores por 1 a 4 horas conforme necessidade
▪ Alta se estável com tratamento de 4 horas
▪ Continuar com 30-40 mg de prednisolona/dia até recuperação (mínimo 3-5 dias)
Na alta
▪ Garantir estabilidade no tratamento inalado de 4 horas
▪ Revisar necessidade de tratamento regular e uso de esteroides inalados
▪ Revisar técnica inalatória
▪ Fornecer plano de ação por escrito para tratamento de crises futuras
▪ Agendar reavaliação médica em 48 horas
▪ Especialista em 4-6 semanas para acompanhamento</td><td>▪ Continuar com nebulizações por 20-30 minutos
▪ Considerar radiografia de tórax e gases sanguíneos
▪ Discutir caso com UTI
▪ Considerar admissão na UTI
Considerar riscos e benefícios de:
▪ Infusão de sulfato de magnésio em bolus IV de 40 mg/kg (máximo de 2 g) em mais de 20 minutos
▪ Bolus IV de salbutamol 15 mcg/kg, se ainda não administrado
▪ Infusão contínua de salbutamol por via IV: 1-5 mcg/kg/min (200 mcg/mL da solução)
▪ Aminofilina IV 5 mg/kg de dose inicial, por período maior de 20 minutos (omitir nos com teofilinas orais); seguida por infusão contínua de 1 mg/kg/h
Avaliar resposta antes de iniciar cada novo tratamento</td></tr>
</table>

FIGURA 4

Tratamento da crise de asma em crianças e adolescentes. (*continuação*)

* Broncodilatador β-2 via espaçador, fazer um *puff* de cada vez, inalado separadamente; de acordo com a resposta, outro *puff* a cada 60 segundos até o máximo de 10 *puffs*.
bpm: batimentos por minuto; FC: frequência cardíaca; FR: frequência respiratória; irpm: incursões respiratórias por minuto: PFE: pico do fluxo expiratório; Sp: saturação parcial; IV: intravenoso; UTI: unidade de terapia intensiva.
Fonte: adaptado de Scottish Intercollegiate Guidelines Network. British Thoracic Society, 2019.

INDICAÇÕES DE HOSPITALIZAÇÃO

- Sinais e sintomas de insuficiência respiratória aguda.
- Piora dos parâmetros clínicos após tratamento com broncodilatador.
- Dificuldade para emitir frases inteiras.
- FC (pulso) aumentada (> 200 bpm em menores de 5 anos e > 180 bpm entre 4 e 5 anos).
- SpO_2 < 92% após tratamento com broncodilatador.
- PFE < 60% previsto após tratamento com broncodilatador.
- Alteração da consciência.
- Cianose central.
- Sibilância inaudível ou pulmão silencioso (broncoespasmo intenso).
- Complicações concomitantes (pneumotórax, atelectasias, pneumonia).
- Asma grave, independentemente da piora.
- História de episódios prévios de asma grave com risco de vida ou admissão prévia à UTI.

Medicações

TABELA 2 Medicações na crise de asma em Pediatria.

1. β-2-agonistas de ação rápida	
Dar preferência para salbutamol (mais seguro em crianças e adultos)	
Salbutamol: 100 mcg/*puff* ou 5 mg/mL	
Dose inicial	▪ Espaçador: 2 a 4 *puffs*/dose, ou ▪ Inalação: com 0,07 a 0,15 mg/kg/dose (na prática 1 gota/3 kg de peso, sendo o máximo 20 gotas) em 3 mL de SF 0,9%
Caso sem resposta	▪ Espaçador: 4 a 8 *puffs*, até o máximo de 10 *puffs*/dose, ou ▪ Inalação: aumentar para 2 gotas/3 kg peso em 3 mL de SF 0,9%
Salbutamol inalatório contínuo	▪ Inalação: 0,3 a 0,5 mg/kg/hora (dose máxima de 10 a 15 mg/hora)
Salbutamol injetável (0,5 mg/mL)	▪ *Bolus* IV: 15 a 20 mcg/kg entre 10 e 15 minutos ▪ Infusão contínua: 0,5 a 1 mcg/kg/min ▪ Aumento das taxas de infusão a cada 20 a 30 minutos ▪ Dose máxima 8 a 15 mcg/kg/min

(continua)

TABELA 2 Medicações na crise de asma em Pediatria. (*continuação*)

Fenoterol: 5 mg/mL	
Crianças < 6 anos (< 22 kg)	▪ Inalação: 0,05 mg/kg/dose (1 gota/5 kg peso, máximo de 4 gotas), sempre com supervisão médica
Crianças entre 6 e 12 anos	▪ Inalação: 1 a 2 gotas/dose (maior parte das crianças) ▪ 4 gotas/dose (casos graves) ▪ 6 gotas/dose (casos muito graves), com supervisão médica
> 12 anos	▪ Inalação: 2 gotas/dose (maioria dos casos) ▪ 5 gotas/dose (casos graves em tratamento hospitalar) ▪ 8 gotas/dose (casos muito graves), com supervisão médica
2. Anticolinérgicos **Brometo de ipratrópio: 0,25 mg/mL**	
Até 10 kg	▪ Inalação: 10 gotas
> 20 kg	▪ 20 gotas
Adultos	▪ Até 40 gotas
3. Glicocorticoides sistêmicos e sulfato de magnésio	
Prednisolona (1 a 2 mg/kg/dia)	▪ Via oral até 2 anos: máximo 20 mg; 3 a 5 anos: máximo 30 mg; > 5 anos: máximo de 40 mg; adultos: máximo 50 mg
Metilpredniso-lona	▪ Via oral: 1 a 2 mg/kg, a cada 6 horas
Hidrocortisona	▪ IV: 2 a 4 mg/kg/dose, a cada 4 a 6 horas. Máximo: 250 mg/dose
Sulfato de magnésio	▪ IV: 25 a 75 mg/kg, com máximo de 2 g. Infusão entre 20 e 30 minutos. Diluir a uma concentração de 60 mg/mL, com máximo de 200 mg/mL em SF 0,9%
4. Glicocorticoides inalatórios **Baixas doses diárias para ≤ 5 anos**	
Droga	**Dose diária (mcg)**
▪ Dipropionato beclometasona (HFA)	100
▪ Budesonida pMDI + espaçador ▪ Budesonida inalação ▪ Propionato de fluticasona (HFA)	200 500 100
▪ Ciclesonida	160

(*continua*)

TABELA 2 Medicações na crise de asma em Pediatria. (*continuação*)

Droga		**Dose diária (mcg)**	
▪ Furoato de mometasona		Sem estudos nos menores de 4 anos	
▪ Triancinolona acetonida		Sem estudos nos ≤ 5 anos	
▪ Dipropionato beclometasona (HFA)		100	
Doses diárias em crianças entre 6 a 11 anos			
Drogas	**Dose diária baixa (mcg)**	**Dose diária média (mcg)**	**Dose diária alta (mcg)**
Dipropionato de beclometasona (CFC)	a 200	> 200 a 400	> 400
Dipropionato de beclometasona (HFA)	50 a 100	> 100 a 200	> 200
Budesonida (DPI)	100 a 200	> 200 a 400	> 400
Budesonida (nebulização)	250 a 500	> 500 a 1.000	> 1.000
Ciclesonida	80	> 80 a 160	> 160
Furoato de fluticasona (DPI)	n.a.	n.a.	n.a.
Propionato de fluticasona (DPI)	100 a 200	> 200 a 400	> 400
Propionato de fluticasona (HFA)	100 a 200	> 200 a 500	> 500
Furoato de mometasona	110	≥ 220 a < 440	≥ 440
Triancinolona acetonida	440 a 800	> 800 a 1.200	> 1.200

SF: soro fisiológico; IV: intravenoso; n.a.: não aplicável.

PRESCRIÇÃO NA PRÁTICA

Exemplo de prescrição (cada caso deve ser avaliado individualmente e a decisão deve ser tomada pelo médico responsável pelo caso).

- JPV, paciente de 6 anos e 21 kg, com diagnóstico de asma brônquica, apresentou-se ao pronto-socorro com quadro de secreção nasal hialina profusa, prurido ocular intenso, tosse seca, dispneia, aperto torácico, sibilos. Na história, refere fazer uso de glicocorticoide inalatório mas, nos últimos meses, diz que anda cansado e parou de usar. Na última semana, refere estar frequentando acampamento escolar há 3 dias, quando iniciou todos esses sintomas ao dormir em chalés com muito cheiro de mofo, pó e ácaros, quando passou a ter muito prurido ocular, nasal e no conduto auditivo externo.
- Geralmente, leva consigo seus medicamentos para asma, mas dessa vez sua mãe se esqueceu de colocá-los em sua mochila.
- Ao exame físico: REG, apresenta fácies congesta, secreção nasal hialina profusa. Lacrimejamento ocular e prurido ocular e de condutos auditivos. FR: 40 irpm, FC: 80 bpm.
- Ausculta pulmonar com expiração prolongada. Sibilos pulmonares em grande quantidade. MV presente bilateralmente. Tiragem intercostal.
- Hipóteses diagnósticas:
  - Rinite alérgica descompensada.
  - Conjuntivite alérgica.
  - Crise de asma.
- Prescrição no pronto-socorro:
  - Três ciclos de 4 *puffs*, com espaçador, de salbutamol *spray* oral, a cada 20 minutos, com nova reavaliação após cada ciclo.
  - Prednisolona solução oral (3 mg/mL): 7 mL, por via oral, 1 x agora.
- Após os três ciclos de salbutamol e uma dose de prednisolona, o paciente se mostrou bem, com alta do pronto-socorro com prescrição para casa.
- Prescrição para casa:
  - Salbutamol 4 *puffs*, com espaçador, a cada 4 horas por 2 dias, e depois a cada 6 horas por mais 3 dias.

(continua)

(continuação)

- Prednisolona solução oral (3 mg/mL) 7 mL 1 x/dia por mais 3 dias.
- Solicitada reavaliação em 24-48 horas com o pediatra da criança.

- Antes da alta do pronto-socorro, fazer encaminhamento para agendar consulta com o pneumopediatra.

REFERÊNCIAS

1. Carmo KMM, Tomikawa SO, Adde FV, Rodrigues JC. Medicamentos mais utilizados em pneumologia pediátrica. In: Rodrigues JC, Adde FV, Silva Filho LVRF, Nakaie CMA. Doenças respiratórias. 3rd ed. Barueri: Manole; 2019.
2. Castagnoli R, Brambilla I, Giudice MMD, Marseglia GL, Licari A. Applying the new guidelines to asthma management in children. Curr Opin Allergy Clin Immunol. 2023;23(2):132-6.
3. Cevhertas L, Ogulur I, Maurer DJ, Burla D, Ding M, Jansen K, et al. Advances and recent developments in asthma in 2020. Allergy 2020;75:3124-46.
4. Chien JW, Ciufo R, Novak R, Skowronski M, Nelson J, Coreno A, et al. Uncontrolled oxygen administration and respiratory failure in acute asthma. Chest. 2000;117(3): 728-33.
5. Global Initiative for Asthma. Global Strategy for Asthma Management and Prevention. 2022.
6. Hasegawa K, Craig SS, Teach SJ, Camargo Jr CA. Management of Asthma Exacerbations in the Emergency Department. J Allergy Clin Immunol Pract. 2021;9(7): 2599-610.
7. Levy ML, Bacharier LB, Bateman E, Boulet LP, Brightling C, Buhl R, et al. Key recommendations for primary care from the 2022 Global Initiative for Asthma (GINA) update. NPJ Prim Care Respir Med. 2023;33(1):7.
8. Manti S, Licari A, Leonardi S, Marseglia GL. Management of asthma exacerbations in the paediatric population: a systematic review. Eur Respir Rev. 2021;13;30(161):200367.
9. Muchão FP, Silva Filho LVRF. Asma aguda. In: Rodrigues JC, Adde FV, Silva Filho LVRF, Nakaie CMA. Doenças respiratórias. 3rd ed. Barueri: Manole; 2019.
10. Pastorino AC, Casagrande RRD. Asma. In: Pastorino AC, Castro APBM, Carneiro-Sampaio M. Alergia e imunologia para o pediatra. 3rd ed. Barueri: Manole; 2018.
11. Ribeiro-Silva RC, Barreto ML, Ramos D, Cruz AA, Oliveira-Campos, Malta DC. Tendência da asma na adolescência no Brasil: resultados da Pesquisa Nacional de Saúde do Escolar (PeNSE) 2012 e 2015. Rev Bras Epidemiol. 2018;21(1).
12. Saglani S, Fleming L, Sonnappa S, Bush A. Advances in the aetiology, management, and prevention of acute asthma attacks in children. Lancet Child Adolesc Health. 2019;3(5):354-64.
13. Scottish Intercollegiate Guidelines Network. British Thoracic Society. British guideline on the management of asthma: A national clinical guideline. Edinburgh: Scottish Intercollegiate Guidelines Network; British Thoracic Society; 2019.

14. Severini RS, Silva Filho LV. Crise asmática. In: Silva CA, Gomes FM, Sampaio MC, editors. Schvartsman C, Farhat SC, Reis AG, Couto TB, coordinators. Pronto-socorro. 4th ed. Santana do Parnaíba: Manole; 2023. p. 100-10.
15. Silva Filho LVRF, Bielecki LC. Crise asmática. In: Schvartsman C, Reis AG, Farhart SCL, coordenadores. Pronto-socorro. 3rd ed. Barueri: Manole; 2018.

33

Crise hipertensiva na criança e adolescente: diagnóstico e tratamento

D&T

Ricardo Luiz Soares Costa
Filumena Maria da Silva Gomes
Maria Helena Valente

INTRODUÇÃO

- A pressão arterial (PA) em crianças e adolescentes depende da idade, sexo e estatura.
- O controle da PA no consultório, ou ambulatório, é recomendado para triagem, diagnóstico e tratamento da hipertensão arterial em crianças a partir dos 3 anos de idade e adolescentes
- Nas crianças com fatores de risco para hipertensão, a PA deve ser medida a cada consulta médica e pode começar antes dos 3 anos de idade.
- Para a escolha do manguito do aparelho de PA:
  - Medir a circunferência do braço para a escolha do manguito: 1º passo: medir a distância do acrômio ao olécrano; 2º passo: identificar o ponto médio da distância entre o acrômio e o olécrano; 3º passo: medir a circunferência do braço nesse ponto médio.
  - A partir dessa medida, seleciona-se o manguito adequado para a medida, que deve cobrir 40% da largura e 80% a 100% do comprimento.
- Para o diagnóstico de hipertensão no consultório, ou ambulatório, a PA deve ser medida em pelo menos três ocasiões diferentes, em consultas diferentes (Figura 1).

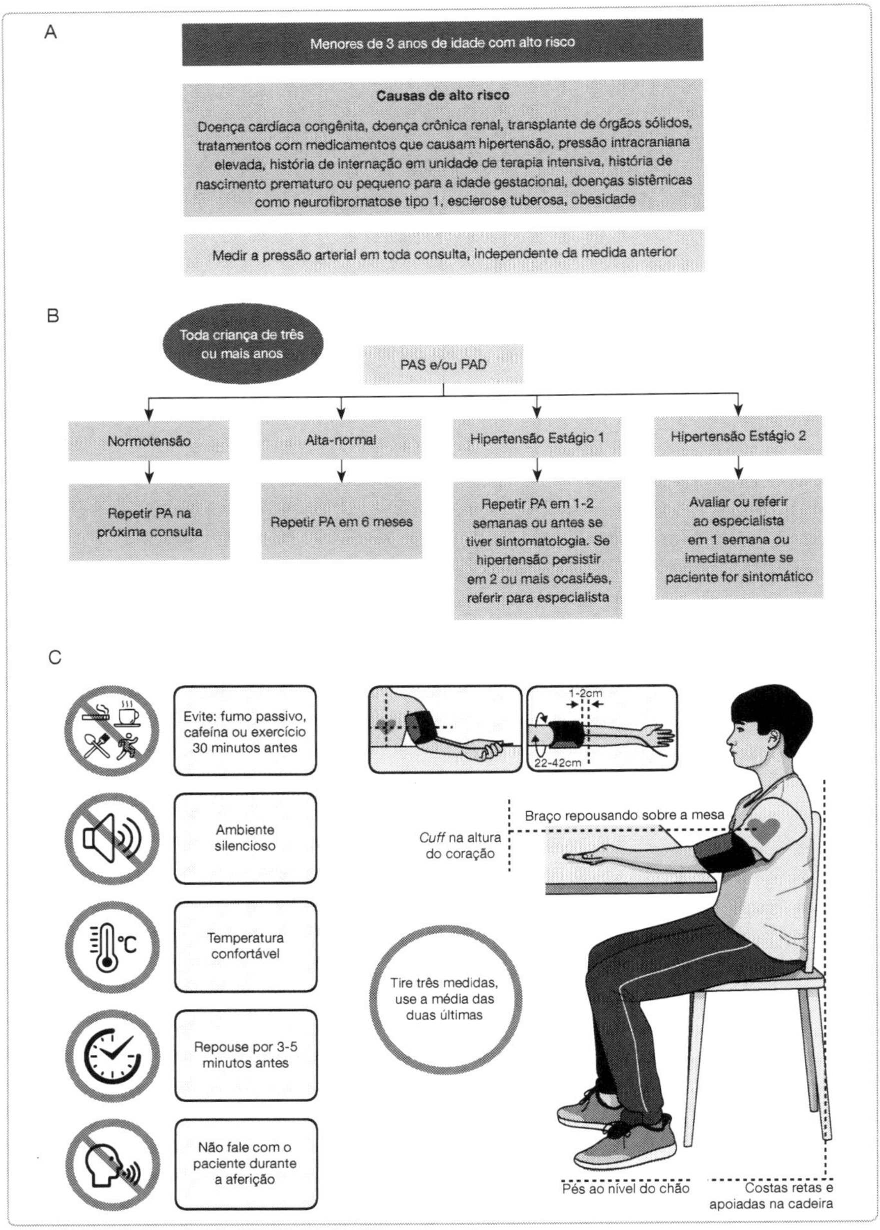

FIGURA 1
Algoritmo para medida de pressão arterial no consultório.

PAS: pressão arterial sistólica; PAD: pressão arterial diastólica; PA: pressão arterial.
Fonte: Lurbe, 2023.

TABELA 1 Tamanhos dos manguitos para medida da pressão arterial.

Faixa etária	Largura (cm)	Comprimento (cm)	Circunferência máxima do braço (cm)
Recém-nascido	4	8	10
Lactente	6	12	15
Criança	9	18	22
Adulto pequeno	10	24	26
Adulto	13	30	34
Adulto grande	16	38	44
Coxa	20	42	52

Fonte: SBP, 2019.

- A hipertensão arterial em crianças e adolescentes não possui um valor absoluto para a sua definição, e para a sua definição utilizamos tabelas de referência com percentis de PA sistêmica (p50, p90, p95, p95+12) e percentis da estatura (5%, 10%, 25%, 50%, 75%, 90%, 95%, 95%) (Tabelas 2 e 3).
- A técnica de aferição de PA na Pediatria também difere um pouco da técnica dos adultos.
- As crises hipertensivas são aumentos abruptos da PA sistêmica, tanto em pacientes previamente hígidos quanto em pacientes previamente hipertensos.

DIAGNÓSTICO

- A história clínica e uma aferição de PA significativamente alterada fazem o diagnóstico da crise hipertensiva e indicam o seguimento da investigação (Quadros 1, 2 e 3).

Diagnóstico laboratorial e radiológico

- A solicitação de exames complementares é fundamental para a investigação de lesões de órgãos-alvo. A ordem de realização dos exames deve ser guiada pela história e pelo exame físico, mas todos os órgãos-alvo devem ser avaliados (Quadros 4, 5 e 6).

TABELA 2 Percentis de pressão arterial sistêmica para meninos por idade e percentis de estatura.

		Pressão arterial sistólica (mmHg) Percentis da estatura ou medida da estatura (cm)							Pressão arterial diastólica (mmHg) Percentis da estatura ou medida da estatura (cm)						
Idade (anos)	Percentis da PA	5%	10%	25%	50%	75%	90%	95%	5%	10%	25%	50%	75%	90%	95%
1	Estatura (cm)	77,2	78,3	80,2	82,4	84,6	86,7	87,9	77,2	78,3	80,2	82,4	84,6	86,7	87,9
	P50	85	85	86	86	87	88	88	40	40	40	41	41	42	42
	P90	98	99	99	100	100	101	101	52	52	53	53	54	54	54
	P95	102	102	103	103	104	105	105	54	54	55	55	56	57	57
	P95 + 12 mmHg	114	114	115	115	116	117	117	66	66	67	67	68	69	69
2	Estatura (cm)	86,1	87,4	89,6	92,1	94,7	97,1	98,5	86,1	87,4	89,6	92,1	94,7	97,1	98,5
	P50	87	87	88	89	89	90	91	43	43	44	44	45	46	46
	P90	100	100	101	102	103	103	104	55	55	56	56	57	58	58
	P95	104	105	105	106	107	107	108	57	58	58	59	60	61	61
	P95 + 12 mmHg	116	117	117	118	119	119	120	69	70	70	71	72	73	73
3	Estatura (cm)	92,5	93,9	96,3	99	101,8	104,3	105,8	92,5	93,9	96,3	99	101,8	104,3	105,8
	P50	88	89	89	90	91	92	92	45	46	46	47	48	49	49
	P90	101	102	102	103	104	105	105	58	58	59	59	60	61	61
	P95	106	106	107	107	108	109	109	60	61	61	62	63	64	64
	P95 + 12 mmHg	118	118	119	119	120	121	121	72	73	73	74	75	76	76

(continua)

TABELA 2 Percentis de pressão arterial sistêmica para meninos por idade e percentis de estatura. (*continuação*)

		Pressão arterial sistólica (mmHg) Percentis da estatura ou medida da estatura (cm)							Pressão arterial diastólica (mmHg) Percentis da estatura ou medida da estatura (cm)						
Idade (anos)	Percentis da PA	5%	10%	25%	50%	75%	90%	95%	5%	10%	25%	50%	75%	90%	95%
4	Estatura (cm)	98,5	100,2	102,9	105,9	108,9	111,5	113,2	98,5	100,2	102,9	105,9	108,9	111,5	113,2
	P50	90	90	91	92	93	94	94	48	49	49	50	51	52	52
	P90	102	103	104	105	105	106	107	60	61	62	62	63	64	64
	P95	107	107	108	108	109	110	110	63	64	65	66	67	67	68
	P95 + 12 mmHg	119	119	120	120	121	122	122	75	76	77	78	79	79	80
5	Estatura (cm)	104,4	106,2	109,1	112,4	115,7	118,6	120,3	104,4	106,2	109,1	112,4	115,7	118,6	120,3
	P50	91	92	93	94	95	96	96	51	51	52	53	54	55	55
	P90	103	104	105	106	107	108	108	63	64	65	65	66	67	67
	P95	107	108	109	109	110	111	112	66	67	68	69	70	70	71
	P95 + 12 mmHg	119	120	121	121	122	123	124	78	79	80	81	82	82	83
6	Estatura (cm)	110,3	112,2	115,3	118,9	122,4	125,6	127,5	110,3	112,2	115,3	118,9	122,4	125,6	127,5
	P50	93	93	94	95	96	97	98	54	54	55	56	57	57	58
	P90	105	105	106	107	109	110	110	66	66	67	68	68	69	69
	P95	108	109	110	111	112	113	114	69	70	70	71	72	72	73
	P95 + 12 mmHg	120	121	122	123	124	125	126	81	82	82	83	84	84	85

(continua)

TABELA 2 Percentis de pressão arterial sistêmica para meninos por idade e percentis de estatura. (*continuação*)

		Pressão arterial sistólica (mmHg) Percentis da estatura ou medida da estatura (cm)							Pressão arterial diastólica (mmHg) Percentis da estatura ou medida da estatura (cm)						
Idade (anos)	Percentis da PA	5%	10%	25%	50%	75%	90%	95%	5%	10%	25%	50%	75%	90%	95%
7	Estatura (cm)	116,1	118	121,4	125,1	128,9	132,4	134,5	116,1	118	121,4	125,1	128,9	132,4	134,5
	P50	94	94	95	97	98	98	99	56	56	57	58	58	59	59
	P90	106	107	108	109	110	111	111	68	68	69	70	70	71	71
	P95	110	110	111	112	114	115	116	71	71	72	73	73	74	74
	P95 + 12 mmHg	122	122	123	124	126	127	128	83	83	84	85	85	86	86
8	Estatura (cm)	121,4	123,5	127	131	135,1	138,8	141	121,4	123,5	127	131	135,1	138,8	141
	P50	95	96	97	98	99	99	100	57	57	58	59	59	60	60
	P90	107	108	109	110	111	112	112	69	70	70	71	72	72	73
	P95	111	112	112	114	115	116	117	72	73	73	74	75	75	75
	P95 + 12 mmHg	123	124	124	126	127	128	129	84	85	85	86	87	87	87
9	Estatura (cm)	126	128,3	132,1	136,3	140,7	144,7	147,1	126	128,3	132,1	136,3	140,7	144,7	147,1
	P50	96	97	98	99	100	101	101	57	58	59	60	61	62	62
	P90	107	108	109	110	112	113	114	70	71	72	73	74	74	74
	P95	112	112	113	115	116	118	119	74	74	75	76	76	77	77
	P95 + 12 mmHg	124	124	125	127	128	130	131	86	86	87	88	88	89	89

(*continua*)

TABELA 2 Percentis de pressão arterial sistêmica para meninos por idade e percentis de estatura. (*continuação*)

		Pressão arterial sistólica (mmHg) Percentis da estatura ou medida da estatura (cm)							Pressão arterial diastólica (mmHg) Percentis da estatura ou medida da estatura (cm)						
Idade (anos)	Percentis da PA	5%	10%	25%	50%	75%	90%	95%	5%	10%	25%	50%	75%	90%	95%
10	Estatura (cm)	130,2	132,7	136,7	141,3	145,9	150,1	152,7	130,2	132,7	136,7	141,3	145,9	150,1	152,7
	P50	97	98	99	100	101	102	103	59	60	61	62	63	63	64
	P90	108	109	111	112	113	115	116	72	73	74	74	75	75	76
	P95	112	113	114	116	118	120	121	76	76	77	77	78	78	78
	P95 + 12 mmHg	124	125	126	128	130	132	133	88	88	89	89	90	90	90
11	Estatura (cm)	134,7	137,3	141,5	146,4	151,3	155,8	158,6	134,7	137,3	141,5	146,4	151,3	155,8	158,6
	P50	99	99	101	102	103	104	106	61	61	62	63	63	63	63
	P90	110	111	112	114	116	117	118	74	74	75	75	75	76	76
	P95	114	114	116	118	120	123	124	77	78	78	78	78	78	78
	P95 + 12 mmHg	126	126	128	130	132	135	136	89	90	90	90	90	90	90
12	Estatura (cm)	140,3	143	147,5	152,7	157,9	162,6	165,5	140,3	143	147,5	152,7	157,9	162,6	165,5
	P50	101	101	102	104	106	108	109	61	62	62	62	62	63	63
	P90	113	114	115	117	119	121	122	75	75	75	75	75	76	76
	P95	116	117	118	121	124	126	128	78	78	78	78	78	79	79
	P95 + 12 mmHg	128	129	130	133	136	138	140	90	90	90	90	90	91	91

(*continua*)

TABELA 2 Percentis de pressão arterial sistêmica para meninos por idade e percentis de estatura. (*continuação*)

		Pressão arterial sistólica (mmHg) Percentis da estatura ou medida da estatura (cm)							Pressão arterial diastólica (mmHg) Percentis da estatura ou medida da estatura (cm)						
Idade (anos)	Percentis da PA	5%	10%	25%	50%	75%	90%	95%	5%	10%	25%	50%	75%	90%	95%
13	Estatura (cm)	147	150	154,9	160,3	165,7	170,5	173,4	147	150	154,9	160,3	165,7	170,5	173,4
	P50	103	104	105	108	110	111	112	61	60	61	62	63	64	65
	P90	115	116	118	121	124	126	126	74	74	74	75	76	77	77
	P95	119	120	122	125	128	130	131	78	78	78	78	80	81	81
	P95 + 12 mmHg	131	132	134	137	140	142	143	90	90	90	90	92	93	93
14	Estatura (cm)	153,8	156,9	162	167,5	172,7	177,4	180,1	153,8	156,9	162	167,5	172,7	177,4	180,1
	P50	105	106	109	111	112	113	113	60	60	62	64	65	66	67
	P90	119	120	123	126	127	128	129	74	74	75	77	78	79	80
	P95	123	125	127	130	132	133	134	77	78	79	81	82	83	84
	P95 + 12 mmHg	135	137	139	142	144	145	146	89	90	91	93	94	95	96
15	Estatura (cm)	159	162	166,9	172,2	177,2	181,6	184,2	159	162	166,9	172,2	177,2	181,6	184,2
	P50	108	110	112	113	114	114	114	61	62	64	65	66	67	68
	P90	123	124	126	128	129	130	130	75	76	78	79	80	81	81
	P95	127	129	131	132	134	135	135	78	79	81	83	84	85	85
	P95 + 12 mmHg	139	141	143	144	146	147	147	90	91	93	95	96	97	97

(continua)

TABELA 2 Percentis de pressão arterial sistêmica para meninos por idade e percentis de estatura. (*continuação*)

		Pressão arterial sistólica (mmHg) Percentis da estatura ou medida da estatura (cm)							Pressão arterial diastólica (mmHg) Percentis da estatura ou medida da estatura (cm)						
Idade (anos)	Percentis da PA	5%	10%	25%	50%	75%	90%	95%	5%	10%	25%	50%	75%	90%	95%
16	Estatura (cm)	162,1	165	169,6	174,6	179,5	183,8	186,4	162,1	165	169,6	174,6	179,5	183,8	186,4
	P50	111	112	114	115	115	116	116	63	64	66	67	68	69	69
	P90	126	127	128	129	131	131	132	77	78	79	80	81	82	82
	P95	130	131	133	134	135	136	137	80	81	83	84	85	86	86
	P95 + 12 mmHg	142	143	145	146	147	148	149	92	93	95	96	97	98	98
17	Estatura (cm)	163,8	166,5	170,9	175,8	180,7	184,9	187,5	163,8	166,5	170,9	175,8	180,7	184,9	187,5
	P50	114	115	116	117	117	118	118	65	66	67	68	69	70	70
	P90	128	129	130	131	132	133	134	78	79	80	81	82	82	83
	P95	132	133	134	135	137	138	138	81	82	84	85	86	86	87
	P95 + 12 mmHg	144	145	146	147	149	150	150	93	94	96	97	98	98	99

PA: pressão arterial.
Fonte: SBP, 2019.

TABELA 3 Percentis de pressão arterial sistêmica para meninas por idade e percentis de estatura.

		Pressão arterial sistólica (mmHg) Percentis da estatura ou medida da estatura (cm)							Pressão arterial diastólica (mmHg) Percentis da estatura ou medida da estatura (cm)						
Idade (anos)	Percentis da PA	5%	10%	25%	50%	75%	90%	95%	5%	10%	25%	50%	75%	90%	95%
1	Estatura (cm)	75,4	76,6	78,6	80,8	83	84,9	86,1	75,4	76,6	78,6	80,8	83	84,9	86,1
	P50	84	85	86	86	87	88	88	41	42	42	43	44	45	46
	P90	98	99	99	100	101	102	102	54	55	56	56	57	58	58
	P95	101	102	102	103	104	105	105	59	59	60	60	61	62	62
	P95 + 12 mmHg	113	114	114	115	116	117	117	71	71	72	72	73	74	74
2	Estatura (cm)	84,9	86,3	88,6	91,1	93,7	96	97,4	84,9	86,3	88,6	91,1	93,7	96	97,4
	P50	87	87	88	89	90	91	91	45	46	47	48	49	50	51
	P90	101	101	102	103	104	105	106	58	58	59	60	61	62	62
	P95	104	105	106	106	107	108	109	62	63	63	64	65	66	66
	P95 + 12 mmHg	116	117	118	118	119	120	121	74	75	75	76	77	78	78
3	Estatura (cm)	91	92,4	94,9	97,6	100,5	103,1	104,6	91	92,4	94,9	97,6	100,5	103,1	104,6
	P50	88	89	89	90	91	92	93	48	48	49	50	51	53	53
	P90	102	103	104	104	105	106	107	60	61	61	62	63	64	65
	P95	106	106	107	108	109	110	110	64	65	65	66	67	68	69
	P95 + 12 mmHg	118	118	119	120	121	122	122	76	77	77	78	79	80	81

(continua)

TABELA 3 Percentis de pressão arterial sistêmica para meninas por idade e percentis de estatura. (*continuação*)

		Pressão arterial sistólica (mmHg) Percentis da estatura ou medida da estatura (cm)							Pressão arterial diastólica (mmHg) Percentis da estatura ou medida da estatura (cm)						
Idade (anos)	Percentis da PA	5%	10%	25%	50%	75%	90%	95%	5%	10%	25%	50%	75%	90%	95%
4	Estatura (cm)	97,2	98,8	101,4	104,5	107,6	110,5	112,2	97,2	98,8	101,4	104,5	107,6	110,5	112,2
	P50	89	90	91	92	93	94	94	50	51	51	53	54	55	55
	P90	103	104	105	106	107	108	108	62	63	64	65	66	67	67
	P95	107	108	109	109	110	111	112	66	67	68	69	70	70	71
	P95 + 12 mmHg	119	120	121	121	122	123	124	78	79	80	81	82	82	83
5	Estatura (cm)	103,6	105,3	108,2	111,5	114,9	118,1	120	103,6	105,3	108,2	111,5	114,9	118,1	120
	P50	90	91	92	93	94	95	96	52	52	53	55	56	57	57
	P90	104	105	106	107	108	109	110	64	65	66	67	68	69	70
	P95	108	109	109	110	111	112	113	68	69	70	71	72	73	73
	P95 + 12 mmHg	120	121	121	122	123	124	125	80	81	82	83	84	85	85
6	Estatura (cm)	110	111,8	114,9	118,4	122,1	125,6	127,7	110	111,8	114,9	118,4	122,1	125,6	127,7
	P50	92	92	93	94	96	97	97	54	54	55	56	57	58	59
	P90	105	106	107	108	109	110	111	67	67	68	69	70	71	71
	P95	109	109	110	111	112	113	114	70	71	72	72	73	74	74
	P95 + 12 mmHg	121	121	122	123	124	125	126	82	83	84	84	85	86	86

(*continua*)

TABELA 3 Percentis de pressão arterial sistêmica para meninas por idade e percentis de estatura. (*continuação*)

		Pressão arterial sistólica (mmHg) Percentis da estatura ou medida da estatura (cm)							Pressão arterial diastólica (mmHg) Percentis da estatura ou medida da estatura (cm)						
Idade (anos)	Percentis da PA	5%	10%	25%	50%	75%	90%	95%	5%	10%	25%	50%	75%	90%	95%
7	Estatura (cm)	115,9	117,8	121,1	124,9	128,8	132,5	134,7	115,9	117,8	121,1	124,9	128,8	132,5	134,7
	P50	92	93	94	95	97	98	99	55	55	56	57	58	59	60
	P90	106	106	107	109	110	111	112	68	68	69	70	71	72	72
	P95	109	110	111	112	113	114	115	72	72	73	73	74	74	75
	P95 + 12 mmHg	121	122	123	124	125	126	127	84	84	85	85	86	86	87
8	Estatura (cm)	121	123	126,5	130,6	134,7	138,5	140,9	121	123	126,5	130,6	134,7	138,5	140,9
	P50	93	94	95	97	98	99	100	56	56	57	59	60	61	61
	P90	107	107	108	110	111	112	113	69	70	71	72	72	73	73
	P95	110	111	112	113	115	116	117	72	73	74	74	75	75	75
	P95 + 12 mmHg	122	123	124	125	127	128	129	84	85	86	86	87	87	87
9	Estatura (cm)	125,3	127,6	131,3	135,6	140,1	144,1	146,6	125,3	127,6	131,3	135,6	140,1	144,1	146,6
	P50	95	95	97	98	99	100	101	57	58	59	60	60	61	61
	P90	108	108	109	111	112	113	114	71	71	72	73	73	73	73
	P95	112	112	113	114	116	117	118	74	74	75	75	75	75	75
	P95 + 12 mmHg	124	124	125	126	128	129	130	86	86	87	87	87	87	87

(*continua*)

TABELA 3 Percentis de pressão arterial sistêmica para meninas por idade e percentis de estatura. (*continuação*)

		Pressão arterial sistólica (mmHg) Percentis da estatura ou medida da estatura (cm)							Pressão arterial diastólica (mmHg) Percentis da estatura ou medida da estatura (cm)						
Idade (anos)	Percentis da PA	5%	10%	25%	50%	75%	90%	95%	5%	10%	25%	50%	75%	90%	95%
10	Estatura (cm)	129,7	132,2	136,3	141	145,8	150,2	152,8	129,7	132,2	136,3	141	145,8	150,2	152,8
	P50	96	97	98	99	101	102	103	58	59	59	60	61	61	61
	P90	109	110	111	112	113	115	116	72	73	73	73	73	73	73
	P95	113	114	114	116	117	119	120	75	75	76	76	76	76	76
	P95 + 12 mmHg	125	126	126	128	129	131	132	87	87	88	88	88	88	88
11	Estatura (cm)	135,6	138,3	142,8	147,8	152,8	157,3	160	135,6	138,3	142,8	147,8	152,8	157,3	160
	P50	98	99	101	102	104	105	106	60	60	60	61	62	63	64
	P90	111	112	113	114	116	118	120	74	74	74	74	74	75	75
	P95	115	116	117	118	120	123	124	76	77	77	77	77	77	77
	P95 + 12 mmHg	127	128	129	130	132	135	136	88	89	89	89	89	89	89
12	Estatura (cm)	142,8	145,5	149,9	154,8	159,6	163,8	166,4	142,8	145,5	149,9	154,8	159,6	163,8	166,4
	P50	102	102	104	105	107	108	108	61	61	61	62	64	65	65
	P90	114	115	116	118	120	122	122	75	75	75	75	76	76	76
	P95	118	119	120	122	124	125	126	78	78	78	78	79	79	79
	P95 + 12 mmHg	130	131	132	134	136	137	138	90	90	90	90	91	91	91

(*continua*)

TABELA 3 Percentis de pressão arterial sistêmica para meninas por idade e percentis de estatura. (*continuação*)

		Pressão arterial sistólica (mmHg) Percentis da estatura ou medida da estatura (cm)							Pressão arterial diastólica (mmHg) Percentis da estatura ou medida da estatura (cm)						
Idade (anos)	Percentis da PA	5%	10%	25%	50%	75%	90%	95%	5%	10%	25%	50%	75%	90%	95%
13	Estatura (cm)	148,1	150,6	154,7	159,2	163,7	167,8	170,2	148,1	150,6	154,7	159,2	163,7	167,8	170,2
	P50	104	105	106	107	108	108	109	62	62	63	64	65	65	65
	P90	116	117	119	121	122	123	123	75	75	75	76	76	76	76
	P95	121	122	123	124	126	126	127	79	79	79	79	80	80	81
	P95 + 12 mmHg	133	134	135	136	138	138	139	91	91	91	91	92	92	93
14	Estatura (cm)	150,6	153	156,9	161,3	165,7	169,7	172,1	150,6	153	156,9	161,3	165,7	169,7	172,1
	P50	105	106	107	108	109	109	109	63	63	64	65	66	66	66
	P90	118	118	120	122	123	123	123	76	76	76	76	77	77	77
	P95	123	123	124	125	126	127	127	80	80	80	80	81	81	82
	P95 + 12 mmHg	135	135	136	137	138	139	139	92	92	92	92	93	93	94
15	Estatura (cm)	151,7	154	157,9	162,3	166,7	170,6	173	151,7	154	157,9	162,3	166,7	170,6	173
	P50	105	106	107	108	109	109	109	64	64	64	65	66	67	67
	P90	118	119	121	122	123	123	124	76	76	76	77	77	78	78
	P95	124	124	125	126	127	127	128	80	80	80	81	82	82	82
	P95 + 12 mmHg	136	136	137	138	139	139	140	92	92	92	93	94	94	94

(*continua*)

TABELA 3 Percentis de pressão arterial sistêmica para meninas por idade e percentis de estatura. (*continuação*)

		Pressão arterial sistólica (mmHg) Percentis da estatura ou medida da estatura (cm)							Pressão arterial diastólica (mmHg) Percentis da estatura ou medida da estatura (cm)						
Idade (anos)	Percentis da PA	5%	10%	25%	50%	75%	90%	95%	5%	10%	25%	50%	75%	90%	95%
16	Estatura (cm)	152,1	154,5	158,4	162,8	167,1	171,1	173,4	152,1	154,5	158,4	162,8	167,1	171,1	173,4
	P50	106	107	108	109	109	110	110	64	64	65	66	66	67	67
	P90	119	120	122	123	124	124	124	76	76	76	77	78	78	78
	P95	124	125	125	127	127	128	128	80	80	80	81	82	82	82
	P95 + 12 mmHg	136	137	137	139	139	140	140	92	92	92	93	94	94	94
17	Estatura (cm)	152,4	154,7	158,7	163	167,4	171,3	173,7	152,4	154,7	158,7	163	167,4	171,3	173,7
	P50	107	108	109	110	110	110	111	64	64	65	66	66	66	67
	P90	120	121	123	124	124	125	125	76	76	77	77	78	78	78
	P95	125	125	126	127	128	128	128	80	80	80	81	82	82	82
	P95 + 12 mmHg	137	137	138	139	140	140	140	92	92	92	93	94	94	94

PA: pressão arterial.
Fonte: SBP, 2019.

QUADRO 1 Diagnóstico clínico da crise hipertensiva arterial sistêmica.

Anamnese	Sinais e sintomas
História clínica	▪ Assintomáticos
	▪ Sintomáticos: cefaleia, tontura, náuseas e vômitos, convulsões, confusão mental, sintomas visuais, paralisia do nervo facial, dor torácica
Antecedentes pessoais	Trauma recente, infecções do trato urinário, cateterização de veia umbilical no período neonatal, roncos e problemas relacionados ao sono, uso ou suspensão de medicações e drogas, suplementos alimentares, disúria, hematúria, oligúria, ou outras alterações urinárias, sudorese e perda de peso
História familiar	Cardiopatias e endocrinopatias
Exame físico	▪ PA com valor acima do estágio 2 de hipertensão. O consenso americano sugere valores de PA no p95 + 30 mmHg, e o consenso europeu sugere valores de PA 20% acima do p99 + 5 mmHg para idade e altura
	▪ Se o paciente estiver em condições clínicas, a alteração da PA deve ser confirmada e aferida nos quatro membros, com o paciente deitado e o manguito com tamanho adequado
	▪ Normal; alterado: taquicardia, rebaixamento agudo de nível de consciência, edema agudo pulmonar, outros quadros graves relacionados à lesão de órgão-alvo
	▪ O exame físico completo é fundamental para ajudar na avaliação de lesões de órgãos-alvo e da etiologia

PA: pressão arterial.

QUADRO 2 Classificação da hipertensão arterial.

Crianças de 1 a < 13 anos	Crianças ≥ 13 anos
PA normal: < p90	PA normal: < 120 × 80 mmHg
PA elevada: ≥ p90 a < p95 ou 120 × 80 mmHg a < p95 (o que for menor)	PA elevada: 120 × < 80 mmHg a 129 × < 80 mmHg
HA estágio 1: ≥ p95 a < p95 + 12 mmHg ou 130 × 80 mmHg a 139 × 89 mmHg (o que for menor)	HA estágio 1: 130 × 80 mmHg a 139 × 89 mmHg
HA estágio 2: ≥ p95 + 12 mmHg ou ≥ 140 × 90 mmHg (o que for menor)	HA estágio 2: ≥ 140 × 90 mmHg

PA: pressão arterial; HA: hipertensão arterial.
Fonte: Burckart K, 2023.

QUADRO 3 Emergência hipertensiva: sinais de lesão de órgão-alvo.

Sistema	Alteração	Sintomas/exame físico
Cardiovascular	Insuficiência ventricular esquerda	Aumento do esforço respiratório, respiração superficial, dor torácica, palpitações, redução do volume urinário, inapetência, alteração de ritmo e murmúrios cardíacos, desvio do *ictus*, crepitação e ausculta pulmonar Considerar envolvimento de câmaras direita quando presente hepatomegalia e turgência jugular
	Coarctação da aorta	Ausência de pulsos femorais, alteração de ritmo e murmúrios cardíacos
Neurológico	Desbalanço da oferta de oxigênio, edema, micro--hemorragias	Convulsões, alteração do nível de consciência, vômitos, hipertensão intracraniana, déficits focais, cefaleia, PRES (convulsão, distúrbios visuais, alteração do nível de consciência, possível déficit neurológico focal/alteração em exames)
Renal	Lesão e insuficiência renal	Hematúria, dor em flancos, oligúria, sopro abdominal, massas uni/bilaterais, palidez, edema
Olhos		Sangramento retiniano, papiledema, perda de acuidade visual (pode ser permanente), neuropatia óptica isquêmica aguda

PRES: posterior reversible encefalopathy syndrome (síndrome da encefalopatia posterior reversível).

QUADRO 4 Crise hipertensiva e lesões de órgãos-alvo: exames e achados.

Órgão-alvo	Exame	Achados sugestivos de lesão de órgão-alvo
Sistema nervoso central	Fundoscopia	Hemorragias, exsudatos e papiledema
	TC	Hemorragias e áreas hipoatenuantes sugestivas de acidente vascular cerebral
	RM	PRES (não bem identificado na TC)
Coração	Ecocardiografia	Hipertrofia do ventrículo esquerdo, derrame pericárdico, insuficiência cardíaca congestiva
	Eletrocardiograma	Sinais de sobrecarga de câmara esquerda (mais em "ECG nas sobrecargas de câmaras")
	Troponina, CK-MB	Aumento (marcadores de lesão miocárdica)
	Radiografia de tórax	Aumento da área cardíaca, cefalização da trama, derrame pleural, sinais de congestão
Rins	Ultrassonografia renal com *Doppler*	Alteração de fluxo na artéria renal, afilamento do parênquima renal
	Ureia, creatinina e outros marcadores de função renal	Aumentados, com taxa de filtração glomerular diminuída
	Urina tipo 1	Proteinúria, hematúria, especialmente na ausência de infecção
	Gasometria, eletrólitos	Lesões renais graves podem cursar com distúrbios hidroeletrolíticos associados

PRES: posterior reversible encephalopathy syndrome (síndrome de encefalopatia posterior reversível); TC: tomografia computadorizada; RM: ressonância magnética; ECG: eletrocardiograma.

QUADRO 5 Classificação diagnóstica da crise hipertensiva.

Classificação da hipertensão arterial	Achados laboratoriais e radiológicos
Urgência hipertensiva	Exames complementares normais
Emergência hipertensiva	Exames com alterações sugestivas de lesões de órgão-alvo agudas ou agudizações de lesões crônicas

QUADRO 6 Principais etiologias de hipertensão na Pediatria, por faixa etária.

0-1 ano
Doença renal policística autossômica recessiva ou dominante
Coarctação de aorta
Síndrome nefrótica congênita
Outras doenças parenquimatosas renais
Estenose da artéria renal
Tumores (de Wilms, neuroblastoma)
Iatrogenia
Uso de colírios midriáticos
Superdose de teofilina (recém-nascido)
Superdose de cafeína (recém-nascido)
1-2 anos
Doença parenquimatosa renal
Doença policística renal autossômica dominante ou recessiva
Doença renovascular/vasculites
Tumores (feocromocitoma, de Wilms, neuroblastoma)
Causas endócrinas (síndrome de Cushing, tireotoxicose, formas raras de hiperplasia congênita de adrenal)
Coarctação de aorta
Hipertensão monogênica (síndrome de Liddle, síndrome de Gordon, excesso aparente de mineralocorticoide, hiperaldosteronismo corticoide-remediável)
Medicações (corticosteroides, inibidores de calcineurina, anti-inflamatórios não hormonais, descongestionantes etc.)
13-18 anos
Hipertensão essencial
Síndrome metabólica
Doença parenquimatosa renal
Vasculites
Iatrogenia
Uso de esteroides anabolizantes
Abuso de substâncias (cocaína, metilenodioximetanfetamina)
Medicações (corticosteroides, inibidores de calcineurina, anti-inflamatórios não hormonais, descongestionantes etc.)
Doença renovascular
Coarctação de aorta
Causas endocrinas
Retirada abrupta de medicação anti-hipertensiva crônica: clonidina, betabloqueador

TRATAMENTO

Tratamento da emergência hipertensiva

- As emergências hipertensivas devem ser deixadas na sala de emergência do pronto atendimento até serem encaminhadas à unidade de terapia intensiva (UTI), para monitorização de lesões de órgãos-alvo, monitorização invasiva da PA e redução controlada dos níveis pressóricos.
- O objetivo é diminuir a PA de no máximo 25% da redução planejada nas primeiras 6 a 8 horas, seguida de redução gradual nas próximas 24 a 48 horas, para evitar isquemia dos tecidos acostumados a um regime pressórico elevado, especialmente cérebro e rins (Tabela 4).
- A PA-alvo é o p95 do paciente.

TABELA 4 Medicações usadas na emergência hipertensiva.

Medicação	Dose	Mecanismo de ação	Início da ação	Duração da ação
Nitroprussiato de sódio	0,5 a 10 µg/kg/min venoso	Liberação de óxido nítrico	Segundos	Somente durante a infusão
Labetalol	0,25 a 3 mg/kg/h ou dose em *bolus* de 0,2 a 1 mg/kg (máximo: 40 mg), seguida de infusão de 0,25 a 3 mg/kg/h, venoso	Bloqueadores alfa e beta-adrenérgicos	2 a 5 minutos	2 a 4 horas
Nicardipina	1 a 3 µg/kg/min	Bloqueador de canais de cálcio	2 a 5 minutos	30 minutos a 4 horas
Esmolol	Ataque 100 a 500 µg/kg seguido de 50 a 300 µg/kg/min, venoso	Bloqueador beta-adrenérgico	Segundos	10 a 30 minutos

(continua)

TABELA 4 Medicações usadas na emergência hipertensiva. (*continuação*)

Medicação	Dose	Mecanismo de ação	Início da ação	Duração da ação
Hidralazina	0,1 a 0,6 mg/kg/dose em *bolus* (máximo: 20 mg) cada 4 a 6 h, intravenoso	Vasodilatador arterial	10 a 30 minutos	4 a 12 horas
Fentolamina	0,05 a 0,1 mg/kg em *bolus*, máximo de 5 mg/dose	Bloqueador alfa--adrenérgico	Segundos	15 a 30 minutos

- Observações: a administração de nitroprussiato por mais de 24 horas requer monitoração do nível sérico de cianeto, especialmente em pacientes com insuficiência renal e em uso prolongado da medicação. Evitar o uso em adolescentes grávidas e em pacientes com hipoperfusão do sistema nervoso central.
- O tratamento deve ser sempre intravenoso, de preferência com drogas de infusão contínua, especialmente o nitroprussiato de sódio, que tem início rápido e duração curta, permitindo controle pressórico fino.
- Durante o processo de diminuição gradual, deve-se iniciar o tratamento anti-hipertensivo de longo prazo.

Tratamento da urgência hipertensiva

- As urgências hipertensivas podem ser manejadas com tratamento oral, sem necessidade de UTI. Recomenda-se internação em enfermaria para investigação de causa e início do controle pressórico. Se o paciente não tiver doença renal crônica, podemos iniciar o tratamento com bloqueadores do canal de cálcio (anlodipino, por exemplo), inibidores da enzima conversora de angiotensina (captopril, por exemplo) ou bloqueadores do receptor de angiotensina (losartana), conforme a Tabela 5.

TABELA 5 Principais anti-hipertensivos orais usados na Pediatria.

Medicação	Classe	Dose	Obervação
Captopril	iECA	0,1-0,2 mg/kg/dose 0,01-0,1 mg/kg/dose no RN	IA: 10-20 min Contraindicado na estenose bilateral de artéria renal
Clonidina	Alfa-agonista central	0,05-0,1 mg/dose Repetir até dose total de 0,8 mg	IA: 30-60 min Boa experiência pediátrica EA: sedação, bradicardia Hipertensão rebote se retirada rápida
Isradipina	BCC	0,05-0,1 mg/kg/dose (máx. 5 mg/dose)	IA em 1 h Larga experiência pediátrica EA: náusea, cefaleia, hipotensão Não usar com antifúngicos azóis (aumento do nível sérico da isradipina com hipotensão importante)
Minoxidil	Vasodilatador	0,1-0,2 mg/kg/dose	IA: 30 min EA: edema, hipertricose, alteração de onda T ao ECG Efeito potente e prolongado
Nifedipina	BCC	0,1-0,25 mg/kg dose até 10 mg por dose	IA: #15 min EA: IRA, hipercalemia, hipotensão RN > risco de hipotensão e IRA

BCC: bloqueador dos canais de cálcio; EA: efeitos adversos; ECG: eletrocardiograma; IA: início de ação; IECA: inibidor da enzima conversora de angiotensina; IRA: injúria renal aguda; RN: recém-nascido.
Fonte: Koch VHK, 2020.

ACOMPANHAMENTO

- Tanto na emergência quanto na urgência, identificar o fator causador da hipertensão é fundamental para o tratamento adequado em longo prazo, que, além de controle pressórico, pode passar por cirurgias, medicações específicas, entre outros.
- Ainda que não seja o foco deste artigo, observe, anteriormente, as principais causas de hipertensão em crianças, pela faixa etária.

PRESCRIÇÃO NA PRÁTICA

Exemplo de prescrição (cada caso deve ser avaliado individualmente e a decisão deve ser tomada pelo médico responsável pelo caso).

- Paciente de 5 anos, menino, 1,1 metro de altura. História de irritabilidade, mãe com dúvida se diurese diminuída. Na triagem, FC 105 bpm, FR 23 irpm, PA 130 × 75 mmHg (Tabela 6).
- Inicialmente, aferimos a PA com manguito de tamanho adequado (9 cm de largura). A pressão aferida foi de 145 × 75 mmHg no membro superior direito e 105 x 40 mmHg no membro inferior direito.
- No exame físico, o pulso pedioso é quase ausente, e o pulso radial presente e cheio, sem outras alterações.
- Pela possibilidade de emergência hipertensiva, monitorizamos o paciente na sala de emergência, com controle de diurese. Foram solicitados inicialmente os seguintes exames:
  - Eletrocardiograma (órgão-alvo: coração, pela hipertensão).
  - Radiografia de tórax (órgão-alvo: coração, especialmente em hipertensões mais crônicas).
  - Urina 1, ureia, creatinina, eletrólitos (Na+K) e gasometria venosa (órgão-alvo: rim, possível estenose na aorta).
  - Fundoscopia (órgão-alvo: olho/sistema nervoso central, irritabilidade).
  - TC de crânio (órgão-alvo: sistema nervoso central, pela irritabilidade).
- Após a estabilização inicial, a creatinina veio de 1,5 mg/dL, e a diurese está em 0,4 mL/kg/h na primeira hora de observação. Urina 1 com proteinúria não nefrótica sem sinais de infecção.
- Por provável lesão renal aguda (creatinina sérica alterada e diurese diminuída) pela crise hipertensiva, foi feito o diagnóstico de emergência hipertensiva, e foram iniciadas as seguintes condutas:
  - Solicitação de vaga de UTI.
  - Definição de PA-alvo e programação de redução:
    - p95 para o paciente: 109 × 69 mmHg.
    - Redução total desejada: 37 mmHg.
    - Nas primeiras 6 a 8 horas, PA sistólica-alvo: 135 mmHg.
    - Redução de 135 para 109 mmHg nas próximas 24 horas.

(continua)

(continuação)

TABELA 6 Tabela de referência dos níveis de pressão arterial e percentil de altura para menino como base no caso apresentado.

		Pressão arterial sistólica (mmHg) Percentis da estatura ou medida da estatura (cm)							Pressão arterial diastólica (mmHg) Percentis da estatura ou medida da estatura (cm)						
Idade (anos)	**Percentis de PA**	**5%**	**10%**	**25%**	**50%**	**75%**	**90%**	**95%**	**5%**	**10%**	**25%**	**50%**	**75%**	**90%**	**95%**
5	Estatura (cm)	104,4	106,2	109,1	112,4	115,7	118,6	120,3	104,4	106,2	109,1	112,4	115,7	118,6	120,3
	P50	91	92	93	94	95	96	96	51	51	52	53	54	55	55
	P90	103	104	105	106	107	108	108	63	64	65	65	66	67	67
	P95	107	108	109	109	110	111	112	66	67	68	69	70	70	71
	P95 + 12 mmHg	119	120	121	121	122	123	124	78	79	80	81	82	82	83

PA: pressão arterial.

(continua)

(continuação)

- Foi iniciado nitroprussiato de sódio em bomba de infusão contínua na dose inicial de 0,5 mcg/kg/min (13 mg em 24 horas), com o paciente na sala de emergência ou UTI, monitorização contínua cardíaca e monitorização de PA invasiva (ou não invasiva rigorosa até PA invasiva obtida).
- Solicitada avaliação da Reumatologia e da Cirurgia Vascular, por estenose de aorta acima das artérias renais, observada em ultrassonografia Doppler.
- Ultrassonografia Doppler de abdome, incluindo aorta, artérias renais e artérias ilíacas.

REFERÊNCIAS

1. Bertazza-Partigiani N, Spagnol R, Di Michele L, Santini M, Grotto B, Sartori A, et al. Management of Hypertensive Crises in Children: A Review of the Recent Literature. Front Pediatr. 2022;10:880678.
2. Burckart K, Sá FVM, Perondi MBM. Crise hipertensiva. In: Schvartsman C, Farhat SCL, Reis AG, Couto TB, editores. Pronto-socorro. 4th ed. Santana de Parnaíba: Manole; 2023. p. 275-82.
3. Flynn JT, Kaelber DC, Baker-Smith CM, Blowey D, Carroll AE, Daniels SR, et al; SUBCOMMITTEE ON SCREENING AND MANAGEMENT OF HIGH BLOOD PRESSURE IN CHILDREN. Clinical Practice Guideline for Screening and Management of High Blood Pressure in Children and Adolescents. Pediatrics. 2017;140(3):e20171904.
4. Koch VHK. Crise hipertensiva. In: Carvalho WB, Delgado AF, Hsin SH, Cabêdo MTC, coordenadores. Terapia intensiva. 2nd ed. Barueri: Manole; 2020. p. 463-78.
5. Lurbe E, Mancia G, Calpe J, Drożdż D, Erdine S, Fernandez-Aranda F, et al. Joint statement for assessing and managing high blood pressure in children and adolescents: Chapter 1. How to correctly measure blood pressure in children and adolescents. Front Pediatr. 2023;11:1140357.
6. National High Blood Pressure Education Program Working Group on High Blood Pressure in Children and Adolescents. The fourth report on the diagnosis, evaluation, and treatment of high blood pressure in children and adolescents. Pediatrics. 2004;114(2 Suppl 4th Report):555-76.
7. Pastore CA, Filho HGP. Fundamentos para o diagnóstico cardiológico: eletrocardiografia. In: Consolim-Colombo FM, Saraiva JFK, Izar MCO, editores. Tratado de Cardiologia SOCESP. 4th ed. Barueri: Manole; 2019.
8. Pickering TG, Hall JE, Appel LJ, Falkner BE, Graves J, Hill MN, et al. Recommendations for blood pressure measurement in humans and experimental animals: part 1: blood pressure measurement in humans: a statement for professionals from the Subcommittee of Professional and Public Education of the American Heart Association Council on High Blood Pressure Research. Circulation. 2005;111(5):697-716.

9. Sociedade Brasileira de Pediatria. Hipertensão arterial na infância e adolescência. Manual de Orientação Departamento Científico de Nefrologia. Nº 2, Abril de 2019. https://www.sbp.com.br/fileadmin/user_upload/21635c-MO_-_Hipertensao_Arterial_Infanc_e_Adolesc.pdf.
10. Yang L, Magnussen CG, Yang L, Bovet P, Xi B. Elevated Blood Pressure in Childhood or Adolescence and Cardiovascular Outcomes in Adulthood: A Systematic Review. Hypertension. 2020;75(4):948-55.

34

Crises convulsivas no recém-nascido: diagnóstico e tratamento

Gustavo Faria de Matos

Filumena Maria da Silva Gomes

Maria Helena Valente

INTRODUÇÃO

- As convulsões são um sinal importante de disfunção neurológica em neonatos e, na maioria das vezes, representam lesão cerebral aguda, em que o desafio do esclarecimento da etiologia é fundamental para a determinação da conduta terapêutica e de prognósticos adequados.
- Reconhecer as convulsões neonatais pode ser desafiador, tendo em vista a variabilidade e a sutileza dos sinais em sua apresentação, em que a valorização dessas características clínicas geralmente pode fornecer pistas preciosas sobre a etiologia.
- No entanto, a maioria das convulsões neonatais é súbita e subclínica. O quadro pode apresentar movimentos anômalos de olhos, lábios ou língua, movimento de pernas ou até apneia.
- As convulsões podem causar danos celulares ou interferir negativamente na reorganização da rede neuronal, levando a processo epileptogênico que amplifica o dano cerebral.
- A predisposição do recém-nascido para apresentar convulsões se deve a vários fatores, como:
  - Neurônios imaturos que apresentam excesso de cloro intracelular pela ativação do sistema de transporte acoplado de sódio-potássio-cloro. Por essa razão, o neurotransmissor ácido gama-aminobutírico (Gaba) produz efeito inibitório importante no cérebro maduro e um efeito de

despolarização neuronal no cérebro imaturo, em virtude do movimento extracelular de cloro durante a abertura do canal.
- O cérebro imaturo tem uma superexpressão de subunidades de receptores N-metil D-aspartato, um neuromodulador da excitabilidade neuronal que aumenta a suscetibilidade às convulsões.
- O recém-nascido está exposto a condições que aumentam o risco de lesões cerebrais como isquemia ou hemorragia.

- Crises convulsivas no período neonatal correspondem às manifestações neurológicas mais frequentes desse período. Elas ocorrem em 1 a 5 por 1.000 nascidos vivos, com taxas substancialmente mais altas relatadas em neonatos prematuros.

DIAGNÓSTICO

Diagnóstico etiológico

- O esclarecimento da etiologia das convulsões neonatais é fundamental para a determinação do prognóstico e conduta terapêutica, pois em muitos casos é possível iniciar um tratamento específico, que reduz morbidade e mortalidade.
- Embora a maioria das convulsões neonatais seja causada por lesões cerebrais agudas como eventos hipóxico-isquêmicos (60%), acidente vascular encefálico, hemorragia ou infecção (5% a 10%) (Quadro 1), aproximadamente 15% dos pacientes exigirão algoritmos mais sofisticados com triagem metabólica e genética para investigar síndromes de epilepsia primárias de início no período neonatal (Quadro 2).

QUADRO 1 Crises convulsivas sintomáticas agudas no período neonatal.

Distribuição em porcentagem
Encefalopatia hipóxico-isquêmica (38% dos casos)
Acidente vascular cerebral isquêmico neonatal (18% dos casos)
Hemorragia intracraniana (12% dos casos)
Infecção do sistema nervoso central (4% dos casos)
Distúrbios metabólicos agudos (4% dos casos)

Fonte: adaptado de Marba STM, 2017.

QUADRO 2 Crises epilépticas primárias no período neonatal.

Crises que exigirão algoritmos mais sofisticados
Epilepsia neonatal familiar benigna
Encefalopatia mioclônica precoce
Encefalopatia epiléptica infantil precoce (síndrome de Ohtahara)

Fonte: adaptado de Marba STM, 2017.

- A distribuição temporal das principais etiologias da convulsão neonatal como mostrada na Figura 1 pode auxiliar no diagnóstico.

<table>
<tr><th>Idade de início</th><th>D1</th><th>D2</th><th>D3</th><th>D4</th><th>D5</th><th>D6 ou após</th></tr>
<tr><td rowspan="5">Etiologia</td><td colspan="6">Anormalidades estruturais do desenvolvimento encefálico, infecção intrauterina, dependência da piridoxina/epilepsia responsiva ao piridoxal fosfato</td></tr>
<tr><td rowspan="4"></td><td colspan="5">EHI, sepse, hipoglicemia, AVE, abstinência materna a drogas, hemorragia periventricular, trauma perinatal</td></tr>
<tr><td colspan="5">Hipoglicemia, convulsão neonatal familiar benigna, hipocalcemia</td></tr>
<tr><td rowspan="2"></td><td colspan="4">Aminoacidopatias, galactosemia, hiperglicemia cetótica e não cetótica, convulsões responsivas ao ácido folínico, defeito do transportador GLUT1, encefalopatia epiléptica infantil precoce/ EEIP (muitas etiologias genéticas)</td></tr>
<tr><td></td><td colspan="3">Convulsão neonatal benigna, convulsão parcial migratória do lactente</td></tr>
</table>

FIGURA 1
Distribuição no tempo das principais etiologias da convulsão neonatal.

D: dia de vida; EHI: encefalopatia hipóxico-isquêmica; AVE: acidente vascular encefálico; GLUT1: transportador da glicose tipo 1; EEIP: encefalopatia epiléptica infantil precoce.
Fonte: Falcão MC et al., 2020.

Diagnóstico clínico

- As convulsões neonatais costumam ser apenas eletroencefalográficas (subclínicas) ou mostram manifestações clínicas discretas que podem ser difíceis de diferenciar dos movimentos observados em neonatos prematuros ou a termo doentes.

- Os sintomas são sutis e de rápida duração, sendo por isso de difícil identificação. As características das crises convulsivas dos recém-nascidos e lactentes jovens são diferentes das crises observadas nas crianças mais velhas, pela imaturidade cerebral, com as principais manifestações das crises convulsivas neonatais descritas no Quadro 3.

QUADRO 3 Quadro clínico de crises convulsivas no período neonatal.

Localização	Manifestação clínica
Orofacial	Desvio ocular Movimentos rotatórios oculares Olhar fixo Nistagmo Movimentos mastigatórios Movimentos de sucção Movimentos de lábios Sorriso Piscamentos
Central e autonômico	Alterações respiratórias Apneia Dessaturação Bradicardia
Clônicos	Movimentos de pedalagem ou boxeador
Tônicos	Enrijecimento dos membros ou tronco Postura de descerebração Opistótono
Abalos mioclônicos	Movimentos rápidos Flexão muscular
Multifocal	Alterações em mais de uma localização, assíncronas e migratórias
Generalizado	Alterações bilaterais, síncronas e não migratórias

Fonte: adaptado de Falcão MC et al., 2020.

- Tremores e espasmos musculares são comuns e nem sempre relacionados a eventos convulsivos, sendo sempre importante excluir diagnósticos diferenciais.

- Na história clínica é importante investigar a história materna e familiar, valorizando o uso de drogas, medicamentos e as condições de nascimento (Quadro 4).

QUADRO 4 Avaliação dos antecedentes pessoais e familiares do neonato com crise convulsiva.

Avaliação geral	
História materna	Intercorrências no pré-natal Uso de drogas e medicações Complicações no trabalho de parto Medicações usadas durante o parto
História familiar	Antecedente de convulsão Antecedente de erros inatos do metabolismo
Condições de nascimento	Evidência de sofrimento fetal Necessidade de reanimação Trauma de parto

Fonte: adaptado de Falcão MC et al., 2020.

Diagnóstico laboratorial e radiológico

- Em recém-nascidos com crises convulsivas, indica-se investigação complementar com o objetivo de afastar causas comuns e situações que exijam tratamento específico (Quadro 5).
- Dosar os exames laboratoriais: glicemia, eletrólitos (sódio, potássio, cálcio, magnésio), gasometria arterial, hemograma completo e hemocultura, urina tipo I, cultura de urina, triagem toxicológica e coleta de liquor.
- Considerar a pesquisa de erros inatos do metabolismo quando a causa não for identificada. Amino ou acidúrias orgânicas, distúrbios peroxissomais do ciclo da ureia, deficiências de vitaminas canalopatias iônicas e malformações do desenvolvimento cortical são algumas das condições genéticas associadas às convulsões neonatais.
- Eletroencefalograma: cerca de 15% a 20% dos recém-nascidos convulsivos apresentam epilepsia neonatal, geralmente secundária a várias condições monogênicas.
- Realizar uma ultrassonografia transfontanela de crânio e/ou tomografia de crânio se necessária.

QUADRO 5 Avaliação complementar em neonatos com crise convulsiva.

Exames	Objetivos
Eletroencefalograma	▪ Avaliar quadros de malformação ▪ Avaliar formas de epilepsia específicas ▪ Avaliar indícios de infecção congênita
Ultrassonografia de crânio ou ressonância magnética de encéfalo	
Hemograma	▪ Avaliar causas infecciosas ▪ Avaliar indícios de infecção congênita
Provas inflamatórias	
Culturas	
Coleta de liquor	
Sorologias	
Fundo de olho	
Gasometria	▪ Avaliar distúrbios eletrolíticos ▪ Avaliar distúrbios metabólicos ▪ Avaliar erros inatos do metabolismo
Glicemia	
Cálcio	
Magnésio	
Função renal	
Amônia	
Lactato	
Vitamina B12	
Cromatografia de aminoácidos no sangue	
Ácidos orgânicos na urina	
Acilcarnitinas	
Coagulograma	▪ Se AVC hemorrágico, investigar distúrbios da coagulação ▪ Se AVC isquêmico, pesquisar trombofilias maternas
Anticoagulante lúpico	
Anticorpo anticardiolipina	
Fator V de Leiden	
Protrombina mutante	
Teste com piridoxina e piridoxal fosfato	▪ Indicados nas crises que persistem após segunda linha de tratamento e sem etiologia evidente
Teste com ácido folínico	
Teste com biotina	
Pesquisa de neurotransmissores	
Pesquisa de biotinidase, sulfito urinário e purinas	
Testes genéticos	

AVC: acidente vascular cerebral.
Fonte: adaptado de Falcão MC et al., 2020.

- Em 2014, uma nova força-tarefa foi estabelecida pela ILAE (International League Against Epilepsy), que propôs uma estrutura de diagnóstico para convulsão neonatal que consiste em uma avaliação em quatro domínios: apresentação clínica (eventos clínicos suspeitos ou de alto risco); diagnóstico (com eletroencefalograma); manifestação (com ou sem manifestação clínica) e tipos de convulsão com sinais clínicos:
  - Motor: automatismos, clônicos, espasmos epilépticos, mioclônico, sequencial e tônico.
  - Não motor: parada autonômica e comportamental.
  - Não classificado ou sem sinais clínicos (apenas eletroencefalográfico).

TRATAMENTO

- O recém-nascido com crise convulsiva deve ser imediatamente hospitalizado e receber os cuidados adequados de vias aéreas, respiração e circulação.
- A glicemia deve ser verificada imediatamente e corrigida quando estiver abaixo de 40 mg/dL.
- O objetivo do tratamento é controlar as crises e diminuir o risco de lesão neurológica.
- Quando for possível identificar a causa básica da crise, o tratamento deve ser direcionado para essa causa, já que muitas vezes o tratamento adequado promove o desaparecimento da anormalidade; entretanto, a busca da etiologia não deve retardar o início do tratamento medicamentoso sintomático.
- A crise convulsiva deve ser considerada uma emergência, e devem-se utilizar medicações anticonvulsivantes de modo a garantir a neuroproteção. Durante a crise, a criança pode apresentar apneia, instabilidade hemodinâmica e depressão respiratória que, por ocorrerem em um cérebro imaturo e mais vulnerável a lesões, estão relacionadas a alterações neurológicas e do desenvolvimento.
- Entretanto, os estudos com anticonvulsivantes nessa faixa etária são escassos, e muitas dessas medicações podem apresentar efeito neurotóxico.
- A Sociedade Brasileira de Pediatria sugere o esquema descrito na Tabela 1.
- A deficiência de piridoxina (vitamina B6) está associada a quadros epilépticos e o uso de piridoxina está indicado nos casos de crises refratárias ao uso de drogas de primeira e segunda linhas. A dose recomendada é de 100 mg, intravenosa, em duas doses com intervalo de 2 horas.

TABELA 1 Medicações anticonvulsivantes utilizadas no período neonatal.

	Medicação	Dose	Considerações
Primeira linha	Fenobarbital	Ataque: 20 mg/kg, IV, em 30 min (pode ser repetida até atingir 40 mg/kg) Manutenção: 5 mg/kg/dia (manter nível sérico abaixo de 40 mcg/mL)	▪ Classicamente a droga de primeira escolha ▪ Pode causar depressão respiratória, diminuição do nível de consciência, hipotensão e discrasia sanguínea ▪ Na primeira semana, apresenta meia-vida prolongada (43-217 h)
	Fenitoína	Ataque: 20 mg/kg, IV (dose adicional de 5 mg/kg se necessário) Manutenção: 6-8 mg/kg/dia, IV, em 3 doses (manter nível sérico entre 10-20 mcg/mL)	▪ Usada em casos de crises convulsivas refratárias ao uso de fenobarbital ▪ Pode causar arritmia cardíaca, erupção cutânea, hepatotoxicidade e discrasia sanguínea
Segunda linha	Midazolam	Ataque: 0,15 mg/kg, IV Manutenção: 1-5 mcg/kg/hora, infusão contínua IV	▪ Utilizado em crises refratárias ao uso de fenobarbital/fenitoína ▪ Associado a depressão respiratória e necessidade de ventilação mecânica
	Lorazepam	0,05-0,1 mg/kg/dose	▪ Administrar a cada 3-12 h, se necessário
Terceira linha	Levetiracetam	Ataque: 20-60 mg/kg (dose adicional de 20 mg/kg se necessário) Manutenção: 40-60 mg/kg/dia em 2 ou 3 doses	▪ Tem efeito neuroprotetor sem induzir apoptose neuronal

(continua)

TABELA 1 Medicações anticonvulsivantes utilizadas no período neonatal. (*continuação*)

	Medicação	Dose	Considerações
Terceira linha	Lidocaína	Ataque: 2 mg/kg solução 1%, IV, em 10 min Manutenção: 6 mg/kg em 6 h e após 4 mg/kg/h por 12 h, após 2 mg/kg/h por 12 h	▪ Indicada em casos graves refratários ao uso de fenobarbital ▪ Manter paciente com monitoração cardíaca pelo risco de arritmia ▪ Evitar uso concomitante com fenitoína pelo risco de arritmia
	Topiramato	1-2 mg/kg/dia, divididos em 2 doses	▪ Sem apresentação para administração parenteral

IV: intravenoso.
Fonte: adaptado de Marba STM, 2017.

PRESCRIÇÃO NA PRÁTICA

Exemplo de prescrição (cada caso deve ser avaliado individualmente e a decisão deve ser tomada pelo médico responsável pelo caso).

Caso clínico

- Recém-nascido com 30 horas de vida iniciou com movimentos tônicos de membros superiores e inferiores, associados a movimentos mastigatórios. Nasceu de parto vaginal, a termo, sem intercorrências. Peso: 3.500 g. Apgar: 9-9-10. Mãe realizou pré-natal adequadamente, sem intercorrências durante a gestação.

Conduta

- Encaminhar paciente para a sala de emergência.
- Monitoração cardíaca e respiratória.
- Oferecer oxigênio suplementar (preferência por máscara não reinalante).
- Obter um acesso venoso.
- Fase de estabilização:

(continua)

(continuação)

- Avaliar permeabilidade da via aérea (posicionar o paciente adequadamente e aspirar as vias aéreas se excesso de secreção).
- Avaliar ventilação e oxigenação.
- Avaliar perfil hemodinâmico.
- Avaliação neurológica e realizar glicemia capilar:
  - Correção se hipoglicemia.
- Expor criança em busca de sinais de trauma e lesões de pele e aferir temperatura.

- Coletar exames para identificar fatores etiológicos e perpetuadores da crise:
  - Considerar monitoração eletroencefalográfica contínua.
  - Exames para avaliar distúrbios metabólicos, eletrolíticos e infecciosos.
  - Assim que houver estabilidade, realizar exame de imagem.
- Administrar dose de fenobarbital intravenoso 20 mg/kg em 30 minutos:
  - Caso mantenha a crise, realizar doses adicionais de 5 a 10 mg/kg até 40 mg/kg.
- Se o paciente mantiver crise epiléptica, administrar fenitoína, intravenosa 20 mg/kg:
  - Diluída em soro fisiológico e infundir em uma velocidade de 50 mg/min.
  - Caso a crise se mantenha, fornecer dose adicional de 5 mg/kg.
- Se o paciente mantiver crise epiléptica, administrar droga de segunda linha.
  - Opções: midazolam e lorazepam.
- Se mantiver a crise convulsiva, realizar droga de terceira linha.
  - Opções: levetiracetam, topiramato e lidocaína.
- Se ainda não estiver disponível via aérea avançada, considerar intubação orotraqueal.
- Transferir o paciente para unidade de terapia intensiva.
- Considerar dose de pirodoxina.

ALGORITMO

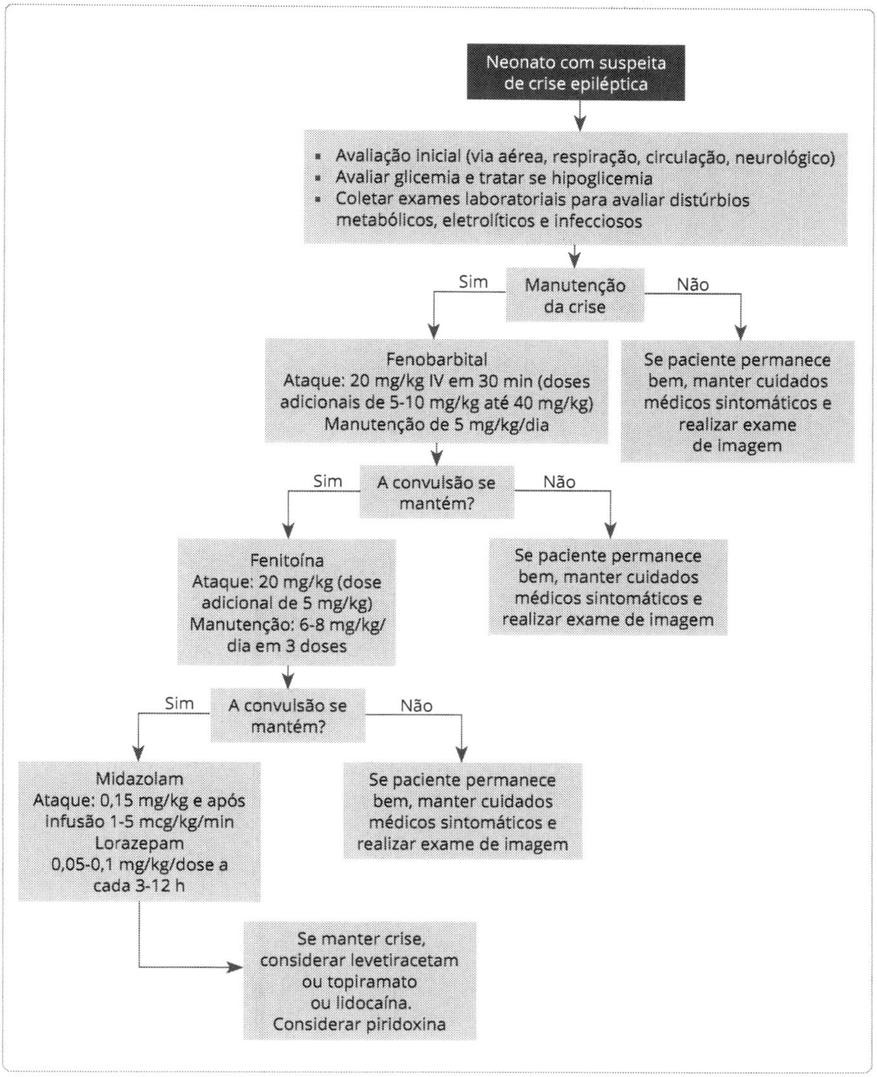

IV: intravenoso.
Fonte: adaptado de Falcão MC et al., 2020.

REFERÊNCIAS

1. Akbari H, Sunderraj A, Sanchez-Pinto N, Berg AT, George AL Jr, Pardo AC. Genetic Testing and Hospital Length of Stay in Neonates With Epilepsy. Pediatr Neurol. 2022;133:30-3.
2. Carrasco M, Bonifacio SL, deVeber G, Chau V. Early Discontinuation of Phenobarbital After Acute Symptomatic Neonatal Seizures in the Term Newborn. Neurol Clin Pract. 2023;13(2):e200125.
3. Falcão MC, Ventura GAB, Paz JA. Convulsões neonatais. In: Schvartsman BGS, Junior Maluf PT, Sampaio MC, editores. Neonatologia. 2nd ed. Barueri: Manole; 2020.
4. Glass HC, Shellhaas RA. Acute symptomatic seizures in neonates. Semin Pediatr Neurol. 2019;32:100768.
5. Grassioto CQ. Crise epiléptica. In: Schvartsman C, Farhat SCL, Reis AG, Couto TB. Pronto-socorro. 4th ed. Santana de Parnaíba: Manole; 2023. p. 111-7.
6. International League Against Epilepsy (ILAE). Treatment of Seizures in the Neonate: Guidelines and Consensus-based Recommendations – Special Report from the ILAE Task Force on Neonatal Seizures (Draft). 2023. https://www.ilae.org/files/dmfile/ilae-neonatal-guidelines.pdf.
7. Marba STM. Convulsões no período neonatal. In: Burns DAR, Campos Junior D, Silva LR, Borges WG, Blank D, organizadores. Tratado de pediatria: Sociedade Brasileira de Pediatria. 4th ed. Barueri: Manole; 2017.
8. Pisani F, Spagnoli C, Falsaperla R, Nagarajan L, Ramantani G. Seizures in the neonate: A review of etiologies and outcomes. Seizure. 2021;85:48-56.
9. Pressler RM, Cilio MR, Mizrahi EM, Moshé SL, Nunes ML, Plouin P, et al. The ILAE classification of seizures and the epilepsies: Modification for seizures in the neonate. Position paper by the ILAE Task Force on Neonatal Seizures. Epilepsia. 2021;62(3): 615-28.
10. Rennie JM, de Vries LS, Blennow M, Foran A, Shah DK, Livingstone V, et al. Characterisation of neonatal seizures and their treatment using continuous EEG monitoring: a multicentre experience. Arch Dis Child Fetal Neonatal Ed. 2019;104(5):F493-F501.
11. Sharpe C, Reiner GE, Davis SL, Nespeca M, Gold JJ, Rasmussen M, et al.; NEOLEV2 Investigators. Levetiracetam versus phenobarbital for neonatal seizures: a randomized controlled trial. Pediatrics. 2020;145(6):e20193182.
12. Zuberi SM, Wirrell E, Yozawitz E, Wilmshurst JM, Specchio N, Riney K, et al. ILAE classification and definition of epilepsy syndromes with onset in neonates and infants: Position statement by the ILAE Task Force on Nosology and Definitions. Epilepsia. 2022;63(6):1349-97.
13. Wilmshurst JM, Gaillard WD, Vinayan KP, Tsuchida TN, Plouin P, Van Bogaert P, et al. Summary of recommendations for the management of infantile seizures: Task Force Report for the ILAE Commission of Pediatrics. Epilepsia. 2015;56(8):1185-97.

35

Desidratação aguda por diarreia aguda na criança e adolescente: diagnóstico e tratamento

Gustavo Faria de Matos

Filumena Maria da Silva Gomes

Maria Helena Valente

INTRODUÇÃO

- A desidratação aguda causada pela diarreia aguda diminuiu sua prevalência no Brasil devido à melhoria das condições socioeconômicas e à introdução da vacina contra o rotavírus, que contribuiu para a redução de cerca de 50% das hospitalizações por diarreia em menores de 2 anos.
- A principal causa de desidratação aguda na infância são as perdas gastrointestinais, e diante de uma criança com diarreia aguda é fundamental avaliar a presença ou não de desidratação e qual é o grau.
- A criança, especialmente as menores de 5 anos, apresenta proporcionalmente um índice de água corpórea maior, de modo que a perda de líquidos as torna mais suscetíveis à desidratação e ao choque.

DIAGNÓSTICO

Diagnóstico clínico

- As manifestações clínicas da desidratação estão associadas à intensidade de perdas, à idade e ao estado nutricional da criança. Quanto mais jovem a criança, mais suscetível é, e maior é o risco de evolução para quadros graves.

- Na anamnese, é importante identificar o tipo de alimentação, a aceitação de alimentos e líquidos, a duração do quadro e as características das perdas (vômitos/evacuações). A ausência ou redução na diurese podem sugerir quadros mais graves de desidratação.
- No exame físico, devem-se avaliar o estado geral da criança e o seu nível de atividade (alerta, hipoativa, letárgica, irritada), o estado nutricional e o estado de hidratação. É fundamental realizar uma avaliação hemodinâmica e identificar sinais de choque, como palidez cutânea, alteração de perfusão, alteração no pulso e pressão arterial.
- Os sinais e sintomas da desidratação podem ser classificados de acordo com o mecanismo fisiopatológico em desidratação extracelular ou intracelular, conforme o Quadro 1.

QUADRO 1 Manifestações clínicas da desidratação extracelular e intracelular aguda na criança.

Desidratação	Manifestações
Desidratação extracelular	Fontanela deprimida Alterações de turgor da pele Alterações de elasticidade da pele Enoftalmia Alterações hemodinâmicas
Desidratação intracelular	Mucosas secas Sede Irritabilidade Febre Meningismo Alterações neurológicas

Fonte: Mattar APL; Mourão LF, 2021.

Diagnóstico da classificação da desidratação

- De acordo com a gravidade e intensidade dos sintomas, o grau de desidratação do paciente pode ser classificado conforme o Quadro 2. São considerados achados de maior gravidade a presença de alteração neurológica, a avidez por líquidos (sede intensa), alterações da elasticidade da pele e do enchimento capilar.

QUADRO 2 Parâmetros clínicos e classificação do grau de desidratação na criança.

	Criança hidratada	Criança com algum grau de desidratação	Criança com desidratação grave
Estado geral	Bom	Irritação	Prostração, agitação, torpor, coma
Sede	Normal	Aumentada	Intensa e, nos casos mais graves, recusa de líquidos
Mucosas	Úmidas	Secas	Muito secas
Turgor da pele	Normal	Pastoso	Diminuído
Elasticidade da pele	Normal	Reduzida	Muito reduzida
Olhos	Normal	Choro sem lágrimas e enoftalmia	Enoftalmia acentuada
Fontanela	Normal	Deprimida	Muito deprimida
Pulso	Cheio e ritmo	Fino e rápido	Muito fino
Frequência cardíaca	Normal	Aumentada	Muito aumentada e em casos mais graves até diminuída
Enchimento capilar	Até 3 segundos	Entre 3 e 5 segundos	Acima de 5 segundos
Diurese	Normal	Diminuída e com urina concentrada	Oligúria
Respiração	Normal	Taquipneia	Taquipneia
Estimativa de perda	Até 5% do peso corporal	Até 10% do peso corporal	Acima de 10% do peso corporal

Fonte: Mattar APL; Mourão LF, 2021.

- A desidratação pode ser classificada ainda de acordo com a osmolaridade pelo nível de sódio sérico (Quadro 3).

QUADRO 3 Classificação da desidratação de acordo com a osmolaridade (sódio sérico).

	Desidratação hiponatrêmica	Desidratação isonatrêmica	Desidratação hipernatrêmica
Sódio sérico	< 130 mEq/L	130 a 150 mEq/L	> 150 mEq/L
Características	A principal causa é a reposição inadequada com líquidos hipotônicos	Tipo mais comum	Mais comum em recém-nascidos por ingestão de água diminuída ou alterações térmicas
Quadro clínico	Sinais de desidratação extracelular são mais intensos	Sintomas mistos de desidratação intra e extracelular	Sinais de desidratação intracelular são mais intensos

Fonte: Mattar APL; Mourão LF, 2021.

Diagnóstico laboratorial

- Crianças com desidratação grave ou com história de evolução atípica ou com presença de comorbidades: devem-se dosar eletrólitos, exames de função renal e glicemia.

TRATAMENTO

- O tratamento da desidratação deve ser direcionado de acordo com o grau de comprometimento do paciente.

Paciente sem desidratação (plano A)

- Tratamento domiciliar.
- Nesses casos, recomenda-se aumentar a oferta de líquidos, como água, sucos de frutas naturais ou água de coco, ao longo do dia, e uso de soro de reidratação oral após cada evacuação ou vômito (Quadro 4).

QUADRO 4 Conduta em paciente com diarreia, mas hidratado (plano A).

Conduta	Ação
Terapia de reidratação	Aumentar a oferta de líquidos ao longo do dia
Reposição de perdas	< 2 anos: 50 a 100 mL após cada evacuação ou episódio de vômitos > 2 anos: 100 a 200 mL após cada evacuação ou episódio de vômitos
Nutrição	Manter dieta habitual da criança Corrigir erros alimentares Evitar bebidas açucaradas

Fonte: adaptado de Silva LR; Costa LF, 2019.

Paciente com algum grau de desidratação (plano B)

- Nesse caso, o paciente deve permanecer em observação até finalizar a reidratação e iniciar reposição oral com soro de reidratação.
- O soro deve ser administrado respeitando a sede e a aceitação da criança por um período máximo de até 6 horas (Quadro 5).

QUADRO 5 Conduta em paciente com diarreia e algum grau de desidratação (plano B).

Conduta	Ação
Terapia de reidratação	Soro de reidratação oral 50 a 100 mL/kg em 4 a 6 horas
Nutrição	Manter aleitamento materno Suspender oferta de outros alimentos Retornar dieta habitual assim que o paciente estiver hidratado

Fonte: adaptado de Silva LR; Costa LF, 2019.

- O aleitamento materno pode ser mantido, porém a oferta de outros alimentos deve ser suspensa.
- A cada hora, o paciente deve ser reavaliado clinicamente quanto ao estado de hidratação e surgimento de complicações.
- Deve ser pesado em cada reavaliação.

- Se, em 3 horas de terapia, o paciente mantiver a desidratação, a chance de sucesso da terapia será pequena. Assim, nessa situação, está indicada a administração do soro por via nasogástrica (gastróclise) ou iniciar reposição intravenosa. A criança hidratada, após essas medidas, deve receber reposição após perdas e dieta habitual.
- Uma forma de avaliar a terapia de reidratação oral é calcular o índice de retenção, dividindo a variação de peso apresentada pelo paciente após o início da terapia pelo volume de soro ingerido. Um índice < 20% na primeira hora indica falha do tratamento e necessidade de rever a escolha terapêutica.

Paciente com desidratação grave (plano C)

- Nessa situação, é indicada a hidratação parenteral para restabelecer a volemia.
- Para isso, tradicionalmente, indica-se a realização de *bolus* de solução salina isotônica intravenosa (20 mL/kg) em 20 minutos.
- Após cada infusão, o paciente deve ser avaliado quanto à resposta ao tratamento e se desenvolveu sinais de sobrecarga cardíaca.
- Mantendo desidratação e sem sinais de sobrecarga volêmica, o *bolus* de solução salina deve ser repetido até a restauração hemodinâmica (Quadro 6).

QUADRO 6 Conduta em paciente com diarreia e desidratação grave (plano C).

Conduta	Ação
Terapia de reidratação	*Bolus* de solução salina isotônica intravenosa (20 mL/kg) em 20 minutos, até restauração hemodinâmica Após, avaliar introdução de soro de manutenção e reposição e introdução de soro de reidratação oral

Fonte: adaptado de Silva LR; Costa LF, 2019.

- São indicações de hidratação venosa:
  - Sinais de choque.
  - Sepse.
  - Comprometimento importante do estado geral.
  - Crise convulsiva.
  - Vômitos incoercíveis.

- Falha no plano B.

- Após a fase de restabelecimento da volemia, devem-se avaliar a aceitação oral e as perdas do paciente e, em casos de baixa ingesta, manter o paciente com reposição das necessidades hídricas e energéticas basais, além de estimar e repor as perdas anormais da criança por diarreia e vômitos.
- O soro de manutenção classicamente utilizado na Pediatria é o soro estimado pela regra de Holliday-Seggar (Tabela 1), porém nos últimos anos se discute bastante o uso desse soro pelo risco de hiponatremia, tendo sido preferível o uso de soluções isotônicas com 130-140 mEq/L de sódio.

TABELA 1 Soro de manutenção por Holliday-Seggar.

Peso calórico	
Até 10 kg	100 kcal x peso (kg)
10 a 20 kg	1.000 kcal + 50 x (peso em kg – 10)
> 20 kg	1.500 kcal + 20 x (peso em kg – 20)
Necessidade diária para 100 kcal/dia	
Água	100 mL
Sódio	3 mEq
Potássio	2,5 mEq
Glicose	8 g

Fonte: adaptada de Silva LR; Costa LF, 2019.

- Para o soro de reposição, estimam-se as perdas; se perdas leves, considerar uma reposição de 50 mL/kg/dia na forma de soro glicosado a 5% e soro fisiológico na proporção de 1:1. Se perdas elevadas, a reposição indicada é de 100 mL/kg/dia na proporção de 1:2 (Tabela 2).

TABELA 2 Soro de reposição na criança com diarreia aguda e hidratação endovenosa.

Tipo de perdas	Volume de reposição
Perdas leves	50 mL/kg/dia (1:1 de soro glicosado 5% e soro fisiológico)
Perdas elevadas	100 mL/kg/dia (1:2 de soro glicosado 5% e soro fisiológico)

Fonte: adaptada de Silva LR; Costa LF, 2019.

- É importante, nesses pacientes, sempre monitorar a glicemia e os eletrólitos, pelo risco de hipoglicemia e distúrbios eletrolíticos.

PRESCRIÇÃO NA PRÁTICA

Exemplo de prescrição (cada caso deve ser avaliado individualmente e a decisão deve ser tomada pelo médico responsável pelo caso).

Caso clínico 1

- Menina, 5 anos, trazida pelos pais ao pronto-socorro pediátrico com quadro de diarreia há 3 dias. Pais referem que há 3 dias a criança iniciou quadro de diarreia com evacuações líquidas sem presença de sangue ou muco nas fezes. Apresentou cerca de seis episódios de diarreia nas últimas 24 horas. Nega febre e vômitos. Criança com boa aceitação oral de líquidos e alimentos.
- Ao exame físico, apresenta-se em bom estado geral, com as mucosas coradas e hidratadas. Via aérea pérvia e patente, murmúrio vesicular presente, sem ruídos adventícios. FR 46 irpm. Sat. 98%. Bulhas rítmicas, normofonéticas, FC 100 bpm, tempo de enchimento capilar de 1 segundo. Abdome globoso, ruídos hidroaéreos aumentados, dor difusa em palpação profunda. Sem visceromegalias.
- Conduta:
  - Alta para o domicílio.
  - Orientar oferecer mais líquidos que o habitual para prevenir a desidratação.
  - Manter a alimentação habitual da criança, corrigindo erros alimentares.
  - Orientar oferta de soro de reidratação oral (100 a 200 mL) após cada episódio de diarreia.
  - Orientar sinais de alarme como piora da diarreia, vômitos, aumento da sede, recusa alimentar, presença de sangue nas fezes e redução da diurese.
  - Orientar sinais de desidratação.
- Comentário:
  - Paciente com quadro clínico sugestivo de gastroenterite aguda sem sinais de desidratação. Nesse caso, é indicado realizar o plano A de hidratação com aumento da oferta de líquidos e sais de reidratação após perdas.

(continua)

(continuação)

Caso clínico 2

- Menino, 2 anos, trazido pelos pais ao pronto-socorro pediátrico com quadro de diarreia há 1 dia. Pais referem que há 1 dia a criança iniciou quadro de diarreia com evacuações líquidas sem presença de sangue ou muco nas fezes associada a vômitos. Apresentou cerca de seis episódios de diarreia e dois de vômitos nas últimas 24 horas. Nega febre. Refere que, embora a criança apresente recusa alimentar, apresenta-se ávida por líquidos.
- Ao exame físico, apresenta-se em bom estado geral, saliva espessa, ativo e reativo. Via aérea pérvia e patente, murmúrio vesicular presente, sem ruídos adventícios. FR 46 irpm. Sat. 98%. Bulhas rítmicas, normofonéticas, FC 140 bpm, tempo de enchimento capilar de 2 segundos. Abdome globoso, ruídos hidroaéreos aumentados, dor difusa em palpação profunda. Sem visceromegalias. Olhos encovados.
- Conduta:
  - Encaminhar o paciente para sala de observação.
  - Iniciar terapia de reidratação oral com soro de reidratação oral 50 mL/kg em 4-6 horas.
  - Monitorizar ganho de peso (índice de retenção), aceitação oral e diurese.
  - Suspender alimentação, mantendo apenas leite materno.
- Comentário:
  - Paciente com quadro clínico sugestivo de gastroenterite aguda com sinais de desidratação de algum grau. Nesse caso, é indicado realizar o plano B de hidratação com reposição de fluidos por via oral, de acordo com a sede do paciente até que desapareçam os sinais de desidratação.
  - Se baixa aceitação oral, pode-se considerar o uso de sonda nasogástrica (gastróclise).

Caso clínico 3

- Menina, 9 meses, trazida pelos pais ao pronto-socorro pediátrico com quadro de diarreia há 2 dias. Pais referem que há 2 dias a criança iniciou quadro de diarreia com evacuações líquidas com uma frequência de 10 vezes ao dia. Nega vômitos e febre. Refere ainda baixa aceitação de comida e líquidos. Peso: 10 kg.

(continua)

(continuação)

- Ao exame físico, apresenta-se em regular estado geral, letárgica, palidez cutânea. Mucosas secas. Via aérea pérvia e patente, murmúrio vesicular presente, sem ruídos adventícios. FR 46 irpm. Sat. 98%. Bulhas rítmicas, normofonéticas, FC 180 bpm, tempo de enchimento capilar de 6 segundos. PA 90x50 mmHg. Abdome globoso, ruídos hidroaéreos aumentados, dor difusa em palpação profunda. Sem visceromegalias. Olhos muito encovados.
- Conduta:
  - Encaminhar paciente para a sala de emergência.
  - Monitorização cardíaca e respiratória.
  - Solicitar acesso venoso.
  - Solicitar glicemia capilar e tratar hipoglicemia, se necessário.
  - Solicitar eletrólitos e exames de função renal.
  - Iniciar expansão volêmica com solução salina isotônica (soro fisiológico ou Ringer lactato) 20 mL/kg em 20 minutos; após isso reavaliar a resposta ao tratamento e a presença de sinais de sobrecarga cardíaca; repetir o procedimento até a restauração hemodinâmica.
  - Manter paciente monitorizada e controlar débito urinário.
- Comentário:
  - Paciente com quadro clínico sugestivo de gastroenterite aguda com sinais de desidratação grave. Nesse caso, é indicado realizar o plano C de hidratação com reposição de fluidos até a restauração da volemia.

ALGORITMO

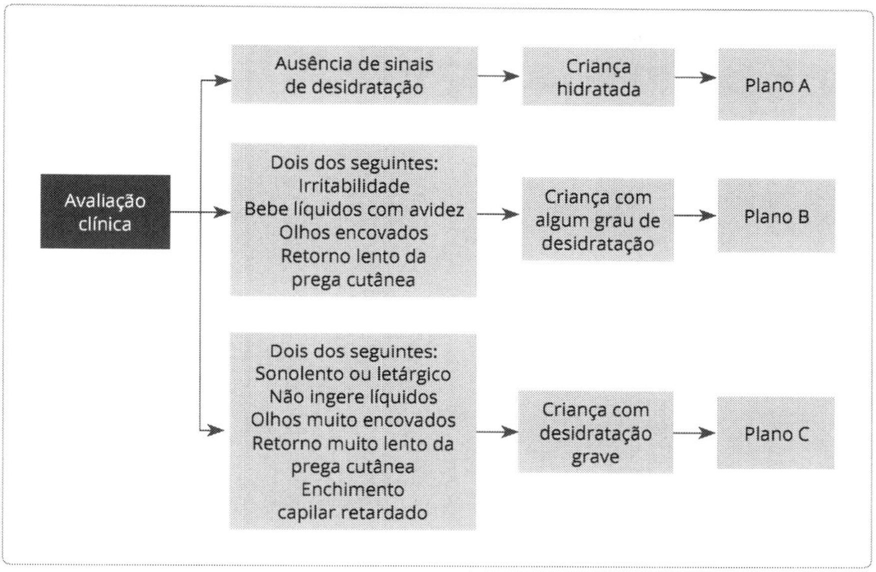

FIGURA 1
Algoritmo da avaliação clínica ao tratamento.
Fonte: adaptado de Silva LR; Costa LF, 2019.

REFERÊNCIAS

1. Cavalcanti NV. Diarreia aguda. In Silva CA, Gomes FM, Sampaio MC, editors. Schvartsman C, Farhat SC, Reis AG, Couto TB, coordinators. Pronto-Socorro: 4th ed. Santana de Parnaíba: Manole; 2023.
2. Falszewska A, Szajewska H, Dziechciarz P. Diagnostic accuracy of three clinical dehydration scales: a systematic review. Arch Dis Child. 2018;103(4):383-8.
3. Mattar APL, Mourão LF. Desidratação aguda na criança. In: Burns DAR, Campos Junior D, Silva LR, Borges WG, Blank D, editores. Tratado de Pediatria: Sociedade Brasileira de Pediatria. 5th ed. Barueri: Manole; 2021.
4. Silva LR, Costa LF. Diarreia aguda e desidratação. In: Silva LR, Costa LF, organizadores. Condutas pediátricas no pronto atendimento e na terapia intensiva. 2nd ed. Barueri: Manole; 2019.
5. Sociedade Brasileira de Pediatria. Diarreia aguda: diagnóstico e tratamento. Guia Prático de Atualização Departamento Científico de Gastroenterologia, nº 1. Rio de Janeiro: Sociedade Brasileira de Pediatria; 2017. https://www.sbp.com.br/fileadmin/user_upload/2017/03/Guia-Pratico-Diarreia-Aguda.pdf.

36

Distúrbios hidroeletrolíticos em Pediatria – sódio e potássio: diagnóstico e tratamento

D&T

Gustavo Faria de Matos

Filumena Maria da Silva Gomes

Maria Helena Valente

INTRODUÇÃO

- Os distúrbios hidroeletrolíticos são muito comuns e, de acordo com sua causa e intensidade, estão associados a grande morbimortalidade, de modo que o seu reconhecimento e tratamento adequado são fundamentais.

DISTÚRBIOS DE SÓDIO

Hiponatremia

Diagnóstico

- Definição e etiologia:
  - O diagnóstico é feito pela dosagem do sódio sérico menor que 135 mEq/L. Trata-se de uma das alterações eletrolíticas mais comuns na infância.
  - A hiponatremia grave é definida quando o sódio está abaixo de 120 mEq/L, mas alguns autores consideram já grave quando abaixo de 125 mEq/L (Figura 1).
  - É considerada aguda se o quadro se desenvolve em até 48 horas ou crônica quando está presente por mais de 48 horas.

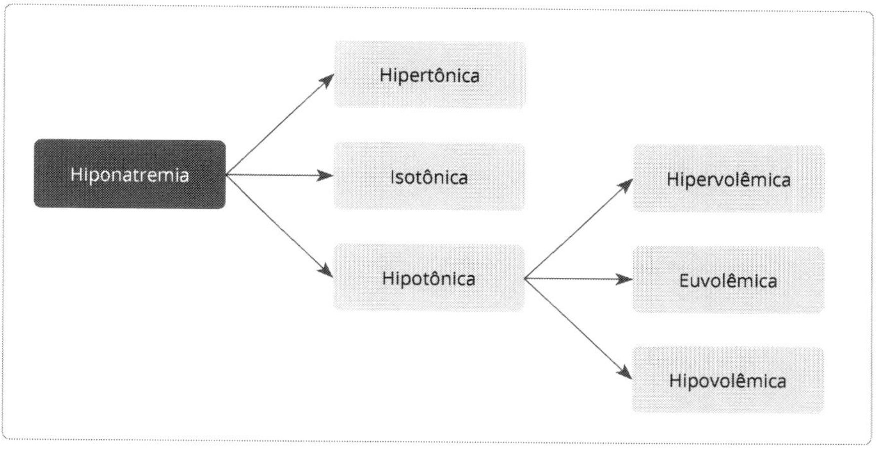

FIGURA 1
Classificação da hiponatremia.
Fonte: Rodrigues KR; Barreto ADAL, 2023.

- O sódio é um íon importante na determinação da osmolaridade plasmática, e sua concentração é regulada pelo sistema renina-angiotensina-aldosterona e pela liberação do hormônio antidiurético.
- A maior parte dos quadros de hiponatremia na infância ocorre associada à hipovolemia, em que existe uma perda de sódio e água resultando em um sódio corpóreo total baixo. As causas principais de perda são renais ou gastrointestinais, conforme o Quadro 1.
- Nos casos de hiponatremia hipervolêmica, ocorre aumento da reabsorção e retenção de água e sódio, porém a quantidade de água retida é em excesso, produzindo um aumento de água livre e, consequentemente, queda da natremia. Esses quadros costumam cursar com sódio corpóreo total aumentado, porém com a concentração diminuída, devido ao aumento de água livre. As principais causas são descritas a seguir:
  - Insuficiência cardíaca congestiva.
  - Insuficiência hepática.
  - Síndrome nefrótica.
  - Enteropatias perdedoras de proteínas.
- Já nas hiponatremias euvolêmicas, os sinais de aumento ou diminuição da volemia estão ausentes. A principal causa é a síndrome de secreção inapropriada de hormônio antidiurético (SSIADH). Nesses quadros, o sódio

QUADRO 1 Causas de hiponatremia hipovolêmica.

Gastrointestinais
Diarreia
Vômitos
Uso de fluidos de reposição hipotônicos
Renais
Uso de diuréticos tiazídicos
Nefrolitíase
Doença renal policística
Nefrites tubulointersticiais
Outras causas
Pancreatite
Síndrome de Addison
Hiperplasia congênita de adrenal
Síndrome cerebral perdedora de sal

Fonte: adaptado de Luglio M, Zamboni JM, 2020.

corpóreo total encontra-se normal, porém a hiponatremia se dá por retenção de água livre. Distúrbios do sistema nervoso central (infecções, hemorragias e tumores), quadros neoplásicos e doenças pulmonares podem desencadear SSIADH e induzir ou agravar uma hiponatremia preexistente. Seguem as causas:
  - Secreção inapropriada de hormônio antidiurético.
  - Hipotireoidismo.
  - Intoxicação hídrica.
  - Hiponatremia induzida por exercício.
- Além disso, pode ocorrer um quadro caracterizado por concentração de sódio sérico falsamente reduzida em situações nas quais existam interferentes em solução – esse quadro é chamado de pseudo-hiponatremia e ocorre nas hiperlipidemias e hiperproteinemias.
- Quadro clínico:
  - As manifestações clínicas da hiponatremia estão ligadas à diminuição de osmolaridade plasmática e à velocidade de instalação do quadro. Crianças com hiponatremia crônica podem ser assintomáticas, enquanto quadros de instalação aguda podem ter sintomas neurológicos,

como náuseas, vômitos, irritabilidade, convulsões e alteração do nível de consciência.
- No exame clínico, deve-se avaliar ainda a presença de sinais de hipo ou hipervolemia.

Tratamento

- O tratamento deve ser direcionado de acordo com a intensidade dos sintomas, tempo de instalação do quadro e estado volêmico da criança.
- Crianças com hiponatremia aguda grave e sintomas neurológicos:
  - Uma concentração de sódio sérico menor que 120 mEq/L está relacionada ao aparecimento de sintomas neurológicos, como convulsões.
  - Essas crianças devem ter a natremia corrigida com administração de solução hipertônica (NaCl 3%).
  - Sugere-se uma correção rápida com 3 a 5 mL/kg de NaCl 3% em 10-15 minutos, o que aumentará cerca de 2,5-4 mEq/L da concentração sérica de sódio.
  - Após essa medida, repete-se a dosagem de sódio sérico e, caso os sintomas neurológicos se mantenham, repete-se a infusão.
- Crianças com hiponatremia aguda grave, sem sintomas neurológicos:
  - O objetivo é elevar o sódio sérico acima de 120-125mEq/L, respeitando a velocidade máxima de infusão.
  - A fórmula de correção está descrita na Tabela 1.

TABELA 1 Fórmula de correção da hiponatremia.

Nai = (Nad – Nas) x 0,6 x P
▪ Velocidade de infusão: – Hiponatremia aguda: 5 mEq/kg/h – Hiponatremia crônica: 2,5 mEq/kg/h
▪ Solução de infusão: – NaCl a 3% (1 mL = 0,5 mEq de Na)

Nai: mEq de sódio a ser infundido; Nad: sódio desejado; Nas: sódio sérico; P: peso do paciente em quilos.
Fonte: Simon Junior H, Rocha CSP, 2018.

- Crianças com hiponatremia aguda assintomáticas:
  - Em geral, não necessitam de infusão de solução salina hipertônica, devendo o tratamento ser direcionado para a condição que causou o quadro.

- Crianças com hiponatremia crônica ou duração desconhecida:
  - A correção rápida de sódio pode desencadear destruição da mielina no sistema nervoso central, sendo indicada a correção lenta da natremia com um aumento de 8-12 mEq/dia de sódio sérico.
- Crianças com SSIADH:
  - Identificação e tratamento do fator desencadeante.
  - Restrição hídrica de água de 25-50% da oferta hídrica diária.
  - Uso de soluções com concentrações de sódio próximas ao fisiologicamente normal.
- Crianças com hiponatremia hipervolêmica:
  - Tratamento da doença desencadeante.
  - Considerar o uso de diuréticos de alça que aumentem o clearance de água livre, corrigindo hiponatremia.

PRESCRIÇÃO NA PRÁTICA

Exemplo de prescrição (cada caso deve ser avaliado individualmente e a decisão deve ser tomada pelo médico responsável pelo caso).

- Menino, 3 anos, previamente hígido, com quadro de diarreia e vômitos há 1 dia. Peso: 15 kg. É admitido em pronto-socorro infantil com quadro de desidratação grave. Iniciada expansão volêmica com solução salina (20mL/kg de NaCl 0,9%), porém após a primeira expansão evolui com crise convulsiva. Foram realizadas medidas para controle da crise, conforme protocolo da instituição. Exames laboratoriais iniciais identificaram concentração sérica de sódio de 115 mEq/L.
- Comentário:
  - Paciente com quadro de hiponatremia aguda grave, provavelmente desencadeada por uma gastroenterite aguda. Como se encontra grave, com sintomas neurológicos e nível sérico de sódio < 120 mEq/L, é indicada correção rápida do sódio com solução hipertônica (NaCl 3%, com volume de 3 a 5 mL/kg).
    - Exemplo: cloreto de sódio 3% – infundir 45 mL, por via intravenosa, em 10 minutos.

(continua)

(continuação)

- Após a infusão, avaliar manutenção do quadro neurológico e dosar novamente a concentração sérica de sódio. Se a convulsão se mantiver, repetir a dose de solução salina.
- Se o paciente apresentar melhora da convulsão, porém mantendo hiponatremia grave, realizar correção conforme a Tabela 1.
  - Exemplo: após infusão da solução hipertônica, o paciente apresentou melhora da crise convulsiva. Nova dosagem de concentração sérica de sódio, com valor de 117 mEq/L.
- Aplicando a fórmula presente na Tabela 2, teremos:
  - Nai = ?
  - Nad = 125 mEq/L.
  - Nas = 117 mEq/L.
  - P = 15 kg.
  - Nai = (Nad – Nas) × 0,6 × P.
  - Nai = (125 – 117) × 0,6 × 15.
  - Nai = 72 mEq.
  - NaCl 3% → 1 mL = 0,5 mEq de Na → volume para infundir de 144 mL.
  - Velocidade de infusão = 5 mEq/kg/h → infusão máxima de 75 mEq/h.
  - Cloreto de sódio 3% – infundir 144 mL, por via intravenosa, em bomba de infusão continua, a uma velocidade de 72 mL/h.

Hipernatremia

Diagnóstico

- Definição e etiologia:
  - A hipernatremia é definida como concentração de sódio sérico > 145 mEq/L.
  - Três mecanismos básicos justificam o surgimento da hipernatremia (Quadro 2):
    - (1) perda de água livre maior que perda de sódio (hipernatremia hipovolêmica).

- (2) aumento da perda de água livre (hipernatremia euvolêmica).
- (3) ganho ou retenção excessiva de sódio (hipernatremia hipervolêmica.

QUADRO 2 Causas de hipernatremia.

Classificação	Causas
Hipernatremia hipovolêmica	Suor excessivo Grande queimado Lesões cutâneas Diarreia Vômitos Uso de sonda nasogástrica Tubulopatias Uso de diuréticos Diurese osmótica
Hipernatremia euvolêmica	Diabete *insipidus* Aumento das perdas insensíveis Lesões no sistema nervoso central
Hipernatremia hipervolêmica	Preparo inadequado de soluções de hidratação e fórmulas infantis Afogamento em água salgada Hiperplasia adrenal congênita não perdedora de sal Síndrome de Cushing

Fonte: adaptado de Luglio M, Zamboni JM, 2020.

- Quadro clínico:
  - A maioria das manifestações clínicas está relacionada ao estado de desidratação, porém, como muitas vezes ocorre desvio da água do compartimento intracelular para o compartimento extracelular hipertônico, os sinais de desidratação são mais leves quando em comparação a pacientes com hiponatremias e raramente evoluem com sinais de choque hipovolêmico.
  - A aumento da osmolaridade no sistema nervoso central justifica os sintomas de febre, confusão mental, letargia, apneias, convulsões e alterações neurológicas focais.

Tratamento

- O princípio geral do tratamento da hipernatremia é a administração de soluções com baixas concentrações de sódio para correção do déficit hídrico. Deve-se evitar a redução abrupta da concentração de sódio, pelo risco de edema cerebral, de modo que a infusão rápida de líquidos só está indicada nos casos de choque hipovolêmico.
- Nos pacientes sem choque hipovolêmico, porém com outros sintomas de hipernatremia, o foco do tratamento é fornecer volume de solução suficiente para corrigir a hipernatremia. Para isso, pode-se utilizar a fórmula a seguir (Tabela 2), que determina a queda esperada na concentração plasmática de sódio após a infusão de 1 L da solução escolhida para o tratamento.

TABELA 2 Correção da hipernatremia.

mNas = Nai – Nas / P x 0,6 + 1	
Infusato	**Nai (mEq/L)**
Soro glicosado 5%	0
Solução salina 0,2%	34
Solução salina 0,45%	77
Soro fisiológico	154
Solução salina 3%	513

mNas: mudança no sódio sérico; Nai: concentração de sódio da solução a ser infundida (mEq/L); Nas: sódio sérico; P: peso em quilos.
Fonte: Simon Junior H, Rocha CSP, 2018.

- Uma vez determinada a mudança estimada no sódio sérico, o tempo de infusão é obtido respeitando a queda máxima e segura de sódio, que é de 0,5 mEq/L/hora, até 10 mEq/L em 24 horas. Durante a correção, recomenda-se dosagem de sódio plasmático a cada 4 horas.
- Em crianças com diabete *insipidus* central, o tratamento de escolha é a reposição de vasopressina aquosa (DDAVP).

PRESCRIÇÃO NA PRÁTICA

Exemplo de prescrição (cada caso deve ser avaliado individualmente e a decisão deve ser tomada pelo médico responsável pelo caso).

- Menino, 3 anos, previamente hígido, com quadro de diarreia e vômitos há 1 dia. Recebendo em casa apenas "soro caseiro". Peso: 15 kg. É admitido em pronto-socorro infantil, com quadro de desidratação e letargia. Coletados exames laboratoriais, com concentração sérica de sódio de 160 mEq/L.
- Comentários:
  - Paciente com quadro de hipernatremia aguda, provavelmente desencadeada por uma gastroenterite aguda e preparo inadequado de solução de hidratação. Apresenta indicação de correção da hipernatremia e desidratação.
  - Para prescrição da correção, inicialmente, deve-se calcular a queda prevista de sódio após a infusão de 1.000 mL da solução.
  - Considerando que tenha-se escolhido utilizar NaCl 0,45%, tem-se:
    - Nai = 77 mEq/L.
    - Nas = 160 mEq/L.
    - Peso = 15 kg.
  - Utilizando a fórmula da Tabela 3, tem-se que mNas = – 8,3 mEq/L, ou seja, após a infusão de 1.000 mL da solução de NaCl 0,45%, espera-se uma queda de 8,3 mEq/L do sódio plasmático.
  - Considerando a velocidade máxima de infusão (0,5 mEq/L/h até no máximo 10 mEq/L/dia), tem-se que essa solução poderá ser infundida em um tempo mínimo de 16 horas e 30 minutos.
  - Assim, a prescrição final ficaria:
    - Cloreto de sódio 0,45% – infundir 1.000 mL, por via intravenosa, em bomba de infusão contínua a uma velocidade de 60 mL/h.

DISTÚRBIOS DE POTÁSSIO

Hipocalemia

Diagnóstico

- O potássio é predominantemente intracelular. Portanto, os níveis séricos ou plasmáticos não são um indicador confiável dos estoques corporais totais de potássio. A homeostase do potássio é mantida através de ajustes entre o líquido extracelular e intracelular, excreção renal e perdas gastrointestinais.
- Definição e etiologia:
  - A hipocalemia é definida como concentrações plasmáticas de potássio menores que 3,5 mEq/L e pode ser classificada da seguinte forma:
    - Leve: concentração entre 3,0 e 3,4 mEq/L.
    - Moderada: concentração entre 2,5 e 3,0 mEq/L.
    - Grave: concentrações menores que 2,5 mEq/L.
  - Existem várias causas de hipocalemia (Quadro 3), sendo as principais desencadeadas por aumento das perdas ou por mecanismo de trocas transcelular em que existe um fluxo de potássio para o intracelular.
- Quadro clínico:
  - As manifestações clínicas da hipocalemia decorrem principalmente das alterações no gradiente eletroquímico celular e, em geral, vão aparecer nos quadros de concentração plasmática de potássio menores que 3 mEq/L.
    - Manifestações neurológicas: fraqueza muscular, irritabilidade, confusão mental, perda de reflexos tendíneos, paralisia muscular, fasciculações.
    - Manifestações cardíacas: hipotensão, palpitações, distúrbios de condução, fibrilação atrial e ventricular. No eletrocardiograma (Figuras 2 e 3), podem-se encontrar intervalo PR prolongado, depressão do segmento ST com achatamento da onda T e aparecimento da onda U.
    - Manifestações renais: retenção urinária, poliúria e polidipsia, alcalose metabólica e incapacidade de concentrar a urina.
    - Manifestações gastrointestinais: náuseas, vômitos, distensão abdominal, íleo paralítico.

QUADRO 3 Principais causas de hipocalemia.

Mecanismo fisiopatológico	Causas
Aumento das perdas	Uso de diuréticos de alça Uso de laxantes ou enemas Uso de corticosteroides Perdas gastrointestinais Diurese osmótica Acidose tubular renal tipos I e II Polidipsia Hiperaldosteronismo
Troca transcelular	Uso de insulina Uso de beta-2-agonista Uso de descongestionantes Uso de anfotericina B Intoxicação por verapamil, cloroquina, bário Alcalose Síndrome de realimentação Lesões de sistema nervoso central Tireotoxicose Hipotermia
Baixa oferta	Anorexia Desnutrição Má-absorção

Fonte: Simon Junior H, Rocha CSP, 2018.

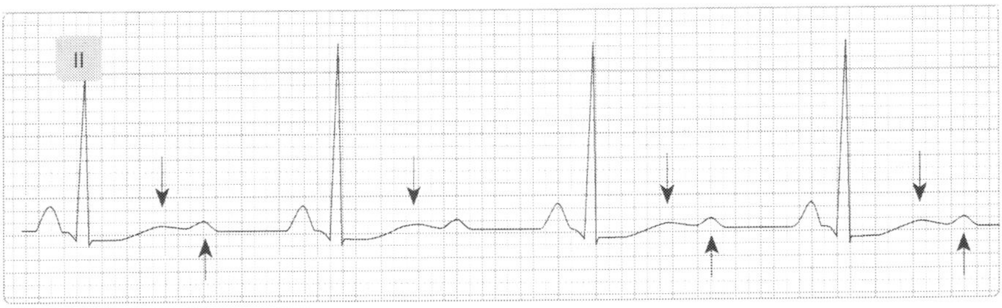

FIGURA 2
Hipocalemia moderada – depressão do segmento ST e aparecimento de onda U.

Fonte: adaptado de Luglio M, Zamboni JM, 2020.

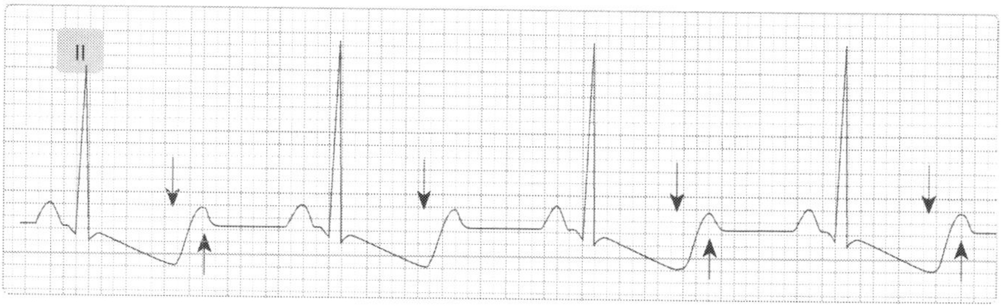

FIGURA 3
Hipocalemia grave – onda T negativa e maior proeminência de onda U.
Fonte: adaptado de Luglio M, Zamboni JM, 2020.

Tratamento

- O tratamento é a reposição de potássio e varia conforme a gravidade do quadro e dos sintomas.
- Hipocalemia leve em crianças assintomáticas:
  - Corrigir a causa de base.
  - Aumentar a oferta de potássio na dieta ou, se criança em jejum, iniciar reposição de potássio no soro de manutenção.
- Hipocalemia moderada em crianças assintomáticas:
  - Iniciar reposição de potássio por via enteral na dose de 2 a 5 mEq/kg/dia, em 2 a 4 tomadas.
- Hipocalemia grave ou crianças assintomáticas:
  - Iniciar estabilização cardiorrespiratória conforme necessidade.
  - Iniciar correção rápida de potássio com velocidade de infusão máxima de 0,5-1 mEq/kg/h (máximo de 20 mEq/hora para crianças e 40 mEq/hora para adolescentes).
  - A correção deve ser realizada por 3 a 5 horas, diluída em soluções cristaloides ou glicosadas, respeitando a concentração máxima de potássio em acesso periférico (40 mEq/L) e em acesso central (80 mEq/L).

PRESCRIÇÃO NA PRÁTICA

Exemplo de prescrição (cada caso deve ser avaliado individualmente e a decisão deve ser tomada pelo médico responsável pelo caso).

- Menino, 3 anos, previamente hígido. Peso: 15 kg. É admitido em pronto-socorro infantil com quadro de letargia. Coletados exames laboratoriais com concentração sérica de potássio de 2,2 mEq/L. Realizado eletrocardiograma, que evidenciou presença de ondas U e redução da amplitude de ondas T. Paciente está com acesso venoso periférico.
- Comentários:
  - Paciente com quadro de hipocalemia grave e alterações eletrocardiográficas, sendo indicada reposição rápida de potássio.
  - Encaminhar para sala de emergência e manter o paciente com monitorização cardíaca.
  - Escolher a solução com potássio adequada: em geral, utiliza-se cloreto de potássio (KCl) 19,1%, que apresenta uma concentração de 2,5 mEq/mL de potássio. Em casos de acidose metabólica associada, pode-se considerar o uso de citrato de potássio e, na presença de hipofosfatemia, pode-se utilizar fosfato de potássio.
  - Calcular a quantidade de potássio e velocidade de infusão: velocidade = 0,5 mEq/kg/h em 4 horas - 30 mEq em 4 horas.
  - Ajustar concentração da solução respeitando a concentração máxima de infusão no acesso venoso periférico.
  - Concentração máxima = 40-60 mEq/L.
    - 40 mEq - 1.000 mL.
    - 30 mEq - volume da solução.
    - Volume da solução = 750 mL.
  - Prescrição final:
    - Soro fisiológico ou soro glicosado 5% - 738 mL.
    - Cloreto de potássio 19,1% - 12mL.
    - Infundir por via intravenosa em 4 horas (em bomba de infusão 187 mL/h).

Hipercalemia

Diagnóstico

- Definição e etiologia:
  - A hipercalemia é definida como concentrações plasmáticas de potássio maiores que 5,5 mEq/L, sendo considerada grave quando os valores forem maiores que 7 mEq/L.
  - É um distúrbio relativamente raro na criança e pode ser causado por quatro mecanismos fisiopatológicos básicos (Quadro 4):
    - Diminuição da excreção renal.
    - Troca transcelular com passagem de potássio para o extracelular.
    - Aumento da oferta de potássio.
    - Pseudo-hipercalemia.

QUADRO 4 Causas de hipercalemia.

Mecanismo fisiopatológico	Causas
Diminuição da excreção renal	Insuficiência renal aguda Insuficiência renal crônica Uso de IECA Uso de BRA Uso de diuréticos poupadores de potássio Uso de AINE Insuficiência cardíaca congestiva Cirrose Defeitos tubulares renais primários
Troca transcelular	Deficiência ou resistência à insulina Acidose Uso de betabloqueadores Uso de digoxina Uso de succinilcolina Hipertonicidade plasmática
Aumento da oferta de potássio	Suplementação de potássio Transfusão sanguínea Uso de medicações contendo potássio
Pseudo-hipercalemia	Hemólise pós-punção venosa Leucocitose Uso de torniquete durante punção

AINE: anti-inflamatórios não esteroidais; BRA: bloqueadores de receptores de angiotensina; IECA: inibidores da enzima conversora de angiotensina.
Fonte: Simon Junior H, Rocha CSP, 2018.

- Quadro clínico:
  - Os sintomas em geral só aparecem após aumento da concentração de potássio acima de 7 mEq/L e envolvem manifestações neuromusculares e eletrocardiográficas.
  - As manifestações eletrocardiográficas se relacionam a alterações na condução cardíaca e envolvem: palpitação, síncope, assistolia, onda T apiculada, alargamento do QRS, onda P achatada (Figuras 4, 5 e 6).

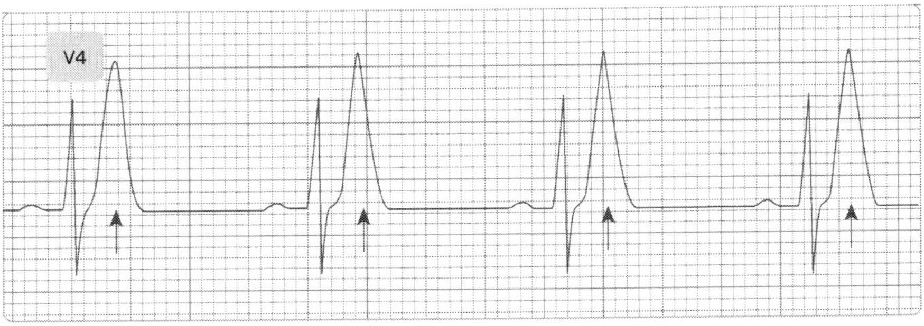

FIGURA 4
Hipercalemia leve: onda T apiculada.
Fonte: adaptado de Luglio M, Zamboni JM, 2020.

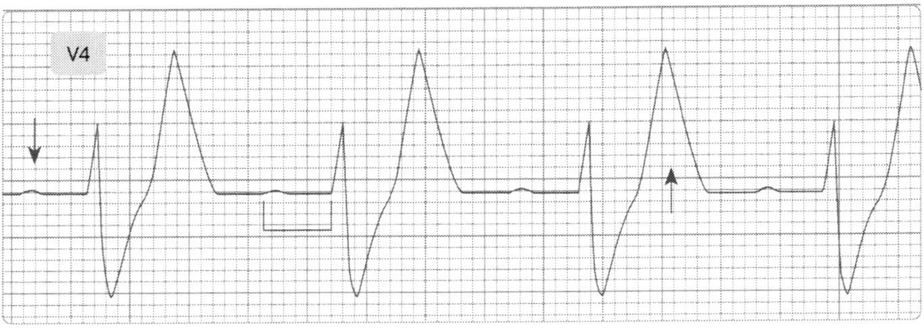

FIGURA 5
Hipercalemia moderada: onda T apiculada, complexo QRS alargado e onda P achatada.
Fonte: adaptado de Luglio M, Zamboni JM, 2020.

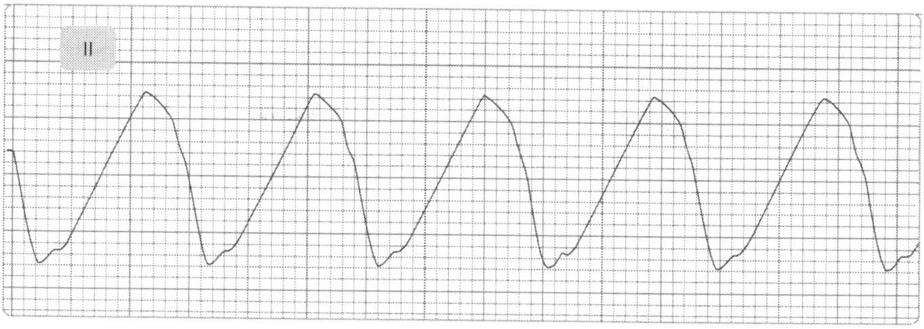

FIGURA 6
Hipercalemia grave: desaparecimento de onda P; onda T e complexo QRS fundidos.

Fonte: adaptado de Luglio M, Zamboni JM, 2020.

Tratamento

- Crianças com hipercalemia grave ou sintomáticas ou com nível elevado de potássio (entre 6 e 7 mEq/L) e com risco de aumento rápido e contínuo da concentração plasmática de potássio devem ser tratadas emergencialmente, visando à estabilização respiratória e hemodinâmica e redução, mesmo que em caráter transitório, dos níveis séricos de potássio.
- Na presença de alterações eletrocardiográficas, é indicado o uso de cálcio intravenoso para estabilização da membrana cardíaca, prevenindo o surgimento de arritmias potencialmente fatais. Pode-se utilizar o gluconato de cálcio 10% (0,5-1 mL/kg, intravenoso, em 5 a 10 minutos, com dose máxima de 20 mL) ou cloreto de cálcio 10% (0,2 mL/kg, intravenoso, em 5-10 minutos, com dose máxima de 10 mL).
- Após a estabilização do paciente, são indicadas medidas que promovam a redução da concentração sérica de potássio (Tabela 3).

TABELA 3 Tratamento da hipercalemia.

Mecanismo	Opções	Dose
Aumento da troca transcelular	Bicarbonato de sódio	1-2 mEq/kg (dose máxima 50 mEq) Tempo mínimo de infusão: 10-15 minutos Indicado apenas se houver acidose metabólica
	Solução polarizante de glicose e insulina	Infundir solução com 0,5 g/kg de glicose e 0,1 U/kg de insulina regular (dose máxima 10 U) Tempo mínimo de infusão: 30 minutos
	Beta-2-agonistas	Salbutamol 0,1 a 0,3 mg/kg, via inalatória Pouco utilizado pelos efeitos arritmogênicos
Aumento da remoção	Poliestireno sulfonato de cálcio (Sorcal®)	0,5-1 g/kg, via oral ou enteral, diluído em água, a cada 6 ou 4 horas. Risco de constipação, administrar laxativos
	Poliestireno sulfonato de sódio (Kayexalate®)	1g/kg, via oral ou enteral, a cada 6 horas
	Furosemida	Ação diurética. Dose: 1 mg/kg (máx. 40 mg) a cada 6 horas
	Diálise	Indicado para tratamento de hipercalemia não responsiva à terapia com diuréticos ou resinas de troca

Fonte: Simon Junior H, Rocha CSP, 2018.

PRESCRIÇÃO NA PRÁTICA

Exemplo de prescrição (cada caso deve ser avaliado individualmente e a decisão deve ser tomada pelo médico responsável pelo caso).

- Menino, 3 anos, previamente hígido. Peso: 15 kg. É admitido em pronto-socorro infantil com quadro de letargia. Coletados exames laboratoriais com concentração sérica de potássio de 8,1 mEq/L. Realizado eletrocardiograma, que evidenciou ondas T apiculadas e alargamento do complexo QRS.

(continua)

(continuação)

- Comentários:
  - Paciente com quadro de hipercalemia grave com alterações eletrocardiográficas, sendo indicado tratamento emergencial.
  - Encaminhar para a sala de emergência e manter o paciente com monitorização cardíaca.
  - Realizar infusão de cálcio para estabilização da membrana, uma vez que o paciente apresenta alterações eletrocardiográficas:
    - Gluconato de cálcio 10% – 15 mL, por via intravenosa, em 10 minutos; diluir em soro fisiológico ou glicosado; ou
    - Cloreto de cálcio 10% – 3 mL, por via intravenosa, em 10 minutos; diluir em soro fisiológico ou glicosado.
  - Realizar medidas para redução dos níveis plasmáticos de potássio:
    - Glicose 25% – 30 mL.
    - Insulina regular – 2 U.
    - Infundir, por via intravenosa, em 30 minutos; ou
    - Furosemida – 15 mg, por via intravenosa; ou
    - Sulfonato poliestireno de cálcio – 7,5 g, por via retal.

ALGORITMOS

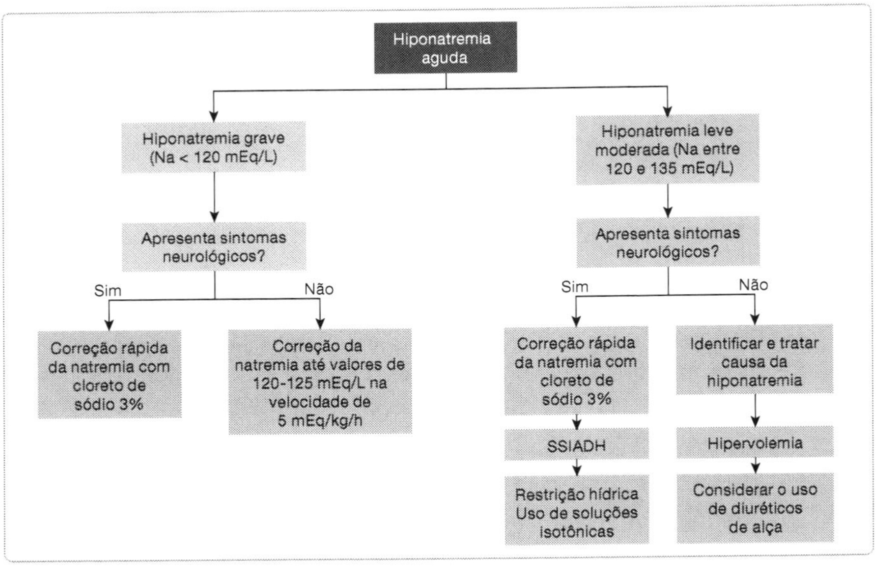

FIGURA 7

Algoritmo de abordagem da hiponatremia aguda.

Na: concentração de sódio sérico; SSIADH: síndrome da secreção inapropriada do hormônio antidiurético.
Fonte: adaptado de Luglio M, Zamboni JM, 2020.

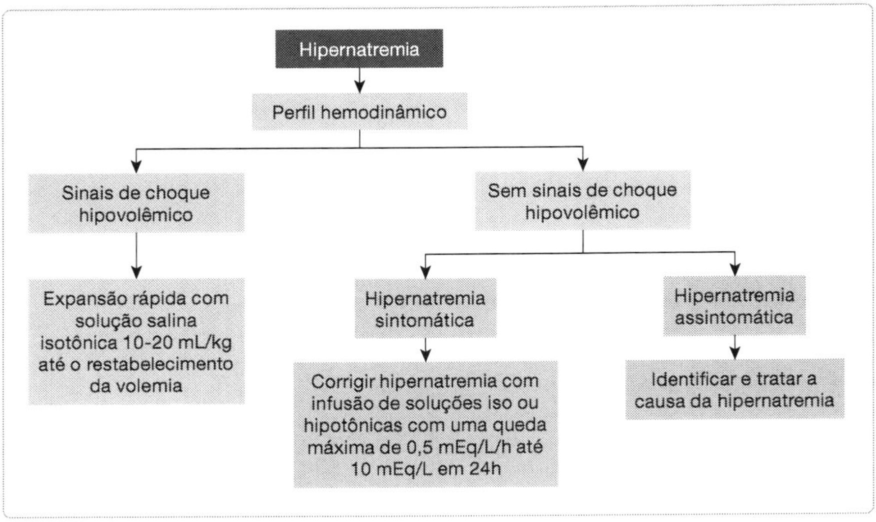

FIGURA 8

Algoritmo de abordagem da hipernatremia aguda.

Fonte: adaptado de Luglio M, Zamboni JM, 2020.

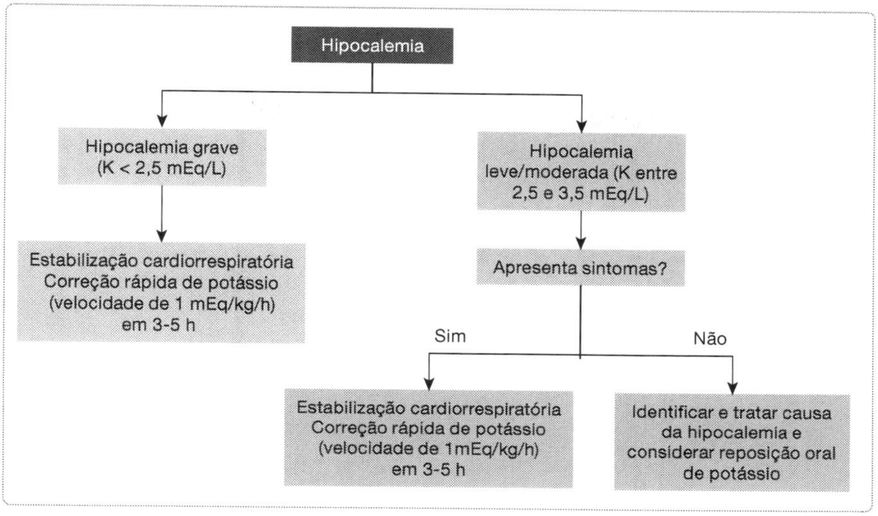

FIGURA 9

Algoritmo de abordagem da hipocalemia aguda.

K: concentração de potássio sérico.
Fonte: adaptado de Luglio M, Zamboni JM, 2020.

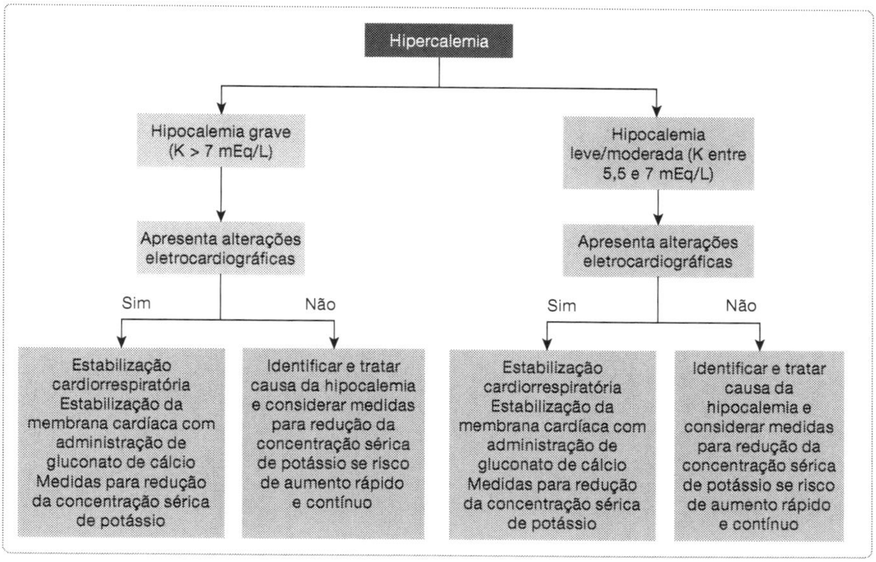

FIGURA 10

Algoritmo de abordagem da hipercalemia aguda.

K: concentração de potássio sérico.
Fonte: adaptado de Luglio M, Zamboni JM, 2020.

REFERÊNCIAS

1. Castro D, Sharma S. Hypokalemia. 2023 Mar 18. In: StatPearls [Internet]. Treasure Island (FL): StatPearls Publishing; 2023.
2. Daly K, Farrington E. Hypokalemia and hyperkalemia in infants and children: pathophysiology and treatment. J Pediatr Health Care. 2013;27(6):486-96.
3. Jones DP. Syndrome of Inappropriate Secretion of Antidiuretic Hormone and Hyponatremia. Pediatr Rev. 2018;39(1):27-35.
4. Lee J, Moffett BS. Treatment of pediatric hyperkalemia with sodium polystyrene sulfonate. Pediatr Nephrol. 2016;31(11):2113-7.
5. Luglio M, Zamboni JM. Distúrbios do sódio e do potássio. In: Carvalho WB de, Delgado AF, Hsin SH, Cabêdo MTC, organizadores. Terapia Intensiva. 2nd ed. Barueri: Manole; 2020.
6. Rius-Peris JM, Tambe P, Chilet Sáez M, Requena M, Prada E, Mateo J. Incidence and Severity of Community- and Hospital-Acquired Hyponatremia in Pediatrics. J Clin Med. 2022;11(24):7522.
7. Rodrigues KR, Barreto ADAL. Distúrbios hidroeletrolíticos. In Silva CA, Gomes FM, Sampaio MC, editors. Schvartsman C, Farhat SC, Reis AG, Couto TB, coordinators. Pronto-socorro 4th ed. Santana do Parnaíba: Manole; 2023. p. 577-624.
8. Simon Junior H, Rocha CSP. Distúrbios eletrolíticos. In: Schvartsman C, Reis AG, Farhat SCL, organizadores. Pronto-socorro. 3rd ed. Barueri: Manole; 2018. p. 756-79.
9. Sterns RH. Disorders of plasma sodium--causes, consequences, and correction. N Engl J Med. 2015;372(1):55-65.

37

Fluidoterapia de manutenção em Pediatria: indicações e conduta clínica

Rafael da Silva Giannasi Severini

Filumena Maria da Silva Gomes

Maria Helena Valente

INDICAÇÕES DE FLUIDOTERAPIA DE MANUTENÇÃO

- Na prática hospitalar pediátrica, as indicações de fluidoterapia de manutenção com objetivo de manter a homeostase hídrica e eletrolítica são:
  - Pacientes que necessitam de jejum pré-operatório ou pós-operatório.
  - Impossibilidade de ingestão oral em razão da gravidade de doença respiratória ou rebaixamento de nível de consciência.
  - Durante a ressuscitação volêmica.
  - Após estabilização de paciente grave.
  - Quando a ingestão oral é insuficiente.
  - Em casos de perdas intestinais exacerbadas.
- A solução escolhida deve prover quantidade equilibrada de água e eletrólitos, sem ocasionar repercussões na volemia ou distúrbios eletrolíticos. Para cada paciente existem soluções mais ou menos apropriadas, devendo a escolha da solução ser sempre individualizada.

SOLUÇÕES HIPOTÔNICAS E ISOTÔNICAS

- Classificadas de acordo com a concentração de sódio (Na):
  - Hipotônica: concentração menor que a plasmática (< 125 mEq/L).
  - Isotônica: concentração de sódio similar à do plasma (125 a 160 mEq/L).

- Como a glicose presente na solução é facilmente metabolizada, ela não tem efeito na tonicidade da solução.
- Classicamente, as soluções hipotônicas são utilizadas na Pediatria, a exemplo do soro de Holliday-Segar, resultado de pesquisa da década de 1950, baseada no gasto energético e hídrico de crianças saudáveis e na composição do leite materno.
- No entanto, trabalhos recentes têm mostrado sequelas graves e até relatos de mortes relacionadas à hiponatremia potencializada pelas soluções hipotônicas, colocando as soluções isotônicas como primeira escolha para a maior parte das situações clínicas, com ensaios clínicos randomizados e controlados demonstrando seu uso seguro em relação ao risco de hipernatremia, sobrecarga hídrica com hipertensão e acidose hiperclorêmica. A Tabela 1 descreve a composição das principais soluções disponíveis.

TABELA 1 Resumo da composição de algumas das principais soluções disponíveis.

Eletrólito (mEq/L)	SF (NaCl 0,9%)	Ringer acetato	Ringer lactato	Plasma-lyte	SG 5%/SF	Holliday-Segar
Sódio	154	130	130	140	77	30
Potássio		5	4	5		25
Cálcio		1	1,35	4,4		
Cloreto	154	112	109	98	77	55
Magnésio		1		3		
Lactato			28			
Gluconato				23		
Acetato		27		27		
Osmolaridade (mOsm/L)	308	276	274	294	(154)	110
Glicose					(25 g)	

SF: soro fisiológico; SG: soro glicosado.
Fonte: Ghosn DSNB, 2018.

- É importante considerar que determinadas patologias apresentam risco para distúrbios hidroeletrolíticos e volêmicos, por isso a escolha deve ser individualizada. Entre tais patologias/situações clínicas destacam-se:
  - Patologias neurocirúrgicas.

- Cardiopatias.
- Hepatopatias.
- Nefropatias.
- Diabete *insipidus*.
- Grandes queimados.
- Recém-nascidos (< 28 dias de vida).

Prescrevendo a manutenção

- Antes de selecionar os componentes do soro de manutenção, deve-se determinar a necessidade hídrica basal do paciente. Para isso, utiliza-se a regra de Holliday-Segar, simplificada na Tabela 2.

TABELA 2 Regra de Holliday-Segar simplificada.

Volume em 24h	0-10 kg	100 x P mL/dia
	11-20 kg	1.000 + 50 x (P-10) mL/dia
	≥ 21 kg	1.500 + 20 x (P-20) mL/dia
Dividir total por 24 = ___ mL/h em bomba de infusão contínua (máx 100 mL/h)		
Velocidade de infusão	0-10 kg	4 x P mL/h
	11-20 kg	40 + 2 x (P-10) mL/h
	≥ 21 kg	60 + 1 x (P-20) mL/h

Prescrever em bomba de infusão contínua (máx. 100 mL/h).
P: peso em quilogramas (kg).
Fonte: Ghosn DSNB, 2018.

- É importante destacar que a velocidade de infusão calculada pela regra demonstrada na Tabela 2 não vale para todos os pacientes. O risco de hiponatremia, capacidade de concentração renal, perdas de água livre e o estado volêmico do paciente devem ser considerados.
- Além do sódio, adiciona-se glicose ao soro de manutenção, para prevenir hipoglicemia e catabolismo (não provê suporte nutricional), e potássio. A escolha da concentração do potássio habitualmente segue a regra do soro de Holliday-Segar (25 mEq/L), entretanto alguns pacientes podem necessitar de concentração maior (p. ex., pacientes com diarreia com grandes perdas, uso de diuréticos hipocalêmicos). Nesses casos, deve-se individua-

lizar a prescrição, porém sempre respeitando a concentração máxima de 40 mEq/L, em pacientes com acesso periférico, ou 60 mEq/L, naqueles com acesso central.

- Para segurança da prescrição, é interessante padronizar a solução, mudando apenas a velocidade de infusão (conforme Tabela 2).
- A Tabela 3 descreve duas soluções-padrão utilizadas no Brasil.

TABELA 3 Composição de soluções-padrão utilizadas no Brasil.

Solução	Solução de manutenção isotônica	Solução de manutenção hipotônica
Eletrólito (mEq/L)	SG 5% 1.000 mL + NaCl 20% 40 mL + KCl 19,1% 10 mL	SG 5% 1.000 mL + NaCl 20% 10 mL + KCl 19,1% 10 mL
Sódio	136	34
Potássio	25	25
Cloreto	136	34
Osmolaridade (mOsm/L)	570	321
Glicose	50 g	50 g

SG: soro glicosado.
Fonte: Ghosn DSNB, 2018.

CONDUTA CLÍNICA

- A Figura 1 apresenta o algoritmo para o manejo clínico na prescrição de fluidoterapia de manutenção. A Tabela 4 exemplifica situações clínicas específicas e as respectivas necessidades hídricas.

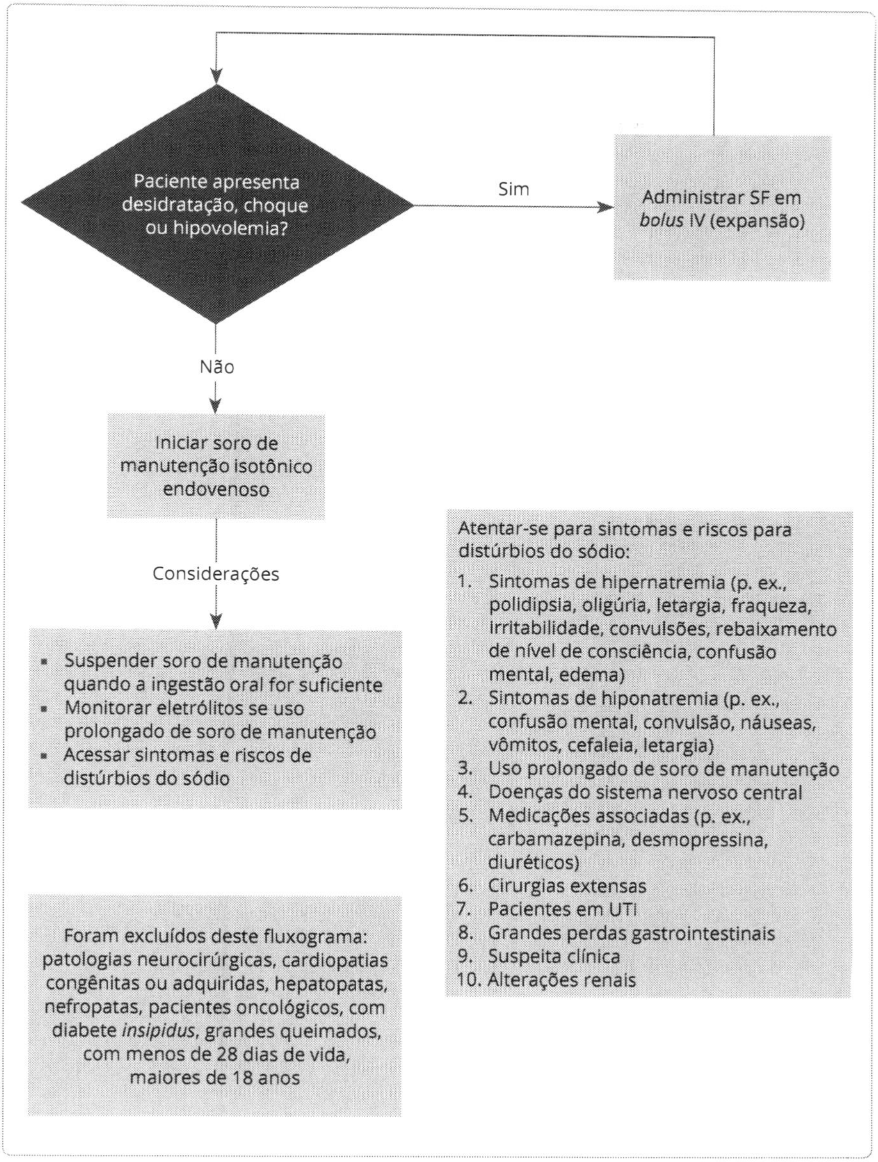

FIGURA 1

Algoritmo para prescrição de fluidoterapia de manutenção.

IV: intravenoso; SF: soro fisiológico; UTI: unidade de terapia intensiva.
Fonte: Feld LG et al., 2018.

TABELA 4 Situações clínicas específicas e as respectivas necessidades hídricas.

Situações clínicas específicas	Necessidades hídricas
Insuficiência renal crônica	25% do calculado, sem potássio
Hepatopatia	40 a 60% do calculado
Pneumonia	100% do calculado
Traumatismo cranioencefálico	100% do calculado
Doenças do sistema nervoso central	100% do volume calculado (pode ser necessário ajustar para hipertônico para manter Na > 140)
Defeitos de concentração renal	120% do volume calculado (pode ser ajustado para soro hipotônico)
Anemia falciforme	120% do calculado

PRESCRIÇÃO NA PRÁTICA

Exemplo de prescrição (cada caso deve ser avaliado individualmente, e a decisão deve ser tomada pelo médico responsável pelo caso).

- Para paciente de 14 kg:
  - Volume em 24 horas (regra de Holliday-Segar):
    - 11-20 kg = 1.000 + 50 (P-10) mL/dia
      = 1.000 + 50 (14-10) = 1.200 mL/dia
  - Dividindo esse total por 24 horas = 1.200/24 = 50 mL/h em bomba de infusão contínua com 100% da necessidade hídrica basal.
    - Soro isotônico:
      - » SG 5%, 1.000 mL.
      - » NaCl 20%, 40 mL: EV, em bomba de infusão contínua.
      - » KCl 19,1%, 10 mL: correr 50 mL/h.
- Essa é uma regra prática que pode auxiliar na maior parte dos pacientes, entretanto, a depender da gravidade ou da patologia associada, deve-se escolher uma velocidade de infusão maior ou menor, ou mesmo um soro hipotônico.
- Na Tabela 4 estão exemplificadas algumas situações clínicas e a necessidade hídrica necessária.
- Independentemente da prescrição, é importante dosar os eletrólitos e a função renal do paciente, assim como realizar controle de diurese e balanço hídrico rigoroso.

REFERÊNCIAS

1. Feld LG, Neuspiel DR, Foster BA, Leu MG, Garber MD, Austin K, et al.; Subcommittee on Fluid and Electrolyte Therapy. Clinical practice guideline: maintenance intravenous fluids in children. Pediatrics. 2018;142(6):e20183083.
2. Ghosn DSNB. Fluidoterapia de manutenção. In: Schvartsman C, Reis AG, Farhat SCL, editors. Pronto-socorro. 3rd ed. Barueri: Manole; 2018.
3. Ghosn DSN, Silva RYR. Fluidoterapia de manutenção. In: Schvartsman C, Reis AG, Farhat SCL, Couto TB, editors. Pronto-socorro. 4th ed. Santana do Parnaíba: Manole; 2023.
4. Holliday MA, Segar WE. The maintenance need for water in parenteral fluid therapy. Pediatrics. 1957;19(5):823-32.

38

Parada cardiorrespiratória em Pediatria: diagnóstico e tratamento

D&T

Gustavo Faria de Matos

Filumena Maria da Silva Gomes

Maria Helena Valente

INTRODUÇÃO

- A parada cardiorrespiratória (PCR) corresponde à situação clínica em que ocorre a cessação da circulação sanguínea em consequência da ausência ou ineficácia da mecânica cardíaca.
- Na faixa pediátrica, na maior parte dos casos, a PCR é consequência final da insuficiência respiratória ou do choque; ao contrário dos adultos, em que a PCR em geral é decorrente de uma causa cardíaca primária (PCR súbita). Em apenas cerca de 5% a 15% dos casos as PCR em Pediatria são súbitas, ocorrendo por quadros de cardiomiopatia hipertrófica, anomalias de artéria coronária, arritmias, miocardite, intoxicação e *commotio cordis* (concussão cardíaca).
- Embora nos últimos anos tenham ocorrido grandes avanços tecnológicos no cuidado em situações de PCR, o prognóstico na faixa pediátrica ainda é muito ruim. A taxa de sobrevivência e alta hospitalar em crianças vítimas de PCR extra-hospitalar é de 6% a 8%. A sobrevivência é maior se a PCR ocorrer em ambiente hospitalar (33%) ou quando o ritmo de apresentação for chocável (23-34%).

DIAGNÓSTICO

Etiologia de parada cardiorrespiratória

- A parada cardiorrespiratória em Pediatria tem causas que variam de acordo com a idade e as condições prévias da criança, podendo estar associada a situações potencialmente reversíveis ("H"s e "T"s), de forma que é fundamental avaliar, identificar e intervir nessas situações (Quadro 1).

QUADRO 1 Causas reversíveis de parada cardiorrespiratória em Pediatria.
Hipovolemia
Hipóxia
Hidrogênio (acidose)
Hipoglicemia
Hipo/hipercalemia (potássio)
Hipotermia
Tensão no tórax (pneumotórax hipertensivo)
Tamponamento cardíaco
Toxinas
Tromboembolismo pulmonar
Trombo na coronária

TRATAMENTO

Suporte básico de vida

- A American Heart Association (AHA) divide os cuidados da parada cardiorrespiratória (PCR) em suporte básico de vida (SBV) e suporte avançado de vida (SAV).
- O SBV corresponde aos cuidados básicos que devem ser oferecidos diante de um quadro de PCR (Quadro 2).

QUADRO 2 Cuidados básicos no suporte básico da vida.
1. Segurança do local
2. Reconhecimento da parada cardiorrespiratória
3. Acionar serviço de emergência
4. Iniciar manobras de ressuscitação cardiopulmonar
5. Desfibrilação

Segurança do local

- Garantir que o local do atendimento é seguro para os socorristas e para vítima.

Reconhecimento da parada cardiorrespiratória

- A parada cardiorrespiratória é reconhecida clinicamente quando um indivíduo se encontra inconsciente (não responde), sem respiração eficaz (não respira ou apresenta apenas *gasping*), e não é possível detectar pulso central.
- O nível de consciência é avaliado pela realização de um estímulo vigoroso no paciente (p. ex., chamá-lo em voz alta ou realizar estímulo de dor), se ele não apresentar resposta, é considerado inconsciente.
- Em seguida, avalia-se, simultaneamente, por cerca de 10 segundos, a presença de movimentos respiratórios e de pulso central. Em lactentes, é recomendado palpar o pulso braquial, já em crianças e adolescentes deve-se palpar o pulso carotídeo ou femoral.

Acionar serviço de emergência

- Em adolescentes, após o reconhecimento de uma parada cardiorrespiratória (PCR), o socorrista deve acionar imediatamente um serviço de urgência (podendo utilizar para isso o telefone celular por viva-voz) e, caso exista no local, providenciar um desfibrilador automático externo (DEA).
- Já em crianças e lactentes, se o evento for presenciado, devem-se seguir as mesmas orientações de PCR em adolescentes. Porém, se o evento não for presenciado, recomenda-se realizar 2 minutos de manobras de ressuscitação cardiopulmonar (RCP) para só depois solicitar ajuda e providenciar o DEA.

Iniciar manobras de ressuscitação cardiopulmonar

- A RCP envolve um conjunto de medidas com o objetivo de reverter uma parada cardiorrespiratória por meio de suporte ventilatório e circulatório. A AHA recomenda que seja seguida a sequência C-A-B (C = compressões; a = abertura de vias aéreas; B = boa ventilação) (Quadro 3).

QUADRO 3 Sequência C-A-B na ressuscitação cardiopulmonar.

"C" = Compressões
"A" = Abertura de vias aéreas
"B" = Boa ventilação

- "C" = Compressões torácicas:
  - As compressões devem ser fortes e rápidas, a uma frequência de 100 a 120 por minuto, com uma profundidade de um terço do diâmetro anteroposterior do tórax (cerca de 4 cm em lactentes e 5 cm em crianças e adolescentes).
  - Além disso, devem-se minimizar interrupções nas compressões e permitir o completo retorno do tórax na descompressão, já que manter a pressão no tórax diminui o débito cardíaco das compressões torácicas.
  - Em lactentes, a técnica recomendada para compressão é utilizar dois dedos (indicador e médio) para comprimir a região esternal abaixo da linha intermamilar, evitando o apêndice xifoide (Figura 1). Na presença de dois socorristas, a técnica recomendada é a de dois polegares comprimindo o terço inferior do esterno (Figura 2).
  - Em crianças, a compressão deve ser feita utilizando uma ou duas mãos (Figura 3).

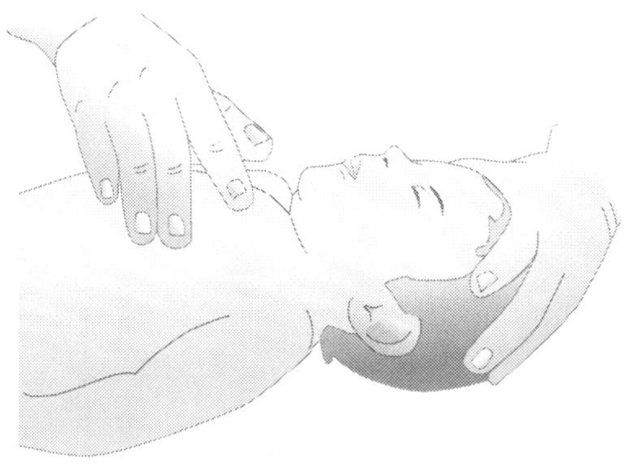

FIGURA 1
Técnica de compressão torácica em lactentes com um socorrista.
Fonte: Sakano TS, Yatuhara CR, 2018.

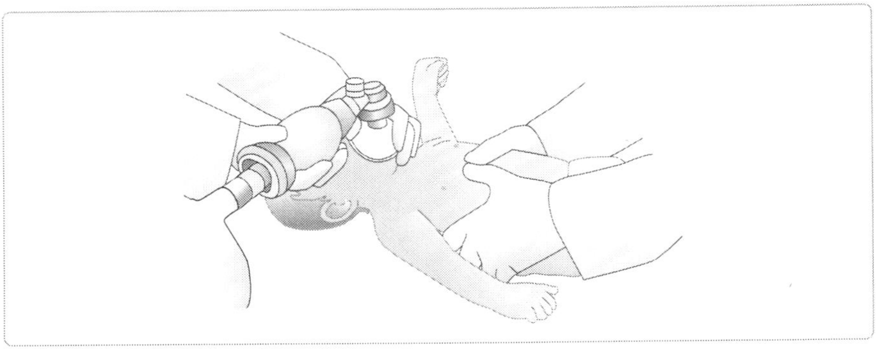

FIGURA 2
Técnica de compressão torácica em lactentes com dois socorristas.
Fonte: Sakano TS, Yatuhara CR, 2018.

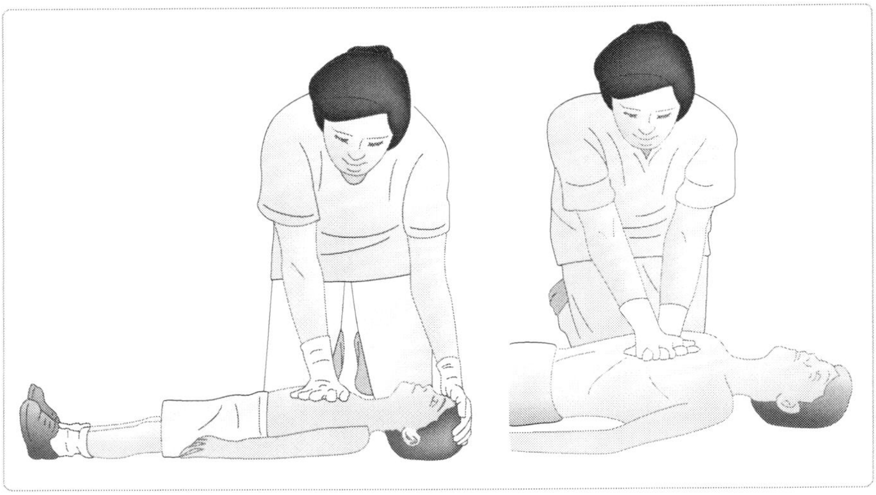

FIGURA 3
Técnica de compressão torácica em crianças e adolescentes.
Fonte: Sakano TS, Yatuhara CR, 2018.

- "A" = abertura de vias aéreas:
  - A avaliação da via aérea envolve o posicionamento adequado do paciente, que é obtido através da inclinação da cabeça e elevação do queixo, favorecendo o alinhamento dos eixos oral, traqueal e faríngeo (Figura 4).

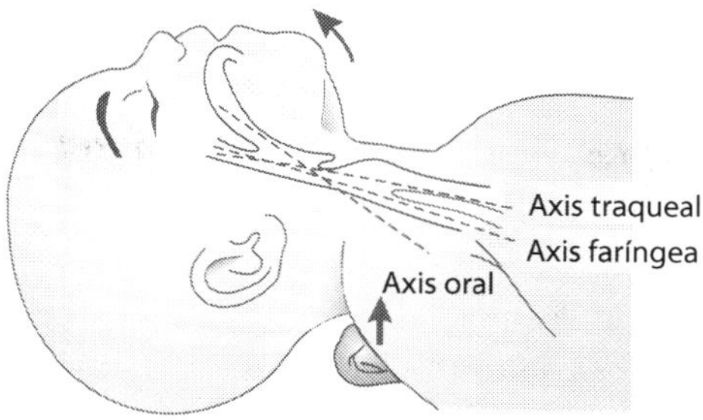

FIGURA 4
Posicionamento correto de lactentes.
Fonte: adaptada de American Heart Association, 2020.

- Para facilitar esse posicionamento, pode-se utilizar um coxim na região interescapular (em lactentes) ou na região occipital (em crianças e adolescentes).

- "B" = boa ventilação (respiração):
  - A ventilação deve ser realizada preferencialmente com um dispositivo bolsa-válvula-máscara (BVM), porém, em situações extra-hospitalares em que o dispositivo não estiver disponível, se o socorrista se sentir seguro, pode realizar respiração boca a boca-nariz em lactentes (Figura 5) ou boca a boca em crianças e adolescentes.

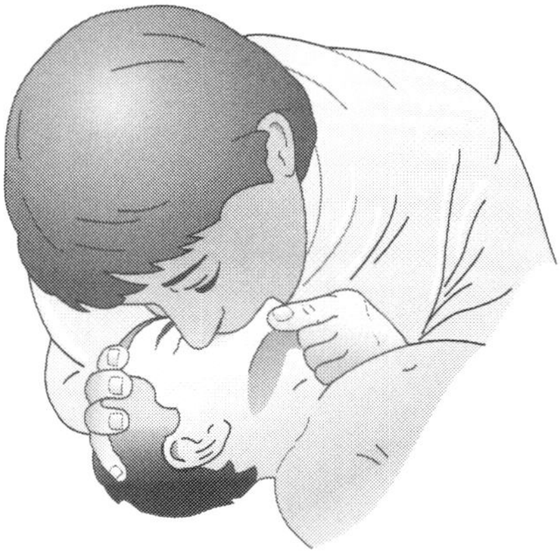

FIGURA 5
Técnica de respiração boca a boca-nariz.
Fonte: adaptada de American Heart Association, 2020.

- Ao utilizar o dispositivo BVM, as insuflações devem durar 1 segundo, com pressão suficiente para elevação do tórax.
- O número de compressões varia com a idade e o número de socorristas (Quadro 4).

QUADRO 4 Número de compressões torácicas e ventilações em lactentes, crianças e adolescentes conforme o número de socorristas.

Idade do paciente	Número de socorristas	Compressões torácicas e ventilações
Lactentes e crianças	Um socorrista	30 compressões e 2 ventilações
Lactentes e crianças	Dois socorristas	15 compressões e 2 ventilações
Adolescentes		30 compressões e 2 ventilações

Desfibrilação

- Assim que possível, o paciente deve ser monitorizado com o DEA.
- Os DEA são dispositivos seguros e de fácil manuseio que permitem o reconhecimento de ritmos chocáveis. Para crianças com menos de 8 anos e/ou 30 kg, é recomendado o uso de pás pediátricas e atenuadores de carga. A conduta está resumida no Quadro 5 e nas Figuras 6 e 7.

Suporte avançado de vida

- Diferente do SBV, no SAV existe a disponibilidade de equipamentos e técnicas para otimizar a perfusão tecidual e a ventilação adequada.
- Iniciar o SBV considerando as causas reversíveis de parada cardiorrespiratória.
- Em geral, o cenário é hospitalar, e os componentes incluem otimização das técnicas de SBV, análise do ritmo cardíaco com detecção de arritmias, uso de medicamentos, acesso venoso e via aérea avançada (Quadro 6).

QUADRO 5 Resumo dos componentes do suporte básico de vida.

<table>
<tr><th colspan="3">Componentes</th><th>Adolescente
(sinais de puberdade, na menina presença do broto mamário e em menino de pelos axilares)</th><th>Criança
(de 1 ano até antes dos sinais de puberdade)</th><th>Lactente
(menos de 1 ano, excluindo recém-nascidos)</th></tr>
<tr><td colspan="3">Segurança do local</td><td colspan="3">Garantir segurança dos socorristas e da vítima</td></tr>
<tr><td rowspan="3">Reconhecimento da PCR</td><td colspan="2">Nível de consciência</td><td colspan="3">Não responde</td></tr>
<tr><td colspan="2">Respiração</td><td colspan="3">Não respira ou apresenta apenas gasping</td></tr>
<tr><td colspan="2">Pulsos centrais</td><td colspan="2">Ausência de pulso carotídeo ou femoral após 10 segundos</td><td>Ausência de pulso braquial após 10 segundos</td></tr>
<tr><td colspan="3" rowspan="2">Acionar serviço de urgência</td><td rowspan="2">Acionar imediatamente um serviço de urgência e providenciar um DEA</td><td colspan="2">Evento presenciado
Acionar imediatamente um serviço de urgência e providenciar um DEA</td></tr>
<tr><td colspan="2">Evento não presenciado
Realizar 2 minutos de RCP e em seguida solicitar ajuda e providenciar o DEA</td></tr>
<tr><td rowspan="6">Manobras de RCP</td><td rowspan="4">C</td><td rowspan="2">Técnica</td><td rowspan="2">Duas mãos no terço inferior do esterno</td><td rowspan="2">Uma ou duas mãos no terço inferior do esterno</td><td>Um socorrista
Dois dedos no centro do tórax, abaixo da linha mamilar</td></tr>
<tr><td>Dois socorristas
Mãos envolvendo o tórax e os polegares no terço inferior do tórax</td></tr>
<tr><td>Frequência</td><td colspan="3">100-120 compressões por minuto</td></tr>
<tr><td>Profundidade</td><td>5-6 cm (um terço do diâmetro anteroposterior do tórax)</td><td>5 cm (um terço do diâmetro anteroposterior do tórax)</td><td>4 cm (um terço do diâmetro anteroposterior do tórax)</td></tr>
<tr><td colspan="2">A</td><td colspan="2">Coxim na região occipital</td><td>Coxim na região interescapular</td></tr>
<tr><td colspan="2">B</td><td>Relação 30:2</td><td colspan="2">Relação 30:2 (um socorrista)
Relação 30:1 (dois socorristas)</td></tr>
<tr><td colspan="3">Desfibrilação</td><td colspan="3">Acoplar o DEA assim que disponível
Pás pediátricas e atenuadores de carga para crianças com menos de 8 anos ou 30 kg
Reiniciar RCP pelas compressões após o choque</td></tr>
</table>

PCR: parada cardiorrespiratória; DEA: desfibrilador externo automático; RCP: manobras de ressuscitação cardiopulmonar.
Fonte: adaptada de American Heart Association, 2020.

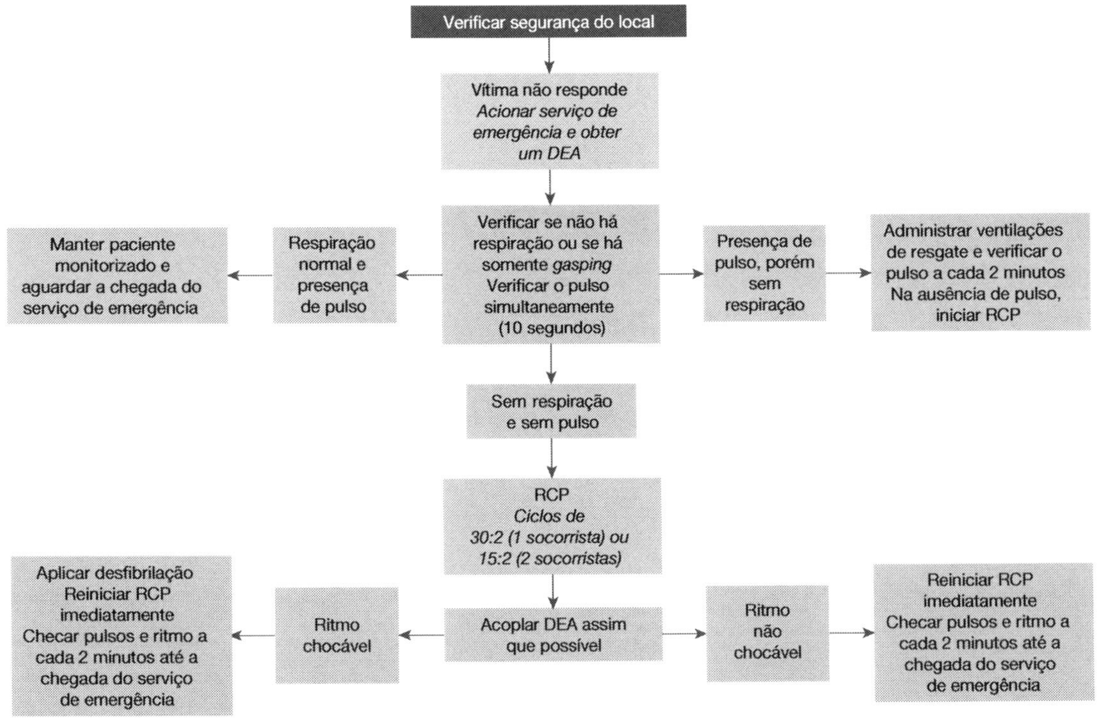

FIGURA 6

Algoritmo para suporte básico de vida.

DEA: desfibrilador externo automático; RCP: manobras de ressuscitação cardiopulmonar.
Fonte: adaptada de American Heart Association, 2020.

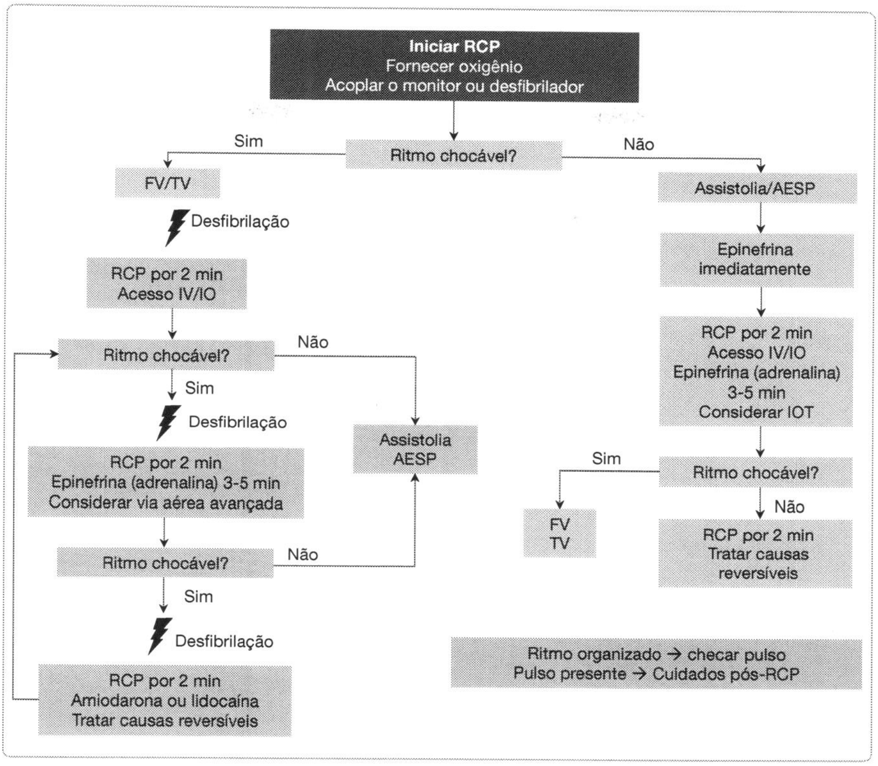

FIGURA 7

Algoritmo para suporte avançado de vida.

RCP: manobras de ressuscitação cardiopulmonar; FV: fibrilação ventricular; TV: taquicardia ventricular sem pulso; AESP: atividade elétrica sem pulso; IV: intravenoso; IO: intraósseo; IOT: intubação orotraqueal. Fonte: adaptada de American Heart Association, 2020.

QUADRO 6 Cuidados no suporte avançado de vida.

1. Reconhecer a parada cardiorrespiratória
2. Chamar por ajuda
3. Monitorizar e reconhecer ritmo cardíaco
4. Desfibrilação imediata, se indicada
5. Ressuscitação cardiopulmonar de qualidade
6. Suporte ventilatório
7. Obter um acesso vascular
8. Administrar drogas

- Assim, a sequência de atendimento no SAV inclui:

Reconhecer a ressuscitação cardiopulmonar

- Paciente não responde.
  - Paciente não respira ou apresenta *gasping*.
  - Paciente não apresenta pulso central detectável.

Chamar por ajuda

- Se disponível, acionar o time de resposta rápida, que constitui uma equipe destinada ao atendimento de emergências no hospital.

Monitorizar e reconhecer ritmo cardíaco

- Ritmos não chocáveis:
  - Bradicardia sintomática (Figura 8):
    - Definida por frequência cardíaca < 60 bpm com sinais hipoperfusão.
    - Corresponde a um ritmo terminal, que rapidamente evolui para parada cardiorrespiratória (PCR), devendo ser tratada imediatamente com ventilação adequada.
    - Caso o paciente mantenha bradicardia após melhora das condições de ventilação e oxigenação, indica-se iniciar RCP e medicamentos – epinefrina (adrenalina).
  - Assistolia ("linha reta") (Figura 9):
    - Corresponde ao ritmo mais comum de PCR em Pediatria e representa a ausência de atividade elétrica no miocárdio.
    - Na presença de uma linha reta no monitor cardíaco, é importante confirmar clinicamente, já que também pode ser causada por um eletrodo frouxo.
    - Na presença de assistolia, é indicado iniciar imediatamente RCP e tentar identificar causas reversíveis de PCR.

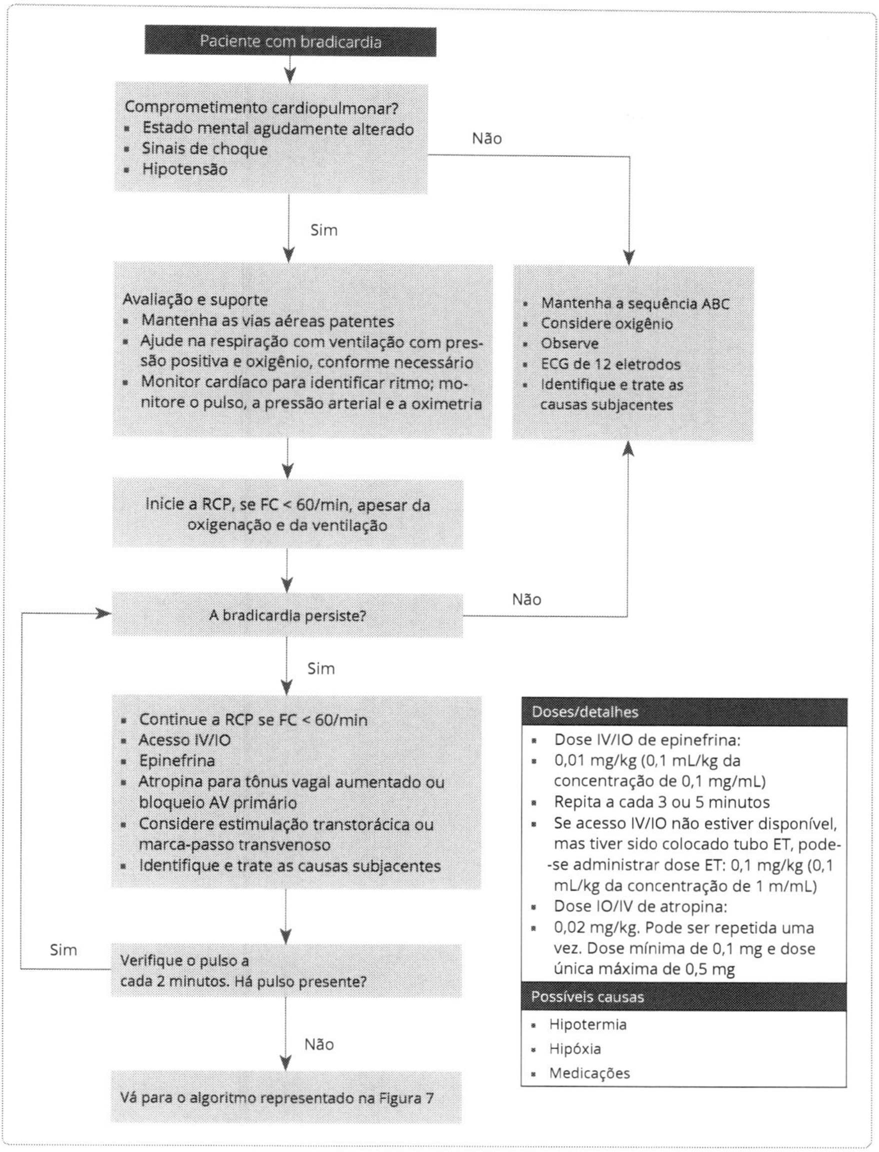

FIGURA 8

Bradicardia sintomática.

ABC: via aérea, respiração e circulação; ECG: eletrocardiograma; RCP: manobras de ressuscitação cardiopulmonar; FC: frequência cardíaca; IV: intravenoso; IO: intraósseo; AV: atrioventricular; PCR: parada cardiorrespiratória; ET: endotraqueal.
Fonte: adaptada de American Heart Association, 2020.

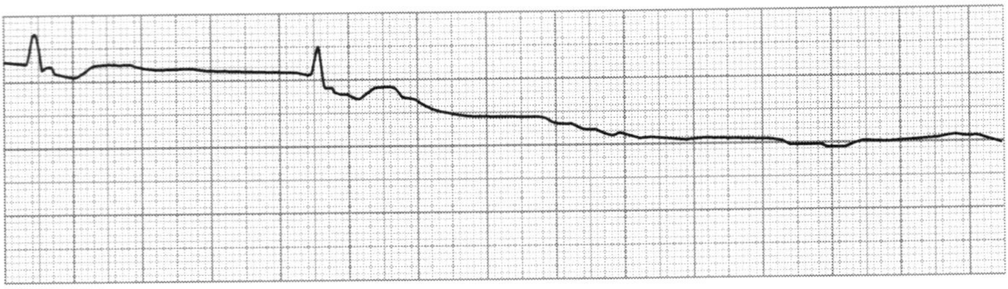

FIGURA 9
Assistolia.
Fonte: adaptada de American Heart Association, 2020.

- Atividade elétrica sem pulso (AESP) (Figura 10):
  - Descreve qualquer atividade elétrica miocárdica organizada associada à ausência de pulsos palpáveis. Deve-se iniciar imediatamente RCP e tentar identificar causas reversíveis de PCR.

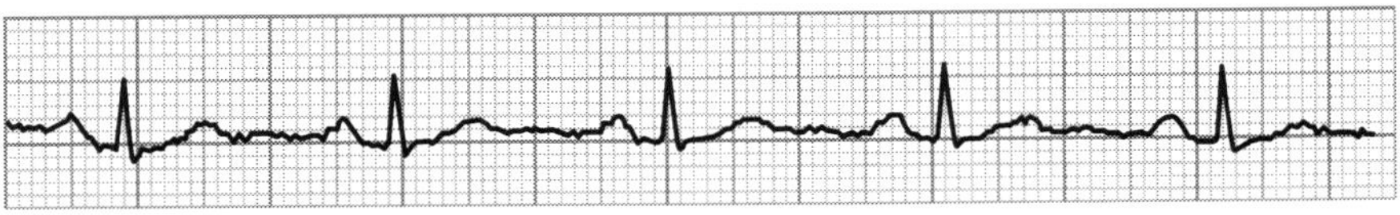

FIGURA 10
Atividade elétrica sem pulso.
Fonte: adaptada de American Heart Association, 2020.

- Ritmos chocáveis:
  - Fibrilação ventricular (FV) (Figura 11):
    - Corresponde a uma atividade elétrica no miocárdio caótica e não efetiva, assim, apesar de apresentar atividade elétrica, o coração não tem ritmo nem contrações coordenadas.
    - Deve-se desfibrilar imediatamente.

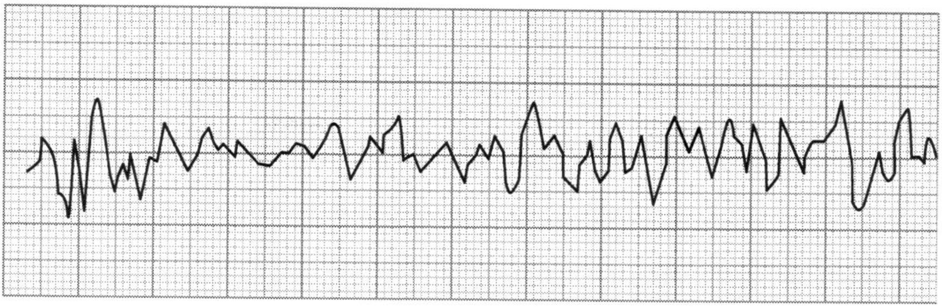

FIGURA 11
Fibrilação ventricular.
Fonte: adaptada de American Heart Association, 2020.

- Taquicardia ventricular sem pulso (TV) (Figura 12):
  - Caracteriza-se por complexos QRS largos e organizados. Normalmente essa forma de PCR é de breve duração, deteriorando-se em FV. Deve-se desfibrilar imediatamente.

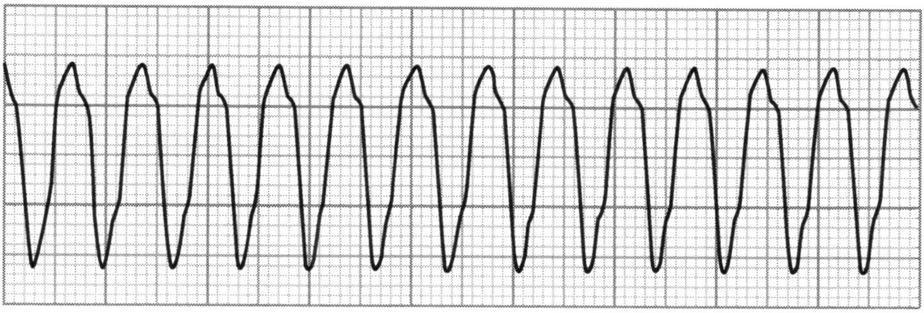

FIGURA 12
Taquicardia ventricular sem pulso.
Fonte: adaptada de American Heart Association, 2020.

Desfibrilação imediata, se indicada

- A desfibrilação é o tratamento definitivo dos ritmos chocáveis e deve ocorrer precocemente.
- Os desfibriladores podem ser monofásico ou bifásico, e a carga do choque recomendada é de 2 J/kg no primeiro choque, 4 J/kg no segundo choque e nos choques subsequentes, cargas > 4 J/kg com máximo de 10 J/kg ou carga para adulto.

- Recomenda-se o uso de pás manuais pediátricas para crianças menores de 1 ano ou com menos de 10 kg.
- Após a administração do choque, reiniciar imediatamente as compressões torácicas.

Ressuscitação cardiopulmonar de qualidade

- Compressões fortes com profundidade de um terço do diâmetro anteroposterior do tórax, rápidas (frequência de 100 a 120 por minuto) permitindo o retorno total do tórax na descompressão e evitando interrupções.
- Alternar as pessoas que aplicam as compressões a cada 2 minutos ou antes, se houver cansaço.
- Reavaliar o ritmo cardíaco e a presença de pulsos centrais a cada 2 minutos e administrar nova desfibrilação, se houver indicação.

Suporte ventilatório

- Iniciar ventilações com dispositivo BVM, idealmente com dois socorristas utilizando a técnica do C-E. Para a vedação da máscara ao rosto, o polegar e o dedo indicador formam o "C" sobre a máscara, e o terceiro, quarto e quinto dedos formam o "E" ao tracionar a mandíbula.
- Manter a relação de 15 compressões para 2 ventilações para crianças e lactentes, ou de 30 compressões para 2 ventilações para adolescentes (Figura 13).

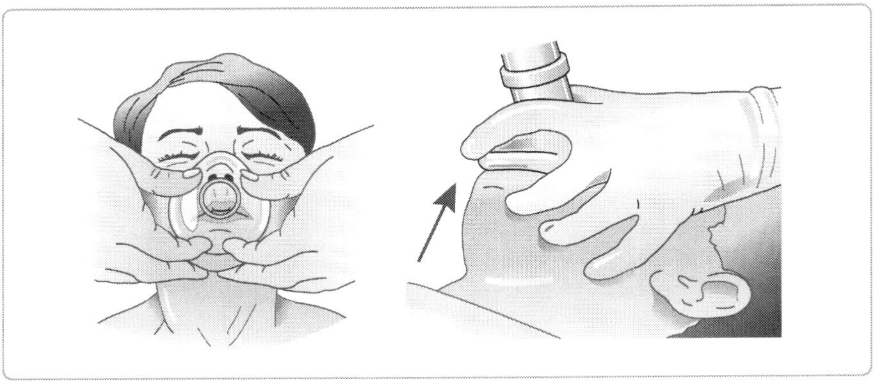

FIGURA 13
Técnica de ventilação C-E.
Fonte: adaptada de American Heart Association, 2020.

- A via aérea avançada através da intubação endotraqueal ou com dispositivo supraglótico deve ser obtida desde que não interrompa excessivamente as compressões torácicas, nem atrase a administração de desfibrilação. A partir do momento em que houver uma via aérea avançada, realizar uma ventilação a cada 2-3 segundos (20-30 ventilações por minuto) com compressões torácicas contínuas.

Obter um acesso vascular

- É indicada a obtenção de um acesso vascular, sendo o acesso periférico intravenoso (IV) aceitável se puder ser estabelecido rapidamente, caso contrário é indicado estabelecer um acesso intraósseo (IO).

Administrar drogas

- Ver Tabela 1.
- Epinefrina:
  - É indicada em todos os ritmos de parada cardiorrespiratória (PCR), uma vez que, associada às compressões torácicas de qualidade, aumenta a contratilidade miocárdica e a frequência cardíaca, melhora a oferta tecidual de oxigênio e eleva a pressão arterial diastólica.
  - Uma vez que o uso de epinefrina aumenta a necessidade de oxigênio no miocárdio, alguns estudos têm discutido os benefícios do seu uso em PCR, porém a AHA mantém a indicação desse medicamento.
  - Nos ritmos não chocáveis recomenda-se a administração de epinefrina o mais rápido possível, sendo ideal nos primeiros 5 minutos do início da PCR para aumentar a possibilidade de melhores resultados.
  - Em lactentes e crianças, a dose é de 0,01 mg/kg da solução 1:10.000 a cada 3 a 5 minutos (0,1 mL/kg) IV/IO. Na ausência de acesso venoso, pode-se considerar a administração de dose endotraqueal de 0,1 mL/kg da solução 1:1.000.
  - Para adolescentes, a dose recomendada é de 1 mg a cada 3 a 5 minutos (Tabela 1).
- Amiodarona:
  - É indicada no tratamento de FV e TV refratária ou recorrente à desfibrilação. A dose recomendada é de 5 mg/kg, podendo ser repetida até duas vezes.
- Lidocaína:

- É indicada no tratamento da FV e TV refratária ou recorrente, com a desfibrilação diminuindo o automatismo e suprimindo arritmias ventriculares. A dose recomendada é de 1 mg/kg (ataque) e manutenção de 20 a 50 mcg/kg/min.

TABELA 1 Medicamentos usados em parada cardiorrespiratória.

Medicamentos	Dose
Epinefrina	IV/IO: 0,01mg/kg da solução 1:10.000 a cada 3 a 5 minutos (0,1 mL/kg) IV/IO Endotraqueal: 0,1 mL/kg da solução 1:1.000
Amiodarona	5 mg/kg, podendo ser repetida até duas vezes (IV/IO)
Lidocaína	1 mg/kg (ataque) e manutenção de 20 a 50 mcg/kg/min (IV/IO)

IV: intravenoso; IO: intraósseo.
Fonte: adaptada de American Heart Association, 2020.

CUIDADOS PÓS-RESSUSCITAÇÃO

- O retorno da circulação espontânea é caracterizado pelo retorno do pulso e da pressão arterial ou sinal de onda espontâneo na pressão arterial com monitorização intra-arterial.
- Nessa fase, são fundamentais as medidas para manter a perfusão de órgãos vitais e oxigenação adequada.
- Assim, é recomendado:
  - Obter via aérea avançada, se ainda não estiver disponível, e garantir oxigenação adequada, evitando hipoxemia e hipercapnia.
  - Obter acesso venoso, se ainda não estiver disponível.
  - Considerar administração de fluidos e drogas vasoativas para manter perfusão adequada.
  - Tratar agressivamente hipoglicemia.
  - Identificar e tratar distúrbios hidroeletrolíticos.
  - Controle térmico adequado.
- Importante: após a ressuscitação, pode ocorrer a síndrome pós-parada cardiorrespiratória (PCR), com choque por disfunção miocárdica e inflamação sistêmica, disfunção de múltiplos órgãos e, ainda, quadro neurológico

grave. São fundamentais esses cuidados após a PCR para um melhor prognóstico neurológico.

TÉRMINO DA RESSUSCITAÇÃO

- Não existe consenso atual sobre o momento adequado de interromper as manobras de RCP. Deve-se considerar tempo de parada cardiorrespiratória, idade da criança e local do evento (intra ou extra-hospitalar).
- É importante a reabilitação precoce para um prognóstico neurológico melhor.

REFERÊNCIAS

1. Aziz K, Lee HC, Escobedo MB, Hoover AV, Kamath-Rayne BD, Kapadia VS, et al. Part 5: Neonatal Resuscitation: 2020 American Heart Association Guidelines for Cardiopulmonary Resuscitation and Emergency Cardiovascular Care. Circulation. 2020;142(16_suppl_2):S524-S550.
2. Maconochie I, Bingham B, Skellett S. Resuscitation Council (UK). Guidelines: Paediatric Advanced Life Support. 2015.
3. "Pediatric Cardiac Arrest" by Robert Berg, MD for OPENPediatrics. YouTube. https://www.youtube.com/watch?v=Ow9es6m9-bU.
4. Sakano TS, Yatuhara CR. Parada cardiorrespiratória. In: Schvartsman C, Reis AG, Farhat SCL, organizadores. Pronto Socorro. 3th ed. Barueri: Manole; 2018. p. 2-17.
5. Shimoda-Sakano T, Vieira MG. Ressuscitação cardiopulmonar. In Silva CA, Gomes FM, Sampaio MC, editors. Schvartsman C, Farhat SC, Reis AG, Couto TB, coordinators. Pronto-socorro 4rd ed. Santana do Parnaíba, SP; Manole, 2023. p 2-16.
6. Soar J, Maconochie I, Wyckoff MH, Olasveengen TM, Singetary EM, Greif R, et al. 2019 International Consensus on cardiopulmonary resuscitation and emergency cardiovascular care science with treatment recommendations: Summary from the Basic Life Support; Advanced Life Support; Pediatric Life Support; Neonatal Life Support; Education, Implementation, and Teams; and First Aid Task Forces. Circulation. 2019;140:e826-80.
7. Soar J, Maconochie I, Wyckoff MH, Olasveengen TM, Singetary EM, Greif R, et al. 2019 International Consensus on Cardiopulmonary Resuscitation and Emergency Cardiovascular Care Science With Treatment Recommendations. Resuscitation. 2019;145:95-150.
8. Topjian AA, Raymond TT, Atkins D, Chan M, Duff JP, Joyner BL Jr, et al; Pediatric Basic and Advanced Life Support Collaborators. Part 4: Pediatric Basic and Advanced Life Support: 2020 American Heart Association Guidelines for Cardiopulmonary Resuscitation and Emergency Cardiovascular Care. Circulation. 2020;142(16_suppl_2):S-469-S523.

39

Atendimento inicial da criança e do adolescente vítimas de politraumatismos: avaliação e conduta

Maria Helena Valente

Filumena Maria da Silva Gomes

INTRODUÇÃO

- O trauma infantil é um problema de saúde pública considerado doença negligenciada na sociedade moderna. As principais causas de óbitos por trauma na infância são acidentes de veículos automotores e motos, agressões (homicídio e suicídio), quedas e afogamentos.
- A criança possui algumas particularidades que a diferenciam do adulto, e estas precisam ser reconhecidas para promover o adequado atendimento em relação aos traumas. Em decorrência dos traumas e das características das crianças, as lesões multissistêmicas são a regra e mais frequentes que nos adultos (Tabela 1).
- O impacto do trauma na população de crianças e adolescentes (mortalidade, morbidade e sequelas) depende de avaliação pré-hospitalar, transporte do paciente traumatizado até o hospital e atendimento nos serviços de urgência (Quadro 1).

PECULIARIDADES DA CRIANÇA

- As especificidades fisiológicas e anatômicas da criança devem ser consideradas por todos os profissionais, para lidar de forma adequada com a urgência traumática nessa faixa etária. A criança apresenta menor massa corporal, menor quantidade de tecido conjuntivo elástico e gordura, com

TABELA 1 Mecanismos de trauma e padrões de lesão em crianças.

Mecanismo de trauma	Padrão de lesão
Atropelamento	Baixa velocidade: fraturas de membros inferiores Alta velocidade: trauma multissistêmico, lesões de crânio e cervical, fraturas de membros inferiores
Acidente automobilístico	Sem cinto de segurança: trauma multissistêmico, lesões de crânio e cervical, lacerações de face e couro cabeludo Com cinto de segurança: trauma torácico e abdominal, fraturas de coluna lombar
Queda além da própria altura	Pequena altura: fraturas de membros superiores Média altura: lesões de crânio e cervical, fraturas de membros superiores e inferiores Grande altura: trauma multissistêmico, lesões de crânio e cervical, fraturas de membros superiores e inferiores
Queda de bicicleta	Sem capacete: lacerações de face e couro cabeludo, lacerações cervicais, fraturas de membros superiores Com capacete: fraturas de membros superiores Impacto com o guidão: trauma abdominal e pélvico

Fonte: Tannuri AC, Brener PZ, 2023.

QUADRO 1 Fases do tratamento do trauma na criança e no adolescente.

Local do atendimento	Descrição do cuidado
Avaliação pré-hospitalar	O atendimento da criança traumatizada deve ser iniciado na cena do evento, com avaliação e abordagem adequadas pela equipe de atenção pré-hospitalar
Transporte do paciente traumatizado até o hospital	Sistema de transporte eficiente para uma unidade hospitalar de urgência mais adequada e próxima do local da ocorrência
Atendimento nos serviços de urgência	Serviços com equipe multidisciplinar treinada em atendimento ao trauma infantil

órgãos mais próximos e, por isso, maior tendência às lesões multissistêmicas e com maior potencial de gravidade. Além disso, a menor calcificação óssea da criança pequena, com maior complacência do arcabouço ósseo, possibilita lesões de órgãos intracavitários sem lesão óssea associada.

- A cabeça da criança é proporcionalmente maior que a do adulto, quando se faz a relação tamanho da cabeça com o do corpo. Assim, a criança apresenta mais trauma cranioencefálico que os adultos nos acidentes em geral.
- Quanto menor a criança, maior a relação entre superfície corpórea/volume, com as crianças pequenas tendo risco maior de desenvolverem hipotermia, mesmo em condições climáticas favoráveis.
- O trauma na infância pode ter consequências orgânicas e certamente psicológicas. Dessa forma, tanto a criança vítima de trauma como os membros da família podem desenvolver quadros de estresse pós-traumático, síndrome do pânico, alterações da personalidade e sequelas cognitivas.

AVALIAÇÃO DA CRIANÇA VÍTIMA DE TRAUMA

- A sequência de atendimento do trauma visa equilibrar rapidamente a fisiologia da criança (Quadro 2).
- Tanto a avaliação quanto o tratamento dependem da presença de equipamentos adequados (Tabelas 2 e 3).

QUADRO 2 Sequência do atendimento da criança vítima de trauma.

Sucessão no atendimento	
Exame primário + reanimação	Identificar e tratar as lesões que colocam em risco a vida da criança
Exame secundário	Nova avaliação para pesquisar outras lesões
Cuidados definitivos	Orientar o tratamento definitivo
Reabilitação	Finaliza o processo de atenção à criança traumatizada

TABELA 2 Equipamento para manejo das vias aéreas.

Idade e peso	Máscara de O_2	Guedel	Laringoscópio	Tubo endotraqueal
Prematuro – 3 kg	Prematuro/ neonato	Infantil	0 lâmina reta	2,5-3,0 sem *cuff*
0-6 meses – 3,5 kg	Neonato	Infantil/ pequena	1 lâmina reta	3,0-3,5 sem *cuff*
6-12 meses – 7 kg	Pediátrica	Pequena	1 lâmina reta/curva	3,5-4,0 com ou sem *cuff*
1-3 anos – 10-12 kg	Pediátrica	Pequena	1 lâmina curva	4,0-4,5 com ou sem *cuff*
4-7 anos – 16-18 kg	Pediátrica	Média	2 lâminas curvas	5,0-5,5 sem *cuff*
8-10 anos – 24-30 kg	Adulto	Média/ grande	2-3 lâminas curvas	5,5-6,5 com *cuff*

Fonte: Tannuri AC, Brener PZ, 2023.

TABELA 3 Equipamento suplementar (manguito).

Idade e peso	Manguito	Jelco®	Sonda gástrica	Dreno de tórax	Cateter de Foley	Colar cervical
Prematuro – 3 kg	Prematuro/ neonato	22-24	8	10-14	5	–
0-6 meses – 3,5 kg	Neonato/ infantil	22	10	12-18	5-8	–
6-12 meses – 7 kg	Infantil	22	12	14-20	8	Pequeno
1-3 anos – 10-12 kg	Infantil	22-20	12	14-24	10	Pequeno
4-7 anos – 16-18 kg	Infantil	20	12	20-28	10-12	Pequeno
8-10 anos – 24-30 kg	Infantil/ adulto	20-18	14	28-32	12	Médio

Fonte: Tannuri AC, Brener PZ, 2023.

Exame primário, reanimação

- A abordagem inicial do paciente pediátrico traumatizado deve respeitar a sequência de prioridades segundo o protocolo do "ABCDE" (*airway, breathing, circulation, disability, exposure* = vias aéreas, respiração, circulação, disfunção neurológica e exposição).

A = *airway*/vias aéreas

- O exame primário começa com a avaliação das vias aéreas em concomitância com a manutenção do alinhamento da coluna cervical (A = *airway*). Devem-se identificar obstruções parciais ou totais por secreções, corpos estranhos e perda da sustentação da base da língua. A prioridade é manter a permeabilidade ao fluxo aéreo ventilatório. Para tanto, utilizam-se manobras de manutenção das vias aéreas (elevação do mento, tração da mandíbula, uso de cânula orofaríngea e nasofaríngea) e, se for o caso, estabelecer uma via definitiva. A via aérea definitiva da criança na sala de emergência é preferencialmente a intubação orotraqueal, com a via nasotraqueal considerada mais difícil. A abordagem cirúrgica da via aérea (cricotireoidostomia) por profissional habilitado deve ser realizada somente quando estritamente necessária. Todas as manobras sobre as vias aéreas devem ser realizadas conforme o Quadro 3, com a coluna cervical alinhada em posição neutra.

QUADRO 3 Vias aéreas e controle da coluna cervical.

Manifestações clínicas (comprometimento das vias aéreas)	
Respiração trabalhosa	Bradipneia
Respiração ruidosa	Respiração superficial
Taquipneia	Expansibilidade reduzida
↓	
Abordagens sobre as vias aéreas – fundamento: oferecer O_2	
Manutenção da coluna cervical alinhada	
Aspiração de secreções, debris e fragmentos livres na cavidade oral	
Manobras de manutenção das vias aéreas: ▪ Elevação do mento ▪ Tração da mandíbula ▪ Cânula orofaríngea ▪ Cânula nasofaríngea	
Cricotireoidostomia percutânea com insuflação a jato	
Via aérea definitiva: ▪ Intubação orotraqueal (preferencial) ▪ Condições especiais: sequência rápida de intubação ▪ Via aérea cirúrgica: cricotireoidostomia	

B = *breathing*/respiração

- Na sequência, após assegurar a permeabilidade das vias aéreas, deve-se avaliar a ventilação por meio da inspeção, percussão e ausculta do tórax (B = *breathing*). É nesse momento que podem ser encontradas lesões que ameaçam a vida da criança traumatizada e que devem ser tratadas de forma paliativa ou definitiva (pneumotórax hipertensivo, pneumotórax aberto e hemotórax maciço), como no Quadro 4.
- Quando for o caso, a drenagem pleural deve ser realizada no quarto/quinto espaço intercostal do lado comprometido, anterior à linha axilar média, com dreno adequado, posicionado através do espaço imediatamente acima da incisão realizada. A ventilação deve ser monitorizada através dos parâmetros vitais, sinais clínicos, saturação de O_2 e gases sanguíneos.

QUADRO 4 Lesões que comprometem a ventilação durante o exame primário.

Lesão	Diagnóstico	Conduta
Exame primário	A, B, C, D, E	Imediata
Obstrução das vias aéreas	Ruídos ventilatórios como estridor, roncos, taquipneia e insuficiência ventilatória	Aspiração das vias aéreas, manobras de manutenção e via aérea definitiva
Pneumotórax hipertensivo	Insuficiência ventilatória, murmúrio vesicular abolido (lado comprometido) e percussão com hipertimpanismo; estase jugular pode estar presente	Punção descompressiva (2º espaço intercostal) seguida de drenagem torácica (4º ou 5º espaço intercostal) em selo d'água
Pneumotórax aberto	Ferimento torácico aberto associado à insuficiência ventilatória, murmúrio vesicular diminuído ou abolido e timpanismo à percussão	Oclusão com curativo de três pontas, drenagem torácica em selo d'água e tratamento posterior da lesão da parede torácica
Tórax flácido	Insuficiência ventilatória associada a assincronismo nos movimentos respiratórios. Radiografia simples de tórax: fraturas múltiplas de costelas em diferentes pontos	Oxigenação adequada; em algumas circunstâncias, intubação traqueal com suporte ventilatório, controle da dor e fisioterapia respiratória

(continua)

QUADRO 4 Lesões que comprometem a ventilação durante o exame primário. (*continuação*)

Lesão	Diagnóstico	Conduta
Hemotórax maciço	Insuficiência ventilatória associada a comprometimento circulatório franco; estase jugular pode estar presente, murmúrio vesicular abolido e macicez à percussão	Drenagem torácica (4°/5° espaço intercostal) em selo d'água e reposição volêmica agressiva; toracotomia de emergência (cirurgião habilitado)
Tamponamento cardíaco	Choque, hipotensão, estase jugular e abafamento de bulhas. Radiografia simples de tórax: alargamento do mediastino; eletrocardiograma (complexo – baixa amplitude); FAST: derrame pericárdico	Pericardiocentese: toracotomia de emergência (cirurgião habilitado)

ABCDE: *airway, breathing, circulation, disability, exposure*; FAST: *focused assessment with sonography for trauma*, em português: ultrassonografia à beira do leito no trauma.

C = *circulation*/circulação

- A seguir, no exame primário, avaliar a circulação, buscar e controlar sangramentos importantes como lesões tegumentares, fraturas desalinhadas de ossos longos com curativos compressíveis e alinhamento de foco de fratura (C = *circulation*). Em seguida, obter acesso vascular (preferencialmente dois acessos periféricos com cateteres curtos e calibrosos). Se necessário, usar a via intraóssea, que, na criança, é bem estabelecida, no trauma e choque hemorrágico.
- Na sequência, buscar foco de sangramento oculto nas cavidades torácica, abdominal e pélvica. Para o diagnóstico do hemotórax, realizar avaliação clínica e radiológica. Na pelve estável, sem alargamento lateral, o sangramento não deve ser importante, diferentemente do que ocorre com a pelve instável. Na instabilidade de pelve, a investigação de hemorragia e/ou coágulos é feita por meio da radiografia simples de bacia. O diagnóstico de sangramento na cavidade abdominal deve ser realizado pelo FAST (*focused assessment with sonography for trauma*) ou pela lavagem peritoneal diagnóstica. O FAST é simples, inofensivo e facilmente realizado na ultrassonografia à beira do leito que pesquisa líquido livre na cavidade abdomi-

nal, pela inspeção dos espaços hepatorrenal, esplenorrenal, fundo de saco e, também, avaliação do saco pericárdico.

- Durante o exame primário e reanimação, deve ser feita a reposição volêmica rápida de solução cristaloide isotônica ou de ringer lactato aquecida a 39 °C, com 20 mL/kg de peso corpóreo, podendo ser repetido duas vezes, conforme condição de resposta hemodinâmica que pode ser de três tipos: positiva, transitória ou sem resposta.
- Pode ser necessário realizar concentrado de hemácias em casos de sangramento persistente, no volume de 10 mL/kg (Tabela 4).
- Quando o controle hemodinâmico não é atingido, indica-se controle hemostático cirúrgico, como descrito no Quadro 5 (ver também a Tabela 5).

TABELA 4 Resposta à perda sanguínea.

Sistema	Hemorragia leve (< 30%)	Hemorragia moderada (30-45%)	Hemorragia grave (> 45%)
Cardiovascular	↑FC, enfraquecimento de pulsos periféricos, PA normal	↑↑FC, pulsos centrais filiformes, sem pulso periférico, PA limítrofe	Taquicardia seguida de bradicardia, pulsos centrais podem estar ausentes, sem pulsos periféricos, ↓PA
Sistema nervoso central	Ansiedade, irritação, confusão	Letargia, ↓reação à dor	Coma
Pele	Fria, manchada, ↑TEC	Cianose, ↑↑TEC	Pálida e fria
Débito urinário	Baixo	Mínimo	Ausente

FC: frequência cardíaca; PA: pressão arterial; TEC: tempo de enchimento capilar.
Fonte: Tannuri AC, Brener PZ, 2023.

QUADRO 5 Avaliação da circulação com controle do sangramento.

Manifestações clínicas (comprometimento hemodinâmico)	
Taquicardia	Ansiedade, irritabilidade, confusão e letargia
Pulso fino, fraco e filiforme	Débito urinário reduzido ou ausente
Pele fina e úmida	Bradicardia
Enchimento capital prolongado	

↓

Abordagens – fundamento: restabelecer a perfusão tecidual adequada
Controle de sangramento aparente ▪ Lesões tegumentares: curativos estéreis ▪ Fraturas com desvio: alinhamento e imobilização
Reposição volêmica ▪ Soluções cristaloides (20 mL/kg de peso corporal estimado) aquecidas ▪ 3 vezes: reavaliações sucessivas – se resposta hemodinâmica inadequada ou ausente: considerar utilizar hemoderivado (10 mL/kg de peso corporal estimado) ▪ Acesso venoso: preferencialmente dois, periféricos ▪ Considerar o acesso intraósseo
Identificação e controle de sangramento oculto: ▪ Identificação – Tórax (exame clínico e eventualmente radiografia simples de tórax) – Abdome (suspeita clínica, FAST, eventualmente lavagem peritoneal diagnóstica) – Pelve (exame clínico – instabilidade da bacia) e radiografia simples da bacia ▪ Controle hemostático: considerar consulta com cirurgião precocemente – possibilidade de abordagem cirúrgica para controle hemodinâmico
Controle térmico: evitar hipotermia

FAST: *focused assessment with sonography for trauma*, em português: ultrassonografia à beira do leito no trauma.

TABELA 5 Valores normais de peso.

Faixa etária	Peso (kg)	FC (bpm)	PAM (mmHg)	FR (ipm)	DU (mL/kg.h)
0-12 meses	0-10	< 160	> 60	< 60	2,0
1-2 anos	10-14	< 150	> 70	< 40	1,5
3-5 anos	14-18	< 140	> 75	< 35	1,0
6-12 anos	18-36	< 120	> 80	< 30	1,0
> 12 anos	36-70	< 100	> 90	< 30	0,5

FC: frequência cardíaca; PAM: pressão arterial média; FR: frequência respiratória; DU: débito urinário.
Fonte: Tannuri AC, Brener PZ, 2023.

D = *disability*/disfunção neurológica

- Em seguida, realizar avaliação neurológica por meio da estimativa das pupilas (simetria e fotorreação), nível de consciência pela escala de coma de Glasgow (abertura ocular, resposta verbal e melhor resposta motora (D = *disability*). Para os pré-escolares, existe escala adaptada quanto à resposta verbal, descrita no Quadro 6.

QUADRO 6 Exame neurológico sumário.

Abordagens – fundamento: manter a perfusão cerebral adequada		
Controle e adequação das vias aéreas, ventilação e circulação (A, B e C) Minimizar o que gera e manter a lesão encefálica secundária		
Identificação: ▪ Pupilas: simetria e fotorreação ▪ Nível de consciência: escala de coma de Glasgow		
Abertura ocular	Espontânea	4
	Com a fala	3
	Dor	2
	Ausente	1
Resposta motora	Obedece a ordens simples	6
	Localiza	5
	Retira	4
	Flexão anormal	3
	Extensão anormal	2
	Ausente	1
Resposta verbal < 4 anos	≥ 4 anos	
Palavras apropriadas, sorriso social, fixa e segue	Orientada	5
Choro consolável	Confusa	4
Irritabilidade persistente	Inapropriada	3
Agitação acentuada	Incompreensível	2
Ausente	Ausente	1

ABC: *airway, breathing, circulation.*

E = *exposure*/exposição

- Encerra-se o exame primário com o equilíbrio da criança traumatizada, com atenção à manutenção da temperatura corpórea para evitar a hipotermia (E = *exposure*). Durante essa fase, podem ser necessárias radiografia de tórax, da bacia e coluna cervical (perfil), tipagem sanguínea e dosagem gasométrica arterial, monitorização do débito urinário por sonda, sondagem gástrica, saturação e eletrocardiografia.

Exame secundário

- Deve ser iniciado somente após o controle das lesões que ameaçam a vida da criança traumatizada e da reavaliação que confirme a estabilidade hemodinâmica, quando análise pormenorizada e criteriosa, com exames pertinentes, pode identificar lesões suspeitas possíveis para que lesões não passem despercebidas. Não se deve retardar o tratamento específico, no caso de eventual lesão, em virtude da realização completa do exame.

Cuidados definitivos

- O princípio estratégico deve ser definido por prioridades entre as diferentes equipes que cuidarão do paciente.

TRAUMA CRANIOENCEFÁLICO

- Apesar de o traumatismo cranioencefálico ser mais comum nas crianças pela imaturidade própria da idade e pela frequência com que se acidentam, o prognóstico é melhor se comparado com o de adultos. Crianças menores de 3 anos de idade têm prognóstico pior do que crianças maiores e adultos. A sobrevida da criança com traumatismo cranioencefálico se relaciona com lesões secundárias pela hipoxemia e hipoperfusão cerebral, com a execução do exame primário e a reanimação, capazes de minimizar essas lesões.
- As crianças podem apresentar vômitos e convulsões pós-traumáticas, nos quais a persistência desses sinais exige aprofundamento da investigação, incluindo a avaliação da neurocirurgia. Atualmente ocorre indicação abusiva de tomografia de crânio para investigação de quedas, sem a devida consideração de que não são exames inofensivos para a criança.

TRAUMA VERTEBROMEDULAR

- Pouco frequente, mas com elevada taxa de mortalidade na infância. A anatomia da criança é diferente da do adulto, por isso os exames de radiologia também o são, sendo o exame de escolha a radiografia simples. Quarenta por cento das crianças têm aspectos radiológicos que simulam pseudoluxação de C2-C3 ou C3-C4 nos menores de 7 anos, sem significado patológico.
- Quando houver suspeita de trauma medular, deve-se limitar a movimentação, estabilizar a coluna e pedir avaliação da neurocirurgia.

TRAUMA TORÁCICO

- A frequência desse tipo de trauma é baixa na criança, mas quando ocorre se associa à mortalidade alta, pela associação às lesões que ameaçam a vida.
- A maioria das lesões exige abordagem cirúrgica complexa imediata, com suporte de unidade de terapia intensiva, suporte ventilatório, controle da dor, fisioterapia respiratória e drenagem torácica.
- A radiografia simples é eficaz para avaliar o trauma torácico em crianças.

TRAUMA ABDOMINAL

- O abdome e a pelve da criança são regiões que sofrem mais traumas do que o segmento torácico, com as lesões podendo ser do tipo penetrante e/ou contusas.
- Devem ser realizadas sem demora as sondagens gástricas e vesicais, desde que não haja contraindicação. Lesão de víscera parenquimatosa, trauma penetrante ocasionado por arma branca ou arma de fogo, demanda avaliação especializada pelo cirurgião pediátrico, mesmo quando a decisão é a de não operar.
- A avaliação complementar deve ser feita com ultrassom FAST para busca de sangramento.
- As lesões abdominais podem ser identificadas no exame secundário por meio da tomografia computadorizada de abdome com contraste em pacientes clinicamente estáveis.

TRAUMA MUSCULOESQUELÉTICO

- Pela flexibilidade dos tecidos infantis, as lesões musculoesqueléticas podem não apresentar grande importância nos quadros traumáticos, já que os sangramentos pélvicos e de ossos longos são menores quando comparados com os do adulto.
- A imaturidade e a flexibilidade dos tecidos infantis determinam fraturas em "galho verde" ou fratura "por impactação", e lesões costumam ser mais benignas em relação às observadas nos adultos.
- É importante sempre ter a avaliação de um ortopedista pediátrico.

REFERÊNCIAS

1. Abramovici S, Carrera RM. Atendimento inicial da criança traumatizada. In: Schvartsman C, Reis AG, Farhat SCL, editors. Pronto-socorro. 3rd ed. Barueri: Manole; 2018.
2. Adda AD, LaTorre FPF, Pistelli IP. Politraumatismo no paciente pediátrico. In: La Torre FPF, Passarelli MLB, Cesar RG, Pecchini R. Emergências em Pediatria: protocolos da Santa Casa. 2nd ed. Barueri: Manole; 2013.
3. CDC. 10 leading causes of injury deaths by age group highlighting unintentional injury deaths, United States. 2017.https://www.cdc.gov/injury/wisqars/pdf/leading_causes_of_injury_deaths_highlighting_unintentional_2017-508.pdf.
4. CDC. Road Traffic Safety. 2019. https://www.cdc.gov/safechild/road_traffic_injuries/index.html.
5. Cintean R, Eickhoff A, Zieger J, Gebhard F, Schütze K. Epidemiology, patterns, and mechanisms of pediatric trauma: a review of 12,508 patients. Eur J Trauma Emerg Surg. 2023;49(1):451-9.
6. López-Herce J, Rodríguez Núñez A, Maconochie I, Van de Voorde P, Biarent D, Eich C, et al; Grupo Pediátrico del Consejo ERC; Grupo Español de RCP Pediátrica y Neonatal. Actualización de las recomendaciones internacionales de reanimación cardiopulmonar pediátrica (RCP): recomendaciones europeas de RCP pediátrica [Current international recommendations for pediatric cardiopulmonary resuscitation: the European guidelines]. Emergencias. 2017;29(4):266-81.
7. Mitchell RJ, Curtis K, Foster K. A 10-year review of child injury hospitalisations, health outcomes and treatment costs in Australia. Inj Prev. 2018;24(5):344-50.
8. Rasslan R, Novo FCF. Atendimento à criança traumatizada. In: Tannuri U, Tannuri ACA. Doenças Cirúrgicas da Criança e do Adolescente. 2nd ed. Barueri: Manole; 2020.
9. Tannuri AC, Brener PZ. Atendimento inicial da criança politraumatizada. In Silva CA, Gomes FM, Sampaio MC, editors. Schvartsman C, Farhat SC, Reis AG, Couto TB, coordinators. Pronto-socorro. 4th ed. Santana do Parnaíba: Manole; 2023.

D&T InforMed Pediatria

SEÇÃO X

REUMATOLOGIA

40

Vasculite por imunoglobulina A (IgAV) ou púrpura de Henoch-Schönlein na criança: diagnóstico e tratamento

Rayra Maia Alvarez

Filumena Maria da Silva Gomes

Maria Helena Valente

INTRODUÇÃO

- A vasculite por imunoglobulina A (IgA), antiga púrpura de Henoch-Schönlein, é uma vasculite sistêmica de pequenos vasos e caracteriza-se pelo acometimento cutâneo, gastrointestinal, articular e renal em pacientes pediátricos, geralmente com curso autolimitado e bom prognóstico.
- De etiologia e fisiopatologia ainda indefinidas, pode envolver mecanismos imunomediados, uma vez que os pacientes com vasculite por imunoglobulina A (IgAV) apresentam a IgA organizada em imunocomplexos, depositados nos vasos de pequeno calibre. Essa resposta imunomediada pode ser desencadeada por agentes infecciosos, com destaque para *Streptococcus* beta-hemolítico e vírus influenza, vacinas, medicações, alimentos, picadas de insetos e exposição ao frio.
- Por tratar-se da vasculite mais comum na infância, é imprescindível que os pediatras saibam reconhecer e manejar a doença, para evitar as complicações a ela associadas.

DIAGNÓSTICO

Quando pensar em IgAV?

- A vasculite por imunoglobulina A (IgAV) se apresenta, na maioria dos pacientes, como uma tétrade de manifestações clínicas, que podem variar em presença e ordem de aparecimento:
  - Púrpura palpável sem trombocitopenia e coagulopatia.
  - Artralgia/artrite (principalmente em joelhos e tornozelos).
  - Dor abdominal.
  - Acometimento renal.
- Predomina no sexo masculino e acomete a faixa etária escolar (média de 6 anos de idade).
- Das manifestações clínicas citadas, a púrpura palpável não associada à plaquetopenia é a mais frequente e se localiza, principalmente, em membros inferiores e nádegas.
- A dor abdominal, de intensidade variável, acompanhada de náuseas e vômitos, é explicada pela deposição de imunocomplexos na parede dos vasos intestinais. O comprometimento gastrointestinal é comum, acometendo entre 50% e 85% dos pacientes, e pode aparecer inclusive antes da manifestação cutânea. Complicações como perfuração intestinal, enteropatia perdedora de proteína e intussuscepção são descritas em pequena parcela dos casos.
- A nefrite, descrita em 20% a 50% dos pacientes, é a principal causa de morbidade associada à IgAV. As manifestações, decorrentes do acometimento do parênquima renal, são variáveis em tempo e gravidade: o achado mais comum é a hematúria microscópica que, em geral, se apresenta em até 4 semanas após o início da doença e tem boa evolução. Os quadros mais graves se apresentam com hipertensão arterial, síndrome nefrótica e/ou nefrítica (incidência de 7% dos casos) e falência renal aguda (descrita em 1% dos pacientes).
- Apesar de não estarem descritas na tétrade clássica, outras manifestações são possíveis e merecem destaque, conforme descrito a seguir (Quadro 1).

QUADRO 1 Manifestações da IgAV.

Localização	Sintomas
Manifestações neurológicas (0,9-6,9%)	Cefaleia Alterações comportamentais Irritabilidade Convulsões Déficits neurológicos focais Hemorragia intracraniana Encefalopatia
Manifestações escrotais (2-38%)	Orquite Epididimite Torção testicular

Fonte: adaptado de Hetland LE et al., 2017.

Diagnóstico clínico

- O diagnóstico é essencialmente clínico e se baseia em critérios desenvolvidos por European League Against Rheumatism (EULAR), Paediatric Rheumatology International Trials Organization (PRINTO) e Paediatric Rheumatology European Society (PRES) em 2010.
- Critérios diagnósticos:
  - Púrpura palpável (critério obrigatório) e pelo menos um dos quatro a seguir:
    - Dor abdominal difusa de caráter agudo e/ou
    - Artrite ou artralgia e/ou
    - Envolvimento renal (hematúria e/ou proteinúria) e/ou
    - Biópsia de pele com vasculite leucocitoclástica com depósito predominante de IgA; ou glomerulonefrite proliferativa com depósito predominante de IgA.

A IgAV pode acometer os lactentes?

- Edema hemorrágico agudo da infância (EHAI) é uma variante da vasculite por imunoglobulina A (IgAV) que ocorre em lactentes.
- EHAI ocorre predominantemente na primeira infância com 80% de casos ocorridos entre 6 e 24 meses. A idade média de apresentação é de aproximadamente 13 meses. Há uma predominância masculina.

- Aproximadamente 70% dos casos são precedidos, por uma infecção aguda, ou exposição a drogas e/ou imunização ativa pessoal, ou história familiar. O intervalo de tempo médio entre o possível agente causador e EHAI é de 7 a 15 dias.
- Tem início rápido e é caracterizada pela tríade febre, edema e púrpura cutânea.
- As lesões cutâneas desenvolvem-se rapidamente em 24 e 48 horas, começando com pequenas máculas eritematosas, pápulas ou placas urticariformes que evoluem para lesões grandes (1-5 cm de diâmetro), redondas, purpúricas, palpáveis e em forma de alvo. As lesões são simétricas na sua distribuição e localizam-se principalmente na face (região malar, orelhas, bochechas e pálpebras) e extremidades. As membranas mucosas são apenas raramente envolvidas, embora alguns casos afetem a conjuntiva, boca, mucosa ou palato.
- O edema é indolor e afeta as orelhas, face e extremidades; outros locais, como o escroto em meninos, também podem estar envolvidos.
- A febre em geral é de baixo grau, mas acomete cerca de 50% das crianças, e sintomas gerais, irritabilidade e prurido também podem ocorrer.
- Clinicamente, o que mais chama a atenção é o contraste, rápido desenvolvimento das lesões e o bom estado geral da criança.

Diagnóstico laboratorial, anatomopatológico e radiológico

- As alterações laboratoriais e radiológicas não são específicas, mas os exames podem auxiliar na confirmação do diagnóstico e detecção de comprometimento renal e gastrointestinal (Quadro 2).

Diagnósticos diferenciais

- Na apresentação clássica, o diagnóstico é iminente. No entanto, é preciso considerar outras causas (Quadro 3), principalmente quando há comprometimento importante do estado geral do paciente e alterações laboratoriais incompatíveis com a vasculite por imunoglobulina A (IgAV).

QUADRO 2 Exames complementares para diagnóstico e manejo da IgAV.

Exame	Comentários
Hemograma	▪ Contagem de plaquetas: deve estar normal ou ligeiramente aumentada. A presença de plaquetopenia direciona a investigação para outras causas de púrpura na infância ▪ Pode haver discreta anemia. A coleta do exame na suspeita do diagnóstico é importante
Função renal (creatinina e ureia séricas)	▪ A função renal estará comprometida em uma pequena parcela dos pacientes A coleta no momento do diagnóstico é importante para o seguimento
Testes de coagulação	▪ Dentro da normalidade
Fator de von Willebrand	▪ Aumentado (indica dano de célula endotelial)
Provas inflamatórias (proteína C reativa e velocidade de hemossedimentação)	▪ Normais ou elevadas
Níveis séricos de IgA	▪ Podem estar elevados em 50-70% dos pacientes
Análise de sedimento urinário	▪ Geralmente encontra-se normal ao diagnóstico ▪ Pode haver hematúria e/ou proteinúria, cilindros hemáticos, leucocitúria. A coleta no momento do diagnóstico é importante para o seguimento
Ultrassonografia de abdome	▪ Espessamento da parede intestinal ▪ Hematoma ▪ Intussuscepção
Ultrassonografia escrotal	▪ Alargamento epididimal ▪ Edema subcutâneo ▪ Hidrocele ▪ Torção testicular

(continua)

QUADRO 2 Exames complementares para diagnóstico e manejo da IgAV. (*continuação*)

Exame	Comentários
Biópsia renal – indicações em: síndrome nefrótica; perda progressiva da filtração glomerular; síndrome nefrítica com hematúria macroscópica; hipertensão arterial ou insuficiência renal persistente	▪ Glomerulonefrite proliferativa com depósito predominante de IgA
Biópsia cutânea – indicações: manifestações atípicas da doença (não deve ser feita de rotina)	▪ Vasculite leucocitoclástica com depósito de IgA e C3

IgA: imunoglobulina A.
Fonte: adaptado de Hetland LE et al., 2017 e Santos MC et al., 2013.

QUADRO 3 Diagnósticos diferenciais da IgAV.

Apresentação clínica	Diagnóstico diferencial
Rash petequial/purpúrico e comprometimento do estado geral	Septicemia, meningococcemia
Rash petequial/purpúrico; baixa contagem de plaquetas; bom estado geral	PTI
Rash petequial/purpúrico com baixa contagem de plaquetas; alteração de função renal e anemia	Síndrome hemolítico-urêmica
Rash purpúrico/equimótico; febre; edema de membros, orelhas e face (crianças menores de 24 meses)	Edema agudo hemorrágico da infância

PTI: púrpura trombocitopênica imune.
Fonte: adaptado de Sallum AME et al., 2018.

TRATAMENTO

- A maioria dos pacientes com vasculite por imunoglobulina A (IgAV) evolui com melhora espontânea e, portanto, não requer tratamento específico. O suporte clínico com hidratação, nutrição, controle da dor articular e/ou abdominal pode ser realizado em nível ambulatorial, a depender do estado geral da criança, com boa aceitação por via oral; ausência de sangramentos; ausência de dor abdominal ou dor articular incapacitante e refratária; ausência de comprometimento renal.

- Os analgésicos simples e os anti-inflamatórios não hormonais (Tabela 1) são ferramentas úteis no manejo dos casos de dor abdominal leve e artrite e/ou artralgia. Reitera-se a importância de descartar sangramento gastrointestinal ativo e comprometimento renal (função renal, sedimento urinário e pressão arterial) antes da utilização de anti-inflamatórios.

TABELA 1 Posologia dos anti-inflamatórios não hormonais no manejo da IgAV.

Medicação	Dose	Doses/dia (intervalo)	Dose máxima (mg/dia)
Dipirona	15-20 mg/kg/dose	4 (a cada 6 horas)	4.000
Naproxeno	10-20 mg/kg/dia	2 (a cada 12 horas)	1.000
Ibuprofeno	30-40 mg/kg/dia	3-4 (a cada 8 ou 6 horas)	2.400

- A terapia com corticosteroides não deve ser prescrita de rotina, pois não há evidências de que previna o acometimento renal. As indicações para uso dessa medicação estão resumidas a seguir.
- Indicações de corticosteroides no manejo da IgAV (sinais e sintomas):
  - Dor abdominal grave e refratária.
  - Hemorragia gastrointestinal.
  - Acometimento escrotal.
  - Síndrome nefrítica.
  - Síndrome nefrótica.
  - Proteinúria nefrótica.
  - Alteração de função renal.
  - Acometimento de sistema nervoso central.
  - Vasculite grave com lesões bolhosas e extensamente necrosantes.
- A via de administração e a dose da corticoterapia (Tabela 2) dependem do acometimento e da gravidade. Pacientes com comprometimento gastrointestinal importante podem se beneficiar de terapia endovenosa devido ao prejuízo na absorção e devem permanecer em jejum.
- Os casos de intussuscepção intestinal podem necessitar de intervenção cirúrgica.

TABELA 2 Posologia da corticoterapia no manejo da IgAV.

Conduta	Dose
Prednisona/prednisolona	1-2 mg/kg/dia por 3 a 7 dias Redução posterior em 2 a 4 semanas
Pulsoterapia com metilprednisolona (vasculite gastrointestinal grave)	30 mg/kg/dose por 3 dias

Fonte: adaptado de Sallum AME et al., 2018.

PROGNÓSTICO E ACOMPANHAMENTO

- O prognóstico em curto e longo prazo da vasculite por imunoglobulina A (IgAV) é bom. Na ausência de doença renal, a resolução ocorre de forma espontânea em um prazo de até 4 semanas.
- Um terço dos pacientes pode apresentar recorrência do episódio, mais comumente em até 4 meses da primeira manifestação.
- Como o acometimento renal pode se manifestar tardiamente, é mandatório o acompanhamento ambulatorial dos pacientes com diagnóstico de IgAV, por pelo menos 5 anos após a manifestação aguda da doença para aqueles sem alterações renais. Os que apresentaram alterações laboratoriais renais transitórias ou permanentes devem manter acompanhamento por toda a vida, devido ao maior risco de insuficiência renal.
- O risco de progressão para doença renal em estágio terminal é inferior a 1%, e os pacientes com maior risco são os que têm inicialmente síndrome nefrótica ou nefrítica, insuficiência renal ou função renal prejudicada e proteinúria persistente no acompanhamento em longo prazo.

PRESCRIÇÃO NA PRÁTICA

Exemplo de prescrição (cada caso deve ser avaliado individualmente e a decisão deve ser tomada pelo médico responsável pelo caso).

- Paciente, sexo masculino, 6 anos de idade, iniciou quadro de manchas e pápulas vermelhas em membros inferiores, 15 dias após quadro viral de infecção de vias áreas superiores. Após 24 horas das lesões cutâneas iniciais, evoluiu com edema e dor nos tornozelos e

(continua)

(continuação)

aparecimento de púrpuras. No momento da avaliação, negou dor abdominal ou testicular.

- Ao exame, em bom estado geral, corado, hidratado, anictérico, acianótico, afebril e eupneico. Sinais vitais estáveis e pressão arterial dentro da normalidade. Exames abdominal e genital dentro da normalidade para a idade. A avaliação do aparelho tegumentar evidenciou lesões purpúricas palpáveis maculopapulosas, predominantemente nos membros inferiores, plantas e dorso dos pés e região glútea. Apresentava, ainda, edema sem hiperemia nos tornozelos.
- Foram solicitados exames laboratoriais iniciais:
  - Hemograma: dentro dos parâmetros da normalidade para idade e sexo. Descartada plaquetopenia.
  - Função renal (creatinina e ureia séricas): dentro dos parâmetros de normalidade para idade e sexo.
  - Coagulograma: dentro dos parâmetros da normalidade.
  - Análise do sedimento urinário: dentro dos parâmetros da normalidade. Descartadas proteinúria e hematúria.
- Análise do caso:
  - O paciente preenche critérios clínicos para o diagnóstico de púrpura de Henoch-Schönlein (púrpura palpável, sem plaquetopenia, com artrite), sem evidência de comprometimento gastrointestinal ou renal.
- Conduta:
  - Manejo ambulatorial do quadro álgico com anti-inflamatório não esteroidal (receita a seguir), uma vez que o paciente não apresenta critérios para internação hospitalar.
  - Orientações sobre os sinais de alarme: alteração do nível de consciência, dor abdominal, dor testicular, sangramento, edema, redução do débito urinário, incapacidade de ingesta por via oral.
  - Reavaliação clínica, controle da pressão arterial e repetição dos exames laboratoriais semanais, nas primeiras 4 semanas.
  - Encaminhamento para seguimento ambulatorial com reumatologista pediátrico.
- Prescrição:
  - Nome: DAAC, 6 anos.
  - Peso: 25 kg.

(continua)

(continuação)

- Uso interno (oral):
  - Naproxeno 250 mg/cp: 10 cp; dar 1 cp a cada 12 horas, por 5 dias.
  - Dose: 20 mg/kg/dia (dose máxima de 1.000 mg/dia).

REFERÊNCIAS

1. Hastings MC, Rizk DV, Kiryluk K, Nelson R, Zahr RS, Novak J, Wyatt RJ. IgA vasculitis with nephritis: update of pathogenesis with clinical implications. Pediatr Nephrol. 2022;37(4):719-33.
2. Hetland LE, Susrud KS, Lindahl KH, Bygum A. Henoch-Schönlein Purpura: A Literature Review. Acta Derm Venereol. 2017;97(10):1160-6.
3. Leung AKC, Barankin B, Leong KF. Henoch-Schönlein Purpura in Children: An Updated Review. Curr Pediatr Rev. 2020;16(4):265-76.
4. Lima LML, Duarte NJC, Aikawa NE, Campos LMA, Delgado AF, Silva CAA. Doenças Reumatológicas. In: Gomes FMS, Silva CAA, Carneiro-Sampaio M, Sumita NM, Slhessarenko N, Duarte AJS. Medicina Laboratorial em Pediatria. Santana do Parnaíba: Manole; 2023. p.155-86.
5. Ozen S, Pistorio A, Iusan SM, Bakkaloglu A, Herlin T, Brik R, et al; Paediatric Rheumatology International Trials Organisation (PRINTO). EULAR/PRINTO/PRES criteria for Henoch-Schönlein purpura, childhood polyarteritis nodosa, childhood Wegener granulomatosis and childhood Takayasu arteritis: Ankara 2008. Part II: Final classification criteria. Ann Rheum Dis. 2010;69(5):798-806.
6. Sallum AME, Buscatti IM, Rodrigues RM. Púrpura de Henoch-Schönlein. In: Schvartsman BGS, Maluf Jr. PT, Carneiro-Sampaio M, editores. Doenças Reumáticas na Criança e no Adolescente. 3rd ed. Barueri: Manole; 2018.
7. Santos MC, Fraga M, Barbosa CMP. Púrpura de Henoch-Schönlein. Recomendações: atualização de Condutas em Pediatria. Departamento de Reumatologia. SBP. 2013;67:10-4.
8. Serra E Moura Garcia C, Sokolova A, Torre ML, Amaro C. Acute Hemorrhagic Edema of Infancy. Eur Ann Allergy Clin Immunol. 2016;48(1):22-6.
9. Sestan M, Jelusic M. Diagnostic and Management Strategies of IgA Vasculitis Nephritis/Henoch-Schönlein Purpura Nephritis in Pediatric Patients: Current Perspectives. Pediatric Health Med Ther. 2023;14:89-98.
10. Sociedade Brasileira de Pediatria. Vasculite por IgA (Púrpura de Henoch-Schönlein) deve ser acompanhada em longo prazo? Documento Científico. Departamento de Reumatologia. Nº 5, novembro de 2019. https://www.sbp.com.br/fileadmin/user_upload/_22172c-DocCient_-_Vasculite_por_IgA.pdf.
11. Sunderkötter C, Golle L, Pillebout E, Michl C. Pathophysiology and clinical manifestations of immune complex vasculitides. Front Med (Lausanne). 2023;10:1103065.
12. Zhong X, Ding J. Diagnosis and treatment of IgA nephropathy and IgA vasculitis nephritis in Chinese children. Pediatr Nephrol. 2023;38(6):1707-15.

41

Trombocitopenia imune primária em Pediatria: diagnóstico e tratamento

Gabriela de Toledo Passos Candelaria

Filumena Maria da Silva Gomes

Maria Helena Valente

INTRODUÇÃO

Plaquetas

- Fragmentos anucleados derivados dos megacariócitos.
- 30% retido no baço e o restante na circulação, onde circulam por 7 a 10 dias.
- Função principal na hemostasia (adesão, ativação, secreção e agregação), mas também tem função imune.
- Disfunção ou redução da contagem plaquetária: petéquias, equimoses, hematomas. Também pode haver sangramento das regiões oral, nasal, gastrointestinal, genital ou urinária.
- Distúrbios plaquetários podem ser divididos em alterações qualitativas e quantitativas.
- Plaquetopenia = trombocitopenia.
- Trombocitopenia imune primária (também conhecida como PTI – púrpura trombocitopênica imune/idiopática): distúrbio quantitativo adquirido mais comum em Pediatria.
- Termo "PTI": seu uso deve ser restrito, visto que parte dos casos não se apresenta com sangramento ao diagnóstico, mas na prática é usado como sinônimo da trombocitopenia imune primária.
- Quadros de púrpura: podem estar relacionados a vasculites, estando ausente a plaquetopenia.

- Sempre realizar esfregaço de sangue periférico nos casos de plaquetopenia, para confirmar ou não sua presença, e avaliar as demais séries.

DIAGNÓSTICO

Trombocitopenia imune primária

- Definição: contagem plaquetária < 100,000/mm^3 e ausência de outras causas de trombocitopenia.
- A história e o exame físico com revisão do esfregaço periférico sanguíneo são cruciais para excluir causas secundárias de trombocitopenia.
- Causa: destruição imune das plaquetas nos órgãos do sistema reticuloendotelial – formação de autoanticorpos dirigidos contra as glicoproteínas plaquetárias. Pode ocorrer destruição em nível periférico ou inclusive na medula óssea. As plaquetas produzidas são maiores (aparecem macrotrombócitos no esfregaço) e funcionalmente mais ativas.
- Início súbito (agudo).
- Criança em bom estado geral, sem demais sinais e sintomas, a não ser os relacionados à plaquetopenia (geralmente sangramentos de mucosa e pele. Menos de 0,5% dos casos com plaquetopenia intensa pode desenvolver sangramentos mais graves, como de sistema nervoso central).
- Geralmente relacionada a quadros virais ou vacinas prévias (entre a última semana e o último mês).
- Maior frequência em lactentes e pré-escolares.
- Remissão espontânea em 70% a 80% dos casos.
- Outras causas de trombocitopenia devem ser excluídas para a realização do diagnóstico de trombocitopenia imune.
- Se dúvida diagnóstica: coleta de aspirado de medula óssea pode ser necessária.
- O diagnóstico de PTI baseia-se na exclusão de outras causas de trombocitopenia por meio de história do paciente, exame físico, hemograma e avaliação do esfregaço de sangue periférico.

Termos importantes

- Trombocitopenia imune recém-diagnosticada: duração < 3 meses.

- A remissão espontânea é comum.
- Trombocitopenia imune persistente: duração entre 3 e 12 meses.
  - A remissão espontânea é menos comum.
- Trombocitopenia imune crônica: duração > 12 meses.
  - A remissão espontânea é incomum.
- Remissão: contagem plaquetária > 100.000/mm^3 por 12 meses.

Recomendações da American Society of Hematology com relação ao diagnóstico de trombocitopenia imune em Pediatria

- Trombocitopenia imune recém diagnosticada: o estudo da medula óssea é desnecessário em crianças e adolescentes com características típicas de trombocitopenia imune e não deve ser solicitado antes do início do tratamento.
- Crianças que não respondem ao tratamento: recomenda-se testagem para *H. pylori*.

QUADRO 1 Classificação do grau de sangramento de acordo com a Organização Mundial da Saúde.

Grau	Descrição
0	▪ Sem sinais de sangramento
I	▪ Petéquias ▪ Pequenos hematomas e equimoses (< 10 cm) ▪ Sangramento por mucosas (boca, nariz) ▪ Epistaxe sem necessidade de intervenção ▪ Hemorragia subconjuntival ▪ Sangramento vaginal (independente de menstruação, < 2 absorventes/dia)

(continua)

QUADRO 1 Classificação do grau de sangramento de acordo com a Organização Mundial da Saúde. (*continuação*)

Grau	Descrição
II (sem necessidade transfusional)	▪ Hematomas e equimoses maiores (> 10 cm) ▪ Epistaxe (> 1 hora de duração ou necessidade de tamponamento nasal) ▪ Sangramento retiniano sem comprometimento visual ▪ Sangramento vaginal (independente de menstruação, > 2 absorventes/dia) ▪ Melena, hematêmese, hemoptise, hematúria ▪ Sangramento em locais de punção ▪ Sangramento muscular e articular
III (com necessidade transfusional)	▪ Epistaxe ▪ Sangramento por mucosas (boca, nariz) ▪ Sangramento vaginal ▪ Melena, hematêmese, hemoptise, hematúria ▪ Sangramento em locais de punção ▪ Sangramento muscular e articular
IV (ameaçador à vida, potencial de sequela permanente)	▪ Sangramento retiniano com comprometimento visual ▪ Sangramento de sistema nervoso central ▪ Hemorragia levando a disfunção orgânica (articulações, músculos, rins, pulmões) ▪ Sangramento fatal

QUADRO 2 Investigação diagnóstica da trombocitopenia imune na criança.

Item	Pontos a serem considerados
História	História familiar, sangramentos atuais e prévios, infecções e vacinas atuais e prévias, medicações, história pessoal de trombose
Exame físico	Sintomas de sangramento, avaliação de mucosas, linfonodos, esplenomegalia, hepatomegalia, avaliação da pele
Hemograma	Avaliação das séries
Esfregaço de sangue periférico	Obrigatório
Coagulação	Tempos de coagulação, fibrinogênio
Avaliação medular	Se achados atípicos presentes, anemia ou alteração de leucócitos associada. Obrigatória antes de tratamento definitivo (p. ex., esplenectomia)

QUADRO 3 Diagnósticos diferenciais de trombocitopenias.

Diagnóstico	Características
Trombocitopenia imune primária	▪ Plaquetopenia isolada (< 100.000/mm³) e ausência de outras causas de trombocitopenia ▪ Demais séries hematimétricas sem alterações ▪ Criança em bom estado geral, ausência de organomegalias
Pseudotrombocitopenia	▪ Esfregaço de sangue periférico demonstrando agregados plaquetários. Repetir a contagem em citrato ▪ Paciente assintomático. Achado de exame
Hiperesplenismo	▪ Sequestro plaquetário intraesplênico ▪ Exames de imagem abdominais
Leucemias agudas, mielodisplasias	▪ Demais citopenias e anormalidades no esfregaço de sangue periférico, dor óssea, picos de temperatura ▪ Realizar aspirado de medula óssea e exames de citogenética
Anemia aplásica	▪ Pancitopenia ▪ Realizar biópsia e aspirado de medula óssea
Trombocitopenias hereditárias	▪ Exemplos: síndrome de Bernard-Soulier, trombocitopenias relacionadas a MYH-9 ▪ Apresentação precoce, história familiar de trombocitopenia, demais anormalidades clínicas ▪ Avaliar tamanho e morfologia plaquetárias no esfregaço de sangue periférico
PTT	▪ Criança em mau estado geral, acompanhada por febre e anemia hemolítica microangiopática ▪ Pode haver alterações neurológicas e renais ▪ Presença de esquizócitos no sangue periférico, redução dos níveis de ADAMTS13, redução de haptoglobina e elevação dos níveis de desidrogenase láctica
CIVD	▪ Quadro clínico grave, consumo de fatores de coagulação e fibrinogênio ▪ Presença de trombose de pequenos e médios vasos e/ou sangramentos

(continua)

QUADRO 3 Diagnósticos diferenciais de trombocitopenias. (*continuação*)

Diagnóstico	Características
Trombocitopenia induzida por heparina (HIT, do inglês *heparin-induced thrombocytopenia*)	▪ Rara em Pediatria ▪ Contexto de exposição à heparina em casos de trombose venosa
Induzida por droga	▪ Atentar para início recente de novas medicações
Associada a infecções	▪ Solicitar sorologia e/ou PCR para HIV, hepatites B e C, citomegalovírus, Epstein-Barr ▪ Teste antigênico para *Helicobacter pylori*
Síndrome de Evans	▪ Trombocitopenia associada à anemia hemolítica com teste de antiglobulina direto positivo
Imunodeficiências ou doenças autoimunes	▪ Imunodeficiência comum variável, ALPS, artrite reumatoide juvenil, lúpus eritematoso sistêmico ▪ Atentar para sintomas associados
Síndrome de Kasabach-Merritt	Associação de hemangioma capilar e trombocitopenia
Doença de von Willebrand tipo 2b	Pode haver plaquetopenia leve a moderada

ALPS: síndrome linfoproliferativa autoimune; CIVD: coagulação intravascular disseminada; PTT: púrpura trombocitopênica trombótica.

TRATAMENTO

- Algumas diferenças de condução do paciente a depender do *guideline*.
- Recomendações com baixo nível de evidência em Pediatria.
- A estratégia do tratamento não deve ser centrada na contagem de plaquetas, mas na gravidade dos sintomas hemorrágicos.
- Objetivos do tratamento: prevenir sangramento ameaçador à vida; estabilizar e reduzir hemorragias, se necessário; e melhora na qualidade de vida.
  - Objetivos secundários: aumento de contagem plaquetária antes de cirurgias.
- O valor da contagem plaquetária tem importância limitada, apesar de hemorragias graves estarem mais associadas a contagens inferiores a 20.000/mm^3.

- Os medicamentos usados na trombocitopenia imune primária (TIP), corticosteroides, imunoglobulinas e imunoglobulinas anti-D, não demonstram impacto importante na história natural da doença.
- A maioria das crianças com TIP não necessitará de terapia específica e apresentará resolução espontânea da doença.
- Algumas crianças podem desenvolver TIP crônica, geralmente não fatal, mas levando a uma qualidade de vida prejudicada.
- Sangramento maior presente:
  - Transfusão de plaquetas.
  - Imunoglobulina intravenosa (IVIG) em altas doses – 1 g/kg.
  - Metilprednisolona intravenosa (30 mg/kg por 3 dias).
  - Observação: não transfundir plaquetas em outras situações.

American Society of Hematology

- Idealmente, em crianças com trombocitopenia imune recém-diagnosticada e sem sintomas ou apenas com manifestações de pele leves, recomenda-se a observação domiciliar. Entretanto, nos casos em que há dúvida diagnóstica, questões sociais, moradia muito distante do hospital ou para aquelas crianças em que não houver garantia de acompanhamento clínico subsequente, recomenda-se a admissão hospitalar.
- Recomenda-se em crianças sem sintomas ou apenas com sintomas leves de pele a observação clínica, em vez de introdução de terapêutica medicamentosa.
- Se sangramento menor ou redução de qualidade de vida, recomenda-se introduzir terapia medicamentosa (prednisona ou IVIG).
- Falha de resposta à terapêutica de primeira linha: uso de agonistas do receptor de trombopoietina (TPO) ou rituximabe. Considerar essas terapias antes da esplenectomia.
- Se esplenectomia, atentar para a necessidade de vacinação pré-procedimento e orientações quanto à antibioticoprofilaxia pós-procedimento (risco aumentado de infecção por pneumococo, *Haemophilus influenzae* e meningococo).
- Conforme a doença se mantém (casos persistentes e crônicos), o objetivo do tratamento passa a ser principalmente qualidade de vida e não cura/normalização da contagem plaquetária.

Joint Working Group

- Nos casos de trombocitopenia imune recém-diagnosticada em que há ausência de sangramento ou sangramento leve (grau 0-II da OMS) e contagem plaquetária inferior a 20.000/mm^3, pode-se oferecer tratamento pelo risco de sangramento e preocupação do próprio paciente e familiares. Se houver sangramento de mucosas ("molhado" – *wet*), considera-se mais o tratamento do que se houver apenas sangramento em pele. Se plaquetas superiores a esse nível, considerar fortemente uma estratégia de "*watch and wait*" – observação da evolução da contagem plaquetária e sintomas do paciente.

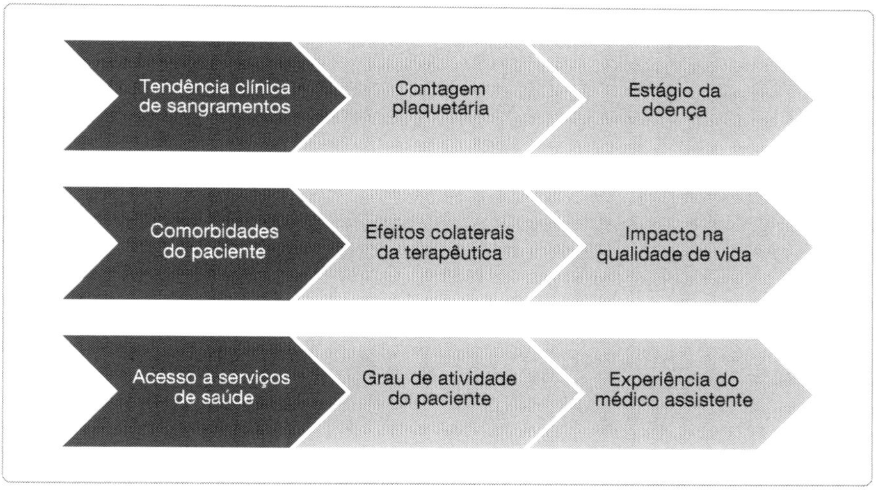

FIGURA 1
Fatores a serem considerados na decisão terapêutica.

Terapias atualmente disponíveis

- Prednisolona 0,25 a 4 mg/kg/dia.
- Metilprednisolona 30 mg/kg intravenosa (máximo 1.000 mg/dia) por 1 a 5 dias.
- Dexametasona 0,7 mg/kg/dia.
- Imunoglobulina 0,4 a 1 g/kg/dia – 1 a 2 doses.
- Romiplostim 1-10 mcg/kg subcutâneo/semana.

- Eltrombopague 25 a 75 mg/dia.
- Rituximabe 375 mg/m^2/semana, por 4 semanas.
- Anti-D (75 mcg/kg) – uso raro no Brasil.
- Outros: micofenolato, azatioprina, ciclofosfamida, ciclosporina.

PLAQUETOPENIA EM NEONATOS

- Trombocitopenia aloimune: destruição de plaquetas fetais (que contenham antígenos herdados do pai, porém ausentes na mãe) por anticorpos maternos, na maioria, anticorpos contra o HPA-1. Atenção para o risco de hemorragia intracraniana. Tratamento: imunoglobulina intravenosa; pode ser necessária a transfusão de plaquetas em casos de sangramentos do sistema nervoso central.
- Trombocitopenia associada à trombocitopenia imune materna: anticorpos maternos que atravessam a placenta e atingem as plaquetas fetais. Ocorre em filhos de mães com trombocitopenia imune, geralmente secundária a doenças autoimunes, como lúpus eritematoso sistêmico. Em neonatos com baixa contagem plaquetária, realizar contagem plaquetária da mãe.

PRESCRIÇÃO NA PRÁTICA

Exemplo de prescrição (cada caso deve ser avaliado individualmente e a decisão deve ser tomada pelo médico responsável pelo caso).

- Pré-escolar de 3 anos, sexo masculino, vem ao pronto-socorro com história de equimoses e petéquias em membros inferiores há 2 dias. Apresenta sangramento gengival espontâneo. Sem febre, dores ou demais queixas. Antecedente de amigdalite viral há cerca de 20 dias.
- Ao exame: criança em bom estado geral, corada, hidratada, brincando. Sinais de sangramento recente em mucosa gengival. Petéquias e equimoses pequenas em membros superiores e inferiores. Ausência de organomegalias.

(continua)

(continuação)

- Exames solicitados: hemograma, tempos de coagulação, fibrinogênio: Hb 12,5 g/dL, leucócitos 6.500/mm³ (neutrófilos 45%, linfócitos 40%, monócitos 8%, eosinófilos 1%, basófilos 1%), plaquetas 8.000/mm³. Demais exames dentro dos valores da normalidade.
- Esfregaço de sangue periférico: contagem plaquetária compatível com plaquetopenia importante, com presença de raros macrotrombócitos. Série vermelha e branca sem alterações dignas de nota.
- Prescrição:
  - Dieta geral.
  - Metilprednisolona 30 mg/kg/dia (1-3 dias).
  - Protetor gástrico.
  - Antiparasitários, visto uso de corticosteroide em dose imunossupressora.
  - Repouso no leito.

REFERÊNCIAS

1. Braga JAP, Loggetto SR, Hoepers AT, Bernardo WM, Medeiros L, Veríssimo MP. Guidelines on the diagnosis of primary immune thrombocytopenia in children and adolescents: Associação Brasileira de Hematologia, Hemoterapia e Terapia Celular Guidelines Project: Associação Médica Brasileira – 2012. Rev Bras Hematol Hemoter. 2013;35(5):358-65.
2. Carneiro JDA. Hematologia pediátrica. Barueri: Manole; 2013.
3. Cooper N, Ghanima W. Immune thrombocytopenia. N Engl J Med. 2019;381(10):945-55.
4. Gafter-Gvili A. Current approaches for the diagnosis and management of immune thrombocytopenia. Eur J Intern Med. 2023;108:18-24.
5. Kühne T. Diagnosis and management of immune thrombocytopenia in childhood. Hamostaseologie. 2017;37(1):36-44.
6. Matzdorff A, Meyer O, Ostermann H, Kiefel V, Eberl W, Kühne T, et al. Immune thrombocytopenia – current diagnostics and therapy: recommendations of a Joint Working Group of DGHO, ÖGHO, SGH, GPOH, and DGTI. Oncol Res Treat. 2018;41(suppl 5):1-30.
7. Neunert C, Terrell DR, Arnold DM, Buchanan G, Cines DB, Cooper N, et al. American Society of Hematology 2019 guidelines for immune thrombocytopenia. Blood Adv. 2019;3(23):3829-66. Erratum in: Blood Adv. 2020;4(2):252.
8. Singh G, Bansal D, Wright NAM. Immune Thrombocytopenia in Children: Consensus and Controversies. Indian J Pediatr. 2020;87(2):150-7.

Índice remissivo

D&T

A

Abelhas 84
Acidente automobilístico 551
Agamaglobulinemia 60, 67, 80
Alergia alimentar 2
alergia à proteína do leite de vaca 8
alergia IgE-mediada 7
alergia não IgE-mediada 8
diagnóstico 3
exame físico 4
exames complementares 5
prognóstico 9
teste de provocação oral 5
tratamento 7
Amicacina 381
Amoxicilina-clavulanato 381, 383
Anafilaxia 12
diagnóstico 13
clínico 13
diferencial 16
etiológico 13
tratamento 17
Análogos de GnRH 188
Angioedema 92
algoritmo de investigação 100
diagnóstico 92
classificação 97
exame físico 96
hereditário 97
tratamento 101
hereditário 103
Anticoncepção 194
anticoncepção de emergência 207
anticoncepcionais hormonais apenas com progestagênios 205
anticoncepcional hormonal combinado 199
efeitos colaterais dos anticoncepcionais 200
eficácia dos métodos anticoncepcionais 208
métodos comportamentais 196
métodos contraceptivos reversíveis de longa duração 206
métodos de barreira 196
taxa de falha dos métodos anticoncepcionais 208
Anti-inflamatórios não hormonais 570
Asma 22
acompanhamento 48
diagnóstico 25
avaliação do paciente 29
clínico 25
controle dos sintomas e o risco futuro 29
critérios para fazer 25
diferencial 33
em crianças ≤ 5 anos 25
em pacientes que já iniciaram o tratamento 29
exame físico 28
fatores de risco 30
gravidade 34
fenótipos 24
recomendações 48
tratamento 34
da exacerbação da asma 46
de asma leve 38
dispositivos 37
geral 34
medicamentos utilizados 35
anti-IgE 36
anti-IL-5 36
CI+LABA 36
corticosteroide inalatório 35
LABA 35
LTRA 36
SABA 35
tiotrópio 36
nas crianças ≤ 5 anos 44
Assistolia 544
Atendimento inicial da criança e do adolescente vítimas de politraumatismos 550
avaliação da criança vítima de trauma 552
exame neurológico sumário 559
exame primário, reanimação 553
exame secundário 560
fases do tratamento do trauma 551
mecanismos de trauma e padrões de lesão 551
peculiaridades da criança 550
Atividade elétrica sem pulso 544
Atropelamento 551
Axetilcefuroxima 381

B

Baixa estatura 122
diagnóstico 123
anamnese 124
cálculo da estatura-alvo 125
clínico 123
gráficos de crescimento 127

laboratorial 127
por imagem 130
velocidade de crescimento 125
etiologia 122
tratamento 130
Bradicardia sintomática 543
Bronquiolite 386
diagnóstico 387
clínico 387
laboratorial 387
radiológico 387
prevenção 392
prognóstico 391
tratamento 388
oxigenoterapia 391

C

Câncer em hematologia pediátrica 220
diagnóstico 221
clínico 221
diferencial 223
laboratorial 223
fatores associados 226
sinais de alerta para as leucemias 225
tratamento 226
Cefadroxila 381
Cefalexina 381
Cefotaxima 380
Ceftazidima 380
Ceftriaxona 380
Celulite 297
Cetoacidose diabética 420
algoritmo de diagnóstico e tratamento 431
classificação clínica da gravidade 425
complicações 430
critérios de controle 430
diagnóstico 422
clínico 422
diferencial 425
etiológico 422
laboratorial 423
radiológico 425
fisiopatologia 421
reposição de potássio 429
reposição de sódio, fosfato, bicarbonato e glicose 429
tratamento 425
na emergência 426
Chicungunha 290
CID-10 369
Controle do sangramento 558
Corticoterapia 571
Covid-19 258
classificação clínica de gravidade 264
complicações 273
diagnóstico 259
clínico 259
diferencial 269
etiológico 261
laboratorial 260
por imagem 264
precoce em pacientes de risco 268
investigação etiológica 263
pacientes de risco 268
síndrome inflamatória multissistêmica associada à Covid-19 273
síndrome pós-recuperação e complicações em médio e longo prazos da Covid-19 pediátrica 277
tratamento 269
dos casos assintomáticos ou leves 270
dos casos graves ou críticos 271
dos casos moderados 270
medicamentos 274
Crise de asma ou sibilância 433
classificação 437
diagnóstico 435
diferencial 440
exame físico 435
exames complementares 439
indicações de hospitalização 449
sinais e instrumentos para avaliar e classificar a gravidade 436
tratamento 442
da crise 442
durante internação hospitalar 447
medicações 449
no pronto-socorro 445
por idade e gravidade 443
Crise hipertensiva 455
acompanhamento 476
algoritmo para medida de pressão arterial 456
classificação 470
diagnóstico 457
clínico 470
laboratorial e radiológico 457
emergência hipertensiva 471
lesões de órgãos-alvo 472
percentis de pressão arterial sistêmica para meninas 464
percentis de pressão arterial sistêmica para meninos 458
tratamento 474
da emergência 474
da urgência 475
medicações usadas na emergência 474
principais anti-hipertensivos orais 476
Crises convulsivas no recém-nascido 481
crises convulsivas sintomáticas agudas 482
crises epilépticas primárias 483

diagnóstico 482
clínico 483
etiológico 482
laboratorial e radiológico 485
quadro clínico 484
tratamento 487
medicações anticonvulsivantes 488

D

Deficiência de ferro 228
causas 231
classificação 230
diagnóstico 235
características clínicas 235
laboratorial 235
ferro no organismo 229
metabolismo do ferro e transtornos do sistema nervoso central 234
situações de risco 232
tratamento 240
formulações de ferro disponíveis 242
Deficiências de anticorpos 67
Dengue 281, 290
algoritmo para a classificação de risco 294
classificação de risco e condutas do Ministério da Saúde do Brasil 287
complicações 293
condições associadas 283
critérios de risco 286
diagnóstico 283
diferencial 289
laboratorial 290
quando suspeitar 283
etiologia 282
exame físico 285
fases da infecção 284
fatores de risco 283
fisiopatologia 283
prevenção 293
prognóstico 293
transmissão 282
tratamento 291
critérios de internação 291
medicamentos 291
Dengue grave 288, 292
Desidratação aguda por diarreia aguda 493
algoritmo da avaliação clínica ao tratamento 503
diagnóstico 493
da classificação da desidratação 494
clínico 493
laboratorial 496
manifestações clínicas 494
parâmetros clínicos e classificação do grau 495
soro de manutenção por Holliday-Seggar 499
tratamento 496
paciente com algum grau de desidratação 497
paciente com desidratação grave 498
paciente sem desidratação 496
Diabete melito tipo I 133
classificação 134
complicações 143
diagnóstico 136
tratamento 138
insulinoterapia 139
Dislipidemias 147
classificação 147
diagnóstico 148
clínico 148
laboratorial 149
etiologia 147
tratamento 151
estilo de vida 151
medicamentoso 151
Distúrbios Hidroeletrolíticos 504
potássio 504, 513
hipercalemia 517, 523
hipocalemia 513, 523
sódio 504
hipercalemia 509, 522
hipocalemia 504, 522
Doença cardiovascular 154
Doença de Kawasaki 365
Doença granulomatosa crônica 80

E

Ectima 297, 303
diagnóstico 303
diferenciais 304
tratamento 303
Edema cerebral 428
Erisipela 297
Erisipela e celulite 305
antibioticoterapia empírica 308
diagnóstico 305
clínico diferencial 305
diferenciais 308
indicações de internação hospitalar e tratamento parenteral 307
tratamento 307
Estadiamento puberal 184
sexo feminino 185
sexo masculino 184
Excesso de peso 176

F

Fibrilação ventricular 545
Fluidoterapia de manutenção 525

algoritmo para prescrição 529
composição de soluções-padrão utilizadas no Brasil 528
conduta clínica 528
indicações 525
regra de Holliday-Segar simplificada 527
soluções hipotônicas e isotônicas 525
Formigas 84

G

Gentamicina 380
Glicemia de jejum 422
Guedel 553

H

Hepatoesplenomegalias 244
anamnese 245
causas 246
infecciosas 248
não infecciosas 252
diagnóstico 244
exame físico 245
tratamento 247
Hepatomegalia 244
Hepcidina 239
Hipercolesterolemia 152
Hiper-IgM 80
Hipertrigliceridemias 153
Hipotireoidismo adquirido 159
acompanhamento 166
diagnóstico 161
clínico 161
laboratorial 163
por imagem 164
etiologia 159
tratamento 165
quando tratar 166

I

Impetigo 297, 298
diagnóstico clínico 298
tratamento 299
Imunodeficiência combinada grave 80
Imunodeficiência comum variável 67
Imunodeficiências primárias 71
classificação fenotípica 74
diagnóstico dos sinais de alerta 71
diagnósticos diferenciais 76
exames complementares 74
no primeiro ano de vida 73
recomendações para vacinação de pacientes 78
tratamento 77
Infecção do trato urinário 372
Infecção urinária 372
cintilografia renal estática com DMSA 379
diagnóstico 375
clínico 375
complementar 377
laboratorial 376
estratificação de risco 373
métodos de coleta de amostra 376
probabilidade de infecção 373
prognóstico 382
sensibilidade e especificidade dos componentes de exames 376
sinais e sintomas 375
tratamento 380
profilático 381
ultrassonografia de sistema urinário e bexiga 378
uretrocistografia miccional 379
Infecções de pele 297

J

Jelco® 553

L

Laringoscópio 553

M

Manguito 553
Máscara de O_2 553
MERS-CoV 258
Miocardite aguda 108
diagnóstico 110
exame físico 111
investigação 114
tratamento 116
diuréticos usados na emergência 119
estratificação de risco 117
Monkeypox 311
algoritmo para atendimento 327
classificação
das lesões 321
dos casos 320
complicações 323
definição de caso 319
diagnóstico 318
clínico 318
diferencial 323
laboratorial 322
etiologia 312
manifestações clínicas 316
prevenção 325
sinais e sintomas 320
transmissão 312
tratamento 323
vacinação 324

N

Neutropenias congênitas 80

O

Obesidade 169
circunferência abdominal 170
diagnóstico 169
clínico 169
laboratorial 173
índice de massa corpórea 171
tratamento 174
alimentação 174
atividade física 174
cirurgia bariátrica 177
medicamentos 175
sono noturno 175
Obesidade infantil 176
Oseltamivir 413, 416

P

Palivizumabe 392
Parada cardiorrespiratória 532
cuidados pós-ressuscitação 548
desfibrilação 538
etiologia 532
manobras de ressuscitação 534
reconhecimento 534
suporte avançado de vida 538
algoritmo 541
suporte básico de vida 533
algoritmo 540
técnica
de compressão torácica em crianças e adolescentes 536
de compressão torácica em lactentes com dois socorristas 536
de compressão torácica em lactentes com um socorrista 535
de respiração boca a boca-nariz 537
de ventilação C-E 546
término da ressuscitação 549
tratamento 533
medicamentos 548
Piperacilina 381
Pneumonias bacterianas comunitárias 396
algoritmo para o diagnóstico e tratamento 402
complicações 401
diagnóstico 397
diferencial 399
sinais de alerta 399
tratamento 400
Profilaxia antimicrobiana específica a algumas imunodeficiências 80
Puberdade precoce 181
classificação 181
definição 181
diagnóstico 183
clínico 183
investigação laboratorial 186
laboratorial 186
por imagem 187
etiologia 182
tratamento 188
Puberdade precoce central 180
Puberdade precoce periférica 180
Púrpura de Henoch-Schönlein 564
diagnóstico 565
clínico 566
diferenciais 567
laboratorial, anatomopatológico e radiológico 567
exames complementares 568
manifestações 566
pode acometer os lactentes? 566
prognóstico e acompanhamento 571
tratamento 569

Q

Queda além da própria altura 551
Queda de bicicleta 551

R

Reposição de imunoglobulina 77
Reposição de levotiroxina 165
Resposta à perda sanguínea 557

S

Sarampo 330
fatores de risco 332
algoritmo para manejo 338
complicações neurológicas 334
diagnóstico 331
diferencial 335
exames laboratoriais 333
laboratorial 333
evolução da doença 332
período de incubação 331
prevenção 336
suplementação oral de vitamina A 336
transmissibilidade 331
tratamento 335
vacinação 337
SARS-CoV-1 258
SARS-CoV-2 258
Sífilis congênita 341
acompanhamento dos recém-nascidos 352
algoritmo para uso de teste rápido 351

classificação 343
classificação do recém-nascido 348
diagnóstico 343
exames laboratoriais 346
fatores de risco 343
precoce 341
achados clínicos-laboratoriais 343
tardia 341
achados clínicos-laboratoriais 343
testes imunológicos 348
tratamento 349
em gestantes e controle de cura 352
em gestantes e em recém-nascidos 353
Síndrome gripal 405
complicações 413
diagnóstico 406
tipos de testes de diagnóstico 408
em pacientes com condições e fatores de risco para complicações 411
em pacientes sem condições e sem fatores de risco para complicações 412
imunização 414
prevenção 414
quimioprofilaxia com antiviral 415
testes laboratoriais de detecção 407
tratamento 409
com antiviral 412
Síndrome inflamatória multissistêmica em crianças (SIM-C) associada à Covid-19 357
acompanhamento 368
definição de caso 359
diagnóstico 361
critérios diagnósticos 362
diferencial 364
laboratorial 363
fatores associados 361
tratamento 366
anticoagulação 368
antivirais 368
suporte cardíaco 367
terapia imunomoduladora 367
Síndrome respiratória aguda grave 409
Sulfametoxazol-trimetoprima 381

T

Taquicardia ventricular sem pulso 545
Transplante de medula óssea 79
Trauma
abdominal 561
cranioencefálico 560
musculoesquelético 562
torácico 561
vertebromedular 561
Trombocitopenia imune primária 574
classificação do grau de sangramento de acordo com a Organização Mundial da Saúde 576
diagnóstico 575
fatores a serem considerados 581
plaquetas 574
plaquetopenia em neonatos 582
recomendações da American Society of Hematology 576
tratamento 579
American Society of Hematology 580
Joint Working Group 581
terapias atualmente disponíveis 581
Tubo endotraqueal 553

U

Urticária 92
algoritmo de investigação 100
diagnóstico 92
aguda 94
crônica 95
exame físico 92
tratamento 101
aguda 101
crônica 101

V

Valores de referência de imunofenotipagem de linfócitos 75
Vasculite por imunoglobulina A (IgAV) 564
diagnóstico 565
clínico 566
diferenciais 567
laboratorial, anatomopatológico e radiológico 567
exames complementares 568
manifestações 566
pode acometer os lactentes? 566
prognóstico e acompanhamento 571
tratamento 569
Vespas 84
Vulvovaginites 211
diagnóstico 212
exames complementares 214
prognóstico 217
quadro clínico e classificação 212
tratamento 215
antibioticoterapia sistêmica 216
sistêmicos 215
tópicos 215
Vulvovaginites específicas 213

Z

Zika 290